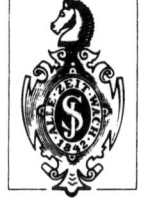

Monographien aus dem Gesamtgebiete der Psychiatrie

70

Herausgegeben von
H. Hippius, München · W. Janzarik, Heidelberg
C. Müller, Onnens (VD)

M. Schmidt-Degenhard

Die oneiroide Erlebnisform

Zur Problemgeschichte und Psychopathologie
des Erlebens fiktiver Wirklichkeiten

Springer-Verlag

Berlin Heidelberg New York
London Paris Tokyo
Hong Kong Barcelona
Budapest

Privatdozent Dr. Michael Schmidt-Degenhard
Psychiatrische Klinik der Universität Heidelberg
Voßstraße 4

W-6900 Heidelberg

ISBN-13:978-3-642-84648-9

Die Deutsche Bibliothek - CIP-Einheitsaufnahme
Schmidt-Degenhard, Michael:
Die oneiroide Erlebnisform: zur Problemgeschichte und Psychopathologie des Erlebens fiktiver Wirklichkeiten / M. Schmidt-Degenhard. - Berlin; Heidelberg; New York; London; Paris; Tokyo; Hong Kong; Barcelona; Budapest: Springer, 1992
  (Monographien aus dem Gesamtgebiete der Psychiatrie; 70)
  ISBN-13:978-3-642-84648-9   e-ISBN-13:978-3-642-84647-2
  DOI: 10.1007/978-3-642-84647-2

NE: GT

Hemmo Müller-Suur zum 80. Geburtstag
in Dankbarkeit und Verehrung gewidmet

,,Wie groß auch der Wert,
die Mächtigkeit des Durchdringens in einer Erklärung sein mag,
immer und immer ist es die Sache,
die zu erklärende, die am wirklichsten ist, -
und innerhalb ihrer Wirklichkeit figuriert genau das Geheimnis,
das man auflösen wollte ".

Paul Valery
(zitiert nach Werner Kraft)

DANKSAGUNG

Herrn Prof. Dr. Ch. Mundt danke ich für die Förderung und großzügige Unterstützung der vorliegenden Studie.

Mein besonderer Dank gilt Herrn Prof. Dr. W. Janzarik für seine fortwährende Ermutigung zu einem unzeitgemäßen Vorhaben und die wohlwollend-kritische Begleitung seiner Durchführung.

Meinen Göttinger psychopathologischen Lehrern, den Herren Professoren Hemmo Müller-Suur und Harald Feldmann schulde ich tief empfundenen Dank für wertvolle Gespräche in den vergangenen Jahren, die mir die Bedeutung der Region des Imaginären für die Psychopathologie erschlossen haben. Ihre Anregungen und Fragen waren mir eine wesentliche Hilfe und Bereicherung bei dem Versuch, die in der klinischen Erfahrung und im persönlichen Dialog aufgeworfenen Probleme in einer psychopathologischen Untersuchung zu erhellen und zu vertiefen.

Dankbar erwähnen möchte ich auch Herrn Prof. Dr. K. Felgenhauer, den Direktor der Neurologischen Universitätsklinik Göttingen, der mir vor nunmehr 9 Jahren den Anstoß gab, eine klinische Beobachtung während meiner Arbeit auf der dortigen Intensivstation in einem umfassenderen Kontext zu untersuchen.

Frau I. Henschel danke ich für all ihre Mühe und Geduld bei der Herstellung des Manuskripts, meinem Vater für seine Mithilfe bei den Korrekturen.

Heidelberg, im Januar 1992   Michael Schmidt-Degenhard

INHALTSVERZEICHNIS

EINFÜHRUNG - Ideengeschichtliche und psychopathologische Prämissen

In seiner "Anthropologie in pragmatischer Hinsicht" stellt KANT bei der Erörterung des Traumes, den er als "unwillkürliche Dichtung im gesunden Zustande" charakterisiert, abschließend fest: "Wie es zugehe, daß wir oft im Traume in die längst vergangene Zeit versetzt werden, mit längst Verstorbenen sprechen, dieses selbst für einen Traum zu halten versucht werden, *aber doch diese Einbildung für Wirklichkeit zu halten uns genötigt sehen, wird wohl immer unerklärt bleiben"* (S.97/98). KANTs Überlegungen zur Hintergründigkeit des Traumphänomens zielen auf ein in seiner Rätselhaftigkeit anzuerkennendes Problem menschlicher Erfahrungsmöglichkeiten: *Die subjektgebundene Erlebnis-Wirklichkeit des Imaginären.* Die phänomenale Gesamtstruktur des Traumes erschließt sich aber erst in der Zusammenschau der Dreiheit von erlebter Traumwelt (bzw. Trauminhalten), Nihilierung dieser Traumwelt im Umschlag des Erwachens und dem retrospektiv verstehbaren Bedeuten der Traumwelt; hiermit wird jedoch bereits eine Irrealisierung des Imaginären, also eine Veränderung des imaginären Seinsmodus der Traumwelt vollzogen (v.USLAR 1964).

In eindringlicherer Deutlichkeit tritt uns die Wirklichkeit des Imaginären im Erfahrungsraum der Psychopathologie entgegen: In den unterschiedlichen halluzinatorischen Erlebnisweisen, in den konfabulatorischen Syndromen und - in gewisser Hinsicht - auch im Wähnen offenbart sich ein ausgedehntes und vielgestaltiges Spektrum der Imagination als einer grundlegenden anthropologischen Kategorie. Ihr Wirkraum erstreckt sich bis in unsere alltäglichen Wahrnehmungen, die ja neben ihren perzeptiven immer auch imaginative Komponenten enthalten - ein Sachverhalt, dessen Aufweis besonders der phänomenologischen Psychologie zu verdanken ist: Setzt doch unsere Wahrnehmung im Umgang mit den Dingen der Außenwelt immer viel mehr voraus, als ihr tatsächlich im Augenblick der sinnlichen Perzeption gegeben ist. Kontinuität und Identität als die Garanten der Stabilität eines Wahrnehmungsgegenstandes sind nur dank imaginärer Anteile gewährleistet (MERLEAU-PONTY 1966, SCHAPP 1981). Die definitorische Gleichstellung von Halluzination mit Sinnes*täuschung* belegt darüber hinaus eine für die Problemgeschichte der Psychopathologie kennzeichnende Tendenz, die Formen und Ausdrucksweisen des Seelisch-Anderen zunächst und zumeist unter dem Aspekt der Defizienz zu betrachten und somit als negativ bewertete Abweichungen zu beschreiben. Die seelische Positivität, der von den Kranken allerdings oft leidvoll erkaufte Reichtum dieser ungewöhnlichen Erfahrungsweisen wurde - von umso wichtigeren Ausnahmen abgesehen - in der Psychiatrie des 20. Jahrhunderts zumeist verkannt und verdrängt. Für unser Thema bedeutet dies, daß der Bereich des Imaginären und damit verbunden auch die Phantasie in der Psychopathologie eigenartig vernachlässigt wurde. So fand etwa das grundlegende Werk von KUNZ über die "anthropologische Bedeutung der Phantasie" (1946), in dem gerade auch die diesbezüglichen Phänomene des psychiatrischen Erfahrungsraumes eine eingehende Berücksichtigung erfahren, in der Psychopathologie eine nur unzureichende Rezeption.

JANZARIKs Entwurf einer strukturdynamischen Psychopathologie gehört zu den wenigen psychiatrischen Konzeptionen unseres Jahrhunderts, in denen den imaginativen Potenzen des Subjekts ihre durch die menschenkundliche Erfahrung begründete zentrale Rolle bei der theoretischen Grundlegung zuerkannt wird. So betont JANZARIK, daß das gelebte Leben nur die eine, verwirklichte Möglichkeit angesichts anderer, imaginierter Möglichkeiten darstellt, die dem strukturellen Hintergrund näherstehen als die objektivierbaren Lebensäußerungen: "Der Primat des sinnfällig Erlittenen, der gelebten Erfahrung gegenüber den Imaginationen ändert nichts an der Außenweltliches wie Innenweltliches umschließenden und die Unterschiede nivellierenden Einheit des psychischen Feldes" (1988, S. 68). JANZARIKs Hinweis, daß das ausschließlich strukturbezogene psychische Feld mit seinen imaginären Beständen zu den primären wissenschaftlichen Gegenständen der Psychopathologie gehöre, verdankt die vorliegende Untersuchung ihre wesentliche Motivation.

Die ontische Region des Imaginären ist aber nur über die Erlebnisaussage des imaginierenden Subjekts zugänglich.

Die oneiroide Erlebnisform - üblicherweise als eine Bewußtseinsabwandlung umschrieben, deren Erlebnisgehalte "denen des Traumes ähnlich sind, ohne wirklich Traum zu sein" (PETERS 1990, S. 362; vgl. auch SCHARFETTER 1985) - erscheint in dieser Perspektive als eine hinsichtlich Komplexität und Intensität des Erlebens herausragende Verwirklichung des Imaginären.

In den gängigen psychiatrischen Wörterbüchern und Lexika steht der Terminus "Oneiroid" im Zentrum eines Wortfeldes, das sowohl substantivische wie adjektivische Begriffsbildungen umfaßt: So finden sich etwa bei PETERS (1990) die Begriffe "Oneirismus", "oneiroid", "Oneiroid", "oneiroides Delir", "oneiroide Erlebnisform", "oneiroide Halluzinationen", "oneiroide Psychosen", "oneiroider Zustand" sowie "Oneirophrenie" (MEDUNA 1950). HARING und LEICKERT (1968) sprechen auch von "oneiroiden Dämmerzuständen". Im "Lexikon der Psychiatrie" (2.Aufl. 1986) subsumiert HEIMANN das als "eine spezielle Form deliranter Syndrome" bezeichnete Oneiroid unter die Bewußtseinsstörungen.

Die aufgezeigten, definitorisch nur schwer voneinander abgrenzbaren Begriffe, deren Etymologie auf das griechische Wort "oneiros = der Traum, das Traumbild" zurückweist und die mit der Nachsilbe "oid" eine Ähnlichkeitsrelation ausdrücken, umgreifen sämtlich ein gemeinsames Bedeutungsfeld von phänomenal ausgezeichneten Gestaltungsformen des Imaginären. Die terminologischen Elemente des aufgezeigten Wortfeldes scheinen sich in ihren Bedeutungsgehalten zu überschneiden: Immer aber wird auf die von MAYER-GROSS (1924) beschriebene sog. "oneiroide Erlebnisform" verwiesen, die etwa PETERS wie folgt definiert:

"Traumartiger Zustand bei getrübtem Bewußtsein, bei dem phantastische Innenerlebnisse vorherrschen, die eine besondere Reichhaltigkeit, z.T. mit Sinnestäuschungen und flüchtig-traumhaften Wahngebilden, besitzen".

Bereits bei einem solchen kurzen Überblick der diesbezüglichen psychopathologischen Begriffe erschließt sich das Imaginäre als ein Feld, das - so STAROBINSKI (1990) - "noch das geübteste Auge nicht ohne Schwindel betrachtet"; ist es doch hier nicht möglich, zu den üblichen Klassifizierungen zu kommen, die unvereinbare Bedeutungen distinkt zu unterscheiden vermögen.

Im Anschluß an MAYER-GROSS wurden Oneiroide als episodische Akzentuierungen im Verlauf idiopathischer Psychosyndrome, daneben aber auch bei somatogenen und exogen-toxisch induzierten und schließlich bei psychogenen Psychosen beschrieben. Nicht zuletzt dieses ausgedehnte, alle ätiologisch-nosographischen Grenzziehungen überschreitende klinisch-psychopathologische Manifestationsspektrum belegt, daß es sich bei der oneiroiden Erlebnisform als einem ätiologisch unspezifischen Syndrom um mehr als ein nur eher unwichtiges klinisches Detail von peripherer Bedeutung handelt. Die aus einer nicht unproblematischen Begriffsgeschichte resultierende spärliche Verwendung dieses Terminus in der Psychiatrie darf nicht über seine u.e. zentrale Bedeutung für die Grundfragen der allgemeinen Psychopathologie hinwegtäuschen: *Dient das "Oneiroid" doch zur Kennzeichnung einer wohl zwar seltenen, aber anthropologisch höchst bedeutsamen Erlebensmodalität, die in einer eigenartigen Stellung zwischen Traum- und Wachbewußtsein paradigmatisch die Konstituierung einer Phantasiewelt als erlebte Wirklichkeit demonstriert.*

Die vorliegende Studie versucht das Problem der oneiroiden Erlebnisform unter zwei verschiedenen, einander ergänzenden und sich durchdringenden Perspektiven zu erhellen: Neben einem *klinisch-psychopathologisch orientierten Vorgehen*, in dessen Mittelpunkt die Diskussion des von uns erstmals 1986 publizierten oneiroiden Erlebens bei tetra- und panplegischen Polyradikulitis-Patienten steht, ist es unsere Absicht, die allgemeinen Aufbauprinzipien und phänomenalen Grundzüge des Oneiroids überhaupt aufzuzeigen.

Dieses soll zunächst in einer *problemgeschichtlichen Untersuchung* von maßgeblichen, für unser Thema relevanten Quellentexten geschehen.

Für Nikolai HARTMANN gilt der Begriff als "Abbreviatur" eines Problems: Das mit dem Begriff des Oneiroids bezeichnete Problem, die subjektgebundene Erlebniswirklichkeit des Imaginären, war bereits lange vor dieser terminologischen Prägung ein Gegenstand eingehender Bearbeitungen und Überlegungen in der Psychiatrie und Philosophie des 19. Jahrhunderts. Eine so verstandene, die Begriffsgeschichte einschließende Problemgeschichte sieht ihre Aufgabe im Erkennen konstanter, diachroner Problemstrukturen, denen letztlich eine "transhistorische" Problemidentität zugrundeliegt. Hierzu ist es aber stets erforderlich, die unlösbare Verknüpfung von psychiatrischer Theoriebildung mit ihrem geistes- und kulturgeschichtlichen Kontext zu berücksichtigen.

Einem solchen Ansatz ist ein museales Verständnis von Wissenschaftsgeschichte fremd, vielmehr geht es hier um das Aufzeigen problemgeschichtlicher Wirkungszusammenhänge, die eine in die Gegenwart reichende und einseitige Aspekte relativierende Kontinuität entfalten. Der problemgeschichtliche Ansatz gehört daher als unverzichtbarer Faktor und kritisches Regulativ auch in das Methodengefüge der Psychiatrie als Wissenschaft und trägt Entscheidendes zu ihrem Selbstverständnis bei (vgl. SCHMIDT-DEGENHARD 1983).

Für unsere Untersuchung, die im Oneiroid einen bevorzugten Erkenntnisgegenstand einer reinen Psychopathologie i.S. von JANZARIK erblickt, bilden Problemgeschichte und phänomenologische Deskription zwei einander ergänzende Forschungswege: Beide versuchen zum Wesenstypischen des Oneiroids und der sich darin verwirklichenden Welt des Imaginären vorzudringen. Die aus der problemgeschichtlichen Analyse gewonnenen Strukturen und Bedeutungszusammenhänge ermöglichen dabei gewissermaßen eine Amplifikation der aus direkter phänomenologischer Betrachtung der Erlebnisaussagen des imaginierenden Subjekts gewonnenen Erkenntnis.

Als Leitbegriffe der problemgeschichtlichen wie der phänomenologischen Auseinandersetzung mit dem Oneiroid fungieren die *Einbildungskraft* resp. die *Imagination* und der ihr noematisch zugeordnete Bereich des *Imaginären*. Die in diesem Zusammenhang oft zunächst genannte dichterische oder literarische Einbildungskraft stellt nur eine besondere Ausformung einer sehr viel allgemeineren seelisch-geistigen Fähigkeit dar, die unmittelbar mit dem Problem der Leistungen und der Organisation des Bewußtseins überhaupt zusammenhängt.

Bereits bei Aristoteles ("De anima" III, 3) wird die Phantasia (=Einbildungskraft) als ein inneres "Sich-vor-Augen-Stellen", als das Vermögen zur Produktion von Bildern auch ohne gegenwärtige Sinnesaffektion umschrieben. Damit aber steht sie in einer in der Folge durchaus ambivalent bewerteten Position zwischen Sinneswahrnehmung (Aisthesis) und urteilendem Denken (Dianoia). So besitzen die Gegenstände der Imagination weder die Evidenz des unmittelbaren Sinneseindrucks noch die Stringenz logischer Sachverhalte: "Ihr Bereich ist das *Scheinen*, nicht das Sein" (STAROBINSKI 1990, S.7; vgl. auch HOMANN 1970, 1972; CASEY 1979; CAMASSA 1989). Seit jeher eignet der Region des Imaginären daher eine eigenartige "ontologische Schwäche" (STAROBINSKI), die als thematisches Grundmotiv noch SARTREs Versuch einer phänomenologischen Psychologie der Einbildungskraft (1940, 1980) bestimmt: Besitzen doch auch für SARTRE die intentionalen Setzungen der Imagination einen rein privativen Charakter, da sie für ihn stets die intramundane Inexistenz des Vorgestellten implizieren.

Andererseits erkannte bereits HERDER am Ende des 18. Jahrhunderts in der Phantasie ein anthropologisches Grundkonstituens, dank dessen sich der so schwer faßbare Zusammenhang von Geist, Seele und körperlicher Organisation des Menschen ebenso deutlich wie vielgestaltig zu entfalten vermag:

"Ueberhaupt ist die Phantasie noch die unerforschteste und vielleicht die unerforschlichste aller menschlichen Seelenkräfte: denn da sie mit dem ganzen Bau des Körpers, insonderheit mit dem Gehirn und den Nerven zusammenhangt, wie soviel wunderbare Krankheiten zeigen: so scheint sie nicht nur das Band und die Grundlage aller feinern Seelenkräfte sondern auch der Knote des Zusammenhanges zwischen Geist und Körper zu seyn, gleichsam die sprossende Blüthe der ganzen sinnlichen Organisation zum weitem Gebrauch der denkenden Kräfte" (Ideen zur Philosophie der Geschichte der Menschheit, 1784-1791. Zit. nach ISER 1991, S.301).

Als die bevorzugten Manifestations- und Wirkräume der somit als ein vorstellendes Seelenvermögen begriffenen Einbildungskraft gelten seit der antiken Philosophie die reproduktive Erinnerung und der Traum, aber eben auch die produktive künstlerische Tätigkeit: Hier wird ein vielschichtiges Problemfeld sichtbar, in dem der Traum in einer zweifachen Analogie-Relation steht, die zum einen seine Ähnlichkeit mit der Dichtung, dann aber ebenso die mit dem Wahnsinn reflektiert (vgl. UNGER 1966). Wahnsinn sei hier in Anlehnung an den Sprachgebrauch der

Romantik zunächst als eine vorwissenschaftliche Sammelbezeichnung unterschiedlicher seelischer Ausnahme- und Grenzzustände verstanden, die sich bewußt jeder pathologisierenden Wertung enthält. In all diesen einander irgendwie verwandten Imaginationen wird eine vorübergehende Abkehr von der intersubjektiven Realität vollzogen, durch die das Subjekt mittels phänomenal allerdings höchst differenter Erlebnisformen in eine Phantasiewelt entrückt wird.

DILTHEY hat wiederholt (so etwa 1886 und 1887, beides in Ges.Schriften Bd. VI) auf die Affinität der Einbildungskraft des Dichters zum Traum und Wahnsinn sowie zu "anderen Zuständen, die von der Norm des wachen Lebens abweichen" hingewiesen und als ihr gemeinsames Grundprinzip die *"Metamorphose des Wirklichen"* hervorgehoben:

> "Ich bezeichne das, was dem Träumenden, dem Hypnotischen, dem Irren und dem Dichter oder Künstler gemeinsam ist, als eine *freie Gestaltung der Bilder*, uneingeschränkt von den Bedingungen der Wirklichkeit. Die hier bestehende Verwandtschaft des dichterischen Vorgangs mit diesen Zuständen.... betrifft gerade das Wesenhafte des poetischen Phantasievorgangs. Die wissenschaftliche Erfindung oder der Entwurf des praktischen Genies haben ihr Maß an der Wirklichkeit, welcher Denken und Handeln sich anpassen, um zu begreifen oder zu wirken. Dagegen sind die oben bezeichneten Zustände nicht von der Wirklichkeit in der Ausbildung der Vorstellungen eingeschränkt" (BD. VI, S. 165).

Für DILTHEY lebt auch der Dichter während seines Schaffens in einer von der "Realität" der Phantasiebilder dominierten "Traumsphäre", die ihre Wirkmächtigkeit jedoch nicht der "dunklen Naturgewalt von Halluzinationen", sondern der *Freiheit des schöpferischen Vermögens* verdankt (l.c. S. 171/172). Im poetischen Vorgang kann so die in sich geschlossene imaginäre Welt eines Dramas oder Romans entstehen, die beim Rezipienten, der an ihren Geschehnissen mit unterschiedlichen Intensitätsgraden imaginativ partizipieren kann, aber immer nur einen *Schein von Wirklichkeit* zu erwecken vermag. Die Welt eines Romans erscheint, solange wir lesend in ihr verweilen, durchaus als eine Wirklichkeit: "Die Als-Wirklichkeit aber ist Schein, Illusion von Wirklichkeit, und das heißt Nicht-Wirklichkeit oder *Fiktion*" (HAMBURGER 1980, S. 60). In solcher Hinsicht zeigt sich *das Fiktive* als eine Konkretisierung, als ein Medium des Imaginären; dieses selbst scheint sich jedoch merkwürdig gegen seine begriffliche Erfaßbarkeit zu sperren. Gleichwohl begegnet uns das Imaginäre mit je unterschiedlicher Evidenz in Wahrnehmung und Vorstellung, Phantasma und Halluzination, Traum und Oneiroid. Imaginäres wird uns also immer nur in Produkten faßbar, die ihrerseits nicht ausschließlich Erzeugnisse des Imaginären sind. Vielleicht gelangt dieses aber gerade in den phantastischen Erlebniszusammenhängen des Oneiroids zu seiner reinsten Gegenwart (ISER 1983, 1991).

Die fiktive Nicht-Wirklichkeit und das *Unwirkliche* in bestimmten imaginativ fundierten Erfahrungen dürfen keinesfalls verwechselt werden. "Unwirklich" meint hier die Inkompatibilität des phantastischen Erlebnisinhaltes mit den Maßstäben des Alltagsbewußtseins, die sich etwa in der kommentierenden Äußerung eines Zuhörers "das kann doch gar nicht sein" ausdrückt. Eine solche Aussage enthält aber letztlich implizit eine eher negative Wertung solcher Erfahrungen, bedeutet das Unwirkliche in ihnen doch ein *Außerordentliches*.

Die klinische Psychopathologie und auch die Ethnologie kennen nun aber eine Fülle unterschiedlicher Zustände eines qualitativ veränderten Wachbewußtseins zu denen wir auch das Oneiroid zählen, in denen das aus seinen lebensweltlichen Bezügen entrückte Subjekt "Unwirkliches" im Modus einer aktuell unbezweifelbaren Wirklichkeits-Gewißheit erlebt. Das Wesentliche dieser die "Nachtseite der Einbildungskraft" (STAROBINSKI) repräsentierenden Ausnahmezustände hat bereits 1834 der Physiologe PURKINJE in einer Arbeit über die von ihm als das "wesentlichste Organ der Seele" bezeichnete Imagination ausgedrückt:

"Wo die Imagination ihrer Freiheit verlustig wird, wie im Traume oder im Wahnsinne, da ist sie subjectiv, von der sinnlichen Anschauung nicht zu unterscheiden, und kann in ihrer Lebhaftigkeit weit über diese gesteigert erscheinen" (1834, S. 257).

Das Hineingeraten in die oneiroide Erlebnisform ist aber nur möglich infolge einer in die naturale Organisation des Kosmos Anthropos eingreifenden *pathischen Überwältigung*. Die Erforschung der damit vorausgesetzten biologischen Fundierung dieser seelischen Grenzerfahrungen enthebt den Psychopathologen jedoch nicht der Pflicht einer differenzierenden Betrachtung ihrer Phänomenalität. Nur so wird es möglich sein, das Oneiroid nicht als eine defiziente Schein-Realität, sondern als eine sinngestaltige Emanation des Imaginären zu begreifen.

I ZUR PROBLEMGESCHICHTE UND PHÄNOMENOLOGIE DES ONEIROIDS

"Die äußere Aehnlichkeit des Traumes und des Wahnsinns springt so sehr in die Augen, daß sie schon oft genug zur Sprache gebracht, wenn auch noch nicht in ihren tieferen wissenschaftlichen Verhält-nissen erforscht worden ist. Beide entrücken das Bewußtsein allen objektiven Beziehungen der Gegen-wart und Vergangenheit und versetzen es in eine Zauberwelt phantastischer Gestalten, wo das Ich sich selbst nicht wiederkennt, weil ihm mit jenen objectiven Vorstellungen auch jedes Maß der richtigen Selbstschätzung geraubt ist, und ihm aus früheren Zuständen nur mehr oder minder dunkle Erinnerungen geblieben sind, welche überdies noch von den vorhandenen Gaukelbildern dergestalt verfälscht werden, daß es sich an ihnen nicht aufklären kann, sondern geradezu ein neues, gleichsam unvermitteltes Dasein beginnt."

Ideler 1853, S. 284

1 Erste klinische Umschreibungen des Problemfeldes

1.1 Rudolf LEUBUSCHER (1849)

Wenn wir uns frühen klinischen Beschreibungen der Wirklichkeit des Imaginären in psychotischem Erleben zuwenden, so stoßen wir zunächst auf Rudolf LEUBUSCHER (1822-1861). Dieser früh verstorbene, in seinem Bemühen um eine die Erlebnisdimension ausdrücklich einbeziehende *erfahrungs*wissenschaftliche Fundierung der Psychiatrie GRIESINGER nahestehende Autor veröffentlichte 1849 in VIRCHOWs "Archiv für pathologische Anatomie" seine "Grundzüge zur Pa-thologie der psychischen Krankheiten". Die in dieser zu Unrecht nur wenig be-achteten Arbeit mitgeteilten Krankengeschichten - zumeist von Patienten der Berliner Charité - zeichnen sich durch eine besondere Berücksichtigung der Selbst-schilderungen der Kranken über ihr psychotisches Erleben aus; diesen Erlebnis-mitteilungen spricht der Autor einen hohen Wert für die wissenschaftliche Er-forschung der Seelenstörungen zu: Denn immer sei hier eine "doppelte Beurthei-lung" zu unterscheiden, "die Art, wie Andere den Zustand eines Kranken auffassen und die Art, *wie er selbst über seinen Zustand fühlt und denkt"* (LEUBUSCHER, 1849, S. 126).

Gemäß dieser Prämisse erfahren gerade die im Erleben der Kranken ja durchaus sehr verschiedenen Gegebenheitsweisen der Halluzinationen eine subtile

Untersuchung. Entgegen den zeitgenössischen Spekulationen über eine Somatogenese der in diesem Kontext folgerichtig als solche bezeichneten Sinnes*täuschungen*, die dann etwa als "selbstständige Erkrankungen der Sinnesnerven" (l.c., S. 63) aufgefaßt werden, hält es LEUBUSCHER für möglich, daß die Halluzinationen, die für die Kranken immer "etwas Neues" bedeuten, also einen qualitativen Erlebenswandel voraussetzen, "rein durch die Einbildung der Vorstellung in die Sinnlichkeit" entstehen. Die halluzinatorischen Phänomene werden hier explizit in einen thematischen Zusammenhang mit dem philosophischen Problem der Einbildungskraft gestellt; die gewählte Formulierung macht deutlich, daß sich LEUBUSCHER sehr wohl der rätselhaften Frage nach den Bedingungsmomenten der Erlebniswirklichkeit von eigentlich imaginativ entstandenen Erfahrungsstrukturen bewußt war. Bei den klinischen Erörterungen klingt bereits die Erkenntnis des unterschiedlichen Komplexitätsgrades von Halluzinationen an, der sich kontinuierlich von einfachen Strukturen innerhalb der verschiedenen Sinnesmodalitäten ("Blitze, Gerüche, Geräusche") über "bestimmte abgegrenzte Figuren" bis hin zu dynamischen Ereignisfolgen steigern kann (l.c., S. 63). Gerade bei den letzteren besteht für LEUBUSCHER eine gewisse Nähe zum Traumerleben, das er - ganz analog der später von FREUD formulierten Wunscherfüllungshypothese des Traumes - als "phantastische Verdichtung von seit langer Zeit ersehnten Vorstellungen" deutet (l.c., S. 52). Die Möglichkeit der "Fortbildung" des Traumlebens in eine szenisch ausgestaltete, wach erlebte Sinnestäuschung darf jedoch nicht zur Nivellierung ihrer unterschiedlichen phänomenalen Gegebenheitsweisen führen: Wenn die in der betreffenden Krankengeschichte geschilderte "Erscheinung" auch hauptsächlich in der Nacht stattgefunden habe, so sei sie doch "nicht blos im Traume" geschehen. -

In der Krankengeschichte II, die sich auf die "Selbstbiographie" eines an "religiösem Wahnsinn mit Tobsucht" Leidenden stützt (l.c., S. 56 ff), finden sich mannigfache Berichte über visuelle, akustische und olfaktorische Halluzinationen sowie Illusionen, die zumeist mit intensiver Angst erlebt wurden. Beachtung verdienen für unsere Fragestellung die nachfolgenden Passagen:

"Sein Schlaf war nach seiner eigenen Erzählung nur ein fortwährend träumender Zustand... Schlaf und Wachen war wie untereinander gemischt, als ob es sich nicht voneinander trennen wollte" (l.c., S. 61/62). Das hier gezeichnete, inhaltlich durch angstvoll besetzte, dämonologische Bilder geprägte Erleben markiert einen *eigenartigen Zwischenbereich* der Erfahrung, dessen zeitliche Bindung an die Nachtzeit zwar betont wird, dessen Erlebnisintensität jedoch eine einfache Gleichsetzung mit dem gewohnten Traumerleben problematisch macht und allenfalls eine formale Analogisierung erlaubt. Bemerkenswert erscheint die inhaltliche Kontinuität dieses "Zwischenbereiches" zu den anderen im eindeutigen Wachzustand erlebten psychotischen Erfahrungen. Die Bemerkung, daß dem Kranken "in den Nächten Gespenster erschienen, die ihn aus dem Schlafe aufstörten", unterstreicht ausdrücklich den *erlebnis*mäßigen Unterschied des üblichen Traumerlebens von der hier gemeinten, psychotisch fundierten Erfahrungsweise.

Bei einem anderen Kranken (Fall VI) wird eine figurale und thematische Identität der halluzinierten Gestalten in der kontinuierlichen Abfolge der unterschiedlichen Bewußtseinsmodalitäten beschrieben; anfänglich treten diese "nachts in seinen Träumen" auf, um dann "in einem Mittelzustande zwischen Schlaf und Wachen" und "endlich auch am Tage" zu erscheinen. Immer aber seien die Gestalten "so wie sie lebten", also nicht irreal verfremdet, erschienen (l.c., S. 92). LEUBUSCHER verweist dann auf ähnliche Beobachtungen bei "Menschen in Fieberdelirien". Beachtung verdient hier seine Erwähnung eines vor Ausbruch der Hauterscheinungen "stark delirierenden" Pockenkranken: "Es kam ihm vor, als ob er sich in einem unendlich weiten Raum" befände (l.c., S. 101). Wir treffen hier auf die, später zu erörternde, *imaginative Abwandlung der realen Raumumwelt der Kranken, die immer am Beginn des oneiroiden Zustandes steht und den Boden, gewissermaßen die "Bühne" der eigentlichen Geschehnisse bildet.*

In der Krankengeschichte eines an "Dämonomanie mit öfteren Rückfällen" leidenden Mannes (Fall IX) findet sich dann die beeindruckende Schilderung eines in den Gesamtverlauf der Psychose eingebundenen Erlebniszustandes, dessen formale wie inhaltliche Charakteristika ihn als Oneiroid i.s. von MAYER-GROSS erscheinen lassen: Zur Vorgeschichte des als introvertiert geschilderten Kranken wird ausgeführt, daß bei ihm seitens der "seltsame Lebensansichten und viele Eigenthümlichkeiten" aufweisenden Eltern ein angeborener Hang zu Einsamkeit... unnatürlich befördert" worden sei, so daß er "am liebsten allein in seiner Stube saß und träumte" (l.c., S. 113). In der nach einem Vorstadium skrupulösen Grübelns und paranoider Anmutungen sich rasch entwickelnden akuten Psychose dominiert eine den Widerstreit von Gut und Böse phantastisch ausgestaltende religiöse Thematik, die von intensiver Angst und ausgeprägter psychomotorischer Unruhe begleitet wird: "In der Nacht braust die *wildeste Ideenjagd* durch seinen Kopf und in angstvollen Gebeten ringend verbringt er die Nacht... Jede gewöhnliche Erscheinung (in der äußeren Umgebung, Ergänzung des Autors) aber gab *zu einer Reihe von phantastischen Vorstellungen* Veranlassung, die häufig zu Illusionen und auch zu Halluzinationen sich weiter bildeten" (l.c., S. 113). In seiner Selbstschilderung beschreibt der Kranke, daß seine Phantasie in dem psychotischen Zustand "immer geschäftig" gewesen sei. Von herausragender Bedeutung sind dann die folgenden Passagen:

"Die Nacht darauf war ich wieder unruhig, ich lag mit mir in einem schweren Kampfe, that ein Gelübde der Reinheit und nahm mir in der Fieberhitze fast krampfhaft gespannt und mit Gewalt vor, ein neuer Mensch zu werden und mich wieder für den Himmel zu erziehen. Eine Schlachtmusik erschallt etwas dumpf aus der Ferne, Himmel und Hölle schienen um meinen Besitz zu kämpfen; es ergriff mich eine große Furcht; gegen zwölf Uhr, so war mir, rollte ein schwerer Wagen ungefähr wie ein Leichenfahrer, nur schneller und hohler, immer näher und näher aus unterirdischen Tiefen herauf und hielt endlich vor unserem Fenster still. Dann kamen Geigen und Klarinetten und wollten mich in ihre Mitte bringen; ich sah eine Wirthsstube, wie eine alte, räucherige Matrosenkneipe am Strande. Hier sollte ich in einen liederlichen Bund aufgenommen werden. Meine Augen hafteten wie festgewurzelt an der Thür, die immer aufgehen mußte. Unstet flackerte die Oellampe auf dem Waschtische, wollte aufflammen und verlöschen. Dann kamen Furien mit fliegenden Haaren und Ruthen, das bebende Opfer in Empfang zu nehmen. Ich war ermattet einen Augenblick eingeschlafen; beim Aufwachen fallen meine Augen zufällig auf ein rothes Brandmal am rechten Unterarme, ganz deutlich, ganz deutlich, so sehr ich mir auch Mühe gab, den verhaßten Strich wegzuphilosophieren. Nun hatte ich die traurige Gewißheit, du hast den Fluch, die Hölle hat dich gezeichnet" (l.c. S. 113/114).

Von einer intensiven Affektdynamik unterlegt, rollt hier eine den Betroffenen unbezwingbar einbeziehende Geschehnisfolge ab, die abgrenzbare, szenische Untereinheiten aufweist, also *diskontinuierlich gestaltet* ist, obwohl für das subjektive Erleben durch das psychotische Grundthema von Erlösung und Verdammnis ein die Handlungsfragmente irgendwie doch verbindender Rahmen gegeben ist. In kurzen Bruchteilen scheint dann die "reale" Umgebung des nächtlichen Zimmers auf, um allerdings sofort wieder illusionär verfremdet zu werden oder angesichts der imaginären Szenerien gänzlich zu schwinden. Diese bei "ganz klarem Bewußtsein" erlebten Widerfahrnisse werden zweifelsohne durch synästhetisch verbundene halluzinatorische Erlebnisweisen der verschiedenen Sinnesregionen fundiert, die den jeweiligen Szenen einen *welthaften* Hintergrund verleihen, vor dem sich diese dann als eigenständige Wirklichkeitsbereiche manifestieren. Im aktuellen Erlebensvollzug imponieren die "mannigfaltigen Wirklichkeiten" (SCHÜTZ) der gesamten Geschehensabfolge aber punktuell als jeweils einzige, unabweisbar das Bewußtseinsfeld ausfüllende und beherrschende Erfahrung *einer* Wirklichkeit; die abschließende Sentenz "der traurigen Gewißheit..." als dem reflexiven Resultat der nächtlichen Erlebnisse verdeutlicht, daß diese - selbst nach der Restituierung der realen Umwelt - nicht einer verstandesmäßigen Irrealisierung unterliegen, sondern bruchlos in den zunächst weiterbestehenden Folgezusammenhang des psychotischen Erlebenswandels eingebaut werden.

Im Vorgriff auf die phänomenologische Explikation unseres Themas sei bereits hier angemerkt, daß sich das Imaginäre in dem geschilderten Erlebnisbericht als ein geschlossener, welthaft konstituierter Eigenbereich mit dem Akzent erlebter Wirklichkeit enthüllt; dieser artikuliert sich zwar in komplexen halluzinatorischen Strukturen, ohne daß diese jedoch summativ seine eigentliche Seinsweise darstellen. Halluzinationen lassen sich daher nicht mit dem Imaginären gleichsetzen, eher sind sie als seine Instrumente oder "Bausteine" zu charakterisieren.

LEUBUSCHER erwähnt bereits die bis heute als kennzeichnend für das Oneiroid angesehene *Hypermnesie* der Kranken bezüglich der in der Psychose erlebten Geschehnisse, wenn er "auf die bis ins Einzelne treue Erinnerung der äußeren und inneren Erlebnisse" während des Krankseins verweist (l.c., S. 64).

Der in der beschriebenen Erlebnisform "befangene" Kranke kann - so LEUBUSCHER - für den Außenstehenden den Eindruck eines "wirren Taumels seiner Vorstellungen" (l.c., S. 115) hervorrufen, der über den inneren Reichtum des subjektiven Erlebens hinwegzutäuschen vermag. Die hier aufscheinende Diskrepanz zwischen dem klinischen Außenaspekt einer scheinbaren Defizienzverfassung und der so ganz andersartigen Erlebnis-Position des betroffenen Subjektes klingt noch in MAYER-GROSS' Buchtitel "Selbstschilderungen der *Verwirrtheit*" (1924) an. Diese die Erlebnismitteilungen wieder als legitime Erkenntnisquelle der Psychopathologie einsetzende Untersuchung beendete eine klinische Betrachtungsweise, die seit der 2. Hälfte des 19. Jahrhunderts begann, die hier besprochenen besonderen psychotischen Gestaltungen als "akute halluzinatorische

Verwirrtheit" unter dem Oberbegriff der "Amentia" zu diskutieren. Es verwundert nicht, daß in dieser Perspektive das Eigentliche des oneiroiden Erlebens aus dem Blick geraten mußte; darüber hinaus offenbart sich auch die bereits genannte, die Problemgeschichte der Psychopathologie weitgehend prägende Nichtbeachtung und Vernachlässigung des Imaginären, die zumeist auch mit einem eher negativen Wertakzent einherging.

1.2   Wilhelm GRIESINGER (1861)

Im zeitgenössischen Kontext LEUBUSCHERs beschreibt Wilhelm GRIESINGER (1817-1868) in der 2. Auflage seiner "Pathologie und Therapie der psychischen Krankheiten" (1861) bei der Darstellung der "in sich versunkenen Schwermuth (Melancholie mit Stumpfsinn)" stuporös komplizierte psychotische Zustandsbilder, die wir aus heutiger klinisch-nosologischer Sicht eher den katatonen Formen der Schizophrenie zuzuordnen haben (zum weiten, von der heutigen Verwendung abweichenden Melancholie-Begriff des 19. Jahrhunderts vgl. SCHMIDT-DEGENHARD 1983): Bei diesen Kranken zeige sich "der höchste Grad des Insichversunkenseins unter der äußeren Form des Stumpfsinns" (GRIESINGER 1861, S. 251). GRIESINGER weist auf die neben der vollkommenen "motorischen Katalepsie" bestehende " allgemeine Anästhesie" der Hautoberfläche und auf eine "perzeptive Einschränkung der höheren Sinnesorgane" hin, welche die "Gesichts- und Gehörseindrücke... ganz undeutlich, konfus, oft nur wie aus der Ferne in das Bewußtsein" der Betroffenen dringen lasse. Im Anschluß an diese Beschreibung der *"äußeren"* Situation der Kranken, deren Pathogenese er unter dem spekulativen Gesichtspunkt seiner somatologischen Theorie der "psychischen Reflexaction" als "Gebundenheit der ganzen motorischen Seite der Gehirnprozesse" begreift, thematisiert GRIESINGER ausdrücklich die *"innere"* Erlebnisseite dieser Zustände. Seine durch die Klarheit der Deskription und die prägnante Erfassung der besonderen Eigenart der beschriebenen Erlebnisform ausgezeichneten Ausführungen verdienen als ein "klassischer" Text unseres Problemfeldes die ausführliche Wiedergabe:

"Wie verhält sich nun aber das innere psychische Leben bei solchen Kranken? - Die Genesenen geben in den exquisiten Fällen hierüber die merkwürdigsten Aufschlüsse. Weit entfernt von der psychischen Leerheit des Blödsinns, hört in der Mehrzahl der Fälle das Vorstellen nicht auf, lebhaft thätig zu sein. Aber der durch die erwähnte Anomalie der Sinnesperzeption seiner realen Umgebung entrückte Kranke *lebt in einer imaginären Welt.* Die Wirklichkeit ist ihm untergegangen, wie vor ihm versunken, Alles um ihn her ist verwandelt (l.c., S. 252).

Den affektiven Grundtenor dieser imaginären Welt bildet eine "schreckliche innere Angst, die mit dem Gefühl der Unmöglichkeit" verbunden ist, "sich dem Schrecklichen, was von allen Seiten auf ihn eindringt, zu entziehen". GRIESINGER hebt dann besonders die aus der besagten Angst resultierenden Wahnideen "des Untergangs der Welt, einer allgemeinen Vernichtung..." hervor. Im folgenden beschreibt er dann plastisch den weiteren Aufbau der erlebten Schreckenswelt der Kranken:

"Meistens verbinden sich mit dieser äußeren Unempfindlichkeit, der Aufhebung des Strebens und dem exklusiven traurigen Delirium Halluzinationen und Illusionen von demselben Charakter. Der Kranke hört Stimmen, die ihm Vorwürfe machen, ihn beschimpfen, ihn mit dem Tode bedrohen, oder einen confusen Lärm von Glocken, Trommeln, Kanonen, etc.; er sieht Gespenster, Leichenzüge, unterirdische Gewölbe, Vulkankrater, die sich vor seinen Füßen öffnen, er sieht zu, wie man seine liebsten Angehörigen martert, etc. Er glaubt sich in einer Wüste, in der Hölle, auf den Galeeren zu befinden; kurz, der *völlig veränderte subjektive Antheil* an der Sinnesperzeption und die daraus hervorgehende *Umgestaltung aller Eindrücke* läßt ihm alles Aeußere, was er noch percipiert, nur in Formen und Bildern erscheinen, die dem herrschenden Affekte adäquat sind, wobei zugleich ein bedeutender Grad von *Verworrenheit* des Vorstellungslebens charakteristisch ist" (l.c., S. 252/253).

Ähnlich den Beobachtungen LEUBUSCHERS bemerkt auch GRIESINGER, daß bei manchen Kranken "zwischendurch ein kurzes Bewusstsein, ein Schimmer der wirklichen Welt" aufscheine, ohne sich jedoch dauerhaft gegen die sich aufdrängende Erlebnisfülle des Imaginären durchsetzen zu können.

GRIESINGERs Text zeigt implizit bereits die psychopathologischen Grundzüge der oneiroiden Erlebnisform auf, als deren entscheidendes Wesensmoment er aber - ungeachtet der "Verworrenheit des Vorstellungsleben" - *die Konstituierung einer von den Kranken als geschlossen erlebten imaginären Welt* hervorhebt. Dieser Wandel der Wirklichkeit wird in der folgenden von GRIESINGER gegebenen Fallschilderung deutlich, die er einer 1843 erschienenen Arbeit des Franzosen BAILLARGER über stuporöse Zustände entnahm:

"B. vergleicht den Zustand, in dem er 3 Monate lang war, mit einem langen Traum. Alles um ihn hatte sich verändert; er glaubte an eine Art allgemeiner Vernichtung; die Erde zitterte und that sich unter seinen Schritten auf, er war jeden Augenblick in Gefahr, in einen Abgrund zu stürzen. Er hielt sich an den umgebenden Personen, um diese vor dem Sturz in Abgründe zu bewahren, welche ihm wie Vulkankrater erschienen. Das Badezimmer hielt er für die Hölle und die Badewannen für Barken. Das Vesicator hielt er für das Brandmal der Galeerensklaven und sich dadurch für auf immer entehrt. Die umgebenden Personen hielt er für wiedererstandene Tote. Er sah seinen Bruder mitten in Qualen, er hörte den Hilferuf seiner Verwandten, die man erwürgte, und jeder Schrei war wie ein Dolchstich für ihn. Von allen Seiten ging Gewehrfeuer los, Kugeln durchbohrten seinen Leib, ohne ihn zu verwunden. Alles in seinem Kopf war Chaos, Confusion, Verwirrung. Er unterschied nicht mehr Tag und Nacht, die Monate schienen ihm Jahre..." (l.c., S. 255). -

Von Bedeutung für das im zweiten Teil dieser Schrift abzuhandelnde Problem oneiroider Gestaltungen bei tetra- und panplegischen Polyradikulitis-Kranken ist GRIESINGERs Betonung der Diskrepanz einer hochgradigen motorisch-sensorischen Einschränkung bzw. "Gebundenheit" einerseits und unerwarteter Reichhaltigkeit des "inneren psychischen Lebens" andererseits, zwischen denen ein zunächst unverständlich bleibender Hiatus aufbricht. -

2   Die Analogie von Traum und Psychose

Für GRIESINGER zeigt die beschriebene Erlebnisweise "die größte Aehnlichkeit mit einem Halbschlaf- und Traumzustande"; es sei nicht selten, daß die sich erst allmählich zurechtfindenden Kranken während des Erholungsstadiums "ihren Zustand einem schweren Traum, ihre Genesung einem Erwachen" vergleichen (l.c., S.

253). Die bewußte Verwendung des Verbs "vergleichen" macht allerdings deutlich, daß es sich hier um eine retrospektive, an die vertrauten Traumerfahrungen anknüpfende Kommensurabilisierung von etwas möglicherweise eigentlich Unvergleichlichem, eben der als wirklich erlebten Phantasiewelt des Oneiroids, handelt.

GRIESINGER, dessen Werk gemeinhin mit Berechtigung als der entscheidende Wendepunkt in der Entwicklung der Psychiatrie zu einer naturwissenschaftlich orientierten und empirisch fundierten medizinischen Disziplin angesehen wird, greift an dieser Stelle auf im allgemeinen Teil seines Lehrbuches gegebene, "das Irresein als Ganzes" reflektierende Überlegungen zurück, in denen sich noch deutliche ideengeschichtliche Spuren des Denkens der romantischen Medizin auffinden lassen. Unter den "Analogien des Irreseins mit verwandten Zuständen", die daher geeignet seien, "das allgemeine Verständnis der psychischen Krankheitsprozesse wesentlich zu fördern", wird an erster Stelle die Analogie-Relation zum Traum genannt (l.c. , S. 108).

Hier lassen sich Parallelen zum Werk des für GRIESINGER bedeutsamen Physiologen Johannes MÜLLER (1801-1858) feststellen, der als entschiedener Vorkämpfer einer die spekulativen Konzepte der Romantik ablehnenden, rein naturwissenschaftlichen Physiologie, gleichwohl in seinem klassischen Text "Ueber die phantastischen Gesichtserscheinungen" (1826) dem "Eigenleben der Phantasie" einen neben der sinnlich vermittelten Außenwelterfahrung gleichberechtigten Rang innerhalb der menschlichen Erfahrungsmöglichkeiten einräumte. MÜLLER, aber auch GRIESINGER stehen hier ganz in der Tradition der deutschen Romantik, die in Dichtung, Poetik und Philosophie gleichermaßen das Traumerleben zum anthropologischen Faszinosum erhob, ohne dabei jedoch (etwa bei L. TIECK oder JEAN PAUL) seine die Brücke zum Erfahrungsraum der Psychopathologie bildende Abgründigkeit zu verkennen und zu übersehen (vgl. hierzu besonders LERSCH 1923, v.KOENIG-FACHSENFELD 1935).

Ludwig TIECK (1773-1853), dessen Werk in besonderer Weise die Transfiguration der Alltagswelt in eine neuartige, phantastisch ausgestaltete imaginäre Eigenwelt thematisiert, konzentrierte seine poetische Aufmerksamkeit bevorzugt auf die "Grenzübergänge" des Wirklichen und die Aufhebung der lebensweltlich vermittelten Maßstäbe des Alltags-Bewußtseins. Im "Phantasus" spricht er vom "poetischen Wahnsinn", dessen Grundmotive die Mischung des "Lieblichen mit dem Schrecklichen" und des "Seltsamen mit dem Kindischen" bilden. In seiner Abhandlung über "SHAKESPEAREs Behandlung des Wunderbaren" (S. 1793) wählt TIECK das Gleichnis des Traumes, um den Charakter fiktionaler Phantasiewelten zu erfassen. Hervorzuheben sind dabei seine Bemerkungen über das Wesen des "nicht vom Erwachen bedrohten" Traums, dessen Zweck es sei, "die Seele nie wieder in die gewöhnliche Welt" zurück zu versetzen. Diese einem poetologischen Text entnommenen Sätze können geradezu als Erläuterung des psychotischen Erlebens in der von GRIESINGER beschriebenen imaginären Welt verstanden werden.

"Wir sind nun in einer bezauberten Welt festgehalten: Wohin wir uns wenden, tritt uns ein Wunder entgegen; alles, was wir anrühren, ist von einer fremdartigen Natur; jeder Ton, der uns antwortet, erschallt aus einem übernatürlichen Wesen. Wir verlieren in einer unaufhörlichen Verwirrung den Maßstab, nach dem wir sonst die Wahrheit zu messen pflegen; eben, weil nichts Wirkliches unsere Aufmerksamkeit auf sich heftet, verlieren wir, in der ununterbrochenen Beschäftigung unserer Phantasie, die Erinnerung an die Wirklichkeit; der Faden ist hinter uns abgerissen, der uns durch das rätselhafte Labyrinth leitete; und wir geben uns am Ende völlig den Unbegreiflichkeiten preis. Das Wunderbare wird uns jetzt gewöhnlich und natürlich" (TIECK, kritische Schriften, Bd. I, S. 44).

In den solchermaßen charakterisierten phantastischen Weltzusammenhängen herrscht ein nicht mehr zu unterscheidendes Gefüge von wirklicher und wunderbarer Welt, von Dingen und ihrem farbigen Widerschein, von sinnlicher Wahrnehmung und Phantasievorstellung. Für das Erleben der fiktiven Protagonisten gewinnen die märchenhaften Phantasiewelten in eigenartiger Weise das selbstverständliche Ansehen des Wirklichen, das einen Zweifel am Realitätscharakter der so gänzlich von den Alltagserfahrungen abweichenden Geschehnisse nicht zuläßt. Immer wieder treffen wir in den Märchendichtungen TIECKs auf eine auffallende Ambivalenz der das Gesamterleben strukturierenden Gefühle: Die da erscheinenden Figuren zeigen zumeist einen zwischen Angst und Begeisterung fluktuierenden, inhaltlich den erlebten Geschehnissen entsprechenden Affekt.

Die in diesem Exkurs aufgezeigte Ähnlichkeit des psychopathologischen und poetologischen Diskurses bei der Erörterung des Problemes imaginärer Wirklichkeiten verweist auf tieferliegende gemeinsame Strukturmerkmale, die sich in poetisch-fiktionalen Gestaltungen ebenso wie in den psychotisch fundierten oneiroiden Welten aufzeigen lassen. Für den psychopathologischen Diskurs, der sich um eine adäquate Erkenntnis der Erlebniswirklichkeit der betroffenen Kranken bemüht, ergibt sich daher die Notwendigkeit, bisher gewohnte Denkwege zu verlassen und hermeneutisch orientierte Herangehensweisen der Literaturwissenschaft als fruchtbare Erweiterung des eigenen Methodenrepertoires zu begreifen. Gegenwärtig zeigt sich diese das psychopathologische Erkennen fördernde Begegnung von Literaturwissenschaft, Poetik und Psychopathologie besonders in den Arbeiten FELDMANNs (1988/1990/1991) zum Problem der Mimesis-Aspekte psychotischen Erlebens (vergl. zum gleichen Problem auch KLUSSMANN 1964). -

GRIESINGER begründet seine Annahme einer "großen Aehnlichkeit des Irreseins mit Traumzuständen" zunächst mit dem bei beiden Phänomenen anzutreffenden *Eindruck* einer Kontinuitätsunterbrechung der biographischen Sinngestalt, durch die den Genesenen die überstandene Krankheit wie ein "schwerer und düsterer Traum" vorkomme, während ihnen umgekehrt in der Psychose ihr "früheres gesundes Leben" wie ein vergangener Traum erschien (GRIESINGER 1861, S. 108). Wenn bei den Geisteskranken, so GRIESINGER, auch wesentliche Hauptmerkmale des Schlafes fehlten, insbesondere die Aufhebung des Bewußtseins der Außenwelt, so zeigten sie doch krankhaft veränderte "sensitive und motorische Zustände", die zusammen mit der "zugleich vorhandenen Umdämmerung des Bewußtseins", an das Verhalten des beginnenden Schlafes erinnern. An anderer Stelle spricht GRIESINGER von einer "Umnebelung des Bewußtseins", die parallel zu einer "Ermattung der sensitiven und motorischen Reaktion gegen die Außenwelt" das Auftauchen einer "Welt von Phantasmen und verwirrt durcheinanderlaufenden Vorstellungen" begünstige (l.c., S. 109).

Es muß offenbleiben, ob über die hier anklingende, für die spätere Psychopathologie kennzeichnende, quantitative Abstufungen meinende Helligkeitsmeta-
phorik des Bewußtseins hinaus bereits eine Ahnung der für das Traumerleben und
das Oneiroid eigentlich kennzeichnenden qualitativen Abwandlung des
Bewußtseinsfeldes aufscheint.

GRIESINGER erläutert dann die s.E. im Traum und im Irresein vorherrschende katathyme Gestaltungsdynamik, die auch eigenleibliche und sinnliche Außeneindrücke "im Sinne der herrschenden Gefühle und Vorstellungen" umwandle
und auslege. Ebenso arbeitet er aber auch die projektive Externalisierung von ich-in-
kompatiblen, "feindlichen" Inhalten heraus: "Traum und Wahnsinn sind hierbei
geschäftig, in Bildern (Halluzinationen) aller Sinne das Subjectivste nach außen zu
verlegen und zu *dramatisiren*" (l.c.). Wie schon bei LEUBUSCHER klingt auch bei
GRIESINGER die Wunscherfüllungshypothese FREUDs an, wenn die inhaltliche
Ausgestaltung vieler Träume und bestimmter Spielarten des Irreseins als "imaginäre
Erfüllung" (l.c., S. 111) solcher Wünsche oder Güter gedeutet wird, deren
Verweigerung oder Verlust den "psychischen Grund" des Irreseins darstellte.
GRIESINGER entwickelt dann eine die wesentlichen Strukturmerkmale, also u.a.
auch das veränderte Zeit- und Raumerleben berücksichtigende, deskriptive Phäno-
menologie der Traumerfahrung, die auf jeder Stufe erneut in eine vergleichende
Beziehung zu den Erfahrungsweisen des Irreseins gesetzt wird; einschränkend heißt
es dann aber, daß die unterschiedlichen Seelenstörungen nicht "in gleichem Maße"
den Charakter des Traumartigen tragen.

GRIESINGERs Auffassung der Relation von Traum und Psychose als
Analogie-Verhältnis impliziert, daß sich die Ähnlichkeiten und Verschiedenheiten
der beiden Analogate i.S. einer Verhältniseinheit (Aristoteles) als ungetrennt bzw.
untrennbar erweisen. Eine durch eine Analogie-Relation gestiftete Einheit kann nun
eine solche von strenger Gleichartigkeit oder, wie im vorliegenden Beispiel, von
mehr oder weniger weitgehender Ähnlichkeit sein. Die analoge Beziehung von
Traum und Irresein, die ja auf die Wesenserkenntnis des letzteren ("Irresein als
Ganzes") zielt, ist zudem *asymmetrisch* konstituiert, in dem die Ähnlich-
keitsmomente der beiden Analogate dem zweiten (dem Irresein) vom ersten (dem
Traum) zugeteilt werden (sog. Attributionsanalogie). Eine auf der Analogie-Be-
trachtung beider Zustände basierende Psychosen-Theorie kann nun, wie ein Blick in
die Problemgeschichte zeigt, jeweils die phänomenalen Ähnlichkeiten oder Verschiedenheiten akzentuieren und hierbei, wenn zu global verfahren wird, die eigentlich intendierte Erkenntnis des Seelisch-Anderen eher behindern denn fördern.
GRIESINGER trägt dieser Gefahr Rechnung, wenn er auf eine bezüglich der verschiedenen Formen der Seelenstörungen zu differenzierende Anwendung der Analogie-Relation von Traum und Irresein verweist. Die in der Geschichte der
Psychiatrie als ein epochenüberdauernder Topos, also als eine diachrone Pro-
blemstruktur wiederholt beobachtbare komparative Annäherung von Traum und
Psychose erweist sich bei genauer Betrachtung der entsprechenden Texte allerdings
nicht selten als eine *Allegorie*, in der die essentielle Differenz beider Phänomene
von den auch vorhandenen Ähnlichkeitsmomenten dominiert wird, so daß das ver-
bindende Einheitsmoment mitunter einen ausgeprägt konstruktiv-willkürlichen An-

strich besitzt (vgl. WITTER 1967). Gelegentlich ist - gerade bei manchen psychiatrischen Autoren der ersten Hälfte des 19. Jahrhunderts - zu fragen, ob es sich bei der Vergleichung von Traum und Psychose nicht eigentlich um eine *metaphorische Rede* handelt, also um die bildhafte "Übertragung" eines konventionellen Begriffes bzw. des entsprechenden Sachverhaltes (hier des Traumes), die der begrifflichen Verdeutlichung eines durchaus andersartigen, fraglichen Sachverhaltes (hier des Irreseins) dienen soll. Die bei einer metaphorischen Aussage gegebene "Bewußtseinslage der doppelten Bedeutung" (STÄHLIN 1914, zit. nach KURZ 1982) erklärt, daß in metaphorischen Sätzen eine Transformation der Standardbedeutung eines Wortes erfolgt, ohne daß diese jedoch dabei aufgehoben wird. Als eigentliches Problem erweist sich dann auch hier die unterschiedliche Gewichtung der unterscheidenden bzw. verbindenden Merkmale beider Sachverhalte.

Die aufgezeigte Asymmetrie der vergleichenden Beziehung von Traum und Psychose rührt möglicherweise an einen tiefgehenden, vielleicht unüberbrückbaren Wesensunterschied beider Erfahrungsweisen, vor dem alles vergleichende Bemühen zu Versuchen der Kommensurabilisierung von etwas letztlich Inkommensurablem wird, die zwar der erhellenden Verdeutlichung des Irreseins dienen können, ohne aber seine letztgründige Erkenntnis wirklich zu fördern. Unter den Zeitgenossen GRIESINGERs widmete A. KRAUSS (1858/1859) eine umfangreiche, noch heute lesenswerte Abhandlung über den "Sinn im Wahnsinn" der Problematisierung des Verhältnisses von Traum und Psychose. Einleitend diskutiert er die französische Literatur: Während MAURY die Vorstellungsphänomene des Traumes und der Delirien "parallelisiere" und sich mit der Setzung einer *"psychischen Analogie"* begnüge, behaupte MOREAU de TOURS in seiner Schrift über das Haschisch eine "identité de l'état de réve et de là folie". Für KRAUSS schließt die physiologische Differenz beider Zustände ihre Analogie nicht aus, die auf ein der Entstehung von Traum und Wahnsinn gleichermaßen zugrundeliegendes, also ein ihnen "gemeinschaftliches" funktionales Prinzip schließen lasse. Unter Beachtung dieser Prämissen darf seine deskriptive Charakteristik des Wahnsinns als "ein Schlafen, d.h. Träumen innerhalb des Sinneswachseins" (S. 270), keinesfalls als eine simplifizierende Identifizierung mißverstanden werden.

An manchen Stellen des sonst durch begriffliche Klarheit und Prägnanz ausgezeichneten GRIESINGERschen Lehrbuches verschwimmen - ähnlich wie bei gewissen Autoren der Romantik - die semantischen Grenzen zwischen einer Analogisierung und Identifizierung von Traum und Psychose.

Dennoch bleibt als für die klinische Psychopathologie wichtiges und bleibend gültiges Ergebnis der herausragenden Beschreibungen LEUBUSCHERs und GRIESINGERs festzuhalten, daß es - abgesehen von der eben erläuterten und fragwürdigen globalen Analogie von Traum und Psychose - *besondere, symptomatologisch gekennzeichnete Zustände nicht schlafgebundenen seelischen Andersseins gibt, die in hohem Maße dem geschlossenen Imaginären der Traumwelten zu ähneln scheinen, sich dabei aber dennoch von diesen durch einen ganz eigenartigen spezifischen Charakter ihrer Erlebnisvollzüge unterscheiden.*

In solchen Zuständen - GRIESINGER meint hier die erwähnte stuporöse Melancholie - ist "in der Tat der Verkehr mit der wirklichen Welt in hohem Grade beschränkt..."; dadurch, daß "die meisten Eindrücke phantastisch transformiert werden", lebe der Kranke "äußerlich in der Scheinwelt seiner Halluzination", während er "innerlich in ein Traumnetz von Wahnvorstellungen eingesponnen" sei.

GRIESINGER vergleicht - hier noch ganz unter dem Eindruck der Ideen und Theorien des Mesmerismus - diesen dem üblichen Wachen unvergleichbaren Zustand des Oneiroids mit dem "magnetischen Schlafzustand" des Somnambulismus. Es sei angemerkt, daß immerhin noch REGIS (1906) das von ihm beschriebene Délire onirique (s.u.) als somnambulisches Delirium deutet (GRIESINGER 1861, S. 112/113).

Die wohl entscheidende psychopathologische Erkenntnis GRIESINGERs liegt im Aufweis der in diesen psychotischen Zuständen stattfindenden *"Weltumwälzung"*, in deren Folge die Kranken in einer als Erlebniswirklichkeit erfahrenen imaginären Welt leben, während sie gleichzeitig ihrer realen Umgebung "entrückt" sind. MAYER-GROSS faßt die vorstehend erörterte semantische und terminologische Problematik treffend zusammen, wenn er einräumt, daß der Begriff der oneiroiden Erlebnisform "schiefe Verallgemeinerungen" nicht ausschließt. Dennoch sei die Bezeichnung sinnvoll, "weil sie in einem einleuchtenden Vergleich Wesentliches erfaßt" (1924, S. 11).

3   Das Problem imaginärer Welten in der romantischen Psychiatrie

Es ist lohnend, dem Gedanken einer in bestimmten psychotischen Zustandsbildern erlebbaren "anderen Wirklichkeit" in den psychiatrischen Texten der ersten Hälfte des 19. Jahrhunderts vor GRIESINGER nachzugehen. In ihnen wird oft eine Einstellung zum Seelisch-Anderen deutlich, die das unbegreifliche Wesen des Menschseins ahnungshaft immer als Sinnhintergrund der wissenschaftlichen Auseinandersetzung stehen läßt (zur Ideengeschichte der romantischen Psychiatrie vgl. SCHMIDT-DEGENHARD 1983). So könnte man mit einer gewissen Berechtigung vermuten, daß gerade die unter dem geistesgeschichtlichen Einfluß der spekulativen Philosophie des deutschen Idealismus stehende romantische Psychiatrie, die zudem nicht selten eine deutliche Affinität zum Irrationalen besitzt, in besonderer Weise die im psychiatrischen Erfahrungsraum aufscheinenden Manifestationen des Imaginären thematisierte. Andererseits werden so aber vielleicht diachrone, kontinuierliche Beschreibungs- und Deutungsmuster dieser Phänomene erkennbar, die - trotz des mit GRIESINGER einsetzenden fundamentalen Paradigmenwandels der Psychiatrie - ihre naturgemäß unterschiedlich akzeptierte Gültigkeit behalten und das Imaginäre als einen Bereich eigener Wesenstypik ausweisen, dessen Erfassung sich rein naturwissenschaftlich orientierten Denkgepflogenheiten verschließt. Diese ideengeschichtliche Kontinuität zeigt sich etwa beim Vergleich der oben diskutierten Passagen aus GRIESINGERs "Pathologie und Therapie der psychischen Krankheiten" mit thematisch entsprechenden Erörterungen des romantischen Psychikers HEINROTH (1773-1843), der GRIESINGER in vielerlei Hinsichten des philosophischen Hintergrundes und der psychiatrischen Grundeinstellung denkbar fern steht.

In seinem 1818 erschienenen "Lehrbuch der Störungen des Seelenlebens" bezeichnet HEINROTH den "specifischen Charakter" des - entsprechend den vermögenspsychologischen Prämissen seines nosologischen Systems - als "Exaltation (ecstasis) des Gemüths" begriffenen "reinen Wahnsinn" als Traumleben:

"Der Kranke hat entweder von den ihn umgebenden und auf ihn einwirkenden Gegenständen gar keine Empfindung, und keine Empfänglichkeit für sie, indem er zu sehr an die Gegenstände seiner Phantasie gebunden ist; oder, was er mit den Sinnen wahrnimmt, erscheint ihm unter falschen Formen, in falschen Verhältnissen und Beziehungen, indem die Phantasie die Gegenstände der Sinne in ihr Gewebe zieht und ihren Traum und seine wechselnden Bilder an denselben fortspinnt. Allen diesen Bildern aber drückt der Kranke das Gepräge der Empfindung ein, von welcher sein Gemüth beherrscht wird..." (HEINROTH 1818, S. 260).

In dem durch eine zusätzliche Affektion des Geistes (Verrücktheit, Paranoia) komplizierten "Wahnsinn mit Verrücktheit" erscheint das Traumleben des reinen Wahnsinns "gestört und zerrissen, seine Lebendigkeit abgestumpft und durch den eingreifenden Verstand in *partielles Wachen* verwandelt"; dieses trägt jedoch defiziente Züge, "da der Verstand richtig aufgefaßte Wahrnehmungen falsch begreift und beurteilt" (l.c., S. 271). Die Verwendung der Begriffe "Traumleben" und "Wachen" trägt hier eher allegorische Züge; HEINROTHs Ausführungen machen sichtbar, daß er Komplexitätsgrade des anschaulich gegebenen Imaginären unterscheidet, das, sofern eine Urteilsstörung hinzutritt, eine Brechung seiner bis dahin erlebnismäßig gegebenen Geschlossenheit erfährt. Das "intakte" welthaft gestaltete "Traumleben" des reinen Wahnsinns besitzt für den romantischen Psychiater daher gewissermaßen eine höhere ästhetisch-fiktionale Dignität als die gebrocheneren Imaginationen jener Formen, denen eine Störung des Verstandes *mit* zugrundeliegt. In dieser positiven Bewertung der psychotischen Phantasiewelten, deren leidvolle Werdensbedingungen aber nie geleugnet werden, trifft sich HEINROTH mit A. HAINDORF (1782-1862), der in seinem 1811 in Heidelberg erschienenen "Versuch einer Pathologie und Therapie der Geistes- und Gemütskrankheiten", dem ersten deutschsprachigen Lehrbuch der Psychiatrie, bemerkt hatte: "In so fern die Delirien, wie die Träume, einzig unter der Herrschaft des Seelenorgans stehen, sind sie auch aller *Hoheit und Majestät* fähig, welcher die Seele selbst fähig ist, und wir vernehmen daher oft bei Wahnsinnigen Delirien, die wirklich im Einzelnen poetisch und philosophisch sind" (HAINDORF 1811, S. 278). In ähnlicher Diktion erkennt IDELER im Wahnsinn das zu Anerkennung und Bewunderung nötigende "Walten eines schöpferischen Vermögens", eine *"geistige Plastik"*, um dann festzustellen:

"Es hat niemals einen wüsteren Irrthum gegeben, als die Behauptung, der Wahnsinn sei ein chaotisches Zerfallen der Seelenthätigkeit, welche an die Fesseln einer Körperkrankheit gebunden, ihrem Gesetze abtrünnig in völliges Stocken geraten sei; in ihm spiegele sich blos die Zerrüttung des Bewußtseins durch die Erschütterung des Nervenlebens als seiner substantiellen Grundlage ab, so wie im Erdbeben alle Werke des Menschen durch die Zerklüftung des sie tragenden Bodens in Trümmer zerfallen. Gerade umgekehrt kommt im Wahnsinn das ursprüngliche Gesetz des menschlichen Geistes, nämlich seine durch das leitende Princip einer Idee beherrschte *schaffende Kraft* zur vollständigen Offenbarung, weil sie eine *ganze Welt* als Reflex jener Idee im Bewußtsein hervorruft, und diese Welt mit der Nothwendigkeit innerer Überzeugung im vernichtenden Kampfe gegen eine widerstrebende Wirklichkeit geltend macht" (IDELER 1850, S. 418/419).

Bei HEINROTH, HAINDORF und IDELER lassen sich gleichermaßen geistesgeschichtliche Einflüsse der 1804 erschienenen, für die Entwicklung der Anthropologie und Ästhetik des 19. Jahrhunderts einflußreichen "Vorschule der Ästhetik" JEAN PAULs nachweisen, dessen tiefgehende Gedanken über den "reflektierten Wahnsinn" die hier anklingende positive Bewertung des "krankhaften" Wahnsinns angeregt haben mögen. Bei den romantischen Psychiatern offenbart sich letztlich eine dialogische Grundhaltung gegenüber dem Seelisch-Anderen, die als "Ehrfurcht vor dem psychotischen Menschen" auch für die so grundlegend gewandelte Psychiatrie der Gegenwart eine unvermindert gültige ethische Relevanz besitzen sollte. -

Schon HAINDORF (1811) thematisierte den Zusammenhang von "Delirien, Träumen und somnambülischen Zuständen", in denen er "den Schein des Objectiven", also das Moment der *Erlebniswirklichkeit* des Bewußtseins gewahrt sieht, denn: "Die Formen des Traumes sind dieselben, mit welchen die Seele im Wachen der Berührung der Außenwelt lebt" (HAINDORF 1811, S. 248). In den Delirien, die "den Zuständen des thierischen Magnetismus und der Träume verwandt" sind, komme es zu einer *"phantastischen Entstellung der objectiven Anschauung"*, indem in diese nun *"eine Welt subjektiver Anschauung"* hineingelegt werde. HAINDORF betont, daß es allerdings manchen Kranken gelinge, die "Illusionen" dieser subjektiven Anschauung zu erkennen und diese somit von der "wirklichen" objektiven Anschauung bestimmt zu unterscheiden: Implizit wird hier das Phänomen der Pseudohalluzinationen i.S. von JASPERS beschrieben. Wenn HAINDORF dann von visuellen "Sinnestäuschungen" spricht, die den Kranken "wie bloße Gemälde in der genauesten Vollkommenheit" erscheinen, so zeigt sich eine differenzierende Betrachtungsweise, welche die verschiedenen erlebnismäßigen Gegebenheitsweisen des Sinnentrugs als Resultat der dem Subjekt verbliebenen, intersubjektiv orientierten Reflexionsfähigkeit auffaßt; erst deren Verlust gebe den "vollen Begriff der Delirien", über die das Individuum "alle Gewalt" verloren habe. Von zentraler Bedeutung für die Problemgeschichte der oneiroiden Erlebnisform sind dann die nachstehenden Sätze:

"In der Folge werden diese Phantome für Realitäten gehalten, wenn sie den sinnlichen Anschauungen an Stärke gleichkommen, alle Kraft der Seele erschöpfen und machen, daß die Eindrücke der Sinne unvermerkt vorüberstreichen. *Die Kranken leben nicht mehr in der wirklichen, sondern in einer Bilderwelt, die sie sich selbst schaffen, in welcher sie beides, Schauspieler und Zuschauer, sind.* Diese *Krankheit der Einbildungskraft*, vermöge welcher die Bilder die Stärke der Sinnesanschauung haben, muß zunächst nach REIL in einer erhöhten Vitalität desjenigen Teiles des Gehirns bestehen, in welcher die Einbildungskraft wirklich wird" (l.c., S. 273).

Diese den Ursprungsort einer *Problemgeschichte des Oneiroids* markierende Quelle läßt ihre wesentlichen Grundzüge bereits in aller Deutlichkeit hervortreten: *HAINDORF beschreibt das Phänomen einer vermittels der Imagination des Subjekts konstituierten fiktionalen Quasi-Welt, die im Erleben jedoch - ihres Als-ob-Charakters entkleidet - als eine anschaulich-leibhaft gegebene Wirklichkeit erfahren wird, in die das Subjekt in einer eigenartigen Doppelrolle als Betrachter und Handelnder einbezogen ist.* Die weitere theoretische Entfaltung und Untersuchung dieser besonderen Erlebnisform gehört somit genuin in das Problemfeld der Erscheinungsweisen und Modifikationen der menschlichen *Einbildungskraft*, also in den Aufgabenbereich einer vorwiegend geisteswissenschaftlich orientierten Psychopathologie. Im hier zunächst nur anzudeutenden weiteren Gang der Problemgeschichte zeigt sich ein solcher konsequenter, in vielem allerdings naiv anmutender Versuch, die Genese der Imaginationen des Wahnsinns analog der "weltbildenden That des Poeten" zu erforschen, lediglich bei IDELER (1850, S. 430). Dem nach GRIESINGER hereinbrechenden Zeitalter einer hirnpathologisch orientierten Psychiatrie konnten solche Ansätze nur befremdlich erscheinen; die hier gemeinten seelischen Ausnahmezustände, deren subjektives Erlebniskorrelat nur noch peripheres Interesse erweckte, galten jetzt als Folge spekulativ vorausgesetzter cerebraler Funktionsstörungen - ein Denkweg, den das obige HAINDORF-Zitat jedoch auch bereits vorgezeichnet hatte. Die generalisierende Rubrifizierung der verschiedenen halluzinatorischen Erscheinungsformen als Sinnen*trug* bzw. - *täuschungen* begünstigte in der Folge die bis heute allerdings unbefriedigend bleibenden somatologisch konzipierten Forschungsstrategien zeitgebunden unterschiedlicher (gegenwärtig etwa neurophysiologischer oder neurochemischer) Provenienz, während der imaginative Aspekt - auch seitens der späteren phänomenologischen Psychopathologie - weitgehend vernachlässigt wurde.

So verdient es gerade in diesem Zusammenhang Beachtung, daß ESQUIROL, dem die bis heute gültige Unterscheidung von Halluzination und Illusion zu verdanken ist, wiederholt betont, daß man die erstere - im Gegensatz zur auf einem fehlgehenden Urteil über das Wahrnehmungsobjekt beruhenden letzteren - keinesfalls als Sinnes*täuschung* auffassen dürfe:

"Die Halluzination ist ein Cerebral- oder psychisches Phänomen, welches *unabhängig* von den Sinnen zustandekommt. Die *Gewohnheit*, dass die Empfindung immer dem äußeren Gegenstande entspricht, verleiht den Produkten der Einbildungskraft... *Wirklichkeit* und überzeugt den, der von Halluzinationen befallen ist, dass das, was er empfindet, ohne das Vorhandensein der äußeren Körper nicht stattfinden kann" (ESQUIROL 1838, Bd. I, S. 115).

Der Wirklichkeitscharakter der Halluzinationen erscheint so als das Resultat der fortlaufenden Gewohnheitsbildung unseres Erlebens, die als eine die Kontinuität der Erfahrung garantierende Bewußtseinsleistung fungiert und den zunächst neuartigen Imaginationen - quasi sekundär - ihren Realitätsakzent zuspricht. Halluzinationen ereignen sich für ESQUIROL also nicht im Modus eines primären, unvermittelten anschaulichen Gegebenseins. Implizit klingen hier bereits die Grundzüge der erst ein Jahrhundert später von JASPERS (1911) entwickelten Analyse der Trugwahrnehmungen an, die das halluzinatorische Erleben als mehrstufige Aktsynthese zu begreifen versuchte. -

Auch bei ESQUIROL finden sich Beschreibungen von in komplexen Halluzinationen fundierten Erlebniszuständen, die durchaus an die oneiroide Erlebnisform gemahnen: So gibt er die Krankengeschichte eines Mannes wieder, der an einem "durch tausend Halluzinationen, durch tausend Illusionen" geprägten Delirium "religiöser und mystischer Art" leidet und den schriftlichen Bericht über seine Visionen mit dem Satz abschließt: "Ich bitte Sie zu glauben, daß meine Visionen wahr sind" (l.c., S. 102). Der das Oneiroid kennzeichnende imaginative Wechsel der situativ-räumlichen Rahmenbedingungen des Erlebens wird in der Fallschilderung einer ebenfalls an religiösem Wahn leidenden Frau sichtbar: "Sie ist in den 6. Himmel *versetzt*, sieht so schöne Sachen, wie sie nicht erzählen kann und deren Andenken sie noch bezaubert. Dieser Zustand dauerte mehr als 9 Stunden" (l.c., S. 108). ESQUIROL erwähnt auch Kranke, die angeben, in einer Art Entrückung in ihren Delirien "nach einer fernen Gegend hin versetzt" worden zu sein (l.c., S. 113). Wie IDELER und später GRIESINGER, legt ESQUIROL großen Wert auf die Darstellung der in diesen Zuständen vorherrschenden, den erlebten Inhalten zumeist adäquaten Affektivität, die sich zwischen den Polen glückhafter Ekstase und intensiven Angsterlebens erstrecken kann.

Für J. GUISLAIN (1797-1860), dessen "Neue Lehre von den Geistesstörungen oder Phrenopathien" (1838) großen Einfluß auf die deutschsprachige Psychiatrie ausübte (vgl. SCHMIDT-DEGENHARD 1988), offenbart sich in den Halluzinationen eine "metamorphosierende Geistesthätigkeit" (S. 243), die im Zustand des Deliriums eine "eigenthümliche Verwechselung des Reiches der Wirklichkeit mit dem der Täuschungen" (l.c. S. 39) bedinge. Bei manchen Kranken könne so eine neuartige *"imaginäre Wirklichkeit"* (S. 241) entstehen.- Ähnlich spricht E. v. FEUCHTERSLEBEN (1806-1849) in seinem "Lehrbuch der ärztlichen Seelenkunde" (1845) von der in der Psychose infolge einer "kranken Fantasie-Thätigkeit" möglichen "Verwechslung der inneren Welt mit der äußeren", so daß der Kranke schließlich " in einer zweiten eigenen Welt, neben der wirklichen" lebt (S. 260). Der Autor spricht der Phantasie eine zentrale Rolle in der Pathogenese der Psychosen zu, die er als Zustände "wachen Träumens" (l.c., S. 258) durch eine Übergangsreihe mit dem eigentlichen Träumen verbunden sieht. Besonders hervorzuheben sind v. FEUCHTERSLEBENs Ausführungen über Aufbaumomente und Sinnstrukturen des als "Beschäftigung der Seele mit der Bildwelt der Fantasie im Schlafe" (l.c., S. 173) gedeuteten Traumlebens; sie antizipieren bereits wesentliche Züge der späteren tiefenpsychologischen Traumtheorien und sind wegen der immer wieder betonten phänomenalen Nähe des träumenden und psychotischen Bewußtseins auch für unser eigentliches Thema von hoher Relevanz: Die der Welt des Wachens, "ohne sich mit ihr zu kreuzen", parallel laufende Welt des Traumes wird als "ein in sich abgeschlossenes und continuiertes Ganzes" begriffen, das häufig den Verlaufscharakter einer "Geschichte" trage (l.c., S. 175/176). Beachtenswert ist der Hinweis auf die "teleologische Bedeutung" des Traumes, die dem Einzelnen quasi " als rückwärts gekehrter Prophet *geschichtliche Aufschlüsse über sich selbst* vermitteln kann" (l.c., S. 176).

Die zentrale pathogenetische Rolle der Phantasie ergibt sich für v.FEUCHTERSLEBEN aus ihrer Bedeutung als dem "punctum saliens", in dem sich die Wirkungen "des Leibes und der Seele" berühren: "Das Denken ohne *Bild* kann nicht erkranken, das *Empfinden ohne Fantasie* nicht psychisch" (l.c., S. 260). Gerade in diesem Satz zeigt sich v.FEUCHTERSLEBENs Einsicht in die immer gegebenen imaginativen Komponenten unseres Erlebens, deren Wirkraum in den von ihm bereits Psychose genannten Zuständen infolge einer "Verrückung des Verhältnisses der Seele zum Leibe" eine erhebliche Erweiterung erfährt, die sich

22

schließlich bis zur Konstituierung der genannten "zweiten eigenen Welt" potenzieren kann. -

Wesentliche Hinweise und Einsichten zur Rolle der Imagination im Aufbau seelischer Störungen finden sich im bereits mehrfach genannten Werk K.W. IDELERs (1795-1869), das LEIBBRANDT-WETTLEY als "Psychologismus der Leidenschaft" charakterisieren. IDELERs Einsichten in die affektive Dynamik von Trieb, Gefühl und Leidenschaft als dem wesentlichen pathogenetischen Moment des Wahnsinns, seine Bemühungen um die biographische Methode als therapeutischen Zugangsweg zum Seelisch-Anderen können nur angedeutet werden. Immer wieder betonte IDELER das Positiv-Gestaltende, also das sinnhafte Moment in Genese und Erscheinungsbild der Psychosen, die Erkenntnis der "Poiesis" des Wahnsinns ist für ihn das Desiderat seiner anthropologischen Psychiatrie. Eine umfassende Würdigung dieses Werkes in seiner unausgeschöpften Bedeutung für die psychotherapeutischen und daseinsanalytischen Bemühungen der gegenwärtigen Psychiatrie steht noch aus. In seinem "Grundriß der Seelenheilkunde" (1835/1838) widmet IDELER bei der Erörterung der Gefühle der Trias "Furcht, Angst, Verzweiflung" ein eigenes Kapitel: Besondere Beachtung schenkt er dabei der "Neigung" der Furcht, "die Wahrnehmungen in ihrem Sinn zu deuten" und mittels der angsterfüllten Phantasie die Anschauungen i.S. halluzinatorischer Verfremdung des Erlebens zu "entstellen": Zur Illustration führt er die beklemmende Selbstschilderung eines Mannes an, der auf einem Glockenturm zwischen dem zerbrechlichen Boden und dem schwingenden Klöppel der Glocke gefangen, somit also zur Bewegungslosigkeit verurteilt, bereits nach kurzer Zeit schreckerregende Halluzinationen und Illusionen erlebt und auch nach seiner Rettung zunächst noch an "wahnsinnigen Ausbrüchen" leidet:

"Gedanke und Ueberlegungskraft waren beinahe gänzlich verbannt; ich behielt nur das Gefühl einer martervollen Angst... Zuerst waren meine Besorgnisse auf *wirkliche Möglichkeiten* (der Verletzung durch den schwingenden Glockenklöppel oder das Einbrechen des morschen Holzbodens) begründet. Aber diese Besorgnisse gaben bald anderen Raum, die *vom Aberglauben erzeugt* und folglich desto schreckhafter waren. Bald ward meine Phantasie von einer Menge der seltsamsten Bilder angefüllt. Die donnernde Glocke über mir, welche mit furchtbarem Gebrüll mir einen schrecklichen Rachen zeigte, kam mir auf einmal vor wie ein wütendes Unthier, das mich verschlingen wollte; ein anderes Mal wie ein Strudel, der mich in seinen heulenden Schlund hinabzureißen drohte. So wie ich sie anstarrte, nahm sie beständig andere Gestalten an; es war ein fliegender Adler, oder vielmehr der Vogel Rok aus den arabischen Märchen, welcher über mir seine Flügel schlug und schrie... Auch fehlte es nicht an dem Flammenhauche und Feuerblicke jenes fabelhaften Thieres, um das Gemälde zu vollenden. Ich würde nicht zu Ende kommen, wollte ich alle die Einbildungen, die sich meines Verstandes bemeisterten, aufzählen. Alles, was nur abscheulich und brüllend war, stellte sich meiner Einbildungskraft dar. Oft kam es mir vor, als sei ich in einem Orkane auf dem Meere, und das Schiff, worin ich mich befinde, würde mit der wüthendsten Gewalt umhergeschleudert.... Die gräßlichsten Gedanken aber hatten ihre Quelle im Ueberirdischen. In der großen Höhlung der Glocke erschienen mir die gräßlichsten Gesichter. Zuletzt erschien der Teufel selbst, bekleidet wie in der gemeinen Beschreibung des bösen Feindes... Er befahl mir, Gott zu lästern und ihn anzubeten, der die Gewalt habe, mich selig zu machen. Diesen furchtbaren Befehl sprach er mit dem volltönigen Schall der Glocke aus... Ich fühlte, daß ich auf dem Punkte war, wahnsinnig zu werden... Alles, was ich hier gesagt habe, ist nicht im geringsten übertrieben" (1835, S. 416-420).

IDELER beschreibt hier eine im Zusammenhang mit einer von Lebensbedrohung und Todesnähe geprägten Extremsituation entstehende Phantasiewelt, deren erlebte Schrecknisse sich neben halluzinatorischen Strukturen auch aus illusionären Perzeptionen der realen Außenwelt zusammensetzen, die allerdings eine völlige Transfiguration i.S. der das Oneiroid kennzeichnenden "Weltumwälzung" erfahren. IDELER gelingt so eine erste Beschreibung der von PLÖGER 1968 konzipierten "Realangst-Halluzinose"; seine Kasuistik erinnert auch an die von uns beschriebenen und später ausführlich darzustellenden Oneiroide tetra- und panplegischer Polyradikulitis-Kranker. -

Noch eine seiner letzten Publikationen in den Charité-Annalen (1853), der wir das Eingangszitat dieses Teils unserer Schrift entnommen haben, widmete IDELER dem Problem der "Entstehung des Wahnsinns aus den Träumen". Die darin aufgeworfene Frage eines aus ihrer Strukturaffinität abzuleitenden "pathogenetischen Verhältnisses" beider Zustände erhält für IDELER durch die klinische Beobachtung solcher Kranker ihre Berechtigung, in deren Bewußtsein "ein völliges Chaos" herrsche, so daß sie selbst "die Zustände des Wachens von denen des Schlafens " nicht mehr unterscheiden können. In diesen Zuständen erlebe das Ich *"die mannigfachsten dramatischen Szenen"*, ohne durchschauen zu können, daß diese "bloße Ausgeburten seiner Phantasie" sind (IDELER 1853, S. 285/286/287). In einer im gleichen Jahr erschienenen Studie "Ueber die Halluzinationen" wird über einen an religiösem Wahnsinn leidenden Mann berichtet, der im Verlauf seiner Erkrankung "längere Zeit, immerfort mit seinen Sinnestäuschungen beschäftigt, in einem träumerischen Zustande" verblieb, um "erst allmählich aus seiner Betäubung zu erwachen" und zur "vollen Besinnung" zurückzukehren (l.c., S. 309). -

Die Untersuchung der maßgeblichen psychiatrischen Texte der ersten Hälfte des 19. Jahrhunderts belegt, daß bereits die Autoren dieser Epoche vor dem durch die Gestalt GRIESINGERs repräsentierten Paradigmenwandel mit großer Übereinstimmung im vielgestaltigen Erscheinungsspektrum des Seelisch-Anderen solche in hohem Maße affektdeterminierten psychotischen Zustandsbilder unterschieden, *die durch ein gänzliches Aufgehen des der Außenrealität entrückten Subjekts in einer als wirklich erfahrenen Phantasiewelt gekennzeichnet sind.* Die Analogisierung dieser seelischen Ausnahmezustände mit dem vertrauteren Traumerleben erhielt ihre Berechtigung nicht nur durch die hypothetische Feststellung von gewissen formalen Gemeinsamkeiten des Erlebnisvollzuges, sondern gerade auch durch entsprechende Selbstaussagen der um eine retrospektive Plausibilisierung des Geschehenen bemühten Kranken. Als geeigneter Rahmen der wissenschaftlichen Erörterung dieser Erlebnisform wurde bereits früh das psychopathologische Problemfeld der Halluzinationen erkannt, die schon ESQUIROL - ein von Aristoteles vorgezeichnetes Denkmuster aufnehmend - als ein "Träumen im wachenden Zustand" charakterisiert hatte: "Bei den Träumenden werden die Ideen des vorigen Tages während des Schlafes fortgesetzt, während der Delirirende seinen Traum, obgleich ganz wach, vollendet" (1838, S. 115).

Die aus dieser, den Vergleich zur Gleichsetzung erhebenden Annahme resultierende Frage, ob denn das "physiologische" Träumen als ein Halluzinieren im Schlaf zu betrachten sei, ist bis in die jüngste Gegenwart hinein Gegenstand zumeist neurophysiologisch gestützter Hypothesen und Spekulationen geblieben, die mit ihren vereinfachenden Grundannahmen angesichts der qualitativ-phänomenalen Differenzen in der Vielfalt halluzinatorischen Erlebens allerdings notwendig fehlgehen müssen (vgl. dazu auch SPITZER 1988, S. 52 ff).

Die philosphisch geprägte romantische Psychiatrie, die somatologisch konzipierte Theorien des Halluzinierens vermied, betrachtete dieses, ebenso wie die Träume und die uns interessierenden traumähnlichen Erlebnisse psychotischer Menschen, als Modifikationen und Erzeugnisse der Einbildungskraft. Unter diesem Blickwinkel erscheinen die besagten seelischen Phänomene dann als Manifestationen einer dem Menschen eigenen Erfahrungsdimension des Imaginären, dessen Verwirklichung im Erleben des Subjekts einen jeweils unterschiedlich tiefgreifenden Wandel seines Selbst- und Weltbewußtseins voraussetzt. Trotz ihrer mitunter weitgehenden Neigung zur Spekulation und einer oft mangelnden Deutlichkeit der psychopathologischen Deskription gelang diesen Autoren dennoch eine Einsicht in die anthropologischen Konsequenzen der im klinischen Phänomen des traumartigen Bewußtseins aufscheinenden philosophischen Problematik, zu der die anders orientierte klinische Psychiatrie nur noch schwerlich einen Zugang fand.

Es darf vermutet werden, daß die skizzierte Einstellung der romantischen Psychiatrie zum Bereich des Imaginären eine Folge ihrer geistesgeschichtlichen Prägung durch den deutschen Idealismus, insbesondere die Transzendentalphilosophie SCHELLINGs, darstellt: Bedenkt man, daß das Subjekt im Zustand des traumartigen Bewußtseins in sich selbst und aus sich selbst eine geschlossene imaginäre Welt "hervorbringt", die es im aktuellen Erlebnisvollzug dann aber dennoch als eine objektive, außerhalb seiner selbst befindliche Umgebung wahrnimmt, in die es zudem leidend und handelnd einbezogen ist, so stößt man zwangsläufig auf das Problem einer merkwürdigen Identität von Subjekt und Objekt, deren Hypostasierung das zentrale Thema von SCHELLINGs "System des transzendentalen Idealismus" bildet (vgl. hierzu v.USLAR 1964): SCHELLING bezeichnet die Ansicht "daß es Dinge außer uns gebe" als das "Eine Grundvorurteil": "Der Satz: Es gibt Dinge außer uns, wird also für den Transzendental-Philosophen auch nur gewiß sein durch seine Identität mit dem Satze: Ich bin..." (SCHELLING 1856, S. 343).

v.USLAR hat darauf hingewiesen, daß das Alltagsbewußtsein den Trauminhalten ebenso wie den halluzinatorischen Erlebnissen gegenüber den sonst für die natürliche Erfahrung unzumutbaren Standpunkt des Transzendentalphilosophen einnimmt, indem es diesen Phänomenen kein objektives Sein "außer uns" zuspricht, sondern ihr Sein als ein *Fiktives* aus dem Sein des Ich bzw. des Selbstbewußtseins ableitet. Das üblicherweise Befremdliche der transzendentalphilosophischen Konstruktion erscheint so angesichts des als wirklich erlebten Imaginären als eine durchaus angemessene, quasi "natürliche" Perspektive, die das Rätsel der scheinbaren äußeren Welthaftigkeit der Traumdinge zu erhellen versucht. Die weitere konsequente Radikalisierung dieses erklärenden Standpunktes vermag schließlich aber unbeabsichtigt die in der Alltagserfahrung vorausgesetzte fraglos sichere Gegebenheitsweise des "Außen" zu erschüttern und weiterhin die - bevorzugt in der Dichtung der Romantik gestalteten - Fragen des "Lebens als Traum" und - damit verbunden - der Vielfalt gleichberechtigter, in sich geschlossener Wirklichkeitsbereiche aufzuwerfen ("die Welt wird Traum, der Traum wird Welt...", NOVALIS). Ganz im Einklang mit dieser, durch die zeitgenössische Philosophie begünstigten Denkmöglichkeit formulierte v.FEUCHTERSLEBEN in einer wichtigen Anmerkung seiner "ärztlichen Seelenkunde":

"Genau besehen aber haben wir, im Wachen wie im Träumen, jeder eine eigene und alle eine gemeinsame Welt" (1845, S. 175).

In diesem Sinne läßt sich die Seinsweise der von HAINDORF bis IDELER beschriebenen traumartig Entrückten als eine außerhalb des Schlafes geschehende Verabsolutierung der eigenen Welt auffassen, die in einem allerdings durch die vorausgesetzte Erkrankung irgendwie veränderten Wachbewußtseinszustand geschieht.

Die um eine klinisch-psychopathologische Einordnung gemäß den heutigen diagnostischen Konventionen bemühte Lektüre der von den genannten Autoren mitgeteilten Kasuistiken würde die geschilderten Psychosen, deren häufige Kennzeichnung als "religiöser Wahnsinn" und "Dämonomanie" auffällt, zuvörderst wohl unter die Erkrankungen des schizoaffektiven Zwischenbereiches und dann die Schizophrenien, insbesondere die katatonen Ausformungen, zu subsumieren haben. Gerade bei IDELER und ESQUIROL finden sich daneben zweifelsohne somatogen entstandene Zustandsbilder, aber auch - wie etwa die vorstehend ausführlich wiedergegebene Selbstschilderung bei IDELER zeigt - eindeutig psychogene Gestaltungen eines traumähnlich veränderten Erlebens, die in einem pathogenetischen Zusammenhang mit einer Extremsituation stehen.

Die durch die Prägnanz ihrer Darstellung ausgezeichneten Texte LEUBUSCHERs und GRIESINGERs dürfen als die ersten und wohl auch "klassischen" klinisch-psychopathologisch fundierten Umschreibungen des traumartig veränderten Bewußtseins gelten. Sie hatten jedoch noch keine begrifflich-bestimmende Hervorhebung des beschriebenen Erfahrungssachverhaltes zur Folge. LEUBUSCHERs Patient litt unzweifelhaft an einer in das klinische Bild einer schizoaffektiven oder Emotionspsychose eingebetteten, dramatisch strukturierten oneiroiden Episode, während GRIESINGERs typisierende Deskription vornehmlich auf den nachträglichen Selbstschilderungen von Patienten beruht, bei denen das akute Bild eines katatonen Stupors bestanden hatte. Als folgenreich für die weitere klinisch-psychopathologische Bearbeitung sollte sich GRIESINGERs Hinweis auf die häufig in den besagten Zuständen anzutreffende "Verworrenheit des Vorstellungslebens" erweisen; entgegen der aufgezeigten Geschlossenheit und Fülle des vom Subjekt Erlebten, also dem "Binnenaspekt" des klinischen Gesamtphänomens, kann sich für den Beobachter ein die Entwicklung von Defizienzhypothesen begünstigender Eindruck bieten, der einmal mehr die tatsächliche Entrückung des Betroffenen aus der intersubjektiv konstituierten Realität demonstriert. Aufgrund der in ihren Texten erkennbaren Einsicht in die anthropologischen Hintergründe des Oneiroids stehen LEUBUSCHER und GRIESINGER aber auch in der Kontinuität der bereits von den romantischen Psychiatern eingeleiteten Problemgeschichte des Imaginären in der Psychopathologie.

Von GRIESINGER aus eröffnen sich Übergänge zum für die Wissenschaftsgeschichte der oneiroiden Erlebnisform relevanten Problemfeld der sog. "Amentia", auf das noch einzugehen sein wird (vgl. I.8.2). Neben dieser die klinisch-psychopathologisch bedeutsamen Aspekte der weiteren Problementfaltung verfolgenden Spur hat unser problemgeschichtliches Bemühen auch aufzuzeigen, ob und gegebenenfalls welche Beachtung das traumähnlich veränderte Bewußtsein in der sich nach GRIESINGER als eine eigenständige Disziplin entwickelnden allgemeinen Psychopathologie erfuhr. Unsere Aufmerksamkeit hat sich hier insbesondere auf die theoretische Auseinandersetzung mit den sog. "szenischen Halluzinationen" zu richten.

4   Die Unverzichtbarkeit der Einbildungskraft - Die Thematisierung komplexer Imaginationen in den grundlegenden Texten des 19. Jahrhunderts zum Halluzinationsproblem

In den bisher erörterten Texten konnte aufgezeigt werden, wie sich das Phänomen des subjektgebundenen Erlebens einer "anderen" imaginären Welt zu einem gültigen *Topos des psychopathologischen Diskurses* entwickelte. Die Thematisierung der entsprechenden Beobachtungen erfolgte - auch noch in den eigentlich bereits klinisch intendierten Arbeiten LEUBUSCHERs und GRIESINGERs - vor einem anthropologischen Deutungshorizont; demgegenüber zielen die im folgenden darzustellenden Studien, die eine durchweg naturwissenschaftliche Grundorientierung besitzen, auf die unter verschiedenen Aspekten mögliche *empirisch-klinische Reifizierung* des traumähnlich veränderten Bewußtseins. Da, zumindest in der deutschsprachigen Psychiatrie, bis MAYER-GROSS keine explizite begriffliche Kennzeichnung dieses besonderen Erlebens-Zustandes geläufig war, wird es erforderlich sein, seiner impliziten wissenschaftlichen Bearbeitung in unterschiedlichen, mitunter heterogenen Kontexten nachzugehen

Zunächst legt es die im Erlebnis der Wirklichkeit des Imaginären begründete phänomenale Verwandtschaft der halluzinatorischen und oneiroiden Erfahrungsweise nahe, zu untersuchen, ob in den grundlegenden Texten zum Halluzinationsproblem eine Erwähnung oder auch weitergehende Erörterung unseres Hauptthemas stattfindet.

4.1 Der subjektive Erlebniswert "szenischer" Halluzinationen

Eine deskriptive phänomenale Brücke könnten hierbei die sog. *szenischen Halluzinationen* darstellen, die den einen hochdifferenzierten Pol einer die Komplexität der halluzinatorischen Erfahrungen erfassenden Beschreibungsdimension bilden, denen andererseits als einfachste Ausformungen die sog. *elementaren Halluzinationen* (etwa als Photome oder Akoasmen) gegenüberstehen. Der differenzierte Gestaltungsgrad solcher komplex-szenischer Halluzinationen, deren materiale Grundlage ein "Zusammenhalluzinieren verschiedener Sinnesgebiete" (JASPERS) bildet, kann sich von figuralen Gruppierungen über bildhafte Zusammenhänge bis hin zu dramatischen Ereignisfolgen steigern; deren adäquate Beschreibung gelingt aber erst, wenn die auf die imaginären Geschehnisse bezogene Perspektive, also die Stellungnahme resp. Handlungsposition des erlebenden Subjekts einschließlich seiner affektiven Betroffenheit als die grundlegenden Momente des gesamten Erlebniskomplexes *miterfaßt* werden: Die Ausdrucksbreite der emotionalen Beteiligung des Subjekts kann dabei so gegensätzliche Haltungen wie eine innere Gleichgültigkeit oder eine eigentümliche Verwunderung, aber auch höchste Grade der Angst und des Entsetzens umfassen, denen wiederum ekstatisch-glückhafte Gefühlserfahrungen kontrastieren können.

In dieser Hinsicht können die szenisch-strukturierten Imaginationen beispielsweise als zwar leibhaft gegebene und im äußeren Raum stattfindende, aber mehr bühnenartig konstellierte Ereignisse erscheinen, denen der Erlebende, mehr oder weniger emotional beteiligt, wie einem Schauspiel oder Film quasi als Zuschauer folgt; hierbei bleibt zumeist neben der halluzinierten "Bühne" die reale intersubjektive Außenwelt als situativer, allerdings an den Rand des aktuellen Bewußtseinsfeldes rückender Bezugsrahmen erhalten. Das Realitätsurteil angesichts solcher Erlebnisfolgen zeigt nunmehr eine bemerkenswerte Differenzierungsfähigkeit, die den Intensitätsgraden der inneren Beteiligung des erlebenden Subjekts entspricht: Während die schauspielhaft abrollenden Geschehnisse in ihren *formalen* Zügen durchaus als wirklich erlebt werden - wie ja auch ein Theaterbesuch wirklich stattfindet - kann der Fiktionalitätscharakter, also das *Irreale* und damit *existentiell Irrelevante* der *Szeneninhalte* eindeutig benannt werden. Im subjektiven Erleben kann sich der Raum des Imaginären also als ein in Modalitätsstufen gegliedertes Erfahrungsfeld ausbreiten, in dem das Fiktive eine besondere Modifikation darstellt, welche die mehr oder weniger große Fähigkeit zur Reflexion des Als-ob-Charakters des Erlebnisinhaltes bezeichnet. Die phänomenal im Oneiroid anzutreffende Erfahrungsform steht dem als eine einheitlich geschlossene Erlebniswirklichkeit gegenüber. *Das Fiktive erscheint so lediglich als eine Kategorie des ihm ontisch vorgeordneten Imaginären*; Fiktionalität und imaginative Partizipation an fiktiven Erlebnisgehalten dürfen daher keinesfalls gleichgesetzt werden. Diese Unterscheidung ist gerade für die Interpretation des oneiroiden Erlebens besonders wichtig.

Welch interessante Verschiebungen zwischen dem Erleben von Realität und Fiktion möglich sind, zeigt die Mitteilung eines 26-jährigen Schizophrenen über eine ihn sehr ängstigende, etwa 2 Stunden andauernde Erfahrung im Stadium des

Abklingens der akuten Psychose. Plötzlich-unvermittelt seien ihm seine äußere Umgebung, die Handlungen der Mitpatienten und des therapeutischen Teams innerlich ferngerückt, so als ob ihm ein Theaterstück oder ein Film vorgeführt werde, dem er, ob er wollte oder nicht, gebannt als Zuschauer folgen mußte, ohne eingreifen oder einen inneren Zugang zu dem, was um ihn herum geschah, gewinnen zu können. Dieser für den Betroffenen sehr quälende Zustand, in dem die äußere Umgebung in ihren formalen Aufbaumomenten konstitutiv erhalten bleibt, demonstriert eine den Erlebenden leidvoll von seiner Mitwelt isolierende *Quasi-Fiktionalisierung des realen Geschehens,* das dabei jedoch keine im eigentlichen Sinne imaginäre Transfiguration erfährt; die hier wesentliche irrealisierende Verfremdung der Außenwelt wird im übrigen nicht von halluzinatorischen Erlebnismustern begleitet. Dennoch kann auch bei dieser eher den Entfremdungserlebnissen (J.E. MEYER 1959) zuzuordnenden Erfahrung von einem psychotisch fundierten Einbruch des hier allerdings hintergründig-ungestaltet bleibenden Imaginären in die alltägliche Lebenswelt gesprochen werden.

Wenn in Abhebung von den - klinisch etwa bei experimentellen Psychosen und gelegentlich in deliranten Zuständen beobachtbaren - theatralisch-schauspielhaft aufgebauten szenischen Halluzinationen oder auch Visionen die Grenze zwischen Bühne und Zuschauerraum, die ja das Signum des Fiktiven repräsentiert, durchlässig oder gar aufgehoben wird und der Erlebende als jetzt unmittelbar Betroffener in die Geschehnisse hineingerissen wird, dann kann von einem fiktional geprägten "Schauspiel" nicht mehr die Rede sein: Das Subjekt lebt jetzt vielmehr als ein "entrücktes" in der einheitlich gegebenen, fiktional konstituierten Erlebniswirklichkeit des oneiroiden Zustandes, dessen das Bewußtseinsfeld zur Gänze ausfüllender welthafter Charakter keine Trennung zwischen imaginativ partizipierenden Zuschauen und Handeln mehr zuläßt.

Es bleibt auch noch zu bedenken, daß psychotische Menschen sich ihren komplexen visuell akzentuierten Sinnestrugerfahrungen, deren Irrealität (pseudohalluzinatorisch) dabei durchaus erkannt wird, mit einem von tiefer innerer Ergriffenheit geprägten hingebungsvollen Schauen zuwenden können - vergleichbar der bis hin zu einer vorübergehenden imaginativen Identifikation mit den Personen eines Dramas möglichen Anteilnahme eines Theaterzuschauers. Zwischen einer solchen dennoch immer das Fiktive des erblickten Geschehens gewahrenden Ergriffenheit und dem mitunter auch ekstatisch-glückhaften Erleben in oneiroiden Szenerien verbleibt aber immer noch eine durch die einheitliche subjektive Erlebniswirklichkeit der letzteren bedingte *qualitative Differenz.*

Die klinisch psychopathologische Beobachtung kennt - gerade in deliranten Syndromen - Übergänge zwischen komplexen szenisch-halluzinatorischen Erfahrungen und den mundan konfigurierten Imaginationen des Oneiroids, in dessen Vorfeld sich zudem nahezu regelhaft Sinnestrugerlebnisse unterschiedlicher Provenienz beobachten lassen (vergl. EWALD 1929).

Es bleibt aber dennoch zu fragen, ob die oneiroide Erlebnisform rein als eine höchstgradige Komplexion des halluzinatorischen Spektrums zu begreifen ist oder aber darüber hinaus auf die primäre Gestaltungspotenz besonderer noetischer Faktoren verweist.

Mit gleicher Berechtigung läßt sich aber auch die Möglichkeit diskutieren, ob die Oneiroide zusammen mit den komplex-szenischen Halluzinationen aufgrund ihrer konstitutiv-phänomenal zweifellos verwandten Grundzüge *eine eigene Erlebnisklasse* des Imaginären bilden, zu der auch noch das Traumerleben und vielleicht die Entfremdungserlebnisse gezählt werden müßten.

Den gemäß unterschiedlichen Beschreibungsdimensionen (Wahrnehmungscharakter, Intensität, Gegenstandsbewußtsein, Realitätsurteil, etc.; vgl. SCHARFETTER 1985, SPITZER 1988) zu differenzierenden Halluzinationen der einzelnen Sinnesgebiete käme dann eine andere Dignität des Imaginären zu; dessen Erforschung hätte verstärkt sinnesphysiologisch erfaßbare Normabweichungen als pathogenetische Voraussetzungen zu berücksichtigen, während die Beachtung rein imaginativer Komponenten hier eher in den Hintergrund des Interesses rückt. Es wird zu zeigen sein, daß im ausgehenden 19. Jahrhundert solche unvermindert aktuellen Überlegungen im Zentrum der wichtigsten Texte zum Problem der Halluzinationen standen. Durchweg wurde die heute mitunter anzutreffende Gefahr einer die aufgezeigten phänomenalen Wesensunterschiede einebnenden, simplifizierend-vereinheitlichenden Betrachtungsweise vermieden und gegenteilig eine subtile Differenzierung des halluzinatorischen Erscheinungsspektrums angestrebt.

4.2   F.-W. HAGEN (1868): Phantasiewelt und Phantasiespiel

Als sehr bedeutsam für die Entwicklung des Halluzinationsproblems in der deutschsprachigen Psychiatrie des 19. Jahrhunderts können die Arbeiten des in Erlangen wirkenden Friedrich-Wilhelm HAGEN (1814-1888) angesehen werden, auf die noch JASPERS 1913 ausdrücklich hinweist. Bereits die 1837 erschienene Dissertation HAGENs "Die Sinnestäuschungen in Bezug auf Physiologie, Heilkunde und Rechtspflege" gewann den Rang eines anerkannten Standardwerks. 1868 publizierte HAGEN in der Allgemeinen Zeitschrift für Psychiatrie seine vielbeachtete, die Ergebnisse der damaligen Sinnes- und Neurophysiologie aufnehmende Abhandlung "Zur Theorie der Hallucinationen". Bei ihrer Lektüre verdient zunächst allein die sprachliche Ausdruckskraft des Autors Beachtung, der in einer originellen Begrifflichkeit den assoziationspsychologischen Jargon seiner Epoche vermeidet und bereits phänomenologisch intendierte Begriffe wie etwa den des "Bewußtseinsraumes" verwendet.

Betrachtet man HAGENs Studie hinsichtlich ihrer Bearbeitung des Phänomens der soeben diskutierten komplex-szenischen Halluzinationen, so fällt eine eher beiläufige Erörterung des Problems auf: HAGEN unterscheidet zwar "elementare" und "vollkommenere" Halluzinationen, ohne jedoch auf die letzteren weiter einzugehen. An anderer Stelle bezweifelt er die oft behauptete Häufigkeit von "Hallucinationen mehrerer oder aller Sinne" und äußert die Vermutung. daß es sich bei diesen "grossentheils um eine Mischung von Hallucinationen, Illusionen und Pseudohallucinationen" handelt; das Gesamterlebnis konstituiert sich demnach aus durchaus heterogenen Elementen.

HAGENs, übrigens erstmalige Verwendung des Begriffs "Pseudohallucination" weicht von der späteren, von JASPERS gegebenen definitorischen Bestimmung deutlich ab, indem der Begriff bei HAGEN - eher pragmatisch intendiert - summarisch solche Erlebnisweisen meint, die *irrtümlich* als "wahre Halluzinationen" aufgefaßt werden, dann aber nach genauer Analyse ihrer Gegebenheitsweisen "nicht die Benennung Halluzinationen" verdienen (HAGEN 1868, S. 21).

Die besondere Stellung, die HAGEN - allerdings nicht immer konsequent - den komplex-szenischen, also "vollkommeneren" Halluzinationen und den Entrückungserlebnissen einräumt, ergibt sich aus seiner sehr präzisen, den Begriffsumfang (Extension) einengenden Bestimmung des Sachverhaltes "Halluzination":

"Nach Beseitigung aller dieser möglichen Verwechselungen bleibt uns nur übrig, unter Hallucination das leibhafte Erscheinen eines subjektiv entstandenen Bildes (worunter auch Töne, Worte, Gefühlsempfindungen zu begreifen sind) zu verstehen neben und gleichzeitig mit wirklichen Sinnesempfindungen und in gleicher Geltung mit diesen" (l.c. S. 28).

Wirkliche, d.h. "wahre" Halluzinationen i.S. HAGENs setzen also das gleichzeitige Weiterbestehen der realen, sinnlich vermittelten Außenwelt voraus. Die in der zitierten Definition behauptete "gleiche Geltung" der Halluzinationen mit den wirklichen Sinnesempfindungen erfährt aber noch eine differenzierende Kennzeichnung, wonach die halluzinierten Bilder zwar *neben* der wirklichen Welt wahrgenommen werden, ohne daß sie jedoch "zu derselben gehören" (l.c. S. 17). Das gleichzeitige Erleben von Dingen und Geschehnissen der realen Außenwelt mit halluzinatorischen Gegebenheiten bedingt also für das Subjekt durchaus einen unterschiedlichen *Erlebniswert* (ZUCKER) beider Erfahrungsmodalitäten. HAGEN gelingt so eine die Deskription wesentlich vertiefende Einsicht in den strukturalen Aufbau des halluzinatorischen Erlebens, an den sich die fast ein Jahrhundert später entstandene phänomenologische Analyse MERLEAU-PONTYs (1945, 1966) direkt anschließen könnte. Auch für MERLEAU-PONTYs gehört das halluzinatorische Phänomen nicht zur intersubjektiv konstituierten Welt, vielmehr spielt es sich auf einer anderen "Bühne" als der der wahrgenommenen Welt ab: "Die Halluzination ist nicht in der Welt, sondern *vor* ihr". Aus diesem Ab- bzw. Ausgeschlossensein des halluzinatorischen Phänomens von der umgebenden Welt resultiert seine Unzugänglichkeit: "Es gibt keinen wohlbestimmten Weg von ihm zu den sämtlichen anderen Erfahrungen des halluzinierenden Subjekts oder zur Erfahrung des Gesunden" (MERLEAU-PONTYs 1966, S. 390/391).

Für die Psychopathologie stellt sich hier die später insbesondere von ZUCKER (1928, 1930) bearbeitete Frage nach möglicherweise bestehenden Unterschieden des subjektiven Erlebniswertes von Halluzinationen im Rahmen verschiedener seelischer Störungen. So charakterisierte ein schizophrener Patient ZUCKERs das Nebeneinander von sinnlich vermittelten Außenwelteindrücken und akustischen Halluzinationen als das Gewahrwerden von "zwei auch heute noch *unvereinbaren Bewußtheiten* von gleicher leibhaftiger Dignität" (ZUCKER 1928, S. 715); ZUCKER, ähnlich wie C. SCHNEIDER (1931), interpretiert die Halluzinationen der Schizophrenen daher als für den vertrauten Kontext der Selbsterfahrung "fremde und neuartige" Erlebnisse, für die den Betroffenen jede adäquate sprachliche Ausdrucksmöglichkeit fehlt. Mit einer gewissen Berechtigung kann daher die These einer primären Wahrnehmungsähnlichkeit dieser halluzinatorischen Erlebnisse bezweifelt werden, da sie möglicherweise erst als eine sekundäre, "urteilsmäßig" entstandene aus einem Deutungs- und Kommensurabilisierungsversuch des erlebenden Subjekts resultiert. Bei den komplex-szenischen Halluzinationen deliranter Patienten, bei denen die tradierte Psychopathologie eine Bewußtseinstrübung voraussetzt, beobachtete ZUCKER hingegen, daß die Sinnestäuschungen und die Außenwahrnehmungen eine "völlig gleiche Qualität im Erleben" (l.c. S. 741) aufweisen: Eine Feststellung, die wir auch bei den retrospektiven Erlebnismitteilungen über oneiroide Geschehnisse antreffen können, in denen das Erlebte - ungeachtet seiner mitunter phantastisch anmutenden Inhalte - als eine der sinnlichen Wahrnehmung *formal* gleichartige Erfahrungsmodalität geschildert wird.

Gemäß dem strengen, immer eine verbleibende Außenweltrelation fordernden Halluzinations-Begriff HAGENs kann das Oneiroid keine primär halluzinatorisch fundierte Erlebnisform darstellen. HAGEN schildert eine kurze, wohl psychogen ausgelöste oneiroide Szene einer Frau, um dann festzustellen, daß ein solcher Zustand "wohl eine Verzückung, eine traumatische Ekstase" genannt werden könne, "nicht aber eine Hallucination". Das Besondere des geschilderten Erlebnisses bestehe darin, daß "das Individuum mit seiner *ganzen Vorstellungsthätigkeit in eine andere Welt entrückt ist und von der wirklichen nichts mehr inne wird*" (HAGEN 1868, S. 17). Als weitere Beispiele nennt HAGEN bei großer Erschöpfung auftretende "delirienartige Zustände", die sich ähnlich gestaltet auch bei "Schiffbrüchigen, welche auf den Rettungsbooten dem Hungertode nahe sind" oder bei in der Wüste Verirrten, also im Rahmen lebensbedrohlicher Extremerfahrungen entwickeln können. In die gleiche Kategorie gehören für HAGEN auch "zum grössten Theile die durch Narcotica herbeigeführten Traumzustände". Gleichartige Ereignisfolgen, die durch ein "fortwährendes Oszillieren zwischen Traum und Halbwachen" gekennzeichnet sind und in denen "urplötzlich die innere Vorstellungswelt mit Lebhaftigkeit auf den Schauplatz des Erlebens" tritt, können gelegentlich, so HAGEN, auch bei "Verrückten", also bei im heutigen Sinne schizophrenen Menschen, entstehen (l.c. S. 18/19).

HAGEN berichtet den Fall eines an "Verrücktheit" leidenden katholischen Geistlichen, der sich nach bereits wiederholten Elementarhalluzinationen und komplexen visionären Erfahrungen unvermittelt in eine nie vorher gesehene Landschaft mit einem Schloß versetzt sah, die er auch "späterhin genau beschreiben konnte". In diesem Schloß betrat er eine schreckenerregende Folterkammer, deren Anblick bei ihm eine "fürchterliche Beängstigung" auslöste (l.c. S. 94/95).

Diese kurze Fallvignette läßt erkennen, daß HAGEN zwischen den "vollkommeneren", also den komplexen Halluzinationen bzw. Visionen und den eigentlichen Entrückungserlebnissen des Oneiroids eine phänomenale Unterscheidung trifft, indem er die letzteren ausschließlich als originäre Produktionen der Einbildungskraft, also als subjektive imaginäre Schöpfungen, deutet. Die von GRIESINGER und LEUBUSCHER für möglich gehaltene Mitwirkung illusionärer Perzeptionsmomente am Aufbau der Phantasiewelt, die dabei allerdings unter dem Diktat einer von den dominierenden Imaginationen bestimmten "metamorphosierenden Geistestätigkeit" (GUISLAIN) stehen, wird von HAGEN nicht diskutiert. Für ihn repräsentieren die oneiroiden Erlebnisse in klinischer Hinsicht *"traumartige Zustände krankhafter Natur"*, die keinesfalls mit Halluzinationen verwechselt werden dürfen; ja, er hält es sogar für möglich, daß manche Kranke lebhafte Träume "zu Beginn ihres Irreseins" nachträglich in der Erinnerung zu "wirklich zugetragenen Ereignissen" verfälschen, da sie sich in einem fortdauernden, auch im Wachen das "Unterscheidungs- und Beurtheilungsvermögen" tangierenden Beeinträchtigungszustand befinden (l.c. S. 17/18).

Von hier aus ergeben sich zweifellos Brücken zu den im eigentlichen Sinne konfabulatorischen Syndromen, die wir - wie später zu diskutieren sein wird - ebenfalls zu den allerdings eine andere Seinsweise zeigenden geschlossenen Imaginationen rechnen.

Unter den von den "wahren" Halluzinationen zu unterscheidenden Erfahrungsweisen skizziert HAGEN auch eine weitere für die Psychopathologie der Imagination bedeutsame Spielart des Phantasieerlebens: So spricht er von Kranken, "die bald blos unter dem Zwang ihrer Stimmung, bald mehr willkürlich aus innerer Lust sich eine *Phantasiewelt* um sich herum schaffen und lebhaft mit derselben verkehren, *ohne doch im Mindesten von deren Realität überzeugt zu sein"* (l.c. S. 14).

HAGEN beschreibt hier ein vornehmlich bei chronisch Schizophrenen manchmal zu beobachtendes, willkürlich intendiertes, lebhaftes *Phantasiespiel*, das sich bis hin zur Fiktion eines allerdings stets den Akzent des Irrealen tragenden mundus fabulosus intensivieren kann:

"Indem sie sich dabei durch Äußeres nicht beirren lassen und ihre selbstgewählte Rolle ähnlich wie Schauspieler, aber mit größerer subjektiver Hingabe an die Situation, mit Eifer und mit der ganzen Energie spielen, welche die krankhafte Erregung ihnen verleiht, gewinnt es den Anschein, als ob sie auch wirklich mit ihren Sinnen die imaginäre Umgebung zu empfinden glaubten, während eine aufmerksame Beobachtung bald über den Ungrund einer solchen Annahme belehrt" (l.c. S. 14).

Der inneren Betrachtung und Ausmalung dieser Phantasien können sich die Kranken "mitunter bis zu hochgradiger selbstvergessener Vertiefung und Hingabe" widmen, ohne daß diese Strukturen im Vollzug der intensiven Imagination ihren Unwirklichkeits- bzw. Bildhaftigkeitscharakter verlieren. Es handelt sich hier um das wichtige Phänomen eines zweifellos der psychotischen Entmächtigung entgegengesetzten, quasi autotherapeutischen, autonom-souveränen Spielens mit fiktional-phantastischen Erlebnisinhalten, die vom gleichen Subjekt aber in der akuten Psychose dann durchaus unter dem Signum einer schreckerregenden Wirklichkeit erfahren werden können. Vermutlich liegt in dieser fiktionalen Erfahrungsmöglichkeit, die eine besondere Erhellung in den diesbezüglichen Studien MÜLLER-SUURs gefunden hat, eine der wesentlichen Wurzeln und Voraussetzungen der künstlerischen Produktivität mancher Schizophrener.

HAGEN deutete das Verhalten dieser Kranken in sublimer begrifflicher Unterscheidung von den erwähnten krankhaften Traumzuständen als *"krankhafte Träumerei"*.

Im unmittelbaren zeitlichen Kontext griff allein EMMINGHAUS in seiner 1878 erschienenen "Allgemeine Psychopathologie" die lebhaft an das Kinderspiel erinnernde Beobachtung HAGENs wieder auf, die er mit einer bemerkenswerten

Wendung als ein "freiwilliges Sehen im Geiste" umschreibt (EMMINGHAUS 1878, S. 140). Diesem liegt ein "aufgeregtes Spiel der Phantasie" zugrunde, das jedoch keinesfalls echte Phantasmen (Halluzinationen) zur Folge habe: "Denn diese Produkte krankhaft gesteigerten phantastischen Vorstellens entbehren sämtlich - obwohl sie Bilder sinnlicher Vorstellungen sind - jener Deutlichkeit und Schärfe, welche die Wahrnehmung und die Phantasmen charakterisieren" (l.c. S. 141). Es bleibt noch anzumerken, daß EMMINGHAUS die zur Klasse der Phantasmen zusammengefaßten Halluzinationen und Illusionen gemeinsam mit den Erinnerungstäuschungen unter die *"Anomalien der Einbildung"* rubrifiziert und somit ein später in dieser Ausformung nicht mehr konzipiertes und daher erwähnenswertes Spektrum der Psychopathologie der Imagination entwirft.

Im hier gegebenen Zusammenhang ist unbedingt auf eine luzide, eigenartigerweise wenig beachtete Studie von MAYER-GROSS über "Spiel, Scherz, Ironie und Humor in der Schizophrenie" (1921) hinzuweisen, in der die differenzierten Gegebenheitsweisen des Phantasiespiels in der akuten Psychose und in chronischen Verläufen untersucht werden. Für uns interessant ist MAYER-GROSS' Schilderung eines erstmanifesten 29-jährigen Schizophrenen, bei dem das qualitativ "Neue" des psychotischen Erlebens zunächst im Traum anklingt; das allmähliche Hineingeraten in die inhaltlich dem Traum gleichende wahnhafte Einstellung vollzieht sich dann in einem eigenartigen Spielen mit der Phantasie in dem Sinne, daß an den Träumen "etwas wirklich sein könnte". Hierbei greift der durchaus als bereits bedeutungsvoll geahnte Trauminhalt langsam in die Wirklichkeit der alltäglichen Lebenswelt ein, ohne sie zunächst sichtbar zu stören. Im Gegensatz zum häufiger geschehenden, in seiner Rätselhaftigkeit beeindruckenden *Sprung* in die psychotische Seinsverfassung *gleitet* MAYER-GROSS' Patient G., sukzessive die Fähigkeit zur hinterfragenden Reflexion verlierend, in seine Wahnwelt, in der dann schließlich Wahnerleben und Wirklichkeit gemeinsam auf einer einzigen Realitätsstufe ablaufen, welche die anfänglich bestehende Freiheit des Phantasiespiels jetzt verunmöglicht. Vorher aber glich die Haltung G.'s vollkommen der eines Spielenden: "Eine besondere Welt mit eigenen Gesetzen tut sich auf, die nicht ohne Beziehung zur Realität ist, aber nur so, daß die eindeutigen realitätsfernen Entscheidungen, die in die Welt des Spiels fallen, plötzlich umstürzend in die Realität eingreifen können. Die Realität wird *aufs Spiel* gesetzt. Gerade diese Unbedingtheit und unwirkliche Eindeutigkeit aber, die das Spiel zu einem vereinfachten Abbild des Lebens macht, ist auch hier vorhanden" (MAYER-GROSS 1921, S. 336). Ein solches Spiel steht jedoch noch diesseits des Wahns, weil sich alles Geschehen zunächst gleichsam in einer anderen, realitätsfremden Ebene vollzieht und rückgängig gemacht werden kann.

Die zunächst im Modus des Fiktiv-Irrealen, das eine nahezu ironisch getönte Distanzierung erlaubt, auftretenden Imaginationen scheinen das Subjekt anfänglich noch zu faszinieren; schon bald aber führen sie zu einer nachhaltigen Beunruhigung und Verunsicherung und verwandeln sich schließlich in der vollendeten Psychose in als wirklich erlebte imaginäre Bedeutungen, denen sich der Betroffene nicht mehr entziehen kann. Beachtenswert ist die hier aufscheinende eigenartige Übergangsreihe zwischen Spiel und Ernst, die aus dem Spielen langsam die existentielle Ernsthaftigkeit des unbezweifelbaren Wähnens werden läßt.

Die klinische Erfahrung kennt nun, gerade auch für die Psychopathologie der oneiroiden Erlebnisform relevante, umgekehrte Übergänge des als wirklich erlebten Imaginären in die Modalität des Fiktiv-Irrealen: PAULEIKHOFF macht in seiner Arbeit über die unter dem Bild einer "traumhaften Verworrenheit" ablaufenden Amentia (1967) auf das *"fast spielerische Umgehen"* mancher amentieller Patienten mit ihren Illusionen, Halluzinationen und Wahneinfällen aufmerksam. Zur Illustration verweist er auf das mitunter artifiziell-maniert anmutende, völlige "Verrücktsein" der Betroffenen, das in den sprachlichen Äußerungen mit vielen floskelhaften Wort*spielen* und Reimereien seinen besten Ausdruck findet. Es erscheint uns durchaus möglich, daß es innerhalb der dynamischen Erlebnisfolgen in der amentiellen Psychose einen rasch fluktuierenden, heftig bewegten Wechsel innerhalb der unterschiedlichen Modalitäten des Imaginären gibt, der sich von der erlebten Wirklichkeit oneiroider Geschehnisse über halluzinatorische und illusionäre Erfahrungen bis hin zu nahezu belustigt erlebten und als irreal erkannten Fiktionen erstrecken kann, die dann den von HAGEN hervorgehobenen "erregten Phantasiespielen" nahekommen. - All dieses zeigt sich in der Amentia allerdings nur andeutungs- und annäherungsweise, gewissermaßen in nuce, da die hier vorherrschende Tendenz zur Fragmentierung alles Erlebens für das erlebende Subjekt die Konstituierung eines kontinuierlichen Sinnzusammenhanges des gesamten Geschehens ausschließt. -

Wir hatten darauf hingewiesen, daß HAGEN zwischen den graduell zu differenzierenden *reinen* Imaginationen des Traumes, der krankhaften Traumzustände und des Phantasiespieles einerseits und den "wahren" Halluzinationen und Illusionen andererseits einen deutlichen Trennungsstrich zog, den er durch die von ihm angenommene primär somatische Grundlage der Sinnestäuschungen begründet sah. HAGEN vermutete als zerebrale Grundlage der Halluzinationen zentrifugal wirksame Erregungszustände im Bereich der Sinneszentren, in deren Folge auch nur geringfügige periphere Reize eine solche Steigerung der "subjektiven Sinnesenergie" erzielen können, daß die sich hieraus entwickelnde subjektive Erfahrung an Intensität einer sinnlich vermittelten Wahrnehmung gleichkomme:

"Aber in den meisten Fällen ist (kein Reiz) nachzuweisen, sondem es ist anzunehmen, daß das Zentrum des betreffenden Sinnes (Sinnhirn) im Zustande gesteigerter Erregbarkeit, übermäßiger Reizbarkeit ist, nicht im Sinne der Hyperästhesie, sondern im Sinne des nervösen Turgors, Anhäufung und Fluxion des Nervenorgans mit dem Streben, sich centrifugal zu entladen" (HAGEN 1868, S. 56).

Parallel zu HAGEN und in der Folgezeit wurden, etwa von KAHLBAUM (vgl. I.4.3), ähnlich konzipierte Theorien entwickelt, die eine zentralnervöse Erregung als Grundlage der Halluzinationen postulierten. Mit unterschiedlicher Akzentuierung widerspiegeln sie den jeweiligen Stand der neuro- und sinnesphysiologischen Forschungsergebnisse ihrer Zeit. Diesen Erregungstheorien wären neuropsychologische Defizienzhypothesen gegenüberzustellen, deren klassische Ausformung E. BLEULERs Konzept einer "cerebralen Schaltschwäche" (1923) darstellt: Infolge dieser durch pathophysiologische Vorgänge bedingten zentralnervösen *Schwächung* werden reinen Vorstellungsbildern sinnliche Bestandteile eingefügt, so daß diese schließlich die subjektive Wirksamkeit erlebter "Anschauungsbilder" erreichen können.

Es gehört zu den Verdiensten SPITZERs, der in seiner Halluzinations-Monographie die historischen somatologischen Theorien referiert, darauf hingewiesen zu haben, daß auch neueren Konzepten durchaus ähnliche, oft kritiklos verarbeitete spekulative "Gedankenexperimente" zugrundeliegen, "wobei die empirische Grundlage nicht sehr viel breiter ist als damals" (SPITZER 1988, S. 38).

Ungeachtet seiner letztlich somatologischen Orientierung thematisierte HAGEN in seiner Abhandlung auch die primär psychopathologischen Aspekte des Halluzinationsproblems: Eine Theorie der Halluzinationen, die nicht "auch die *Mitwirkung der Seele* bei Erzeugung derselben" berücksichtige, sei unvollständig begründet. So unterscheidet HAGEN durchaus folgerichtig das somatisch vermittelte Substrat, "gewissermaßen den Körper" der Halluzinationen, aus dem die Seele sekundär in einem - ähnlich wie bei den Illusionen stattfindenden - "intrapsychischen Prozeß" die subjektiv erlebten Gestaltungen bildet und formt. HAGEN gesteht der Einbildungskraft oder Phantasie, dieser "psychisch-plastischen Thätigkeit" in manchen Fällen sogar eine *primäre* Mitwirkung bei der Entstehung der Halluzination zu:

"Nun ist es nicht immer der Fall, dass sich der Hallucinierende sein Gebilde erst allmählig aus der noch unbestimmten subjektiven Empfindung herausgestaltet, sondern dasselbe steht in vielen Fällen auch schon von Anfang an gleich fertig da und ist auch oft in detaillierten Zügen zu deutlich ausgeprägt, als dass die Erklärung aus der erst später hinzukommenden Deutung annehmbar wäre. Die unter dem Einflusse der angeführten Momente stehende Einbildungskraft oder Phantasie muß daher schon bei der Zeugung der Halluzinationen mitgewirkt haben" (l.c. S. 77).

Bei der Lektüre dieses Zitats drängt sich der Eindruck auf, daß HAGEN die anfänglich behauptete strikte phänomenale Trennung der Halluzinationen von den oneiroiden Entrückungserlebnissen in letzter Konsequenz nicht aufrechtzuerhalten vermochte; so spricht er am Schluß seiner Abhandlung sogar explizit von einer die Entstehung der Halluzinationen begünstigenden "gewissen Abstumpfung der Wahrnehmungsthätigkeit im Ganzen, einem *träumerischen Zustand*, welcher es begünstigt, dass die wirkliche Welt vor dem Bewußtsein mehr oder minder zurücktritt, die Halluzination dagegen allein in den Vordergrund tritt" (l.c. S. 109).

Die damit angenommene Möglichkeit einer *primär imaginativen Genese* bestimmter halluzinatorischer Erlebnisse - denen sekundär durchaus ein somatisches Korrelat entsprechen kann, das für HAGEN überhaupt erst den Wirklichkeitscharakter des Phänomens *erklärbar* macht - setzt die menschliche Einbildungskraft auch im Zeitalter einer aufblühenden naturwissenschaftlichen Psychiatrie nochmals in ihre seit der romantischen Seelenheilkunde bestehende zentrale Stellung in den theoretischen Erfassungsversuchen des Erfahrungsraumes der Psychopathologie ein.

4.3   K.L. KAHLBAUM (1866) - E. KRAEPELIN (1881)
Aporien klinischer Betrachtung angesichts der Subjektivität

Mit einer entschieden anderen Haltung hingegen, die völlig im Einklang mit dem damals vorherrschenden positivistischen Zeitgeist steht und die bereits das spätere von JANZARIK kritisch hervorgehobene "naturwissenschaftliche Selbst-mißverständnis der Psychiatrie" antizipiert, polemisierte KAHLBAUM in seiner 1866 erschienenen Abhandlung "Die Sinnesdelirien" gegen eine die Bedeutung der Imagination reflektierende psychopathologische Erforschung der Halluzinationen:

"Wenn auch bis jetzt die pathologische Anatomie für die Hallucinationen nicht einzelne speci-fische Befunde zutage gefördert hat, so wird nach all den Erfahrungen, auf deren Grundlage der heutige wissenschaftliche Standpunkt der Psychiatrie und Psychologie aufgebaut ist, doch darüber kein Zweifel sein dürfen, dass nicht irgendwelche übersinnlichen Thätigkeiten einer übersinnlichen Phantasie die Erreger der Hallucinationen sind, sondern materielle Veränderungen an betreffenden Organen und zwar Veränderungen, sei es formeller (histologischer) oder chemischer oder dynamischer (molekulärer, funktioneller) Natur" (KAHLBAUM 1866, S. 55/56).

Konsequent folgert KAHLBAUM dann, daß die Halluzinationen "Wahrnehmungen *objektiver*", d.h. für ihn realer somatischer Vorgänge darstellen, wobei "das Irrsinnige dann nur in der falschen Beurtheilung und Auslegung" be-stünde. KAHLBAUMs Äußerung dokumentiert eindrücklich die in der Psychiatrie seiner Zeit verbreitete Verkennung, ja Leugnung des seelischen Eigenbereiches des Imaginären, die mit einer eher negativen, ihre produktiv-schöpferischen Möglich-keiten völlig außer Acht lassenden Wertung der Einbildungskraft und der ihr as-soziierten Phantasie einherging. Dieser wird zumeist nur die Rolle eines die "Objektivität" des Wahrnehmungsurteiles verfälschenden Störungsmomentes zuge-sprochen, dessen Spuren sich jedoch als subjektive "Einschläge und Färbungen" in jeder Wahrnehmung finden lassen. Für KRAEPELIN (1881) markieren die "rein subjektiven" Trugwahrnehmungen einerseits und die "objektiv bedingten Wahr-nehmungen" andererseits die polaren Endpunkte eines ausgedehnten Spektrums der Erfahrungsmöglichkeiten. Zusammen mit phänomenal gänzlich differenten Sach-verhalten wie den bekannten optischen Täuschungen gehören Halluzinationen und Illusionen in dieser Perspektive somit in die große Klasse der als *Urteilsstörung* aufgefaßten Sinnestäuschungen (vgl. auch KREIBIG 1902). In seinem für das da-mals wichtigste Publikationsorgan des philosophischen Positivismus verfaßten Aufsatz läßt KRAEPELIN dann auch keinen Zweifel an seiner Einschätzung des Subjektivitätsfaktors unserer Erfahrung: Die kritische Betrachtung des Wahr-nehmungsprozesses könne die erstrebenswerte Möglichkeit fördern, die in unter-schiedlichem Ausmaß immer vorhandene Subjektivität unserer sinnlichen Erfahrung "bis zu einem gewissen Punkte zu paralysieren", um so zu einer "weitestgehenden paradigmatischen Gemeingültigkeit unserer Beobachtungen" zu gelangen (KRAEPELIN 1881, S. 369).

In nahezu allen dem Halluzinationsproblem gewidmeten Texten dieser Epo-che, für die KAHLBAUMs wissenschaftshistorisch bedeutsame Studie als reprä-sentativ gelten darf, findet sich die eben am Beispiel KRAEPELINs skizzierte wis-senschaftliche Grundeinstellung, die der Erforschung natural-physikalischer Gegenstände ja durchaus angemessen ist. Bei ihrer kritiklosen, positivistisch inspirierten Übertragung auf komplexe seelische, hier zudem imaginär fundierte Sachverhalte resultieren dann solche von JASPERS (1913) zu Recht als "Hirnmythologie" karikierten Theorien, in denen bedenkenlos und methodologisch unreflektiert zweifellos richtig gesehene psychopathologische Sachverhalte mit neuropathologischen und neurophysiologischen Daten und Hypothesen zunächst parallelisiert und schließlich zu einem naturwissenschaftlich intendierten Erklärungsversuch amalgamiert werden. In diesem fungiert Seelisches dann allenfalls noch als ein epiphänomenales Accidens. So konnte DILTHEY in seinen wichtigen Beiträgen "Über den Ursprung unseres Glaubens an die Realität der Außenwelt" (1890) kritisch konstatieren, daß sich das Interesse der deutschsprachigen Psychiatrie dieser Epoche - im weitgehenden Absehen von den Fragen der innerseelischen Konstituierung des Wirklichkeitsbewußtseins - mit einer gewisen Vereinseitigung "durchweg einer vollständigen Konstruktion der physischen Seite des Vorganges zugewandt" habe (Gesammelte Schriften, Bd.V, S.120).

Gleichwohl findet sich in den für unsere Fragestellung relevanten Texten implizit eine mitunter erstaunliche, um subtile Differenzierung bemühte Beschreibung der seelisch-erlebnismäßigen Gegebenheitweisen der verschiedenen Trugwahrnehmungen, die eine Darstellung dieser Arbeiten auch im Rahmen unseres Entwurfes einer Problemgeschichte des Imaginären in der Psychopathologie rechtfertigt. Dieses eigenartige Nebeneinander einer dem Paradigma des Verstehens verpflichteten deskriptiven Phänomenologie (i.S. von JASPERS) der psychopathologischen Phänomene einerseits und einer andererseits ihnen letztlich wesensfremden rein spekulativ-somatologischen Begründung widerspiegelt die für die Psychiatrie des 19. Jahrhunderts kennzeichnende "spontane Methodizität" (PETHÖ). Diese resultiert aus der Bedingtheit der methodischen Herangehensweisen durch die immer gegebene, aber nur selten reflektierte philosophisch-weltanschauliche Position des Wissenschaftlers (vgl. ALLERS 1926, SCHMIDT-DEGENHARD 1983). Die angedeuteten implizit-latenten Ansätze eines statischen und vereinzelt auch schon genetischen Verstehens seelischer Störungen erfolgten jedoch noch quasi *naiv* ohne eine sie legitimierende wissenschaftstheoretische Begründung, wobei ihnen nicht selten ein wissenschaftlicher Eigenwert abgesprochen und lediglich die methodologisch mißverständliche Bedeutung eines vorläufigen Erklärungsversuches zugebilligt wurde. Der vorherrschende Primat des naturwissenschaftlich-erklärenden Paradigmas in der Psychiatrie dieser Zeit begünstigte eine für das Selbstverständnis des Faches problematische Tendenz zu reduktionistischen erkenntnistheoretischen Kurzschlüssen, welche die essentiellen Eigenarten des Seelischen zugunsten eines fragwürdigen Ideals angeblich wertfreier Erkenntnis vernachlässigten - eine ideologische Gefahr, vor der sich auch die gegenwärtige Psychiatrie nicht sicher wähnen sollte.

Die geschilderte wissenschaftstheoretische und historische Problematik durchzieht auch die konzeptuellen Passagen von KAHLBAUMs Studie über "Die Sinnesdelirien" (1868), deren Grundintention auf eine in jeweils besonderen zerebralen Störungsmustern begründete Unterscheidung der einfachen von den komplexen Halluzinationen zielt.

KAHLBAUM differenziert zunächst in klinischer Hinsicht in einförmige "stabile", sowie inkonstant-zeitweise auftretende sog. "erethische" Halluzinationen, deren Genese entweder vom Allgemeinzustand oder von der "funktionellen Aufmerksamkeit" des Betroffenen abhängt. KAHLBAUM begründet selbst seine Differenzierungen mit "phänomenologischen oder symptomatischen Unterschieden" der zu beobachtenden Phänomene. Bei den eben genannten Formen von Halluzinationen sei "die delirierende Wahrnehmung nur an eine einzige Sinnesbahn geknüpft" und biete "nahezu immer denselben Inhalt" dar (l.c. S.9). Ihnen gegenüber stehen die sog. *"wechselvollen"* Halluzinationen, "in welchen der Kranke nicht nur in kürzerer Zeit eine sehr große Zahl von verschiedenen halluzinierten Objecten darbietet, sondern einen fortwährenden Wechsel von Phantasmen erkennen läßt und nicht nur einen Wechsel in der Form der eingebildeten Objekte, sondern auch der in Anwendung kommenden Sinnes-Apparate" (l.c. S.9). Der Hinweis, daß das Prädikat "phantastisch" geeignet sei, den Unterschied der wechselvollen von den anderen Sinnesdelirien treffend auszudrücken, läßt vermuten, daß KAHLBAUM bei den ersteren gewissermaßen eine höherstufige Dignität des Imaginären verwirklicht sieht. Infolge seiner neurophysiologischen Grundorientierung verfolgt er diesen Gedanken jedoch nicht weiter.

Im folgenden entwirft er vielmehr eine auf der sinnes- und neurophysiologischen Analyse des Wahrnehmungsprozesses basierende pathophysiologische Theorie der Halluzinationen, die er jetzt - "in physiologischer Beleuchtung" - entsprechend dem Ort der cerebralen Affektion in sog. centripetale oder Perceptionshalluzinationen (als Ausdruck einer Störung des centralen Perceptionsorgans, dem Ort der "psychischen Metamorphose" eines Sinneseindrucks zu einer bewußten Empfindung) und in sog. centrifugale oder Apperzeptionshalluzinationen gliedert; letztere stellen die Folge einer Störung des Apperzeptionsorgans dar, das die neuen mit den früheren Sinneseindrücken verbindet und so die Kontinuität der Erfahrung gewährleistet. Während die centripetale Funktionsrichtung den Weg der gewöhnlichen Wahrnehmung bahne, garantiere die centrifugale Erregungsausbreitung den Grad und die Richtung der Aufmerksamkeit sowie die "Versinnlichung der Vorstellungen". Die auf einer pathologischen "Steigerung der centrifugalen Thätigkeit der Sinnesapparate in ihrer ganzen Ausdehnung" beruhenden Apperzeptionshalluzinationen setzt KAHLBAUM den klinischen Ausformungen der wechselvollen Halluzinationen gleich; er vermischt so in einer simplifizierenden, die ontologischen Unterschiede reduzierenden Spekulation die Ebene der psychopathologischen Deskription - ohne die Entwicklung ja hier auch durchaus möglicher eigenwertiger Theorien auch nur zu versuchen - sofort mit der Erklärungsdimension neurophysiologischer Modellbildung, die in seiner Theorie den Status gesicherter empirischer Fakten erfährt.

Dennoch bleibt aber auch bei KAHLBAUM die phänomenale Besonderheit der komplexen Halluzinationen mit ihren theoretischen Implikationen ein beherrschendes psychopathologisches Thema, wenn er auch dessen wissenschaftliche Legitimation nur durch eine hirnphysiologischen Spekulation begründet, der zufolge das zentrale Apperzeptionsorgan "die Apparate für das Gedächtnis, das Erinnerungsvermögen und die Phantasie" bereitstelle (l.c. S. 17). Die komplex strukturierten, durch eine zentrifugale Erregungssteigerung begründeten wechselvollen Halluzinationen können demnach als "intensive, nach Art lebhafter Träume entwickelte Erinnerungswahrnehmungen" betrachtet werden. KAHLBAUM spricht an einer Stelle sogar von "halluzinierten Erinnerungen", bei denen die Kranken "von gewissermaßen geträumten Dingen" so sprechen, "als ob sie wirklich in jüngster Zeit passiert wären" (l.c. S.38/39).

Die genaue Lektüre des Textes deckt aber auch im Rahmen dieser somatologischen Theorie eine im Imaginativen gründende, konstitutive Brücke der komplexen Halluzinationen zu den konfabulatorischen Syndromen auf, die beide als in ihren zeitlichen Bezügen unterschiedene Spielarten des als wirklich erlebten Imaginären imponieren und sich durch die bei den komplexen Halluzinationen im aktuellen Erlebnisvollzug gegebene sinnliche Anschaulichkeit der imaginären Inhalte voneinander abheben. So muß schließlich auch KAHLBAUM der Phantasie eine wichtige Rolle beim Zustandekommen der wechselvollen Halluzinationen zubilligen: "Leere Phantasien sind es doch eigentlich nicht, denn der Inhalt ist ein sehr bestimmter und sogar einer von sinnlichem Gehalt" (l.c. S. 39).

Unschwer ist hier der gleichfalls primär somatologisch intendierte Einfluß der physiologischen Psychologie W. WUNDTs zu erkennen, der den phantastischen Charakter der von ihm definitorisch weit gefaßten Illusionen (die das gesamte halluzinatorische Spektrum umgreifen) auf eine in ungewöhnlichem Maße gesteigerte Reizbarkeit der zentralen Sinnesflächen zurückführte - auch hier eine weitgehende Vernachlässigung des seelischen Eigenwertes des Imaginären. Das Phantastische wird so zum rein zerebralen Irritationsphänomen depotenziert.

Infolge ihrer besonderen, allerdings durch eine somatische Funktionsstörung vermittelten, imaginativen Komponente stehen die komplexen Halluzinationen für KAHLBAUM den eigentlichen Illusionen durchaus näher als den genannten einfachen Halluzinationen, findet doch auch in der als Urteilsstörung aufzufassenden Illusion i.S. ESQUIROLs eine imaginativ geleitete Umdeutung eines real-außenweltlichen Sachverhaltes statt. KAHLBAUM selbst verweist auf die häufige Kombination von "Sinnes- und Urteilsdelirien". Seine auf aufschlußreiche phänomenale Differenzen abhebende Gliederung der Sinnesdelirien wird allerdings problematisch, sobald er sie mit seinen pathophysiologischen Hypothesen in Einklang zu bringen versucht: Die dann behauptete größere Wahrnehmungsähnlichkeit der einfachen Halluzinationen, denen gegenüber die komplexen Ausformungen infolge ihrer angeblichen "sinnlichen Blässe" eher den Erinnerungsbildern glichen, entspricht nicht dem subjektiven Erleben vieler Kranker, die ihren szenenhaft strukturierten Trugwahrnehmungen genauso wie ihren isolierten "Stimmen" oder einfachen "Visionen" einen gleichermaßen gültigen Realitätsakzent zusprechen. So gesteht denn KAHLBAUM - mit einer gewissen Relativierung seiner Differenzierungen - ein, daß sich im inhaltlich bestimmten phantastischen Gesamterleben der Kranken die verschiedenen Sinnesdelirien "mit einer gewissen Regelmäßigkeit" sowohl miteinander als auch mit Urteilsdelirien und "normalen" Wahrnehmungen verbinden können; auch beschreibt er eine Tendenz der zunächst nur zeitweilig auftretenden Halluzinationen zu einer temporalen Konstanz.

Die folgenden Ausführungen KRAEPELINs über einen "unmerklichen Übergang der Halluzinationen in die Phantasiebilder" (1881, S. 350) können sich daher durchaus berechtigt auf die Vorarbeiten KAHLBAUMs berufen: KRAEPELIN stellt fest, "dass es ein durchgreifendes Kriterium zur Unterscheidung von Halluzinationen und Einbildungsvorstellungen nicht gibt, dass vielmehr beide

Arten von Phänomenen *kontinuierlich* ineinanderübergehen" (l.c. S. 353). Im trugwahrnehmenden Erleben der Kranken begegnen wir *"sämtlichen Zwischenstufen von dem reinen Sinneseindrucke bis zur autochthonen Halluzination, je nach dem Dignitätsverhältnisse, in welchem der Wahrnehmungsantheil der Illusion zu der subjektiven Beimischung derselben steht"* (l.c. S. 361). KRAEPELIN rückt dann die von ihm als "multiple" bezeichneten zentrifugalen Halluzinationen KAHLBAUMs in die Nähe der Traumbilder, durch deren "sinnliche Lebhaftigkeit... wir uns ja auch vollständig täuschen lassen" (l.c. S. 354). Seine diesbezüglichen, eine gemeinsame pathophysiologische Entstehung beider Phänomenreihen postulierenden Ausführungen legen sogar die Annahme einer essentiellen Identität von Traumbildern und zentrifugalen Halluzinationen nahe: "Am bekanntesten ist das Vorkommen derselben im Traume". KRAEPELIN folgert daraus eine "theilweise Abhängigkeit der Halluzinationen vom Centralorgane des Bewußtseins" (l.c. S. 353). Diese zwar äußerlich in einen somatologischen Rahmen eingefügte Feststellung KRAEPELINs benennt erstmals deutlich den für die weitere Entfaltung unseres Problemfeldes innerhalb der Psychopathologie zentralen Zusammenhang von halluzinatorischem bzw. oneiroidem Erleben und Bewußtseinszustand.

Für KAHLBAUM und KRAEPELIN bedeuten konsequenterweise die Illusionen und Halluzinationen, denen auch die damals noch nicht explizit benannten Pseudohalluzinationen und Wahnwahrnehmungen zur Seite zu stellen sind, gewissermaßen Subtypen der Gruppe der Sinnesdelirien oder Trugwahrnehmungen; diese Subtypen lassen sich bei einer elementarisierenden Betrachtung zwar durchaus gemäß definitorischen Konventionen mit einer gewissen Strenge voneinander trennen, im subjektiven Erleben der Betroffenen aber bilden sie ein Kontinuum. Für die eigentliche Begriffsbestimmung bedeutet dies: "Faßt man Halluzination eng, so stellen die Begriffe gleichsam das 'Überlaufbecken' dar, in das alle Erlebnisse eingeordnet werden, die der zu klein gewordene Halluzinationsbegriff nicht mehr faßt. Die vielgenannten Begriffe sind somit je nach zugrundeliegendem Halluzinationsbegriff unter oder neben diesem einzuordnen" (SPITZER 1988, S. 346).

In KAHLBAUMs Abhandlung, die im Gegensatz zur Arbeit HAGENs nur wenige und dann eher knapp gehaltene Fallschilderungen aufweist, findet sich keine ausdrückliche Erwähnung und Erörterung des Problemfeldes der imaginären Wirklichkeiten. Dies mag eine Folge von KAHLBAUMs ambivalenter Stellung zur Bedeutung der Phantasie sein, die er zwar nicht leugnen kann, deren Thematisierung er dann aber doch nur in einem somatologischen Kontext durchführt, ohne sich letztlich auf das Problem ihrer Erlebnisbedeutung einzulassen (vgl. VETTER 1950). Deren, allerdings theoretisch nicht weiter verfolgte, pathogenetische Relevanz scheint aber auch KAHLBAUM klar gewesen zu sein: So beschreibt er das Auftreten von "phantastischen Trugwahrnehmungen in mehreren Sinnen", deren Erregung *"von den innersten Vorgängen des subjektiven Bewußtseins und der produktiven Phantasie auszugehen scheint"* (KAHLBAUM 1866, S. 85). Es ist bemerkenswert, wie KAHLBAUM hier angesichts des Phänomens komplexer imaginativer Erfahrungen - quasi "unbewußt" - auf eine rein philosophische Begrifflichkeit rekurriert, welche die zu beschreibenden Phänomene als Manifestationen der Subjektivität wieder in den seit der romantischen Psychiatrie erkannten Wesenszusammenhang mit der menschlichen Einbildungskraft stellt.

4.4   L. BERZE (1897): Bewußtseins-"Enge" und Imagination

Die für KAHLBAUM so wichtige Unterscheidung von centripetalen oder Perzeptions- und centrifugalen oder Apperzeptionshalluzinationen griff BERZE in seiner 1897 erschienenen Studie "Über das Bewußtsein der Halluzinierenden" erneut auf, in der er einleitend die "nicht konsequente Auseinanderhaltung" der beiden halluzinatorischen Grundtypen beklagt, die er entsprechend als "psychosensorielle" und "psychische" Halluzinationen bezeichnet.

Auch der gegenwärtigen Psychopathologie, die mit dem Versuch, die halluzinatorischen Erfahrungsweisen mittels unterschiedlicher Beschreibungsdimensionen zu erfassen (SCHARFETTER, SPITZER), eine letztlich vereinheitlichende Betrachtungsweise verfolgt, stellt sich weiterhin die Frage, ob sich etwa die elementaren Halluzinationen, dann z.B. die zweifelsohne differenzierteren kommentierenden "Stimmen" Schizophrener oder auch entsprechende optische Erfahrungen und schließlich die erwähnten komplexen szenisch-konfigurierten Imaginationen adäquat in einem die Komplexität des Erlebens erfassenden *Kontinuum* abbilden lassen. Drängt sich nicht vielmehr bei genauer Beachtung des subjektiven Erlebniswertes dieser Erfahrungen der Eindruck eines *qualitativen Sprunges* auf, der die einfachen und die differenzierteren Halluzinationen von den komplex-szenischen Ausformungen trennt? Deren imaginäre Gestalt nähert sich bereits der mimetischen Repräsentation einer "anderen" Welt an, die ihre gültige Verwirklichung dann in der Geschlossenheit des Oneiroids erfährt. Wie unterschiedlich man dabei auch immer die Bedeutung der Einbildungskraft einschätzen und bewerten mag, so deutlich drängt sich gerade im psychopathologischen Problemfeld der komplexen Imaginationen die bei weitem noch nicht ausreichend bewältigte Aufgabe einer subtilen Deskription der subjektiven Erlebnisvollzüge auf.

BERZE betrachtet diese komplex strukturierten "psychischen" Halluzinationen als "infolge einer sekundären Miterregung der Perzeptionszentren *sinnlich betonte Gedanken*", deren Entstehung *"einzig und allein in einer Störung der Einbildungskraft"*, also in einem primär seelischen Geschehen begründet ist. Die problemgeschichtliche Bedeutung der Abhandlung BERZEs liegt vor allem in der klaren Herausarbeitung der konditionalen Beziehung des halluzinatorischen Erlebens zum aktuellen Bewußtseinszustand: Die Beachtung der einschlägigen Fälle zeige, "dass hier gerade das Verhalten des Bewußtseins von fundamentaler Bedeutung ist, dass eine *Einengung des Bewußtseins* unter allen Umständen zur Disposition für psychische Halluzinationen erforderlich ist" (BERZE 1897, S. 317). BERZE kommt zweifelsohne das Verdienst zu, als erster die Bewußtseinseinengung als eine entscheidende Voraussetzung des Halluzinierens erkannt zu haben. Zur Erläuterung verweist er auf die Analogie zwischen der "halluzinatorischen Disposition" und dem hypnotischen Zustande: In beiden Fällen finde gewissermaßen ein *"Versinken"* in eine innere Erlebnisdimension statt, infolgedessen der Betroffene "alsbald der Wirklichkeit vollkommen *entrückt* wird" (l.c. S. 287, S. 301).

Die inhaltliche Reichhaltigkeit der halluzinatorischen Erfahrungen versucht BERZE mit der Annahme eines nach der Einengung verbleibenden "functionierenden Rests" des Bewußtseins zu verstehen, den er als den eigentlichen "Quellgrund" der psychischen Halluzinationen auffaßt: Eine Hypothese, die ein eigenartiges Ineinandergreifen von phänomenologischer Bewußtseinsmetaphorik und mechanistischem Funktionsdenken offenbart. Die oft durch starke intensive Angstaffekte induzierte Bewußtseinseinengung bedeutet also nicht nur eine quantitative Minderung einer seelischen Grundfunktion, sondern sie bildet auch die Vorausetzung des im Halluzinieren geschehenden qualitativen Erlebniswandels, indem der "verbleibende funktionierende Rest" des Bewußtseins der Einbildungskraft überhaupt erst ihren Entfaltungsspielraum eröffnet. Die inhaltliche Ausgestaltung der Halluzinationen kann nach BERZE durch gleichzeitig bestehende Wahnideen bestimmt werden; sind solche aber nicht vorhanden, "so tauchen diejenigen Ideen als functionierender Rest auf, die schon im physiologischen Leben die höchste Werthigkeit und die leichteste Erregbarkeit zu erlangen geeignet sind" (l.c. S. 322).

Die umgekehrt proportionale Beziehung zwischen Extension des Bewußtseinsfeldes und Intensität des Erlebens kann also eine Intensivierung der imaginativen Potenzen bedingen, die ihr inhaltlich auszuformendes Material in den psychotischen Themen, aber auch in den extrapsychotischen lebensweltlichen Bezügen des Individuums finden können.

Es ist in gewissen Grenzen durchaus möglich, auch die Arbeit BERZEs - ungeachtet ihrer letztlich somatologischen Intention - als psychopathologischen Text zu verstehen. Die Grenze einer solchen Lesart wird allerdings sichtbar, sobald wir BERZEs allerdings nur implizite Erörterung der oneiroiden Erlebnisform untersuchen: Er bezieht sich hierbei immerhin direkt auf GRIESINGERs bereits ausführlich erörterte Beschreibung der in bestimmten Stuporzuständen zu beobachtenden "völligen In-sich-Versunkenheit". Während GRIESINGER den retrospektiven Berichten seiner Kranken das zeitweilige Vorherrschen einer imaginären Welt entnahm, erschien es BERZE nur schwer vorstellbar, daß der durch die Bewußtseinseinengung begünstigten Abwendung von der Außenwelt eine wirkliche Intensivierung und Komplexion der Innenwelterfahrungen entsprechen kann: "Wir möchten allerdings auch ein wenigstens theilweises Schwinden des Bewußtseins der Innenwelt, d.h. eine gesunkene gedankliche Ansprechbarkeit des Erfahrungsinhaltes postulieren" (l.c. S. 327). Wir stoßen also auch hier wieder auf eine bis heute in der Psychopathologie verbreitete, den Wirk- und Entfaltungsraum des Imaginären eher abwertende und zudem unterschätzende Einstellung.

Umso höhere Beachtung verdient daher die seinerzeit durchaus unpopuläre, gegen eine materialistische Betrachtung des Bewußtseins opponierende Schrift des Zwiefaltener Psychiaters J.L.A. KOCH (1841-1908). In seiner 1897 erschienenen Abhandlung über "Das Bewußtsein in Zuständen der sog. Bewußtlosigkeit" setzte er der "matten Bewußtseinspsychologie" (KISKER) seiner Zeit einen eigenständigen, sicherlich heute naiv anmutenden, energetisch konzipierten Entwurf entgegen.

Ausgangspunkt seiner Überlegungen ist die Unterscheidung von Bewußtseinsenergie und Bewußtseinsinhalt. KOCH bestreitet nun, daß die Zustände einer Minderung des gewöhnlichen Bewußtseinsinhaltes, die der Bewußtseins-Einengung BERZEs entsprechen, mit einer Minderung der Bewußtseinsenergie einhergehen müssen. Eher gegenteilig sei in solchen Zuständen, zu denen wir aus heutiger Sicht auch das Oneiroid zählen können, "das Bewußtsein selbst in seiner Energie erhalten, es hat sogar, wenn auch nicht gerade den gewöhnlichen, so doch oft *einen viel reicheren Inhalt*; aber eben deswegen, weil die objektive Wirklichkeit nicht als Inhalt ins Bewußtsein fällt, so hört auch das Sich-Beziehen auf dieselbe, das Reagieren auf ihre Einwirkungen auf" (KOCH 1877, S. 22).

Die Relation von Außen- und Innenwelt des Subjektes wird hier nicht unter einem einseitigen Defizienz-Gesichtspunkt, sondern als ein dynamisch vermitteltes Gegenüber zweier gleichzeitiger und gleichwertiger Erlebnissphären betrachtet: In bestimmten subjektiven, energetisch jeweils hoch besetzten Extremzuständen, der Überwachheit bzw. der Versunkenheit, können die beiden Erlebnissphären jedoch den beherrschenden alleinigen Inhalt des Bewußtseinsfeldes bilden. KOCHs Überlegungen stellen einen der spärlichen Ansätze in der Psychiatrie der 2. Hälfte des 19. Jahrhunderts dar, den Erlebnisreichtum der Phantasiewelten psychisch Kranker in seiner seelischen Positivität zu würdigen.

5   Das Problem der Erlebnismitteilung

Einen besonders wichtigen Aspekt unseres Themas beleuchtete der spätere erste Göttinger Ordinarius für Psychiatrie, Ludwig MEYER (1827-1900), in seiner Arbeit "Ueber den Charakter der Hallucinationen in Geisteskrankheiten" (1865). MEYER betont u.E. erstmals explizit die wichtige Einsicht, daß wir bei der Beschreibung und Deutung imaginärer Erfahrungen "fast lediglich auf die sprachlichen Äußerungen des erkrankten Subjectes angewiesen sind" (MEYER 1865, S. 673). MEYER bestreitet daher, daß die Erzählungen der Kranken über "szenenartig sich abspielende Vorfälle" auf der Wiedergabe komplexer pathologischer Sinneserregungen beruhen und erblickt das primäre "wesentliche" Moment ihrer Konstituierung in *phantastischen Vorstellungen*, die in ihrer Wirkmächtigkeit "die objektiv begründeten Sinneseindrücke oder die subjektiven Sinnesempfindungen" (für MEYER die Halluzinationen i.S. ESQUIROLs) gleichermaßen "deuten und umdeuten": "Die Unterscheidung der Illusion von der Halluzination ist daher unwesentlich" (l.c. S. 675). Weiter heißt es: "Das Bedürfnis des Kranken, seine Umgebung sich im Einklang mit seinem *phantastischen Seelenleben* vorzustellen, tritt *wie in einem Schauspiel* greifbar zutage" (l.c. S. 674/675). In MEYERs Sicht gewinnt die Phantasie also eine für das Zustandekommen der imaginären Erfahrungen entscheidende Bedeutung, während den Halluzinationen und Illusionen eine eher instrumentale Funktion i.S. von Aufbaufaktoren des Erlebnisses zukommt. MEYER regt sogar an, dieser Annahme durch den Verzicht auf die s.E. irreführenden Termini "Sinnestäuschungen, Halluzinationen und Illusionen" Rechnung zu tragen und plädiert dafür, die von ihm gemeinten Erfahrungsweisen als *"Phantasmen"* zu bezeichnen. Dieser terminologische Vorschlag fand jedoch keine

Resonanz, wurde doch der Begriff "Phantasma" von nicht wenigen seiner Zeitgenossen durchaus gleichbedeutend mit dem der "Halluzination" verwendet.

Bedeutsam und vorausweisend dagegen ist die dem Text zu entnehmende
Einsicht, daß halluzinierte Geschehnisfolgen trotz ihres phantastisch anmutenden
Inhaltes - anders als die erörterten "Phantasiespiele" mancher Kranker - nicht als
rein fiktionale Gebilde aufgefaßt werden können, da sie sich für die Betroffenen
immer *als etwas Erlebtes"* darstellen: Unser Thema der subjektgebundenen Erlebniswirklichkeit des Imaginären ist hier greifbar nahe. Es wird deutlich, daß die
Erlebnismitteilungen psychotischer Patienten häufig einerseits eine
Wiedervergegenwärtigung von vergangenem Erleben, andererseits aber ein aktuelles
sprachliches Verhalten gegenüber einer anderen zuhörenden und mitunter auch
fragenden Person sind (vgl. MÜLLER-SUUR 1980). Wir haben daher zu bedenken,
daß für den Anderen ein direkter, beobachtend-beschreibender Zugang zu den oneiroiden Erlebnissen eines aus der intersubjektiven Realität in seine innere Welt
entrückten Subjekts nicht möglich ist. Lebt dieses doch zeitweise in einer
abgeschlossenen, durch eine Eigengesetzlichkeit geprägten und als wirklich erfahrenen Phantasiewelt, die ihre eigene Zeitlichkeit und Räumlichkeit und Geschehensdynamik besitzt und als eine autonome *neben* der unsrigen gemeinsamen Welt
besteht. Die Erlebnismitteilungen der aus einer solchen Phantasiewelt
"Zurückgekehrten" finden dagegen wieder in einem intersubjektiven Realitätszu-
sammenhang statt. Als Sprachhandlungen dienen sie dem für das erlebende Subjekt
und den Zuhörer gleichermaßen wichtigen Zweck, das im halluzinatorischen oder
oneiroiden Ausnahmezustand Erfahrene, soweit es sich einem erinnernden Zugriff
öffnet, irgendwie zu kommensurabilisieren. Die Erlebnisberichte unserer Patienten -
L.MEYER sprach bereits von "Geschichten" - stellen daher eigentlich *sekundäre
Textualisierungen* ursprünglicher vorprädikativer Erfahrungen dar. Bei der erhellenden Betrachtung dieser "Texte" ist zu berücksichtigen, daß ihre konkrete
Ausformung unter dem konstitutiven Einfluß zweier unterschiedlicher
Gestaltungsfunktionen steht: Neben die nur noch in der Erinnerung zugängliche
primäre Gestaltungsdynamik der ursprünglichen, unmittelbar erlebten, imaginären
Erfahrungen tritt jetzt im Erlebnisbericht der Versuch ihrer kommunikativ intendierten sprachlichen Ausgestaltung. Das für den Zuhörer irgendwie spürbare existentielle Betroffensein des Erzählenden durch das erlebte Vergangene verbürgt
dabei die Authentizität, die" Echtheit" der Mitteilungen; in ihnen geht es um oft
unauslöschliche Erfahrungen der Wirklichkeit des Imaginären, die einen anderen
Charakter tragen als die ja auch äußerst phantasievollen, aber eben nur reine Fiktion
bleibenden und kein imaginatives Erlebnis repräsentierenden Aussagen pseu-
dolog-hysterischer Persönlichkeiten. Es ist jedoch wahrscheinlich, daß es, in Abhängigkeit von der Primärpersönlichkeit der Betroffenen, gelegentlich auch zu
tendenziellen und fiktionalen Ausgestaltungen und Verzerrungen von ursprünglichen oneiroiden Erlebnissen kommen kann, wobei in solchen Fällen eine
retrospektive Differenzierung zwischen "Dichtung und Wahrheit" u.E. allerdings
kaum möglich sein wird. Mit einer gewissen Berechtigung könnte dann hier durchaus von einer den ursprünglichen Erlebnisgehalt "verfälschenden" Phantasie gesprochen werden.

6 Aufbauprinzipien und Differenzen des Erlebniswertes bei komplexen Imaginationen (LIEPMANN 1895)

Einen wichtigen Akzent in der Problemgeschichte des Imaginären in der Psychopathologie setzte H. LIEPMANNs Studie "Ueber die Delirien der Alkoholisten und über künstlich bei ihnen hervorgerufene Visionen" (1895). Bereits der Titel deutet an, daß es dem Autor neben einer psychopathologischen Untersuchung der "spontanen" Halluzinationen um die "artificielle", also die experimentelle Erzeugung optischer Sinnestrugphänomene geht, in der Hoffnung, so "zuverlässigere Aufschlüsse über Ausgang und Wesen der Sinnestäuschungen zu gewinnen" (S. 173). - Ein Forschungsweg, auf dem ihm später insbesondere ZUCKER (1928/1930) folgen sollte. LIEPMANN verfolgt mit diesem Vorgehen, dank dessen er die Halluzinationen "in statu nascendi" zu erfassen hoffte, auch die Absicht, das eben diskutierte Problem unseres Angewiesenseins auf die Erlebnismitteilungen imaginärer Erfahrungen zu umgehen; es entging ihm dabei aber die *jede* Erlebnisaussage prägende Unhintergehbarkeit der immer schon primär sprachlichen Aneignung einer wahrnehmenden oder imaginativen gegenstandsbezognen Erfahrung.

Das Besondere solcher Untersuchungen besteht darin, daß hier - anders als im Fall der Induktion halluzinatorischer Erfahrungen bei gesunden Versuchspersonen durch halluzinogene Substanzen oder mittels der situativen Bedingungen sensorischer Deprivation - entsprechende Versuche bei bereits "spontan" halluzinierenden seelisch Kranken mit dem Ziel durchgeführt werden, den Erlebniswert dieser beiden hinsichtlich ihrer Entstehung unterschiedenen Modi des Halluzinierens zu vergleichen. Auf die ethische Problematik solcher Forschungsstrategien sei an dieser Stelle ausdrücklich hingewiesen. LIEPMANN wählte hierzu die einfachen Methoden des "anhaltenden Drucks auf den Augapfel" und des "bloßen Augenschlusses mit übergelegtem Tuch", leztere eine einfache Spielart sensorischer Deprivation (l.c.S. 203/205), während ZUCKER seinen psychotischen Patienten später Mescalin applizierte. LIEPMANN konnte nun nachweisen, daß seine deliranten Patienten in großer Mehrzahl (40 von 58) unter den geschilderten Bedingungen anstelle von "primitiven Empfindungen" über das Erleben "complicirter Visionen" (l.c. S.203) berichteten. Er interpretierte seine Ergebnisse als einen Beweis der These einer pathogenetischen Beziehung zwischen peripheren Reizen und optischen Halluzinationen, eine Annahme, die dann besonders von BONHOEFFER bestritten wurde, der eher gegenteilig als ihr entscheidendes Bedingungsmoment eine Hinwendung der Aufmerksamkeit auf die optische Sphäre, also einen zentralnervös fundierten Vorgang, postulierte.

Bemerkenswert ist der nun von LIEPMANN durchgeführte formale und inhaltliche Vergleich zwischen den experimentellen und spontanen Halluzinationen: Zwar erfüllen beide Erlebnisweisen das Kriterium des "echten" Halluzinierens: Auch die Bulbusdruckvisionen werden "meist für real" gehalten: "Delirante, die Landschaften oder Straßen sahen, glaubten mehrfach, man habe sie dort hingeführt oder sie befänden sich wirklich am Orte ihrer Visionen". Gleichwohl finden sich tiefgreifende Unterschiede: Die Patienten verhielten sich gegenüber den artifiziellen

Visionen, zu denen "jede Eigenbeziehung" fehlt und die als filmartige ablaufende "Wandelbilder" imponierten, "wie Zuschauer bei einem Schauspiel" (l.c. S.227). Im Gegensatz zum "Geschichten"-Charakter der spontanen komplex-szenischen Halluzinationen zeigten die besagten "Wandelbilder" durchweg einen *zusammenhanglosen Charakter*: Das in ihnen aufscheinende Neben- und Nacheinander der Inhalte kennzeichnet LIEPMANN "als ein Zusammengeratenes und nicht als ein Zusammengehöriges", das zudem den bei den spontan erlebten Geschehnissen vorherrschenden "schreckhaften Charakter" vermissen läßt. Von herausragender Bedeutung ist schließlich die Feststellung: "Nie reihten sich aber die Bilder zu einem Vorgang zusammen im Sinne der spontan auftretenden traumähnlichen Erlebnisse" (l.c. S.226). Zu einem korrespondierenden Ergebnis gelangte auch ZUCKER bei seiner Auswertung der mescalininduzierten Halluzinationen schizophrener und deliranter Kranker, denen, verglichen mit den autochthonen Halluzinationen, "keinesfalls ein identischer oder auch nur wesensähnlicher Erlebniswert" zugebilligt werden könne (ZUCKER 1939, S. 159). Zu den Erlebnisberichten über die spontanen "zusammenhängenden halluzinatorischen Erlebnisse" schreibt LIEPMANN dagegen:

"Die eigenen Erzählungen, welche die Kranken über solche Schrecknisse in höchstem Ernst und unerschütterlichem Glauben an ihre Realität machen, muthen an *wie die Erzählung eines Traumes*, obgleich unsere Beobachtungen und die Angaben der Angehörigen beweisen, daß es sich meist um Wacherlebnisse handelt. Ihrer Ähnlichkeit wegen mit Träumen hat man sie treffend als Wachträume bezeichnet. Das Schauerlichste, was die Phantasie ersinnen kann, wird gesehen und gehört...

Das Hinwegsetzen über die Gesetze der Wirklichkeit, das ungebundene Walten der Phantasie haben diese Wachträume gemeinsam mit den eigentlichen Träumen des Schlafes. Das Groteske, Bizarre herrscht" (l.c. S. 192).

Die nachstehende Schilderung einer zweifelsohne oneiroiden Erlebnisfolge demonstriert deren sich in wesentlichen Grundzügen von den artifiziellen, schauspielhaft erlebten Wandelbildern abhebendes Aufbauprinzip:

"K. sah am Tage eine gewisse A., mit der er früher Beziehungen unterhalten, von oben herniederschweben. Er sah ihre seidenen Kleider. Sie forderte ihn auf zu sterben, drohte, ihm sonst den Bauch aufzuschlitzen. Sie verlangte von ihm, er solle katholisch werden. Sie ließ Sonnenstrahlen auf ihn los, worauf er abwechselnd gelb, rot, grün wurde. Wo die Strahlen seine Haut trafen, hatte er Nässegefühl. Verstorbene riefen ihn. Es blitzte und donnerte. Er stand furchtbare Angst aus. Er wurde zur Charité gebracht. Hier glaubte er, in der Hölle zu sein. Er bildete sich ein, Gott habe ihn zur Strafe dahingebracht, weil er A. zugesagt habe, katholisch zu werden. Er sah deutlich eine große Pfanne, in der er geschmort werden sollte. Daneben stand seine Mutter und weinte.

Diese Geschichte erzählte der Patient nach seiner Genesung" (l.c. S.193).

LIEPMANNs Beobachtungen illustrieren unsere Erörterungen über die unterschiedlichen Ausprägungsstufen des zur Erlebniswirklichkeit gewordenen Imaginären: Im Text findet sich der Entwurf einer "Art Stufenleiter für den Glauben an die Realität des Gesehenen" (l.c. S. 188). Während dieses auf einer ersten Stufe "unmittelbar" und auf einer zweiten Stufe "mittelbar" durch logische Schlüsse als Täuschung, also als ein Fiktives erkannt wird, halten die Betroffenen auf einer dritten Stufe ihre Visionen wohl zwar für wirklich, sie deuten sie aber als Ausdruck eines für sie veranstalteten, jedoch undurchschaubaren *Spiels*. LIEPMANN spricht hier vom "Begriff des vermeintlichen Spiels": Dieser stellt einen Plausibilisierungsversuch der phantastischen Erlebnisinhalte dar, der aber nur gelingen kann, solange noch der ungebrochene Glaube an die Realität der Außenwelt seine Gültigkeit besitzt: "Was in den Rahmen der wirklichen Umgebung absolut nicht paßt, wird in den loseren einer zweiten freieren gewissermaßen künstlerischen Wirklichkeit eingeordnet" (l.c. S. 189). Die eine *gültige Wirklichkeit* wird so in zwei oder gar mehrere Wirklichkeitsbereiche oder Subwelten geschieden. Die hier aufscheinende Möglichkeit einer Fiktionalisierung des als wirklich erlebten Imaginären dient intrapsychisch vor allem einer affektiven Entlastung, vermag sie es doch, den befremdlichen oder schreckerregenden Phantasmen das Gewicht ihrer existentiellen Bedrohlichkeit zu nehmen. Auf der vierten Stufe schließlich aber gewinnen die imaginären Erlebnisse dann eine nicht mehr fiktional reduzierbare voll gültige Erlebniswirklichkeit.

Während dem experimentellen Zugriff wohl zwar die Erzeugung komplex strukturierter Imaginationen gelingt, so erreichen diese halluzinatorischen "Artefakte" dennoch nie den das Subjekt unmittelbar und überwältigend in die Ereignisse einbeziehenden Charakter geschlossener "zusammenhängender" Erlebniswirklickeiten. Es geschieht zwar auch dabei ein imaginativ vermittelter Wechsel des situativen Standortes, der Betroffene wird auch hier an einen anderen, als wirklich erlebten Ort "versetzt", an dem er aber, ohne wirkliches Betroffensein, den als fiktiv erkannten und thematisch inkongruenten Bildern zuschaut. Ähnlich wie in dem eben zitierten Erlebnisbericht gewinnen hier Innenerlebnisse den Charakter des Außenweltlichen, dennoch wird man zögern, ihnen das Signum der Entrückung in eine durchgehend und ungebrochen als Wirklichkeit erlebte andere Welt zuzubilligen. Eher ließe sich, um bei einem bereits eingeführten Bild zu bleiben, von der Entrückung in ein imaginäres Theater oder Kino sprechen. Die hier gemeinten Erlebnisse, die, wie aufgezeigt, ein "Versetztsein an einen anderen Ort" voraussetzen, sind wiederum aber von den skizzierten Erfahrungen des "vermeintlichen Spieles" klar zu unterscheiden, bei denen ja die intersubjektive Realität voll gültig erhalten bleibt. Die das Subjekt beherrschenden, einen Ereignischarakter tragenden Erlebniswirklichkeiten ausgestalteter, autochthon entstandener Oneiroide scheinen hingegen einem *eigenen höherstufigen Bildungsgesetz* zu gehorchen, das sich experimenteller Manipulation verschließt.

LIEPMANN scheint auch dieses zu ahnen, wenn er die Vermutung äußert, daß diese komplexen Erlebnisse "nicht gänzlich in Hallucinationen und sensorischen Illusionen aufgehen" (l.c. S. 193). Letztlich vermag er dann aber doch nicht den die Aufgabe des rein naturwissenschaftlichen Standpunktes fordernden Schritt zur Hypostasierung einer hier eigengesetzlich waltenden seelisch-geistigen Poiesis zu vollziehen, wenn er seine Beobachtungen schließlich doch nur unter dem konventionellen Rubrum der "Urteilstäuschung" einzuordnen und zu erklären versucht.

LIEPMANNs Studie darf, ungeachtet ihrer Konzessionen an den damaligen Zeitgeist, in mancherlei Hinsicht auch heute noch als bemerkenswert gelten: So vergleicht er etwa die Inhalte der "zusammenhängenden" halluzinatorischen Erfahrungen seiner Alkoholdeliranten mit den formal gleichartigen Erlebnisgestaltungen von - im heutigen Sinn - schizophrenen Menschen. LIEPMANN beschreibt dabei offenkundige thematische Entsprechungen, ja sogar Kontinuitätsbrücken zwischen den Geschehnissen im Delirium und den konkreten lebensweltlichen Bezügen des Betroffenen, der so die Faktizität seiner Alltagspersönlichkeit "ohne eine Alterierung des Ich-Bewußtseins" gewissermaßen "hinüberrettet in die sonstige geistige Umnachtung" (l.c. S. 198). Während der Delirant in seinen imaginären Erlebnissen "an der durch das ganze vorangegangene Leben aufgebauten Persönlichkeit festhält", erfährt der schizophrene Patient in seinen Entrückungserlebnissen oft eine sich aus magisch-mythischen Bedeutungsschichten generierende *Verwandlung* seiner Person. Dennoch sei aber hier bereits angemerkt, daß auch das psychotische Erlebnis der Verwandlung der eigenen Person (etwa in ein göttliches Wesen oder einen Dämon) *nicht* die ja immer noch vorauszusetzende Kontinuität des bisherigen individuellen Daseins suspendiert, das als Erfahrungs- und Erinnerungshintergrund bestehen bleibt: Wandlung bedeutet eben keine Auslöschung des Vormaligen, im günstigsten Fall kann sie zu seiner Aufhebung (im dreifachen Sinn dieses Wortes) führen. Immer bin *ich* es, der das Erlebnis der Wandlung als ein personales Geschehen erfährt. -

Von Bedeutung für unseren später darzustellenden kasuistischen Zusammenhang der Oneiroide panplegischer Polyradikulitis-Patienten ist der Hinweis, daß es oft schwerlich oder gar nicht zu entscheiden sei, in welchem Ausmaß "wirkliche Ereignisse" in die imaginären Geschehnisse "eingesponnen" werden; LIEPMANN vermutet sogar bereits, daß das sensorische und soziale Deprivationsmoment der Isolierung einen "häufigen Anknüpfungspunkt für viele derartige Geschichten" darstelle.

7 Klinische Konzepte des traumähnlich veränderten Bewußtseins (WERNICKE 1906, de SANCTIS 1901, v.KRAFFT-EBING 1898)

LIEPMANNs Studie, deren Visionsbegriff die oneiroiden Entrückungserlebnisse einschließt, markiert eine für die theoretische Konzeptualisierung des Oneiroids bedeutsame Position: Wenn der Autor "eine ganze Stufenleiter von den einfachsten, elementaren Parästhesien zu den zusammengesetzten Halluzinationen, die den Kranken in eine völlig andere Welt versetzen", annimmt, so postuliert er ein *Kontinuitäts- und Komplexionsprinzip der Imagination*: Als dessen maximale Steigerung können sich "zusammenhängende halluzinatorische Erlebnisse" bilden, die vom Subjekt als vor einem welthaft gestalteten Hintergrund ablaufende Ereignisse oder Szenerien erfahren werden. LIEPMANN betont, daß diese traumartig imponierenden höherstufigen Erfahrungen des Imaginären als Wacherlebnisse auftreten. Das Oneiroid erscheint in dieser Hinsicht als ein Komplexionsphänomen, das die höchste Stufe der Ausgestaltungsmöglichkeiten des halluzinatorischen Erlebens repräsentiert. Damit aber ist es durch kontinuierliche Übergänge konstitutiv mit den einfachen Ausformungen der Sinnestäuschungen verbunden.

Die Gegenposition einer das Oneiroid streng vom halluzinatorischen Spektrum abgrenzenden Betrachtungsweise markiert die oben erläuterte Auffassung HAGENs: Für diesen stellten die szenenhaft konfigurierten Entrückungserlebnisse "traumhafte Zustände krankhafter Natur" dar, also rein imaginative Phänomene, die zu ihrem Zustandekommen keiner zusätzlichen, sie erst konstituierenden, materialen

Voraussetzungen in Form unterschiedlicher Sinnestäuschungen bedürfen. Als entscheidende Bedingung des Oneiroids erscheint in dieser Perspektive ein veränderter Zustand des Bewußtseins, der - je nach theoretischer Vorentscheidung - mit dem Traumbewußtsein mehr oder weniger analogisiert oder im Extrem identifiziert wird. Einer analogisierenden Betrachtungsweise eröffnet sich dann die phänomenologisch durchzuführende Aufgabe, ausgehend von den Wesenszügen des träumenden Bewußtseins die möglicherweise davon abweichenden Charakteristika der oneiroiden Erlebnisform aufzuzeigen.

Die beiden hier skizzierten konzeptuellen Positionen schließen einander nicht aus, als polar akzentuierte, dabei aber einander komplementär zugeordnete Thematisierungsmöglichkeiten umgreifen sie unser Problemfeld in seinem ganzen Umfang.

Die weitere Problemgeschichte zeigt daher Theoretisierungs-Ansätze in beiderlei Richtungen, nicht selten zeigt sich aber eine gewisse bis in die Terminologie hinein spürbare Unentschiedenheit des Standpunktes: So spricht etwa WERNICKE (1848-1905) von "traumhaften Halluzinationen" (1906, S. 189), die sich oft der direkten Beobachtung entziehen und "nur nachträglich aus den Mitteilungen der Kranken erschlossen werden können". Die von WERNICKE zur Illustration seiner Erörterungen gegebenen kasuistischen Beispiele betreffen typische Oneiroide, deren selteneres Vorkommen "bei den Geisteskranken" er betont, während sie im Verlauf "von Fieberzuständen bei schweren körperlichen Krankheiten... und bei Epileptischen und Hysteroepileptischen" häufiger anzutreffen seien. Als ihre gemeinsame pathogenetische Vorbedingung nennt WERNICKE "eine immer vorhandene", aber verschiedengradig ausgeprägte "Benommenheit und Herabsetzung des Sensoriums".

Der italienische Psychiater SANTE de SANCTIS entwickelte im Rückgriff auf den der französischen Psychopathologie entlehnten Begriff des "halluzinatorischen Traumzustandes" eine differenzierte Typologie der sog. "Traumpsychosen" (1901): Diese umfassen neben "nicht notwendig pathologischen Traumzuständen" (Träumerei, hypnoide Zustände usw.) auch eindeutig "krankhafte Zustände, die zum Typus der Amentia und Verwirrtheit gehören" (S. 183). Allen Zuständen gemeinsam ist eine "Verdunkelung des Bewußtseins". Bei den krankhaften, also im eigentlichen Sinne psychotischen Traumzuständen, kommt es nach de SANCTIS zu einer "Substituierung" des Wachbewußtseins durch das fragmentarisch in Erscheinung tretende Traumbewußtsein, daneben gibt es aber auch die Möglichkeit einer assoziativen "Mischung" von Traum- und Wachbewußtsein. Der Autor hält es auch für möglich, daß bestimmte Psychosen durch Träume hervorgerufen werden können - eine Ansicht, der bis heute zumeist mit dem Argument begegnet wird, daß die besagten, zumeist schreckerregenden Träume ja selbst schon einer krankhaft abgewandelten Seele entsprungen seien. Ein sicherlich ungewöhnliches Beispiel einer konditionalen Verflochtenheit von Traumerleben und sich langsam entwickelnder psychotischer Wandlung der Person bietet der oben in anderem Zusammenhang (4.2) dargestellte Patient G. von MAYER-GROSS (1921). Die bei den letztgenannten Beobachtungen aufscheinende Problematik betrifft jedoch im Gegensatz zum veränderten Wachbewußtseinszustand des Oneirods eindeutige Traumphänomene, so daß hier allenfalls von "protrahierten Traumstimmungen" (de SANCTIS, S.192) die Rede sein kann.

Die skizzierte Doppeldeutigkeit der oneiroiden Erlebnisform widerspiegelt sich auch in ihrer - wohl unbeabsichtigten - zweifachen Rubrifizierung im "Lehrbuch der Psychiatrie" (1888) von R. v. KRAFFT-EBING (1840-1902). So beschreibt dieser in einem Abschnitt über "Die elementaren Störungen des Bewußtseins", in dem er ausführlich auf "die Täthigkeit der unbewußten Sphäre" des Seelischen eingeht, sog. "Traumzustände des wachen Lebens". In diesen dringen "die sinnlichen Reize nicht mehr bis zur Sphäre des Selbstbewußtseins vor", so daß die "durch innere Erregung entstandenen Vorstellungen (Delirien) und Halluzinationen" die dominierende Bewußtseinsinhalte bilden und zu Motiven eines traumhaften Handelns werden können. In solchen Zuständen der "Ekstase" herrsche ein "traumhaftes, durch innere Vorgänge absorbiertes Bewußtsein", in dem "die Aufnahme von Eindrücken aus der Außenwelt und aus dem eigenen Körper suspendiert oder auf das, was mit den Traumideen in Verbindung steht, eingeschränkt ist" (1888, S. 106/107).

Bei der Erörterung der unter der Kategorie "psychosensorielle Störungen" abgehandelten Halluzinationen neigt auch v.KRAFFT-EBING zu einer den Kontinuitätsaspekt betonenden Betrachtung des halluzinatorischen Erlebens: Er beschreibt, daß die optischen Halluzinationen psychotischer Menschen sich im Krankheitsbeginn oft nur "schattenhaft" zeigen, um sich dann im Fortgang des Krankheitsgeschehens "zur vollen Plasticität" zu steigern, die "im Niedergang der Krankheit" dann wieder erblaßt: "Sie können aber auch so anhaltend und massenhaft werden, *daß der Kranke in eine völlige Traumwelt entrückt wird*" (l.c. S. 125). v.KRAFFT-EBING fügt dieser Andeutung einer halluzinatorischen Fundierung des Oneiroids noch den wichtigen Hinweis auf die Dissoziation zwischen Ausdrucksverhalten und Innenerleben hinzu: "Die maskenartig starren Gesichtszüge, das atemlose Hinstieren nach einem Punkt sind dann charakteristisch".

Bei v.KRAFFT-EBING, der einen nicht zu unterschätzenden Einfluß auf die Entwicklung der Anschauungen des jungen FREUD ausgeübt hat, finden sich auch durchaus beachtenswerte Ansätze einer psychodynamischen Interpretation psychopathologischer Sachverhalte, die im Werke KRAEPELINs unvorstellbar sind. Bei der Erörterung der Bewußtseinsstörungen heißt es, daß wir "der unbewußt arbeitenden seelischen Tätigkeit...unsere geistige Individualität verdanken... Sie ist eine ungleich wichtigere Leistung als die Tätigkeit unseres selbstbewußten Ich". In den psychotischen Zuständen verliere das Bewußtsein die Kenntnis der "Entstehungsart des unbewußt Geschaffenen": "Dasselbe erscheint ihm als einem fremden Ich angehörig (Teilung der Persönlichkeit, so in der Dämonomanie, Verrücktheit) oder als in der Außenwelt hervorgerufen (Halluzination, die nicht als solche erkannt wird) (l.c. S. 103).

Aus der Feder v.KRAFFT-EBINGs stammen mehrere beachtenswerte Aufsätze "Ueber Dämmer- und Traumzustände (1875/1877, zusammenfassend publiziert 1898), in denen er die oneiroide Erlebnisform vor allem unter dem Gesichtspunkt der sie fundierenden Abwandlung des Bewußtseins erörtert. Hervorzuheben ist neben verschiedenen Arbeiten über epileptische, neurasthenische und hysterische "Dämmer- und Traumzustände" eine Studie "Über idiopathisches periodisch wiederkehrendes Irresein in Form von Delirium". v.KRAFFT-EBING grenzt dieses von den "gewöhnlichen" periodischen Psychosen, die weitgehend den heutigen affektiven Störungen entsprechen (vgl. SCHMIDT-DEGENHARD 1983) - neben den Kriterien einer kurzen Dauer und begleitenden eigenartigen psychomotorischen Phänomenen - vor allem durch die bei ihnen anzutreffende "tiefere Störung des Bewußtseins" ab: Dessen Energie sinke auf eine "Dämmer- bis Traumstufe" herab. Das sich rasch entwickelnde, verworren anmutende "halluzinatorische Delir", in dem eine "illusorische Umgestaltung" der Außenwelt geschieht, zeige einen "oft kaleidoscopischen Wechsel von deliranten halluzinatorischen Situationen", in deren Folge die Affektlage der Kranken durch "bunt wechselnde Stimmungen von Angst bis zum Zorn, von Gehobenheit bis zur an Ekstase hinanreichender Exaltation" geprägt werde. Diese zumeist nach wenigen Tagen "jäh und anfallsartig" endenden Zustände, in denen es durchaus zu kurzdauernden "Ansätzen von momentaner Lucidität" kommen kann, werden zumeist von einer intensiven vielgestaltigen psychomotorischen Erregung begleitet (S. 122/123). Als besondere inhaltliche Eigentümlichkeiten des psychotischen Erlebens nennt v.KRAFFT-EBING "die Absurdität" einzelner Wahnideen und eine religiös gefärbte sonderbare "Verquickung von grauenvollen Martern" mit Erfahrungen eines expansiv-euphorischen Gehobenseins ("...massenhafte Beziehungen zu Gott- Nomenclatur und Majestätsdelir").

Eine kurze, hier ausschnittsweise wiedergegebene Fallvignette vermag die typologische Prägnanz dieser psychotischen Zustandsbilder zu belegen:

"Nach 2-tägiger Dauer von Schlaflosigkeit, größerer Reizbarkeit, Unstetigkeit und gedrückter Stimmung... wird Patient begeistert bis zur Ekstase. Sein Bewußtsein sinkt auf traumhafte Stufe, sein Gedankenablauf wird beschleunigt bis zur Verworrenheit. Er glaubt sich im Paradies, sieht den lieben Gott, unterhält sich mit den Engeln, weint, lacht, tanz, singt, küßt den Boden, zerreißt Kleider, gestikulirt als Reaktion auf diese Visionen und Delirien" (l.c. S. 125).

Aufschlußreich ist v.KRAFFT-EBINGs Bemerkung, daß diese Delirien *"wesentlich entstanden"* zu sein scheinen: D.h., er erblickt in den als wirklich erlebten Phantasiewelten der Kranken genuin imaginative "Schöpfungen" des Subjekts, die erst auf einer sekundären Ebene durch Halluzinationen und Illusionen "unterhalten", also quasi materialisiert werden. Dieser Primat des Phantastischen wird besonders deutlich in den nachstehenden Sätzen, welche den sinnlich-anschaulichen Charakter der psychotischen Erfahrungen hervorheben. v.KRAFFT-EBING versucht hier - in manchem an entsprechende Passagen bei GRIESINGER gemahnend - die thematische Typizität der oneiroiden Erlebniswelten zu umreißen:

"Die Kranken haben zu kämpfen mit Hölle, Tod und Teufel, sehen sich vor Gericht, bedroht von tausend Gefahren, hören wüsten Lärm, Pelotonfeuer, sind durch von allen Seiten auf sie eindringende Verfolger, Teufel, Tiere bedroht. Sie sehen ihre Angehörigen als Leichen, um sich herum Blut, Krieg, Särge, sie werden selbst getötet, gekreuzigt, liegen dann in einer Gruft, wie tot im Bett oder in der Position des gekreuzigten Christus da, bis expansive Delirien sie aus Gruft, Martern, der Vorhölle usw. erlösen und ihnen Himmelfahrt, Apotheose, Paradies vortäuschen. Sie hören dann himmlische Musik, empfinden himmlischen Wohlgeruch, schwelgen in den Wonnen des ewigen Lebens, umgeben von heiligen Personen, evtl. auch irdischen Majestäten, bis plötzlich wieder die Scene sich ändert, sie in die Verdammnis herabgeschleudert werden, von neuem Martern und Kreuzigung erfahren, den Kampf mit Teufeln, schrecklichen Tieren bestehen müssen"(l.c. S. 166).

Die sorgfältige Wortwahl in diesem Text belegt eindeutig den *formal* unserer sinnlich vermittelten Realitätserfahrung entsprechenden Erlebniswert dieser "idiopathischen Delirien", der eindeutig von spontanen oder bewußt herbeigeführten reinen Phantasie*vorstellungen* zu unterscheiden ist.

Wichtig erscheint uns in diesem Zusammenhang der Hinweis auf eine besondere, möglicherweise eine eidetische Veranlagung meinende Phantasiebegabung mancher Kranker: so wird von einem Mann berichtet, der auch noch nach Abklingen des akuten psychotischen Zustandes die in diesem erlebten Bilder jetzt als "innere Vorstellungen" nach "längerem Schließen der Augen und einiger Anstrengung plastisch vor sich zu sehen" vermag. Selbstverständlich besitzen diese in ihrer fiktionalen Bildhaftigkeit vom Subjekt klar erkannten "aktiven" Imaginationen einen völlig anderen Erlebniswert als die in der Psychose erlebten Geschehnisse, zu denen sie allerdings thematische Entsprechungen aufweisen können.

v.KRAFFT-EBING berichtet u.a. auch über die Psychose eines 1883 erkrankten 32-jährigen Geistlichen H., deren psychomotorisches Ausdrucksbild zwischen den Polen impulsiver motorischer Drangzustände und stuporöser Versenkung fluktuierte. Nach seiner Genesung berichtete H. über "massenhafte Visionen und Stimmen religiösen Inhalts. Patient glaubt sich in der Ewigkeit, der frühere H. sei verbrannt worden" (l.c. S. 134).

In diesem Zusammenhang sei verwiesen auf die nahezu zeitgleich entstandene poetische Ausgestaltung ähnlicher, wohl drogeninduzierter Höllenerlebnisse, die Arthur RIMBAUD in den "Delirien" seiner Dichtung "Eine Zeit in der Hölle" (1873) entworfen hat. RIMBAUD ging es um die bewußte, durch eine Steigerung der imaginativen Potenzen herbeigeführte "Entregelung der Sinne". So spricht er direkt von den "magischen Spitzfindigkeiten" (sophismes magiques) seiner Halluzinationen und der sie begleitenden "Verwirrung" (desordre) seines Geistes. RIMBAUDs Dichtung gehört unbedingt in den Umkreis einer "Ästhetik des Schreckens" (BOHRER). Es ist aber zu vermuten, daß ihr mitunter erschreckender, sprachgewaltig vermittelter Erlebnisreichtum auch auf einer fiktional bestimmten Transformation einer ursprünglich pathisch-erlittenen psychotischen Erfahrung beruht. Auch hier stoßen wir wieder auf das Phänomen einer subjektiv entlastenden, retrospektiven Fiktionalisierung des zuvor als wirklich erlebten Imaginären. Wie fragil und weiterhin für die Integrität des Subjektes bedrohlich solche Versuche einer "Poetisierung" des Psychotischen sein können, demonstrieren die folgenden Sätze RIMBAUDs, die unter dem anhaltenden Bann seiner psychotischen Erlebnisse entstanden sind:

"Meine Gesundheit war gefährdet. Angst überkam mich. Ich schlief manchmal ganze Tage lang, und wenn ich aufgestanden war, träumte ich die traurigsten Träume weiter. Ich war reif für den Tod, und auf einer Straße voll von Gefahren führte mich meine Schwäche bis an die Grenzen der Welt... Ich mußte auf die Wanderschaft gehen, die Zauberbilder zerstreuen, die sich in meinem Gehirn angesammelt hatten" (RIMBAUD 1963, S. 235).

Dieser Hinweis auf RIMBAUD ist nicht als eine pathographische Miszelle zu verstehen: Es geht uns vielmehr um das Aufzeigen tieferliegender *formaler* Erlebnisentsprechungen zwischen künstlerischen und bestimmten Formen psychotischer Erfahrungen, in denen gleichermaßen eine infolge einer ungeahnten

Intensivierung der seelischen Dynamik möglich gewordene Entbindung kreativ-poietischer Potenzen des Individuums geschieht. In den hier angeschnittenen thematischen Kontext gehört auch eine autobiographische Äußerung Alfred KUBINs, dessen in dem Roman "Die andere Seite" poetisch verarbeitete, wohl psychogen entstandene, oneiroide Psychose WINKLER 1948 einer nicht unproblematischen Interpretation unterzogen hat. Für MÜLLER-SUUR (1980) handelt es sich bei dem nur einen Tag andauernden psychischen Ausnahmezustand KUBINs um das klinische Bild eines "episodischen Dämmerzustandes auf wahrscheinlich weitgehender psychogener Basis", der nicht unverständlich psychotisch, sondern seelisch einfühlbar begründet sei. Dieser Ansicht ist allerdings entgegenzuhalten, daß wir auch in den im eigentlichen Sinne oneiroiden Psychosen nicht selten auf psychodynamisch verstehbare inhaltliche Bezüge treffen. KUBIN selbst erahnte einen innerseelischen Zusammenhang dieser im späteren Leben nicht mehr aufgetretenen Krankheitszustände mit seiner künstlerischen Kreativität:

> "Ich hoffe vor allem, deutlich genug gezeigt zu haben, daß es im Grunde *ein und dieselbe Kraft war*, die mich in der Kindheit zu Träumen und dummen Steichen, später in eine Krankheit und schließlich zur Kunst brachte. Diese eigentliche und letzte Triebfeder meines Schaffens näher zu bezeichnen, ist mir nicht möglich, sie hängt zu eng mit meinem ganzen Dasein zusammen, das mir ja auch rätselhaft ist".

Es ist erstaunlich, wie sehr sich eine die subjektive Erlebnisdimension konsequent beachtende psychopathologische Deskription dem Sinngehalt dichterischer Aussage anzunähern vermag. -

Eine wesentliche Voraussetzung der retrospektiven Erlebnismitteilungen ist die durch amnestische Einschläge unbehinderte Möglichkeit zur erinnernden Vergegenwärtigung der psychotischen Erfahrungen: v. KRAFFT-EBING betont hierzu ausdrücklich, daß sich sämtliche Patienten, die an den erwähnten idiopathischen Delirien litten, "ziemlich treu der Krankheitserlebnisse" erinnern können. Wir stoßen hier wieder auf die bereits von LEUBUSCHER beschriebene, das Oneiroid kennzeichnende *Hypermnesie* bezüglich der in den seelischen Ausnahmezustände erlebten imaginären Geschehnisse.

v.KRAFFT-EBING diskutierte seinerzeit eine nosologische Zugehörigkeit der von ihm beschriebenen Psychosengruppe zu den "Erscheinungsformen des epileptischen Irreseins". Aus heutiger Sicht handelt es sich aber zweifellos um idiopathische Psychosyndrome, die dem schizoaffektiven Zwischenbereich i.S. JANZARIKs zuzuordnen sind. Dementsprechend lassen sich die von v.KRAFFT-EBING mitgeteilten psychotischen Bilder als halluzinatorisch unterlegte Akzentuierungen der cykloiden Psychosen i.S. von LEONHARDs polytomer Aufteilung der endogenen Psychosen auffassen. LEONHARDs Bezeichnungen der Angst-Glücks-Psychosen, der erregt-gehemmten Verwirrtheitspsychosen und der akinetisch-hyperkinetischen Motilitätspsychosen umgreifen sämtlich das wechselvoll bewegte symptomatologische Spektrum der periodisch auftretenden idiopathischen Delirien v.KRAFT-EBINGs. Sicherlich lassen sich unter dessen Kasuistiken aber auch Ausformungen der den systematischen Schizophrenien zuzurechnenden "Paraphrenia fantastica" finden. Die idiopathischen Delirien des 19. Jahrhunderts weisen aber gerade unter Beachtung der Verlaufsperspektive auch manche Entsprechungen zu den von BOETERS herausgearbeiteten "oneiroiden Emotionspsychosen" (1971) auf.

8 Zur Nosographie oneiroider Zustände

8.1 Oneiroide Zustände in der klinischen Systematik KAHLBAUMs und KRAEPELINs

Der Versuch einer Rekonstruktion der nosographischen Rubrifizierung oneiroider Zustände in der uns hier interessierenden Epoche psychiatrischer Forschung verdeutlicht den sich in seiner ätiologischen Unspezifität ausdrückenden syndromalen Charakter des Oneiroids. Zum anderen führt sie dem historischen Betrachter einmal mehr die "babylonische Sprachverwirrung" (HECKER 1877) der damaligen Psychiatrie vor Augen, die eine Zuordnung ihrer Beobachtungen zu den heute geläufigen diagnostischen Konventionen erschwert. Letztlich wird es aber doch möglich sein, die so unterschiedlich bezeichneten und bewerteten Zustandsbilder den von KAHLBAUM und KRAEPELIN herausgearbeiteten und mit gewissen Einschränkungen bis heute gültigen Gruppierungen des Seelisch-Anderen zuzuordnen. Zum einen werden bestimmte Ausformungen der "Traumzustände des wachen Lebens" (v.KRAFFT-EBING) im Rahmen der von KRAEPELIN dichotom konzipierten idiopathischen Psychosyndrome unterzubringen sein: So treffen wir sie im Lehrbuch KRAEPELINs als die seltenen "deliriösen" Ausprägungen von Manie und Melancholie an, die sich durch die "rasche Entwicklung tiefer, traumhafter Bewußtseinstrübung mit zahlreichen, massenhaften und abenteuerlichen Sinnestäuschungen und verworrenen Wahnideen" auszeichnen (KRAEPELIN 6.Aufl. 1899, S. 382/383). REHM unterzieht diese Zustände 1926 einer eingehenden psychopathologischen Untersuchung.

Eugen BLEULER beschreibt dann in seiner epochalen Schizophrenie-Monographie (1911) die für den Kliniker oft stuporös imponierenden "Dämmerzustände" schizophrener Kranker. Er rückt diese klinischen Bilder in die Nähe der von GANSER (1898, 1904) beschriebenen "eigenartigen hysterischen Dämmerzustände", um sie so vor einem psychodynamischen Verstehenshorizont zu deuten: "Die Dämmerzustände (der Schizophrenen) sind wie bei der Hysterie *Wachträume*, die Wünsche oder Befürchtungen direkt oder in symbolischer Weise als erfüllt darstellen" (BLEULER 1911, S. 179). BLEULER skizziert auch graduelle Unterschiede der Erlebnisausgestaltung in den Dämmerzuständen, die von "konsequent durchgeführten Traumhandlungen" bis zu traumartigen Bildern der Verwirrtheit reichen können, wobei die letzteren "einen Mangel an Einheitlichkeit" der Erfahrungsinhalte zeigen. Im Anschluß an BLEULER legte MEDOW (1923) eine ausführliche Publikation über "Bewußtseinstrübungen bei Dementia praecox" vor, die er allerdings, im Unterschied zu BLEULER, als einen direkten Hinweis auf den der Schizophrenie zugrundeliegenden "organischen Krankheitsprozeß" auffaßte. Erwähnenswert ist die von MEDOW vorgelegte deskriptive Typologie der Bewußtseinstrübung, die zwischen dämmrigen, unbesinnlichen, sensorisch-hyperluciden und reproduktiv-hyperluciden Ausprägungsformen unterscheidet, wobei die beiden letzteren wohl am deutlichsten die Erlebnisdimensionen des Oneiroids berühren.

Die symptomatologische und verlaufsmäßige Atypizität der genannten affektiven und schizophrenen Sonderformen hatte zur Folge, daß die oneiroid akzentuierten idiopathischen Psychosyndrome, wie bereits angedeutet, in der Folgezeit zumeist den pathoplastisch vielfältig gestalteten Erkrankungen des schizoaffektiven Manifestationsspektrums eingereiht wurden.

Die nach Ansicht BLEULERs zumindest psychogenetisch geprägten "Benommenheits- und Dämmerzustände" der Schizophrenen leiten über zu rein psychogenen Gestaltungen imaginärer Erlebniswirklichkeiten, die insbesondere von BONHOEFFER in seinen "Klinischen Beiträgen zur Lehre von den Degenerationspsychosen" (1907) unter dem Gesichtspunkt einer "Labilität des Persönlichkeitsbewußtseins" bearbeitet wurden. (Zur Problematik des Degenerationsbegriffes aus heutiger Sicht vgl. SCHMIDT-DEGENHARD 1983). BONHOEFFER relativierte zudem (1911 und 1919) die damals verbreitete, bis heute nicht völlig aus dem klinischen Alltagsbewußtsein verschwundene Tendenz, eindeutig psychogene psychotische Bilder obligat und ausschließlich der Hysterie zuzuordnen. In seinen diesbezüglichen Ausführungen schildert er beispielsweise "deliriöse Zustände eines traumartig veränderten Wachbewußtseins" bei bis dahin seelisch unauffälligen Personen, die im Zusammenhang mit dem Erlebnis lebensbedrohlicher Extremsituationen auftreten. Die Publikationen BONHOEFFERs lösten eine seinerzeit lebhaft und kontrovers geführte Diskussion über diese sog. "Schreckpsychosen" aus (vgl. auch KLEIST 1918). BONHOEFFER vermochte noch nicht zu einer rein historiologischen Interpretation dieser Beobachtungen vorzudringen; er erblickte in der "psychogenen Auslösbarkeit eines psychopathologischen Zustandsbildes" lediglich ein "Kriterium der degenerativen Anlage" des betroffenen Individuums.

Am anderen Flügel des ätiologischen und klinischen Spektrums stehen solche unzweifelhaft oneiroiden Bilder, die im Verlauf und Gefolge somatogener, cerebraler und extrazerebraler, Krankheitsprozesse auftreten. In BONHOEFFERs Konzept der noxenunspezifischen "akuten exogenen Reaktionstypen" (1910) finden wir sie unter den Syndromformen der (infektiösen) Delirien, der Dämmerzustände sowie der halluzinoseähnlichen und amentiellen Zustände: So schildert BONHOEFFER (1910) den Fall einer Kranken mit fieberhafter Pleuritis, die unter fortlaufend wechselnden "szenenhaften, z.T. phantastischen Sinnestäuschungen" litt und zudem versuchte, "ihre deliranten Erlebnisse durch ein systematisches logisches Band zu verbinden" (S. 23). Explizit hervorgehoben wird das nahezu regelhafte Auftreten "traumhafter Sinnestäuschungen" in den amentiartig ausgestalteten organischen Psychosen. -

Bereits bei einem problemgeschichtlich orientierten Überblick der klinisch-psychopathologischen Literatur bis etwa 1910 erscheint die erst später von MAYER-GROSS (1924) als solche bezeichnete "oneiroide Erlebnisform" als eine von den bekannten Weisen halluzinatorischen Erlebens abzugrenzende, eigenartige Erfahrungsmodalität, die sich episodisch im Rahmen *völlig heterogener seelischer Störungen* zu manifestieren vermag. So wird bereits hier deutlich, daß sich das Oneiroid jeder vereinseitigenden theoretischen Konzeptualisierung, sei sie nun psychodynamischer oder somatologischer Provinienz, entzieht. Es erscheint uns daher sinnvoller, die möglicherweise auf einer empirisch-klinischen Ebene nicht beantwortbare ätiologische Frage nach der "Patho-Genese" des Oneiroids beiseite zu stellen und statt dessen das hier aufscheinende phänomenologische Problem näher zu erhellen: Ist doch all diesen klinisch differenten, inhaltlich und kompositorisch so unterschiedlichen Gestaltungen ein grundlegendes, auf seine konstitutiven Bedingungen zu befragendes Wesensmerkmal gemeinsam: Das Erlebnis, in eine fiktive Wirklichkeit versetzt zu sein, welches der Betroffene als Entrücktsein in eine "andere" imaginäre, aber als wirklich hingenommene Welt erfahren kann. -

8.2   Die Amentia

Der aufgezeigte, heute weitgehend akzeptierte klinische Manifestationsspielraum des Oneiroids läßt sich auch bereits den Publikationen der vorkraepelinianischen Ära der psychiatrischen Krankheitslehre entnehmen, sofern man sich darauf einläßt, ihre terminologische Vielfalt zu entwirren. Anstelle einer ermüdenden Auflistung der für unser Thema relevanten Texte sei im folgenden lediglich versucht, aus ihnen nosographische Grundlinien herauszufiltern und zusätzlich zu untersuchen, inwieweit in ihnen wegweisende Ansätze einer deskriptiven Phänomenologie des Oneiroids sichtbar werden. Unseren Ausgangspunkt stellt WESTPHALs berühmter, die endgültige Überwindung des einheitspsychotischen Theorems anzeigender Vortrag "über die Verrücktheit" von 1878 dar, der - so JANZARIK (1986) - bereits die ganze Breite der erst später "schizophren" genannten idiopathischen Psychosyndrome umgreift. WESTPHAL beschreibt als dritten Typus der Verrücktheit "plötzlich aus anscheinend voller Gesundheit heraus" auftretende Psychosen, die sich durch "mit großer Gewalt und in großer Ausdehnung aufspringende Halluzinationen" auszeichnen. Daß hierunter auch oneiroide Psychosen in unserem Sinne fallen, erhellt der Hinweis WESTPHALs, daß GRIESINGERs bereits ausführlich erörterte "Melancholie mit Stupor" mit der Melancholie "gar nichts zu tun" habe und vielmehr der halluzinatorisch akzentuierten Verrücktheit zuzuordnen sei.

WESTPHALs Anregungen wurden von der vor allem durch MEYNERT repräsentierten Wiener Schule aufgegriffen, wobei jedoch die klinisch so wegweisende Einheit der Verrücktheit zugunsten der komplexen, letztlich ausufernden Amentia-Konzeption wieder zerrissen wurde. Der Begriff "Amentia", der eine langwährende, allerdings erhebliche Bedeutungsverschiebungen aufweisende Verwendungstradition besitzt, steht seitdem in einer engen Verbindung mit den klinisch-psychopathologischen Aspekten der Problemgeschichte des Oneiroids.

1879 beschreibt MEYNERT in den von ihm herausgegebenen Jahrbüchern für Psychiatrie die "akuten halluzinatorischen Formen des Wahnsinns", die er ab 1890 mit der von seinem Schüler FRITSCH ebenfalls 1879 behandelten "Verwirrtheit" zur "Amentia" zusammenfaßte. Bereits 1879 stellte MEYNERT das "vor sich hinträumende Verhalten" der Kranken heraus, die sich "wie in eine neue Welt versetzt erleben". Den flüchtigen Wechsel und die Vielzahl der Gedanken deutet er hier noch als Folge der ihnen vorgeordneten multiplen halluzinatorischen Eindrücke. Auch bei FRITSCH finden sich unter der Rubrik der "halluzinatorischen Verwirrtheit" typische oneiroide Zustände. Entsprechend unterschied

KRAEPELIN (1885) eine "intellektuelle" und eine "sensorielle" Verwirrtheit, deren letztere er als "traumhaft-deliriös" charakterisierte, da hier Wahrnehmungsvorgang und Vorstellungsablauf gleichermaßen gestört seien.

In der berühmt gewordenen umfangreichen Abhandlung über die Amentia von 1890 vollzieht MEYNERT dann eine Bedeutungsangleichung von "halluzinatorischem Wahnsinn" und "Verwirrtheit" und beantwortet somit die bis dahin noch unentschiedene Frage nach der Wertigkeit der kognitiven Entordnung und der produktiv-halluzinatorischen Komponente für den Aufbau des Gesamtstörungsbildes eindeutig zu ungunsten der letzteren. Wohl nicht zuletzt infolge dieser den Defizienzaspekt des Krankheitsbildes herausstellenden Hypothese finden sich bei MEYNERT 1890 keine Andeutungen oder Beschreibungen der ja seinerzeit bereits durchaus bekannten geschlossenen Imaginationen des Oneiroids mehr; die von MEYNERT auch geschilderten sog. "Halbtraumzustände" meinen die deskriptiv-phänomenal ja gänzlich anders zu bewertenden hysterischen Dämmerzustände. Bezeichnend für den weiteren Gang der Diskussion innerhalb der Wiener Schule ist eine Bemerkung von STRANSKY in seiner umfangreichen Arbeit "Zur Lehre von der Amentia" (1904/1905), in der er das "phantastische Illusionieren" der Kranken als sekundäre Folge der die Amentia primär kennzeichnenden "assoziativen Koordinationsstörung" auffaßt. In Übereinstimmung mit der Sejunktionslehre WERNICKEs betrachtet er die komplexen Halluzinationen in der Amentia als das Ergebnis rein dissoziativer Prozesse. Die ausführlichen Fallstudien, die STRANSKY seinen theoretischen Ausführungen als Illustration beifügt, beinhalten allerdings interessante Selbstschilderungen oneiroider Entrückungserlebnisse, ohne daß sich aber auch nur ein Hinweis auf die einheitliche Geschlossenheit der von den Kranken selbst als "wie geträumt" beurteilten Erlebnisreihen findet. Stattdessen gibt STRANSKY eine minutiöse, quasi atomisierende Aufzählung der einzelnen Sinnestrugphänomene, die jedoch nicht die Ebene des subjektiven Gesamterlebnisses erreicht. Entsprechend stellt sich STRANSKY auch nicht das Problem der Einbildungskraft: Die dem Wort- und Bedeutungsfeld des Imaginären zugehörigen Begriffe sind in seiner sehr umfangreichen Studie nicht zu finden. Man könnte hier beinahe annehmen, daß die einseitige assoziationspsychologische und zudem rein somatologische Orientierung eine Einengung des theoretisch-konzeptuellen Blickfeldes bedingt, die ein völliges Übersehen und "Ausblenden" zentraler Aspekte eines eigentlich deutlich vor Augen liegenden Sachverhaltes (hier des Oneiroids) zur Folge hat. STRANSKY zog selbst Jahrzehnte später in einer in hohem Alter geschriebenen Arbeit (1953) über die Entstehung der Schizophreniekonzeption rückblickend ein selbstkritisches Fazit der hier angedeuteten Epoche der wissenschaftlichen Psychiatrie: "Wir haben damals die psychischen Erscheinungen der Psychosen etwas allzusehr von neben- und obenher genommen".

Die sich in idiopathische und symptomatische Formen gliedernde Amentia der Wiener Schule, die MEYNERT somatologisch als den Ausdruck einer unkoordinierten Enthemmung subkortikaler Zentren deutete, entwickelte sich schließlich zu einem diagnostisch und konzeptuell unbrauchbaren "Sammelbecken" fast sämtlicher akuter Psychosen mit Ausnahme der rein affektiven Störungen. Wohl nicht zuletzt deshalb, weil sich das tradierte Postulat einer günstigen Prognose innerhalb des ausgeweiteten Spektrums nicht mehr aufrechterhalten ließ, vermochte sich die Konzeption MEYNERTs gegen die weniger spekulativ angelegte und deskriptiv fundierte Krankheitslehre KRAEPELINs nicht zu behaupten.

Bei KRAEPELIN begegnen wir dem Begriff Amentia - als Ergebnis einer neuerlichen Einengung seines extensionalen Umfanges - bei den Ausprägungsformen des infektiösen Irreseins: KRAEPELINs Begriffsbestimmung der Amentia als "traumhafte Verworrenheit mit illusionärer oder halluzinatorischer Verfälschung der Wahrnehmung und motorischer Unruhe" (8.Aufl. 1922, S. 263) hebt wieder ausdrücklich und gleichwertig die besonderen, in der Wiener Schule zuletzt nur noch beiläufig betrachteten imaginativen Aspekte der Erlebnisdimension dieses Zustandsbildes hervor.

Die spätere Verwendungstradition des Terminus Amentia ist weitgehend durch eine inhaltliche Unschärfe der definitorischen Bestimmungen und eine konzeptuelle Uneinheitlichkeit gekennzeichnet. Während etwa EWALD in seinem Handbuchbeitrag über die exogenen Psychosen (1928) Amentia, Delirium und Dämmerzustand als "gleichgeordnete Reaktionsformen des Gehirns" auf eigene Noxen versteht, worin ihm später CONRAD (1960) beipflichten wird, erörtert JAHRREISS (1928) - unter allgemein psychopathologischen Gesichtspunkten - die Amentia als einen ätiologisch neutralen Subtypus des "traumhaft getrübten Bewußtseins".

Unter den gegenwärtigen Autoren hat vor allem PAULEIKHOFF (1967, 1984) eine Renaissance der Amentia als eines selbständigen, prognostisch stets günstig verlaufenden Krankheitsbildes zu erreichen versucht, das sich diagnostisch weder den exogenen Delirien noch den Schizophrenien zuordnen läßt und trotz aller Unterschiede "engste Beziehungen" zu den affektiven Psychosen aufweist. Während PAULEIKHOFF 1967 die traumhafte Verworrenheit der Amentiellen vornehmlich unter den Primat der kognitiven Entordnung erläutert, betont er 1984 stärker die subjektive Erlebnisseite dieses Zustandes, der "die Kranken in eine andere Welt versetzt, um sie handeln zu lassen, als seien sie ohne Verstand" (1984, S. 24).

Gegen PAULEIKHOFFs, einem eher unkritischen Nosologismus zuneigende, Sichtweise der Amentia als einer selbständigen Erkrankung bleibt zu fragen, ob dieses psychotische Bild nicht vielmehr einen mehrdimensional erklärbaren, pathoplastisch überformten Prägnanztyp der Psychosen des schizoaffektiven Zwischenbereiches darstellt. Seiner Meinung, daß die traumhafte Verworrenheit der Amentia in dieser Form bei keiner anderen Psychose zu beobachten sei, steht die Erfahrung von in gänzlich verschiedenen klinischen Kontexten möglichen und ähnlich gestalteten Oneiroiden entgegen. So wird einmal mehr deutlich, daß sich das Problem der oneiroiden Erlebnisform einer nosographischen Festlegung entzieht.

8.3 Der "akute halluzinatorische Wahnsinn"

Neben der Amentia-Diskussion erfuhr das Problem der oneiroiden Zustände eine
verstärkte Beachtung auch aus einem anderen klinisch-psychopathologischen
Blickwinkel, der eher die Frage einer halluzinatorischen Fundierung der komplexen
Erlebnisgestaltungen aufwarf: Im Jahre 1875 stellte FÜRSTNER (1848-1906), von
1877 bis 1891 der erste Ordinarius für Psychiatrie in Heidelberg, in einer
vielzitierten Abhandlung das "halluzinatorische Irresein" als einen wichtigen Prägnanztyp der Puerperalpsychosen heraus: Er verstand darunter perakut sich entwickelnde postpartale Psychosen, denen gelegentlich unruhig-angstvolle Träume
vorangehen können. Das klinische Bild zeigt dann zunächst vereinzelt und unabhängig voneinander auftretende Halluzinationen unterschiedlicher Sinnesgebiete,
die sich schließlich zu "lawinenartig anwachsenden Delirien" steigern können,
denen die Kranken keine kritisch-distanzierende Reflexion mehr entgegensetzen
können. Den ja eine subjektive "Weltumwälzung", also einen Wechsel des intersubjektiven Wirklichkeitsbezuges zu einem fiktiven Welterleben voraussetzenden
oneiroiden Charakter dieser Erlebnisse erhellt eine Bemerkung HOPPEs, der 1893
FÜRSTNERs Beobachtungen erneut aufgriff: "Die Kranken erleben ganz *märchenhafte Situationen* in mannigfachstem Wechsel". Im Gegensatz zu den oft
schreckerregenden Geschehnissen anderer Oneiroide zeichnen sich die Erlebnisfolgen der Wöchnerinnen nicht selten durch eher glückhaft-wunderbare, eben
"märchenhafte" Inhalte aus:

"Es erscheint ihnen Gott, Christus, die heilige Jungfrau. Engel schweben zu ihnen hernieder,
'große und kleine, in herrlichen bunten Gewändern und fordern sie singend auf, mit ihnen spazieren-
zugehen'; bald sind sie im Himmel, sie schauen die Herrlichkeit Gottes und hören die himmlichen
Heerscharen singen, bald wieder befinden sie sich auf der Erde, sehen 'allerlei Wald- und Wiesentiere' um
sich, hören Glockengeläut, Musik, Hochzeitsmusik; die Eltern kommen in Gestalt von Vögeln zu ihnen
und unterhalten sich mit ihnen; die Kinder tanzen um ihr Bett herum, allerlei Volkes zieht an ihnen vorüber, ...dann wieder sind sie in herrlichen Schlössern, in Gesellschaft von Grafen und Königen und
schauen die wunderbarsten Dinge" (HOPPE 1893, S. 174/175).

Das unverständlich-bizarre, oft wie "rasende" Verhalten der Kranken, die nur
noch auf der "Bühne" ihrer rasch ablaufenden imaginären Ereignisse agieren
können, bezeugt ihre gänzliche subjektive Entrückung, aus der sie dann nicht selten
"mit einem Schlage wie aus einem Traum" heraustreten.

Immerhin hatte MEYNERT die für den Außenstehenden ähnlich be-
fremdlich-sonderbar anmutenden Verhaltensäußerungen in der sog. "transitorischen
Amentia" mit der die Kranken beherrschenden Dominanz des Imaginären zu
verstehen versucht: Der äußeren Bizarrerie und "Raserei" entspricht auf der
subjektiven Ebene ein *"geordnetes Sich-Bewegen der Kranken in einer rein
wahrhaften Lage"*.

Unter den gegenwärtigen Autoren hat insbesondere wieder PAULEIKHOFF (1964) im direkten
Rückgriff auf FÜRSTNER die häufige oneiroide Färbung der Wochenbettpsychosen betont und diese
dann 1967 als "deutlichste Ausprägungen" in das Zentrum seiner soeben diskutierten Amentia-
Konzeption gerückt.

Die unmittelbar an FÜRSTNER anschließenden Autoren erkannten in den als "akute halluzinatorische Verworrenheit" (BEYER 1895) oder als "halluzinatorischer Wahnsinn" (MAYSER 1886) bezeichneten psychotischen Zustandsbildern schon bald einen den engen Rahmen der Puerperalpsychosen überschreitenden, besonderen Ausprägungstypus der idiopathischen Psychosyndrome i.S. KAHLBAUMs.

So wies KONRAD (1885) in Übereinstimmung mit WESTPHAHL auf die "massenhaften und reichhaltigen Sinnestäuschungen in der akuten Verworrenheit" hin, denen gegenüber die halluzinatorischen Erlebnisse beim chronischen Wahnsinn eher "vereinzelt und mehr eintönig" auftreten. KONRADs Kasuistiken tragen ein unverkennbar oneiroides Gepräge. Eine seiner Kranken vergleicht ihr psychotisches Erleben einem Befangensein "von einem bösen Traum, aus dem ich nicht erwachen kann". In retrospektiver Plausibilisierung spricht sie von "schrecklichen Situationen, welche ihr ihre Phantasie vorgespiegelt hatte" (S. 526). KONRAD erblickte in den wahnähnlichen Erlebnismitteilungen der Betroffenen "Deutungsversuche der halluzinatorischen Eindrücke", denen er somit auch eine für den Aufbau des Gesamterlebens lediglich material-instrumentale Funktion zubilligt.

Auch in einer 1886 von MAYSER vorgelegten Studie ist von "einem Meer von Halluzinationen und Illusionen" bei den an halluzinatorischem Wahnsinn Leidenden die Rede, die über ihre Erlebnisse " wie über Träume" berichten. Der Autor erwähnt auch die Hypermnesie bezüglich dieser intensiven Erfahrungen mit einer Formulierung, die wir fast gleichartig auch von unseren eigenen Patienten vernahmen: "Wenn sie die Augen jetzt schließe, so kehre ihr alles dies wieder zurück, wie wenn es hier geschehe" (S. 121).

In einer dem gleichen Thema gewidmeten Arbeit spricht der russische Autor ORSCHANSKY (1889) von einer die traumartigen Zustände des akuten halluzinatorischen Wahnsinns kennzeichnenden "Verdunkelung" des Bewußtseins. Daß sich hinter dem ja lediglich eine funktionale Minderung anzeigenden verdunkelten eigentlich ein *verändertes*, eminent "produktives" Bewußtsein verbirgt, das dann die konstitutive Grundlage des reichhaltigen inneren Erlebens darstellt, deuten die folgenden Sätze an: "Wie der Schlaf reich oder arm an Träumen sein kann, so können auch die Zustände der geistigen Verwirrtheit nicht selten zum Schauplatz einer eigenartigen, in Illusionen, Halluzinationen und in zusammenhängenden Phantasmen zum Ausdruck gelangenden *seelischen Arbeit* werden" (S. 311).

Erwähnenswert ist der mitgeteilte Fall einer postpartal auftretenden "stuporähnlichen Lethargie", an deren Erlebnisgehalt sich die betroffene Frau später genau erinnern konnte: Die entsprechende Selbstschilderung gemahnt in mancher Hinsicht an unsere im zweiten Teil dieser Schrift ausführlich dargestellten Beobachtungen über oneiroide Erlebnisse panplegischer Kranker in der Intensivbehandlungssituation. Auch in der Kasuistik ORSCHANSKYs treffen wir auf *einen Zusammenhang von erlebter motorischer Entmächtigung und einer qualitativen Abwandlung des Wachbewußtseinszustandes:*

"Ihren traumähnlichen Zustand beschreibt sie folgendermaßen: Sie konnte sich nicht bewegen, sah und hörte jedoch alles. Ihr Körper schien ihr sehr groß, leicht und ohne jede Stütze in der Luft schwebend. Die Personen ihrer Umgebung kamen ihr als in der Luft schwebende Riesen vor. Sie habe oftmals durch die ein wenig geöffnete Lidspalte gesehen, doch jedesmal rasch wieder die Augen geschlossen. Öffnete sie die Augen, so sah sie verschiedene Farben, besonders Rot und Blau. Selbst bei vollkommen geschlossenen Augen sah sie verschiedene unangenehme Gestalten. Sie hatte während der Zeit überhaupt gar keine Gedanken, ihr Bewußtsein war nicht klar, doch fühlte sie sich unwohl. Es schien ihr, sie wäre gestorben, sie wunderte sich, daß sie atmete. Manchmal schien es ihr, daß man sie schon beerdigt, daß die sie umgebenden Personen keine lebenden Menschen, sondern Schatten seien, daß sie sich nicht in einem Zimmer befinde, sondern in einen großen Kasten eingeschlossen sei... Sie fürchtete Bewegungen auszuführen und mied dieselben...und es schien ihr dabei, daß sie in einen Abgrund stürzt" (ORSCHANSKY 1889, S. 320).

Diese, verglichen mit den rasch wechselnden Bildfolgen anderer Oneiroide, nahezu ereignisarme Schilderung weist einige, möglicherweise aus einer tiefgreifenden Störung des Leiberlebens resultierende Besonderheiten auf: So das Erlebnis des Schwebens des eigenen wie auch fremder Körper, deren Wahrnehmung einer zusätzlichen makroptischen Verzerrung unterliegt. Die Fallskizze verdeutlicht aber modellhaft, quasi in nuce, den in jedem Oneiroid anzutreffenden Wandel des Raumerlebens, der sich hier zwar noch nicht zur durchgestalteten Deutlichkeit des vollzogenen "Weltwechsels" entwickelt, aber gleichwohl die Sicherheit des vertrauten intersubjektiven Realraumes untergräbt. Das Räumliche wird jetzt weniger als ein figural-gestaltetes Medium denn als ein unheimlich-undurchschaubares Atmosphärisches erlebt, das an die Stelle des bisherigen Weltrahmens tritt. *Der Einbruch des Imaginären vollzieht sich hier also als eine quälend erlebte Verfremdung des Raum-Wirklichen.* Eine vorsichtige interpretative Annäherung vermag hier vielleicht auch Entsprechungen zwischen dem ratlos-ängstlichen Erleben dieser schwebend-unheimlichen Atmosphäre des Raumes und dem subjektiven Schwebeerlebnis des eigenen Leibes zu erblicken. ORSCHANSKY beschreibt die psychopathologische Formalstruktur dieses eigenartigen Erlebniswandels zutreffend als einen Zustand "ohne Delirien und ohne Halluzinationen, aber mit *gänzlich veränderter Wahrnehmung*, welche einen rein illusorischen Charakter angenommen hat".

Die Studie eines anderen russischen Psychiaters, SERBSKI (1892), belegt gleichfalls die sich schließlich durchsetzende Tendenz, die oneiroid geprägten Ausformungen des akuten halluzinatorischen Wahnsinns primär als Folge einer Bewußtseinsstörung zu deuten: "Es erscheint mir weit richtiger, die Bewußtseinsstörung als primäres Symptom aufzufassen, welches günstige Bedingungen für das Auftreten von Halluzinationen schafft". Der Autor betont den Wirklichkeitscharakter der psychotischen Erfahrungen, deren phantastische Inhalte von den Kranken daher "wie im Traum - völlig im Bereich des Möglichen und Natürlichen erlebt werden" (S. 33).

Die Psychiatrie des ausgehenden 19. Jahrhunderts sah in den dargestellten, vielfältig halluzinatorisch geprägten Bildern den seelischen Ausdruck eines durch eine erhöhte Reizbarkeit "komplizierten" (BEYER) *Erschöpfungszustandes*: So sprach v.VOIGT (1883) von Erschöpfungsdelirien. KRAEPELIN prägte entsprechend den Begriff der "asthenischen Verwirrtheit" und griff dabei die in der zeitgenössischen Neurasthenie-Debatte gebräuchliche Formel der "reizbaren Schwäche" auch zur Erkärung eindeutig psychotischer Störungen auf. Ebenso wie bei der Neurasthenie wurde auch beim sog. halluzinatorischen Wahnsinn eine "Verarmung des Kraftvorrates in den Nervenzellen" (MAYSER) infolge nutritiver Störungen und Erschütterungen vermutet: Ein somatologisches Konstrukt, in dem sich allerdings vitalistische Züge aufzeigen lassen. Die psychosomatische Doppelnatur der als pathogenetische Grundlage der psychopathologischen Zustände angenommenen Erschöpfung ließ gleichermaßen die Entwicklung neurophysiologischer wie psychodynamischer Hypothesen zu. Eine heute naiv erscheinende Verquickung beider Bedingungsreihen findet sich bei MAYSER, der belastende Lebensereignisse durchaus als unmitelbare Anlaßmomente des halluzinatorischen Wahnsinns betrachtet. Ganz im Bereich somatologischer Spekulation bewegt er sich dann aber mit der folgenden Annahme, daß diese psychoreaktiven Momente geeignet seien, das in seiner Widerstandsfähigkeit herabgesetzte "ganze organische Gebiet der Psyche gründlich zu erschüttern und explosionsartige Entladungen des noch vorhandenen Kraftvorrats auszulösen" (S. 123). RAECKE widmete dem Problem der sog. "Erschöpfungspsychosen" zwei ausführliche Publikationen (1900/1902), aus denen der oneiroide Charakter dieser Zustandsbilder eindeutig zu entnehmen ist. Der Autor diskutiert auch das Auftreten von den eigentlich psychotischen Zustand überdauernden, inhaltlich an diesen anschließenden Wahnideen, deren Entwicklung dann begünstigt wird, "wenn der Kranke wie aus einem Traum erwacht und sich vergeblich in der Wirklichkeit zurechtzufinden sucht".

Aus heutiger Sicht erscheint es bemerkenswert, daß die damaligen Psychiater bereits um die *pathogenetische Bedeutung der sensorischen und sozialen Deprivation für die Entstehung komplexer halluzinatorischer Erfahrungsmuster* wußten: So beobachtete v.FRANKL-HOCHWART (1897) nach Augenoperationen auftretende Pychosen vom Typus der "halluzinatorischen Verwirrtheit"; als deren entscheidende pathogenetische Voraussetzung betrachtete er "den Einfluß der Dunkelcur, *die absolute Ruhelage, das völlige Abgeschlossensein von der Außenwelt*" (S. 181).

In gleicher Weise deutete KIRN 1881 den sog. "Gefängniswahnsinn" als direkte Folge der sozial depravierenden "spezifischen Einflüsse der Einzelhaft". Das psychopathologische Bild dieser dann später von BONHOEFFER unter dem Gesichtspunkt der Labilität des Persönlichkeits-Bewußtseins bearbeiteten Störungen ist nach KIRN charakterisiert durch "zahlreiche und intensive Halluzinationen in allen Sinnesgebieten, welche einen stabilen Charakter haben und den Inhalt des Bewußtseins vollkommen umwandeln" (S. 720). Auch hier ist demnach das Vorkommen oneiroider Ausgestaltungen anzunehmen.

Die sich durchsetzende nosologische Systematik KRAEPELINs drängte das psychopathologische Zustandsbild der "akuten halluzinatorischen Verworrenheit" - ähnlich wie die Amentia - an den Rand des klinischen Interesses. Bereits MAYSER hatte ihr Vorkommen zu den "im ganzen relativ seltenen Beobachtungen" (1886, S. 119) gezählt, deren hohe Relevanz für die Grundfragen der allgemeinen Psychopathologie ihnen gleichwohl eine anhaltende deutliche Beachtung sicherte. Dem ordnenden, die Beschreibung typischer Bilder intendierenden Zugriff der Nosologie KRAEPELINs, deren Ziel ja die Herausarbeitung "natürlicher" Krankheitseinheiten darstellte, mußte hingegen die psychopathologische Brisanz des jetzt als Atypie gewerteten und zum eher unwichtigen klinischen Detail gewordenen "akuten halluzinatorischen Wahnsinns" entgehen. Besondere Erwähnung verdient daher in diesem Zusammenhang eine 1911 von SCHMID vorgelegte Studie über die "Ergebnisse persönlich erhobener Katamnesen bei geheilten Dementia-praecox-Kranken", die der Autor im Untertitel als einen "Versuch, Formen von akuter Verwirrtheit als Zustandsbild des manisch-depressiven Irreseins von der Katatonie abzutrennen" apostrophierte. Aufschlußreich ist eine Bemerkung SCHMIDs, daß er ähnliche Kasuistiken vor allem in solchen Arbeiten gefunden habe, "wo der Einfluß der KRAEPELINschen Schule ein nicht absoluter war". Die Studie, die als ein herausragendes Beispiel einer idiographisch orientierten psychopathologischen

Forschung gelten darf, vermittelt wertvolle Selbstschilderungen ehemals Erkrankter, die sämtlich den Typus der geschlossenen Imaginationen des Oneiroids aufweisen. Der dem "Fall 4" nachgestellte Satz "die Katamnese ergibt die traumhafte Trübung des Bewußtseins mit immer wechselnden Delirien in schönster Form" (s. 145) trifft gleichermaßen auf sämtliche mitgeteilte Kasuistiken zu.

Als ein historisches Detail sei erwähnt, daß wir in dem uns zugänglichen Exemplar der Heidelberger Kliniksbibliothek auf eine handschriftliche, höchstwahrscheinlich von MAYER-GROSS stammende Randbemerkung stießen, die die eben erwähnte Selbstschilderung als "oneiroid" kennzeichnet.

Durchweg gewinnt man aus den Selbstschilderungen den Eindruck, daß die Patienten an die äußeren Umstände ihres Krankseins, etwa die Kliniksbehandlung, so gut wie keine oder allenfals eine sehr undeutliche Erinnerung besitzen, während sie ihre phantastischen Erlebnisse bei der Nachuntersuchung geradezu hypermnestisch reproduzieren können. Die inhaltliche Ausprägung der imaginären Erlebnisse orientiert sich einerseits an magisch-mythischen Sinnhorizonten, die die lebensgeschichtlich gewordene Kontinuität des individuellen Daseins mittels archetypischer Gehalte transzendieren. Es finden sich aber auch Mitteilungen über Ereignisfolgen, die durchgängig an die dem Subjekt vertrauten lebensweltlichen Bezüge anknüpfen und biographische Sedimentationen mit einer hohen affektiven Besetzung aktualisieren: So äußert eine Patientin, "daß alles, was sie in ihrer Krankheit gedacht, gesprochen und getan habe, auf in ihrem Leben schon vorgekommene Dinge bezogen werden könne" (l.c. S. 189).

SCHMID stellt dann die übereinstimmenden Grundzüge seiner Beobachtungen heraus, die er in die klinische Nähe der zum Zeitpunkt seiner Publikation bereits ad acta gelegten und in Vergessenheit geratenen "akuten halluzinatorischen Verworrenheit" rückt: So verweist er 1. auf eine mehr oder weniger plötzlich hereinbrechende traumhafte Trübung des Bewußtseins und die darauf resultierende Unfähigkeit zur situativen Orientierung innerhalb der intersubjektiven Realität. 2. betont er dann übereinstimmende katamnestische Angaben "über mehr oder weniger häufige lucide Momente, die meist von den Kranken als ein Erwachen geschildert werden". Ähnlich wie die referierten Autoren des 19. Jahrhunderts beschreibt auch SCHMID 3. als "konstantestes Symptom" die mangelhafte Auffassung der äußeren Eindrücke und die damit zusammenhängende illusionäre Verfälschung der Umgebung, die 4. zusätzlich durch "sonstige massenhaft auftretende Illusionen und seltenere Halluzinationen" begünstigt wird.

Der klinische Ertrag der Untersuchungen SCHMIDs betrifft die diagnostische Zuordnung der beschriebenen idiopathischen Verwirrtheitszustände, bei denen er katamnestisch stets eine günstige prognostische Entwicklung nachweisen konnte, zum Formenkreis des seinerzeit sehr weit gefaßten manisch-depressiven Irreseins. Während der Hospitalisierung waren sie zunächst ausnahmslos als katatonschizophrene Zustandsbilder aufgefaßt worden. Aus heutiger Sicht entsprechen die Psychosen dieser "geheilten Dementia-praecox-Kranken" größtenteils den bereits erwähnten oneiroiden Emotionspsychosen i.S. von BOETERS, die wiederum Übergänge zu den von LABHARDT (1963) beschriebenen schizophrenieähnlichen Emotionspsychosen zeigen. *Gerade dem problemgeschichtlichen Zugang erweist*

*sich der schizoaffektive Zwischenbereich allemal als der klinische Manifesta-
tionsschwerpunkt oneiroid akzentuierter idiopathischer Psychosyndrome.*

Am Ende seiner Ausführungen diskutiert SCHMID, unter direktem Bezug
auf die Traumdeutung FREUDs und die Schizophrenie-Untersuchungen C.G.
JUNGs, die Bedeutung psychodynamischer Faktoren für die thematische Ausgestaltung der "traumartigen Dämmerzustände" seiner Kranken, in denen "infantile
Ereignisse, Verdichtungen, Verschiebungen und Symbole eine große Rolle spielen"
(l.c. S. 189). Eine Ahnung der ja nicht selten auf die archetypischen Erfah-
rungsschichten des kollektiven Unbewußten zurückgreifenden und den individuellen
Erfahrungshorizont sprengenden Erlebnisgehalt der Oneiroide klingt in der durchaus
nicht abschätzig gemeinten Bemerkung SCHMIDs über "die ungemein bunte
phantastische Reichhaltigkeit dieser Delirien selbst bei den einfachsten Bau-
ernburschen" an.

8.4   Das "délire onirique" (RÉGIS)

Im gleichen Kontext nennt SCHMID auch den Namen des französischen Psychiaters
RÉGIS, der untrennbar mit der *Begriffsgeschichte* der oneiroiden Erlebnisform
verbunden ist: RÉGIS, Professor der Psychiatrie an der Universität Bordeaux, beschrieb 1895 "hallucinations oniriques", d.h. "traumartige Halluzinationen bei Degenerierten" (Referat im Neurologischen Zentralblatt 1895), die "sämmtliche Sinnesgebiete betreffen" können und zumeist einen "mystischen Inhalt" aufweisen. Der
Hinweis auf das bevorzugte Auftreten dieser komplex gestalteten und archetypisch
fundierten Imaginationen bei Degenerierten läßt hier an die Oneiroide im Verlauf
idiopathischer Psychosen denken, die ja damals auch im Zentrum des diesbezüglichen Interesses der deutschsprachigen Psychiatrie standen. Die uneinheitliche Anwendung der Degenerationstheorie zur Beschreibung und Erklärung
konkreter klinischer Sachverhalte (vgl. SCHMIDT-DEGENHARD 1983) berechtigt
aber zu der Vermutung, daß RÉGIS' "hallucinations oniriques" auch psychogene
Manifestationen auf hysterischer Basis umfassen.

1901 konzipierte RÉGIS dann das *Syndrom des "délire onirique"*, das für
MAYER-GROSS 1924 den unmittelbaren terminologischen Anstoß zur Prägung des
Begriffs der "oneiroiden Erlebnisform" gab. Ganz in der Tradition des seit
MOREAU de TOURS die französische Psychiatrie prägenden Oneirismus
(DEMONOVA 1973) stehend, charakterisiert RÉGIS das délire onirique als einen
"somnambulischen Zustand", dessen traumartiges Erleben daher *nicht* dem Traum
des gewöhnlichen Schlafes, sondern dem eines krankhaft veränderten Schlafes zu
vergleichen sei. Inhaltlich konstituiert sich das Syndrom häufig durch halluzinatorisch aktualisierte "Erinnerungen und Szenen aus dem Familien- und Berufsleben",
aber auch aus schreckerregenden bizarr-phantastischen "Visionen, deren Gestaltungsdynamik unter den Einflüssen einer unter- und unbewußten seelischen Aktivität" (l'activité subconsciente ou inconsciente) steht. Ähnlich den deutschsprachigen Autoren kennt auch RÉGIS variable Gestaltungsgrade der oneiroiden Erlebnisreihen: diese resultieren aus der im Einzelfall unterschiedlichen Gewichtung

der beiden Grundkomponenten des Gesamtbildes, des "élément confusion" und des "élément délire", und können sich zwischen den Extremen einer weitestgehenden amentiellen Fragmentierung und einer in sich einheitlichen imaginären Welt bewegen. Implizit klingt hier bereits die besonders von MAYER-GROSS herausgestellte zentrale Bedeutung der die Imaginationen konstituierenden *Intentionalität* an.

Wesentliche Grundbedingung des délire onirique stellt ein hermetisches Abgeschlossensein des Subjekts gegen die Außenwelt dar; diese wird vollkommen durch die imaginären Geschehnisse "ersetzt", denen die Betroffenen nicht wie Zuschauer im Kino passiv folgen (spectateurs aux objectivations cinématographiques), sondern in die sie als Handelnde und Sprechende einbezogen sind.

Auch der französischen Psychopathologie des 19. und beginnenden 20. Jahrhunderts läßt sich also ein gültiges Bild der hier explizit als solche bezeichneten oneiroiden Zustände entnehmen, dessen Grundzüge weitgehend den deutschsprachigen Texten entsprechen. RÉGIS, der - ähnlich wie H. JACKSON - einem die neurobiologische Substratebene einschließenden, evolutionstheoretisch orientierten und hierarchisch konzipierten Schichtenmodell des Seelischen zuneigt, sieht im délire onirique den Ausdruck einer Dissoziation zwischen der höheren (supérieure) und der nunmehr dominierenden niederen (inférieure) seelischen Funktionsebene, die einem automatismenartigen Ablaufmuster folgt. Diese sehr vereinfachende und die komplexe intentionale Struktur der Oneiroide verkennende Betrachtungsweise bildet den Beginn einer ideengeschichtlichen Entwicklung, die ihren Höhepunkt in der organo-dynamischen Konzeption H. EYs erreicht, in deren Zentrum der schichtentheoretisch orientierte Entwurf einer phänomenologischen Psychopathologie des Bewußtseinsfeldes steht (1967). Ausgangspunkt der Überlegungen EYs ist das "fait primordial" von Schlaf und Traum, das verdeutlicht, *"wie das Imaginäre den verschiedenen Graden der Bewußtseinsveränderung als notwendiger Gehalt zugehört"* (EY 1967, S. 61). Das Oneiroid bezeichnet in solcher Perspektive einen besonderen Typus entordneten Bewußtseins, der sich auf der subjektiven Erlebnisebene als Überflutung des Bewußtseinsfeldes *durch eine phantastische Welt* darstellt: "Diese Invasion ist ein Einbruch des Fabelhaften in eine schwankende Welt, ein übernatürliches, kosmisch-apokalyptisches Geschehen. Alle Archetypen, die Figuren und Fabeln der Mythologie, die Gestalten der antiken Tragödie, alle Dramen der menschlichen Existenz tauchen im Abgrund dieser radikalen Destruktion des Erlebens auf. Die Atmosphäre des (oneiroiden) Dämmerzustandes hat in der Tat etwas Lyrisches und Metaphysisches; dieses Erleben gründet in einer ganz ursprünglichen Problematik von Realität und Existenz, in jener primordialen Sphäre, wo Bedürfnis und Faktizität zusammentreffen, wo das abgründige Thema von Leben und Tod sich auftut" (l.c. S. 68). -

Für RÉGIS stellte das délire onirique, das er zunächst bei Infektionen und Intoxikationen mit zerebraler Beteiligung beobachtet hatte, die Folge einer hypothetischen *Autointoxikation* dar, in der er das allen Formen gemeinsame pathogenetische Moment des gesamten klinischen Manifestationsspektrums vermutete: So beschrieb RÉGIS das Vorkommen des oneiroiden Delirs bei traumatischen, postoperativen und Wochenbettpsychosen, dann aber auch bei schweren Verbrennungszuständen, bei Impfreaktionen und bei Hungerzuständen. Die Vermutung einer toxischen bzw. autointoxikatorischen Ätiologie der "traumhaften Verworrenheit" der Amentia äußerten auch STRANSKY und v.WAGNER-JAUREGG, ja sogar noch MAYER-GROSS in seiner eigentlich primär psychopathologisch intendierten Monographie von 1924. Mit einer - angesichts des hohen Niveaus des psychopathologischen Diskurses - erstaunlich naiven, auch für den sonstigen Kontext des Werkes unstimmigen Diktion rekurriert MAYER-GROSS unter dem Stichwort "physiologische Probleme und Theorien" auf ein simplifizierendes organmedizinisches Krankheitsmodell: Demzufolge ist "die oneiroide Psychose eine Art Abwehrreaktion des Körpers gegen das krankmachende Agens...,das an einer umschriebenen cerebralen Stelle einwirken muß, damit unsere Erlebnisform in Erscheinung tritt" (MAYER-GROSS 1924, S. 188).

Man ist hier - wie auch bei den anderen erwähnten Autoren - versucht, eine *metaphorische Rede* anzunehmen. Scheint es doch beinahe so, als ob die im Oneiroid aufscheinende befremdlich und beängstigend anmutende Phantastik des Erlebens im Rahmen des medizinisch-psychiatrischen Diskurses nur so theoretisch bewältigt werden konnte, indem man ihre Bildgehalte als die akzidentelle seelische Folge eines die zerebrale Organisation von außen treffenden "Toxins" auffaßte. Der von Henry EY in aller Deutlichkeit enthüllten existentiellen Dimension des Oneiroids, die einen Einblick in die Abgründigkeit des Seelischen eröffnet, wird so ausgewichen - auch die innerpsychiatrische Behandlung unseres Themas beleuchtet einmal mehr die Koinzidenz von Angstabwehr und Methodenwahl in den Verhaltenswissenschaften (DEVEREUX).

9 Die phantastischen Erlebniszusammenhänge (JASPERS)

9.1 Facetten des "Erlebnis"-Begriffs

Eine in den Grundzügen unvermindert gültige Erörterung unseres Problemfeldes, die sich methodologisch an den Prämissen der von ihm 1912 programmatisch erläuterten "phänomenologischen Forschungsrichtung in der Psychopathologie" orientiert, ist Karl JASPERS zu verdanken. Zum erkenntnistheoretischen Grundbegriff wird hier das subjektive *Erlebnis*, dessen unmittelbare, zunächst rein deskriptiv bestimmte "innere Vergegenwärtigung und Anschauung" (JASPERS 1963, S. 315) die vordringliche Aufgabe des Psychopathologen darstellt. JASPERS betont wiederholt die methodische Strenge eines solchen Vorgehens, das im Verzicht auf jegliches theoretische Vorurteil nur das wirklich im Bewußtsein Vorhandene in klarer Begrifflichkeit zu erfassen versucht und sich somit von der oft kritisierten sprachlichen Beliebigkeit der allerdings ebenfalls verstehend intendierten Haltung des "mitfühlenden" Psychiaters unterscheidet, die eher ein "begriffsloses Versenken" in die seelische Innenwelt des Anderen bedeutet:

"Die Phänomenologie hat es nur mit wirklich Erlebtem, nur mit Anschaulichem zu tun, nicht mit irgendwelchen Dingen, die dem Seelischen zugrundeliegend gedacht, die *theoretisch konstruiert* werden. Bei allen ihren Feststellungen muß sie sich fragen: *Wird dies auch wirklich erlebt?* (l.c. S. 326).

Phänomenologie wird hier also im Sinne immanenter Deskription der subjektiven Bewußtseinstatbestände verstanden, wobei es primär um die Erfassung der Inhalte des subjektiven Erlebens gemäß der Weise ihres formalen Erlebtwerdens geht.

Die Begriffe "Erleben" und "Erlebnis" gewannen erst etwa seit der Mitte des 19. Jahrhunderts unter dem Einfluß der Lebensphilosophie, wobei vor allem Wilhelm DILTHEY, aber auch Georg SIMMEL zu nennen sind, und der sich im Anschluß an BRENTANO entfaltenden Phänomenologie HUSSERLs ihre für das Selbstverständnis der Geisteswissenschaften grundlegende und zentrale Bedeutung (vgl. hierzu GADAMER 1975, CRAMER 1970, 1972). Im begriffsgeschichtlichen Zusammenhang erfährt "Erlebnis" - auch in der *Erfahrungswissenschaft* der Psychopathologie - zwei unterschiedliche Bedeutungsakzentuierungen:

Zum einen bezeichnet Erlebnis, bei DILTHEY, eine präreflexive Struktur der ursprünglichen Selbsterfahrung, in der "das Innesein und der Inhalt, dessen ich inne bin" in immediater Weise eine Einheit bilden. Aus dem hier aufgezeigten Bedeutungsaspekt ergibt sich das an dieser Stelle nur anzudeutende Problem des Bezuges von dem im Erlebnis gegenständlich Gemeinten zu seinem Erlebtsein, das wiederum hinsichtlich seiner Beziehung zum erlebten *Bedeutungsgehalt* zu untersuchen ist. Hier scheint die hermeneutische Grundfrage der Verschränktheit von Unmittelbarkeit und Vermittlung im "eigentlichen" Erlebnisvollzug auf.

In der Perspektive der Phänomenologie HUSSERLs fungiert die *Intentionalität* als das wesensmäßig mentale Signum des Erlebens: Hierbei stellt diese als die meinende Weise, in der sich ein Erlebnis als Bewußtsein von etwas auf seinen Gegenstand bezieht, keine Relation dar, *in* der das Erlebnis steht; vielmehr gehört die Intentionalität zum irreduziblen, eigensten Grundbestand des Erlebnisses selbst.

In der theoretischen Psychopathologie hat neben JASPERS vor allem KRONFELD (1920) diesen Aspekt hervorgehoben, indem er die Erlebnisse als besondere phänomenale Gegebenheiten innerhalb der Klasse der inneren Phänomene bestimmte, die sich durch die *Unmittelbarkeit ihrer Bewußtseinsgegebenheit* auszeichnen:

"Diejenigen inneren Abläufe, welche diesem Kriterium des unmittelbaren Bewußtseins ihrer Gegebenheit ohne besonderes Bemerktsein genügen, diese nennen wir in ausschließlichem Sinne Erlebnisse... Es ist mithin phänomenologisch deutlich, daß mit dem Bewußtsein aller derartigen inneren Vorgänge *gleichzeitig und in unmittelbarer Weise* das Bewußtsein gegeben ist, daß diese inneren Vorgänge in *mir* ablaufen" (KRONFELD 1920, S.327).

Gegenstand einer Phänomenologie des Seelischen i.S. von KRONFELD und JASPERS ist also eine umgrenzte seelische Geschehensklasse, das Erleben; dieses ist als ein "ausgezeichnetes Psychisches" (KRONFELD) hinsichtlich seiner Beziehungen zum Ich, zum Bewußtsein und zu den verschiedenen Formen seelischer Abläufe, hier insbesondere zur inneren Wahrnehmung zu erforschen. Es geht hier also um das Aufzeigen der Struktur der intentionalen Akte, ihrer Qualitäten und ihrer Sinn- und Bedeutungsbezüge.

Kurt SCHNEIDER hat 1926 die Verwendung des Begriffes "Phänomenologie" bei Karl JASPERS problematisiert, und hierbei insbesondere auf den entscheidenden Unterschied der psychopathologischen Phänomenologie zur Konzeption HUSSERLs hingewiesen, in der es letztlich nicht um eine Wesenslehre realer, sondern transzendental reduzierter Phänomene geht. Der im Zentrum des HUSSERLschen Denkweges stehende Schritt der hierzu erforderlichen eidetischen Reduktion vom im empirischen Bewußtsein vorfindlichen psychologischen Phänomen zum reinen "Wesen" desselben wird von JASPERS ausdrücklich nicht vollzogen. Phänomenologie i.S. von JASPERS bleibt daher immer *Erfahrungswissenschaft*, damit stellt sie eine zwar an philosophische Entwürfe anknüpfende, aber durchaus eigenständige und ihrem Gegenstandsbereich adäquate *genuin psychopathologische Methode* dar.

Kurt SCHNEIDER betont, daß die phänomenologischen Konzeptionen von HUSSERL und JASPERS denselben Ausgangspunkt, nämlich die empirisch vorfindlichen subjektiven Bewußtseinstatbestände, und auch ein Stück des weiteren methodischen Weges gemeinsam besitzen: "Nicht indem sie sich in das konkrete fremde Erleben versenkt, vollzieht auch die psychologische Phänomenologie (i.S. von JASPERS) eine Reduktion im Sinne einer Wesenswissenschaft, wohl aber in dem *idealtypischen Herausstellen* von begrifflich umgrenzten Erlebnisarten....Die psychologische Phänomenologie gewinnt durch Erfassung des Wesentlichen an einer Vielheit individueller Erlebnisse in der begrifflichen Umgrenzung Idealerlebnisse, an denen sie die realen psychischen Phänomene messen, mit denen sie vergleichen kann" (SCHNEIDER 1926, S. 396). Diese von JASPERS begründete spezifisch-psychopathologische Forschungsrichtung dürfte vielleicht adäquater als phänomenologische Psychologie zu bezeichnen sein.

BROEKMAN hat in einer wichtigen Studie über "Phänomenologisches Denken in Philosophie und Psychiatrie" (1965) dieser phänomenologischen Psychologie einen erweiterten methodologischen und thematischen Horizont eröffnet, der einen für Psychopathologie und Philosophie gleichermaßen erkenntniserweiternden Anschluß an die Perspektiven der transzendentalen Phänomenologie im Sinne HUSSERLs ermöglicht.

Die bleibende Unverzichtbarkeit der von JASPERS begründeten phänomenologischen Methode für die klinische Psychiatrie hat Kurt SCHNEIDER mit einer bei ihm selten anzutreffenden Emphase bereits 1926 zutreffend umschrieben: "Psychiatrische *Mediziner* können wir ohne die phänomenologische Orientierung, ohne den Standpunkt im Erleben sein. Psychiatrische *Ärzte* sind wir in dem Maße, als wir uns zu ihm bekennen" (Kurt SCHNEIDER 1926, S. 404). -

Ein zweites, dem alltäglichen Sprachgebrauch entlehntes Bedeutungsmoment von Erlebnis/Erleben verweist auf die mögliche besondere und exzeptionelle Stellung, die einzelne, aus dem Fluß des alltäglichen sonstigen Erlebens herausgehobene Erlebnisse innerhalb der individuellen Lebensgeschichte einnehmen können. Das Kennzeichen solcher Erlebnisse ist nach SIMMEL die Aussonderung des sie tragenden Ereignisses aus dem biographischen Gesamtzusammenhang, auf dessen Ganzes sie zugleich aber unmittelbar bezogen bleiben: "Von dem Zentrum der Persönlichkeit aus gesehen, ist ein jedes Erlebnis sowohl ein notwendiges, aus der Einheit der Ich-Geschichte Entwickeltes, wie ein Zufälliges, zu dieser fremd, unüberwindlich abgegrenzt und von einer ganz tief gelegenen Unbegreiflichkeit gefärbt, als stünde es irgendwo im Leeren und gravitierte nirgends hin. So liegt ein

Schatten von dem, was in seiner Verdichtung und Deutlichkeit das Abenteuer macht, eigentlich über jedem Erlebnis" (SIMMEL 1919, S. 21, 22).

Die seelischen Ausnahmezustände des Oneiroids erfüllen wie wohl nur wenige Erfahrungsweisen in seltener Deutlichkeit die Charakteristika des besonderen Erlebnisses im aufgezeigten Sinne. Seine vor allem SIMMEL und GADAMER zu verdankende hermeneutische Strukturerhellung wirft ein interessantes Licht auf die bereits erörterte problematische Tendenz, die Erfahrung des als wirklich erlebten Imaginären nachträglich als eine "traumhaft-unwirkliche" zu plausibilisieren. Der bleibende Bedeutungsgehalt eines solchen ungewöhnlichen Erlebnisses konstituiert sich eigentlich erst in der Erinnerung, deren imaginativ-vergegenwärtigender Charakter die Grundlage entsprechender biographischer Selbstschilderungen bildet, denen JASPERS einen "größten Wert" für eine deskriptive Phänomenologie des Seelisch-Anderen zuerkennt. Die hier anklingende - nach GADAMER - *emphatische Rede von Erlebnis* meint mithin etwas Unvergeßliches und Unersetzbares, dessen Bedeutungstiefe grundsätzlich unerschöpflich ist. Diese den Rahmen der alltäglichen Lebenswelt sprengenden, quasi "abenteuerlichen" Erlebnisse scheinen als ein "Fremdes" außerhalb des biographischen Zusammenhanges zu liegen, in den sie aber gleichzeitig als Erfahrung des kontinuierlich erlebenden und lebensgeschichtlich gewordenen Ich irgendwie eingewoben sind. SIMMEL hat darauf hingewiesen, daß solche Erlebnisse aufgrund dieser eigenartigen seelischen Position in der Erinnerung leicht die *Färbung eines Traumes* annehmen. Das Prädikat "traumhaft" bezeichnet dann eine Erinnerung, "die sich mit weniger Fäden als sonstige Erlebnisse dem einheitlichen und durchgehenden Lebensprozesse verknüpft". Die retrospektive Unfaßbarkeit des seinerzeit als wirklich erlebten Ungeheuren nötigt das biographisch reflektierende Subjekt zur beruhigend-sichernden Vorstellung eines Traumes, in dem dieses Erlebte stattgefunden hätte: "Je abenteuerlicher ein Abenteuer ist, je reiner es also seinen Begriff erfüllt, desto traumhafter wird es für unsere Erinnerung" (SIMMEL l.c. S. 8). Das abenteuerliche Erlebnis etwa eines oneiroiden Zustandes erscheint dann wie eine eigenen Bildungskräften und -gesetzen gehorchende "Insel" im Kontinuum des individuellen Lebens, mit dem es andererseits in einer "geheimnisvollen Notwendigkeit" (SIMMEL) zusammenhängt, die nicht kausal erklärbar, wohl aber *hermeneutisch erhellbar* ist.

Ein herausragendes Beispiel einer psychopathologisch in höchstem Maße ergiebigen Selbstschilderung vielfältiger halluzinatorischer Erlebnisse, die zudem die soeben aufgezeigte Problematik treffend illustriert, stellen die auch von JASPERS gerühmten Publikationen des russischen Psychiaters KANDINSKY dar. Seine 1881 und 1885 vorgelegten Beiträge "Zur Lehre von den Halluzinationen" sind der seltene Fall einer im Medium wissenschaftlichen Arbeitens gelingenden Verarbeitung und Bewältigung eigener psychotischer Erfahrung. Es dürfte kaum eine zweite, die eigene Introspektion und Erinnerung zum Leitfaden des psychopathologischen Diskurses erhebende Publikation eines Psychiaters geben, die wie folgt anhebt:

"Da ich das Unglück gehabt habe, im Verlaufe von 2 Jahren an Wahnsinn mit Halluzinationen zu leiden und sogar nach der Genesung die Fähigkeit beibehalten habe, Halluzinationen gewisser Art willkürlich hervorzurufen, so konnte ich, natürlich an mir selbst, einige Entstehungsbedingungen des Sinnesdeliriums beobachten" (1881, S. 453).

Auch KANDINSKY bemerkt, daß er angesichts der in seiner Erinnerung aufsteigenden "Traumbilder" aus der Zeit seiner Erkrankung "nur nach langsamem und mühsamem Erwägen" entscheiden könne, ob er diese "in Wirklichkeit erlebt oder nur geträumt hatte" (l.c. S. 459/460).

In einer für die Problemgeschichte des Oneiroids eminent wichtigen Fußnote seiner grundlegenden Studie "Zur Analyse der Trugwahrnehmungen" (1911), in der er den Sachverhalt von sich aus verschiedenen Halluzinationen konstituierenden "zusammenhängenden Erlebnissen" erwähnt, evoziert JASPERS direkt den hier erörterten zweiten Bedeutungsaspekt des Erlebnisbegriffes:

> "Halluzinationen können zusammentreten und zusammenhängende Erlebnisse bilden...Der Inhalt der Halluzinationen ist dann derart, daß er sich mit realen Wahrnehmungen oder *in sich selbst* zu sinnvollem Zusammenhang bringen läßt. Diese Vorgänge sind Erlebnisse in dem Sinne, wie alle Wahrnehmungen auch im gesunden Leben Erlebnisse sein können. Demgegenüber möchten wir als technischen Terminus das Wort Erlebnis reservieren *für die von dem gewöhnlichen Erleben abgesprengten Zusammenhänge, die entweder bei völligem Entrücktsein oder in merkwürdiger Verschlingung mit der realen Wahrnehmung bei Bewußtseinsveränderung die Seele erfüllen. Diese Erlebnisse sind mehr als zusammenhängende Halluzinationen. Halluzinationen sind darin nur ein Element*" (JASPERS 1963, S. 237).

Der Erlebnisbegriff dient hier also der terminologischen Erfassung des in den Entrückungszuständen erfahrenen *Außerordentlichen*. In der "Allgemeinen Psychopathologie" (1913) stoßen wir auf das hier angeschnittene Problem einmal bei dem im Kapitel "Phänomenologie" gegebenen Überblick der Abwandlungen des Bewußtseinszustandes: Hier erwähnt JASPERS, daß abnorm lebendige Träume eine *Erlebnisart* aufweisen können, die manchen wachen Erlebnissen in akuten Psychosen ähnelt; es ist bemerkenswert, daß in dieser Vergleichsrelation den letzteren eine phänomenale Priorität zukommt. Unter dem gegen Ende des Werkes behandelten Gesichtspunkt der "Synthese der Krankheitsbilder" erläutert JASPERS dann die *Erlebnisformen*, die er in der zweiten Auflage (1920) explizit als die "Formen phantastischer Erlebnisse", in den späteren Auflagen dann als *"phantastische Erlebniszusammenhänge"* bezeichnet. JASPERS entwirft hier eine deskriptive Phänomenologie komplexer imaginärer Erfahrungen, deren fiktive Inhalte einen inneren Zusammenhang bilden und aus diesem "gleichsam ein unwirkliches Schicksal" kontinuierlich aufbauen können, dessen Geschehnisse vom "gewöhnlichen realen Erleben" des Subjektes "wie abgesprengt" erscheinen. Die Skala der die imaginären Erlebnisse tragenden Bewußtseinszustände kann nach JASPERS von "Trübungen" über die Formen eines "veränderten Bewußtseins" bis hin zu einem "vollen Wachsein von enormer Klarheit" reichen, das sich dem Wirklichkeitserleben annähert. Als ein kritischer Einwand gegen diese konstruiert erscheinende Reihe der differenten Bewußtseinszustände sei bereits hier vorgebracht, daß die Betroffenen - analog dem Erfahrungsmodus bei "echten" Halluzinationen - dem in den geschlossenen imaginären Welten des Oneiroids Erlebten, sei dieses inhaltlich auch noch so bizarr-phantastisch gestaltet, immer den Charakter des Leibhaft-Wirklichen zusprechen. Es ist daher KANDINSKY zuzustimmen, der

bereits 1885 die erlebnismäßigen Gegebenheitsweisen der komplexen Imaginationen als "die Wirklichkeit selbst" charakterisierte. So sind wir hier in der Tat berechtigt, deskriptiv-phänomenologisch von einer subjektiven Erlebniswirklichkeit
des Imaginären zu sprechen.

JASPERS' Konzeption der "phantastischen Erlebniszusammenhänge", in
denen eine elementarisierende Scheidung von echten Halluzinationen, Pseudohalluzinationen und bloßen Bewußtheiten nicht mehr möglich ist (1968, S. 124), bedeutet aus phänomenologischer Sicht eine wesentliche Annäherung an die subjektiven Erlebnisgegebenheiten: Es gelingt ihm so, eine deskriptive Schwierigkeit zu
überwinden, vor die sich KANDINSKY gestellt sah, der die hier gemeinten Erlebnisformen in seiner bereits erwähnten Monographie als "zusammenhängende,
wechselnde, nicht selten massenhafte Pseudohalluzinationen" deklariert. Nun hatte
KANDINSKY aber bereits 1881 einen essentiellen "Abgrund" zwischen den
"echten" Halluzinationen und den "Erinnerungs- und Phantasiebildern", zu denen er
auch die sog. Pseudohalluzinationen zählte, konstatiert:

> "Das Verhältnis des Bewußtseins zu den Hallucinationen ist ein ganz anderes als zu den
> Pseudohallucinationen; die letzteren sind unschuldige subjektive Produkte der automatischen
> Phantasietätigkeit, während dagegen die erstern nicht mit den Augen des Geistes, sondern *mit denen des
> Leibes* gesehen werden...und ihr Erscheinen von einer besonderen, unangenehmen Empfindung begleitet
> wird, die am besten mit den Worten 'es wird unheimlich' ausgedrückt werden kann" (1885, S. 64).

Die Subsumierung der phantastischen Erlebniszusammenhänge unter die
"Pseudohalluzinationen" erweist sich jedoch als eine unzureichende Beschreibung
ihres erlebnismäßigen Gegebenseins. Die statisch anmutende Konstruktion eines
essentiellen "Abgrundes" zwischen den Pseudohalluzinationen und den Halluzinationen schloß jedoch auch für KANDINSKY nicht die Möglichkeit ihres wechsel-
seitigen Überganges innerhalb der fortlaufenden Dynamik des Bewußtseinsstromes
aus: Es ist allerdings zu bezweifeln, ob und wie eine solche reflexiv feststellbare
Transformation des pseudohalluzinatorischen in das halluzinatorische Erleben eines
intentionalen Gegenstandes auch im Moment ihres Geschehens unmittelbar erfahren
werden kann.

KANDINSKY beschreibt in diesem Zusammenhang das mögliche
"Weggehen" der Kranken in ihre "pseudohallucinierte Welt", wobei sich "alle
Pseudohallucinationen unvermeidlich in *traumhafte Hallucinationen"* verwandeln.
Voraussetzung dieser formalen Verwandlung der Anschauungsmodi des real vorhandenen erlebenden Subjekts, die ja immer auch von einer imaginären Trans-
figuration des realweltlichen Rahmens begleitet wird (delirium metamorphosis) ist
eine *"Abstraktion des Bewußtseins von der realen Umgebung"*, die wir in dieser
Totalität sonst nur im träumenden Bewußtsein vorfinden (l.c. S. 70/71). So schließt
KANDINSKY, wie bereits angedeutet, in der erinnernden Vergegenwärtigung
seiner eigenen psychotischen Erlebnisse auf eine beim Halluzinieren zu
beobachtende Einebnung des ansonsten "scharfen Unterschiedes" zwischen dem
Schlaf- und dem Wachzustand.

In allen Fällen einer durch eine Abwandlung des Bewußtseins bedingten
"Abwesenheit der normalen objektiven Sinneswahrnehmungen" vermögen die
subjektiv mit ihnen "vollkommen gleichbedeutenden" Halluzinationen die bisherige

Realität zu *"ersetzen"* - BONHOEFFER umschreibt diesen innerseelischen Vorgang als eine gänzlich *"neue Konstruktion des Bildes der Außenwelt"*. In dieser theoretischen Perspektive, die der skizzierten Auffassung HAGENS (s.o.) kontrastiert, wird den Entrückungserlebnissen eine *primär halluzintorische Fundierung* zuerkannt.

KANDINSKYs Bemühen, in den ausgezeichneten Kasuistiken seines Buches halluzinatorische und pseudohalluzinatorische Anschauungsmuster auf einer phänomenalen Ebene zu differenzieren, vermag nicht zu überzeugen, da bei einem solchen statischen Vorgehen die Dynamik innerhalb der verschiedenen Erlebnismodi nicht genügend berücksichtigt werden kann.

Dem Versuch einer analytischen Deskription entgeht der vom Subjekt unmittelbar erfahrene Gesamtzusammenhang der imaginären Geschehnisse, dessen begriffliche Erfassung JASPERS mit seiner Konzeption der Formen phantastischer Erlebnisse wesentlich adäquater gelingt.

9.2 Typen phantastischer Erlebniszusammenhänge

Ein entscheidendes Wesensmerkmal der imaginär fundierten Erlebniszusammenhänge bildet der *innere Geschehenszusammenhang* der die Gesamterfahrung aufbauenden einzelnen Erlebnisakte, der das Funktionsniveau der die Imaginationen konstituierenden Intentionalität auf einer formalen Ebene abbildet: Das Spektrum kann sich hier von einem kontinuierlich fortschreitenden Geschehen mit zeitlich fest lokalisierten Ereignissen, die Etappen und Wendepunkte des "phantastischen Schicksals" bezeichnen, bis hin zu gänzlich abgerissenen Erlebnisfragmenten erstrecken, bei denen sich die Form des Gesamtkomplexes dem Bild der Amentia annähert.

JASPERS skizziert, vom "normalen" Traumerleben ausgehend, einige *konkrete Typen* phantastischer Erlebniszusammenhänge:

9.2.1 Wachträume

Zunächst nennt er die sog. *"Wachträume"*, deren subjektiver Erlebniswert alle Ausprägungsstufen des Imaginären durchlaufen kann und zwischen dem unmittelbar erlebnisimmanenten Durchschauen und Erkennen des fiktional-irrealen Vorstellungscharakters des Erfahrenen und dem unbezweifelbaren Für-wahr-Halten der "Phantasiewirklichkeit" (JASPERS) variiert. Aus klinischer Sicht sind hier insbesondere die rein psychogenen Bewußtseinsänderungen hysterischer Persönlichkeiten zu erwähnen, in denen diese zeitweilig in halluzinatorisch konstituierten imaginären Situationen leben und agieren. Das Problem des inhaltlich vorwiegend katathym geprägten Wachtraumes, der die psychoanalytische Wunscherfüllungshypothese des Traumes wie kein anderes Imaginationsphänomen zu stützen vermag, wurde später von ZUTT (1930), KEHRER (1935) und KLIMES (1941) mit sehr unterschiedlichen Ergebnissen und Akzentsetzungen bearbeitet, aus denen auch eine erhebliche Divergenz der Begriffsbestimmung spricht. Nach KEHRER geschieht im Wachträumen eine Umschaltung auf andere, als "unwirklich" und "unleiblich" erlebte Bewußtseinsräume, die zum Manifestationsfeld affektiv determinierter Phantasievorstellungen und Gedanken werden. Demgemäß erlangen die stets im Modus des "Als-ob" einer "Scheinwirklichkeit" erfahrenen Gehalte der Wachträume niemals die Gegebenheitsweise der subjektiven Erlebniswirklichkeit. KEHRER betont, daß das wachträumende Subjekt wohl zwar oft im Mittelpunkt der fiktiven Geschehnisse stehe, gleichwohl aber diesen gegenüber durchweg in einer untätig-passiven Haltung des Zuschauens verharre. Es bleibt kritisch zu fragen, ob dieser KANDINSKYs These vom "Abgrund" zwischen Vorstellung und Wahrnehmung aufgreifende Deskriptionsversuch die durchaus variable Phänomenalität des Erlebens in Wachträumen adäquat erfaßt. Im Gegensatz zu KEHRER weist dann KLIMES, dessen Interesse vornehmlich den charakterologischen und emotionellen Determinanten gilt, darauf hin, daß der Wachträumende gegenüber seinen imaginären Erlebnissen, in denen er sehr wohl auch eine aktiv-handelnde Position einnehmen kann, ein "ausgesprochenes Realitätsbewußtsein" zeige. Der Autor beschreibt eine "eindringliche, wahrnehmungshafte Helligkeit" der im Wachträumen erlebten Geschehnisse. Diese erfahren aber alsbald nach dem Zurückkehren aus der als "archaische Form der Wirklichkeitserfahrung" interpretierten Sphäre des Wachträumens eine klare kritische Korrektur. KLIMES deutet die Wachträume aus "existential-ontologischer Sicht" als ein inhaltlich häufig positiv getöntes "halluzinatorisches *Spiel* mit strebungsbedingten, jedoch durch die Wirklichkeit versagten, dadurch stark affektgeladenen und realwertig wirksamen Vorstellungen" (KLIMES 1941, S. 143 u.159).

Für ZUTT (1930) besteht der das Erlebnis eines Wachtraumes fundierende psychologische Vorgang in der imaginativ vermittelten Einnahme derjenigen *inneren Haltung*, die der Situation eines erstrebten oder als erreicht vorgestellten Zieles *sinnadäquat* erscheint und die es so dem Subjekt ermöglicht, in der fiktiven Situation *handelnd* zu agieren: "Da die innere Haltung in unserem Erleben die handelnde aktuelle Pesönlichkeit repräsentiert, wird so die erstrebte Situation, die zeitlich in der Zukunft oder in der Vergangenheit liegen kann oder auch nur ein Wunschgebilde ohne solche Beziehungen zur realen psychologischen Zeit, *aktualisiert, woraus der besondere Wirklichkeitscharakter, das Traumhafte des Zustandes,* erwächst" (ZUTT 1930, S. 199).

Der Wachtraum repräsentiert also zumeist die *imaginäre Gegenwärtigung* eines wohl zwar subjektiv Erstrebenswerten, aber gleichzeitig - gemessen an den Maßstäben der Realität des persönlichen Lebens - Unmöglichen und eigentlich Unerreichbaren, dessen intrasubjektiv variabler Wirklichkeitscharakter umso ausgebildeter erscheint, je weiter und vollständiger die zugrundeliegende Modifikation der inneren Haltung zum Verlust des lebendigen Kontaktes mit der intersubjektiven Realität führt.

Die sich im Phänomen des Wachträumens anzeigende besondere Spielart des wirklich gewordenen Imaginären verdeutlicht beispielhaft eine bis heute lesenswerte, von JASPERS wiederholt herangezogene Kasuistik, die der Internist HOEPFFNER 1911 als einen "Fall phantastischer Erlebnisse im Verlauf einer chronischen Lungentuberkulose" publizierte. Der Autor berichtet über einen 34-jährigen, an einer fortgeschrittenen und prognostisch infausten Lungentuberkulose leidenden Fabrikanten, der eher zufällig seinem Arzt mitteilte, daß er seit einiger Zeit an einer im Wachzustand auftretenden "eigentümlichen Art von Träumen" leide, die er auch mit den Begriffen "Theaterstücke" und "Phantasien" benannte. Die willentlicher Auslösung und Beeinflussung völlig entzogenen "visionären Erlebnisse" geschahen bei äußerer Bewußtseinsklarheit "ohne irgendwelche Trübung des Sensoriums". Der Erlebniswert dieser traumhaften Ereignisse weist mit dem inneren Geschehensablauf parallel gehende Wandlungen auf: Während sich der Patient zu Beginn noch bewußt war, "daß es nicht Wirklichkeit war, sondern sich um abnorme Phantasieprodukte handelte", ging dieses Gefühl dann im weiteren Verlaufe *allmählich* verloren: "Er war mit immer wachsendem Interesse daran beteiligt und ging endlich ganz darin auf, so daß er dann vollkommen an die Wirklichkeit dessen glaubte, was er mit solcher Deutlichkeit sich abspielen sah" (HOEPFFNER 1911, S. 680). Die imaginären Geschehnisse werden also mit intensiver affektiver Beteiligung erlebt. Das Verbum "abspielen" mag vielleicht den hier nicht zutreffenden Eindruck eines imaginierten Bühnenszenarios erwecken; der Betroffene befindet sich hier jedoch immer in der innerweltlich handelnden Position eines unmittelbar Beteiligten. Nur für kurze Momente, vorzugsweise beim Hören der ja in den Geschehnissen "mitspielenden" eigenen Stimme, empfindet der Patient das Gefühl der Fiktivität, der Nichtwirklichkeit des Erlebten und gewinnt dadurch die jedoch nur momentane Einsicht, *gleichzeitig* in einer intrasubjektiv konstituierten einheitlichen Phantasiewelt und der realen Wahrnehmungswelt zu leben. Es ist bemerkenswert, daß die Perzeption der eigenen Stimme, die ja eine ausgezeichnete eigenleibliche Artikulation bedeutet, zwar vorübergehend den Wirklichkeitscharakter der imaginären Szenen abzuschwächen vermag, ohne dabei aber die kontinuierliche Abfolge der Geschehnisse unterbrechen zu können.

Die einzelnen, voneinander unabhängigen Erlebniskomplexe tragen den Charakter einmalig-unwiederholbarer und in sich abgeschlossener Ereignisfolgen, die keinen phänomenal sichtbaren thematischen Zusammenhang aufweisen. Dieses bestätigt HUSSERLs Feststellung, daß innerhalb *einer* in sich geschlossenen

Phantasiewelt, in der wir uns mit unserer Phantasie intentional bewegen können, "alle die Beziehungen räumlicher und zeitlicher Lage" möglich sind, die auch für die Gegenstände der wirklichen Welt ihre Gültigkeit besitzen. Dagegen "können die Dinge, die Vorgänge, die Wirklichkeiten", d.h. die intentionalen Erfüllungen und Enttäuschungen, die für die eine Phantasiewelt konstitutiv sind, "nie hineinreichen in diejenigen, die für eine andere Phantasiewelt konstitutiv sind" (HUSSERL 1985, S. 201). Die verschiedenen, intrasubjektiv erlebbaren Phantasiewelten sind in phänomenologischer Sicht somit sui generis konstitutiv voneinander unabhängige und thematisch zusammenhanglose "Weltgebilde", die als gesonderte Wirklichkeitsbereiche auch eine jeweils eigene, nur ihnen zugehörige Phantasiezeit aufweisen. Für HUSSERL garantiert diese *Phantasiezeit* als "umspannende Form" die Einheit der Phantasiewelt; diese erfährt dadurch zwar eine die potentielle Endlosigkeit des Phantasierens hemmende "Wesensbeschränkung", durch die der welthafte Charakter des Phantasieerlebens aber überhaupt erst ermöglicht wird.

Der jeweiligen besonderen Phantasiezeit korrespondiert ein abgewandeltes *Zeiterleben*: "Wenn auch der Inhalt eines Erlebnisses die Zeitdauer von Tagen erfordert hätte, so dauerte es gewöhnlich nur einige Stunden... Wenn das Erlebnis Pausen erforderte, so fühlte Patient das ganz genau, wie lange aber diese Pausen anhielten, darüber konnte er sich nur aus dem weiteren Verlauf klar werden; woran er es überhaupt merkte, daß Pausen waren, konnte er nicht sagen" (HOEPFFNER, S. 681).

Die räumlichen Eindrücke ("Landschaftsbilder") der Phantasiewelten lassen sich nicht als einfache Erinnerungsbilder deuten: So geschehen die meisten Ereignisse an dem Patienten bisher unbekannten Orten: "Er hatte dabei den Eindruck, etwas vollkommen Neues zu sehen" (l.c.S.681). Dieses räumlich Neue erscheint jedoch niemals - wie gelegentlich bei Schizophrenen - als eine surreal-phantastische Landschaft, als eine völlig "andere Welt"; der Patient glaubt sich immer an solchen auch real erreichbaren Orten zu befinden, deren Besuch ihm bis dahin lediglich aus äußeren Gründen nicht möglich war. In diesen "realitätsnahen" Phantasiewelten zeigt sich also eine *mimetische Repräsentation der vertrauten Lebenswelt*, in der dann jedoch Ereignisse stattfinden, die für den Erlebenden den Charakter des aus dem bisherigen Lebenszusammenhang herausfallenden Außerordentlichen tragen.

HOEPFFNER teilt in seiner Publikation aus der "Mannigfaltigkeit der Inhalte" zehn "Erzählungen" mit, von denen wir nachstehend - auch zur vergleichenden Betrachtung mit unseren eigenen Kasuistiken - eine Geschehensfolge wiedergeben:

"Während ich am Gardasee meiner Gesundheit wegen mich aufhielt, wurde ich einmal von anderen Gästen aufgefordert, mit ihnen in einem Boot über den See zu fahren. Die Überfahrt über den Gardasee ist sehr gefährlich, da man durch Wirbel fahren muß, aber der Bootsführer war als tüchtiger Mensch sehr bekannt und deswegen vertrauten wir uns ihm an. Wir kamen auch glücklich hinüber. Aber ich hatte trotzdem auf der Überfahrt mir geschworen, ich würde nicht mehr zurückkommen, denn beim Passieren der Wirbel hatte das Boot erheblich geschwankt. Ich teilte ihnen, als wir drüben waren und die anderen sich zur Rückfahrt rüsteten, meinen Entschluß mit und wurde auch als Feigling redlich ausgelacht. Die anderen fuhren ab, und ich mußte nun daran denken, wie ich zu meinem Hotel auf der gegenüberliegenden Seite des Sees zurückkam. Das kleine Dorf, in dem ich war, bot gar nichts. Ich ging deswegen zum Bürgermeister und besprach mit ihm meinen Rücktransport. Es waren ungefähr 5 Stunden zu gehen und mit meinem Gesundheitszustand ließ sich dieser Marsch eben nicht vereinigen. Der Bürgermeister sagte mir, es wäre in dem Dorfe ein Esel, der stehe mir zur Verfügung... Am Samstag ginge ein Holzwagen von diesem Dorfe um den See herum, und ich sollte mit meinem Esel mich an diesen Wagen anschließen. Ich ging auch darauf ein und am nächsten Tag schon ging der Holzwagen. Ich setzte mich auf meinen Esel, den ich hinten an den Holzwagen band und kam glücklich an meinem Wohnort an. Dort erfuhr ich, daß das Boot, in dem ich nicht zurückgefahren war, im See durch die Wirbel gekentert war. Von den 4 Ertrunkenen war eine Leiche schon aufgefunden worden, die anderen 3 wurden im Laufe des Nachmittags aufgefunden. Während wir am nächsten Tag im Leichenbegängnis auf der Straße gegen den Kirchhof gingen, fuhr an uns ein Wagen durch, der nach dem Heimatdorf des Esels ging... Abends wurde ich allgemein bewundert und beglückwünscht, daß ich so intelligent gewesen wäre und nicht mit dem Boot zurückgekehrt war. Zeitungsschreiber der verschiedensten Nationen nahmen mir auch Interviews ab" (l.c. S. 682).

In formaler Hinsicht zeigte diese "Geschichte" - wie auch die anderen mitgeteilten Erlebnisberichte - einen sich konsequent vollziehenden, thematisch bis zu einem "Ende" durchgestalteten Handlungsablauf, der stets durchschaubar bleibt und niemals Züge des Unheimlich-Rätselhaften annimmt. Die imaginären Geschehnisse, in denen der Patient immer eine "sehr vorteilhafte, für ihn schmeichelhafte Rolle" (S. 680) spielt, gelangen durchweg zu einem erfüllenden Abschluß. Dieses auf eine nahezu ungestörte Intentionalität verweisende formale Aufbauprinzip hebt sich von den oft unvollendet-fragmentarisch bleibenden Erlebnisfolgen der meisten Oneiroide ab, deren thematische Gehalte zudem weitaus häufiger Eindrücke des Fremdartig-Neuen vermitteln. Auf die intentionalen Grundlagen dieser Ausformungen wird später einzugehen sein (vgl. 10.1).

Der in stabilen familiären Bindungen lebende Patient HOEPFFNERs, der als eine depressiv strukturierte und keine ungewöhnliche Phantasiebegabung aufweisende Persönlichkeit beschrieben wird, litt an einer, nach damaligem Ermessen, unweigerlich letal verlaufenden Erkrankung, die sich in einer Zeit des größten beruflichen Erfolges manifestierte und einen tiefen Einschnitt der biographischen Kontinuität markierte. Der in der Realität mit der bedrohlichen Unausweichlichkeit seines nahen Todes konfrontierte Kranke erfährt in der Erlebniswirklichkeit seiner hier geschilderten Phantasiewelt eine geradezu "wunderbare" Rettung aus einer drohenden Todesgefahr, vor der er sich selbst durch eigenes vorsichtiges Handeln zu bewahren vermag, während seine Mitreisenden zugrundegehen. Die sich am Ende der Handlung zeigende Pose des Überlebenden trägt dann geradezu triumphalische Züge. Auch in den anderen Phantasieerlebnissen, die gleichfalls ungewöhnliche Ereignisse beinhalten, agiert der Patient immer in der Rolle eines schweren Belastungen ausgesetzten Mannes, dem es aber stets, begünstigt durch das Schicksal wie durch die Fähigkeit des eigenen Handelns, gelingt, die zunächst bedrohlich erscheinende Situation erfolgreich zu bewältigen.

In den berichteten imaginären Szenerien geschieht also das in der Realität Unmögliche, die Rettung vor dem drohenden Tod, welche die Fortführung der bisherigen erfolgreichen Lebensperspektive ermöglicht. Das Grundmotiv der konkreten lebensgeschichtlichen Situation, hier die radikale Konfrontation mit der Endlichkeit des individuellen Lebens, bestimmt demnach auch die thematische Ausgestaltung der Phantasieerlebnisse; trotz inhaltlicher Transformation bleiben die Signaturen der intersubjektiven Realität erkennbar, allerdings um eine subjektiv entscheidende Modifikation bereichert: Die Erfahrung der befreienden Erlösung aus einer zunächst gefahrvoll-bedrohlichen Situation. Diese steht trotz ihres "phantastischen" Charakters immer in einer formalen Kontinuität mit der historischen Realität, der "Ich-Geschichte" (SIMMEL) des Betroffenen.

Eine tiefenpsychologisch orientierte Interpretation wird allerdings auch in den so konkret-wirklichkeitsnahen Erlebnissen die Wirksamkeit mythisch-numinoser Sinnhorizonte aufdecken: So ist der See mit seinen abgründigen Wirbeln unschwer als archetypische Symbolisierung tödlicher Vernichtung zu deuten. Der Eselsritt des Geretteten, seine emphatische Begrüßung, sowie die damit verbundene dreitägige Abwesenheit vom Urlaubsort, die ja für die anderen eine gänzliche Ungewißheit über sein Schicksal beinhaltete, sind Bilder aus dem Motivkreis von Tod, Erlösung und unerwarteter Rettung bzw. "Auferstehung".

Das sich in formaler Hinsicht durch die völlige Entrückung aus der Außenwelt und die Konstituierung einer wirklich erlebten Phantasiewelt als *Oneiroid* ausweisende Erleben des Tuberkulosekranken steht in einem deutlichen konstitutiven Zusammenhang mit seiner existentiellen Grenzsituation - einmal mehr wird durch diese beeindruckende Fallschilderung die in Extremerfahrungen nahezu regelhaft anzutreffende Potenzierung der imaginativen Erlebnismöglichkeiten des Menschen bewiesen.

9.2.2 Oneiroide in "experimentellen" Psychosen

Im Rahmen seiner konkreten Typologie der phantastischen Erlebniszusammenhänge erwähnt JASPERS nach der Erörterung des "Wachträumens" die *deliriösen Erlebnisse*, auf deren oneiroide Strukturmerkmale wir bereits bei der Erörterung des problemgeschichtlich wichtigen Textes von LIEPMANN (s.o.) hingewiesen haben. Weitere Erwähnung finden dann die eigentümlichen Charakteristika der "illusionären Erlebnisse und unendlichen Seligkeiten", die unter dem Einfluß psychotroper Drogen wie Cannabis und Opium erfahren werden können. Zur Illustration verweist JASPERS auf die klassischen literarischen Beschreibungen von BAUDELAIRE und de QUINCEY, um dann eingehend BERINGERs Monographie über den Mescalinrausch (1927) zu erläutern. Für JASPERS kommt der Erlebniswert dieser "Modellpsychosen" den Erfahrungsmustern in bestimmten akuten schizophrenen Zuständen viel näher als die oft in diesem Zusammenhang angeführten Traum- und Müdigkeitserlebnisse (vgl. etwa bei C. SCHNEIDER). Hiergegen ist jedoch einzuwenden, daß gerade den drogeninduzierten komplexszenischen Erlebnisabläufen ein ausgesprochen "traumhafter" Charakter eignet, dem wir ja - auch ohne die exogene Einwirkung halluzinogener Substanzen - ebenfalls bei den autochthonen seelischen "Schöpfungen" oneiroider Erlebnisreihen in idiopathischen Psychosen begegnen können.

So greift LEUNER (1962), der sich vor allem auf Erfahrungen mit dem Psychoticum LSD 25 stützt, bei der Beschreibung des eine gewisse Regelhaftigkeit zeigenden "formalen Ablaufs des Rausches" in den experimentellen Psychosen auf den Begriff "oneiroid" zurück. Die damit implizierte intra- und interindividuell beobachtbare Verlaufstypizität bedingt, daß die Modellpsychosen, von lediglich akzidentellen Eigenheiten abgesehen, keine substanzspezifischen Besonderheiten aufweisen. Nach LEUNER wird das Bewußtseinsfeld auf einer zweiten Stufe des toxischen Rauschzustandes, die durch ein voll ausgeprägtes Passivitätssyndrom gegenüber der äußeren Umgebung gekennzeichnet ist, gänzlich von den *"traumhaften Trugwahrnehmungen eines Oneiroids"* erfüllt. In dem 5-Phasen-Modell des Zeitkontinuums der experimentellen Psychosen beansprucht dementsprechend die zweite "oneiroid-psychotische Hauptphase", die nicht selten durch schreckerregend-grauenvolle Inhalte gekennzeichnet ist, das Hauptinteresse des Psychopathologen. LEUNER weist aber darauf hin, daß sich auch noch in der bis zu 2 Wochen andauernden 5. Spätphase intensiv erlebte oneiroide Einbrüche ereignen können, die als "Tages- oder Nacht-Visionen" auftreten.

Auch im drogeninduzierten Oneiroid erlebt das Subjekt jene charakteristische "Weltumwälzung", in der eine imaginäre Welt, die jedoch den Erlebniswert des Wirklichen trägt, an die Stelle des intersubjektiven Realitätszusammenhanges tritt. Bereits SERKO, dem wir eine erste subtile psychopathologische Beschreibung eines selbsterlebten Mescalinrausches (1913) verdanken, spricht von dem "eigenartig-zauberhaften, mystisch-märchenhaften Anstrich" seiner reichhaltigen Eindrücke, die großenteils in einen völlig neuartigen Erfahrungsrahmen eingefügt waren, der eine nie zuvor erlebte "Raumunendlichkeit" und ein abgewandeltes Zeiterleben aufwies, das sich bis hin zum Gefühl eines "unbegrenzten Zeitstromes" intensivieren konnte. Auch gegenüber den drogeninduzierten Imaginationen bleibt anfänglich, wie beim Wachträumen, das kritische Bewußtsein ihrer Fiktionalität erhalten, das dann aber im weiteren Ablauf der experimentellen Psychose - nach dem Durchleben einer Phase des unentschiedenen Nebeneinander von Realität und Phantasie - von dem sich schließlich durchsetzenden unbezweifelbaren Wirklichkeitsakzent des Erlebten verdrängt wird.

Die von LEUNER hervorgehobene charakteristische Kontinuität und dramatische Stringenz der szenischen Erlebnisse kann sich spontan, vor allem aber bei Steigerung der Drogendosis, gelegentlich zu einem Zustand *rauschhafter Verwirrtheit* steigern: In diesem verwandelt sich der bisherige szenische Ereignisfluß in eine "kaleidoskopartige Überstürzung der Bildproduktion", die subjektiv als eine hochgradig beängstigende, sinnlos erscheinende Fragmentation des vordem intakten imaginären Kontinuums erlebt wird - das Subjekt steht dann zumeist als ein vereinzeltes den Trümmern seiner phantastischen Welt in nahezu grenzenloser Einsamkeit gegenüber. Hier zeigen sich gewisse formale Entsprechungen zu den bereits diskutierten amentiellen Psychosen, deren primäres Störungsmoment für die Psychiatrie des ausgehenden 19. Jahrhunderts in der "Verworrenheit" der Anschauungs- und Vorstellungsgehalte lag. Inhaltlich bieten die zuletzt besprochenen modellpsychotischen Erlebnisse aber auch Anklänge an die von WETZEL (1922) beschriebenen und typologisch geordneten Weltuntergangserlebnisse in akuten

Schizophrenien: Auch der drohende oder als apokalyptisches Geschehen erlebte Weltuntergang in diesen Psychosen betrifft nicht die vertraute intersubjektiv konstituierte Außenwelt; die Kasuistiken belegen, daß diese zuvor eine tiefgreifende imaginäre Verfremdung oder gar völlige Verwandlung in eine "andere" Wirklichkeit erfahren hatte.

Die formalen und thematischen Ähnlichkeiten der experimentellen mit den oneiroid akzentuierten idiopathischen und somatogenen Psychosen legen für den mit den Denkformen des naturwissenschaftlich-medizinischen Krankheitsmodells vertrauten Psychiater zunächst und ja durchaus berechtigt den Schluß auf gemeinsame neurobiologische Grundlagen der ätiologisch so differenten Syndromreihen nahe; sicherlich könnte deren neurophysiologische und - chemische Erforschung eine große Hilfe bei der Entwicklung biologischer Modelle der endogenen Psychosen darstellen. Auch LEUNER gesteht solchen, auf die Erfassung modellhafter Funktionszusammenhänge zielenden Versuchen, die auch gegenwärtig eine gewisse Aktualisierung erfahren (HERMLE), eine heuristische Berechtigung zu, gibt dann aber zu bedenken, daß uns der "Sprung vom Physischen ins Psychische" letztlich empirisch unbekannt bleibe.

Eine in bewußter Epochè die biologische Ebene der zerebralen Funktionen einklammernde *reine Psychopathologie* i.S. von JANZARIK, deren Erkenntnisbemühungen dem phänomenalen und dynamischen Eigenwert des Seelischen gelten, wird durch die Erfahrungen in der oneiroiden Erlebnisform mit einer an die Wurzeln unserer gemeinsamen Welterfahrung gehenden *anthropologischen Grundfrage* konfrontiert: Dem Problem der Pluralität verschiedener Welten bzw. "mannigfaltiger Wirklichkeiten" (SCHÜTZ), das auch JASPERS in seinen Ausführungen direkt berührt: Unter Bezug auf die religionspsychologischen Untersuchungen von William JAMES gibt er zu bedenken, daß der Wachzustand unseres Alltagsbewußtseins nur eine bestimmte Art von Bewußtsein repräsentiert, das von anderen potentiellen Bewußtseinsformen umgeben ist und von denen es nur durch dünne Wände geschieden ist:" Wir können durchs Leben gehen, ohne ihr Dasein zu ahnen: Indes wenn nur das nötige Reizmittel angewendet wird, so zeigen sie sich bei der leisesten Berührung in voller Deutlichkeit" (JASPERS 1965, S. 390). Die klinische Erfahrung lehrt, daß die halluzinogenen Drogen unter den für die "Erzeugung" der phantastischen Erlebniszusammenhänge notwendigen "Reizmitteln" nur eine von mehreren, sehr unterschiedlichen Bedingungskonstellationen darstellen, deren situative Kontexte aber übereinstimmend die Signaturen der *Grenzsituation* aufweisen.

SERKO vermutete hinter den sich ständig und "ruhelos" wandelnden "Gesichten" seines Mescalinrausches ein die verschiedenen Gestaltungen bedingendes *"einleuchtendes System"*, in dem er das Wirken eines *"produktiven Geistes"* annahm (SERKO 1913, S. 361). Unschwer läßt sich in dieser interpretativen Aussage unser problemgeschichtliches Grundmotiv des wesenhaften Konditional-Zusammenhanges von produktiver Einbildungskraft und halluzinatorischem Erleben wieder entdecken, dessen Gültigkeit sich geradezu paradigmatisch am Phänomen der phantastischen Erlebniszusammenhänge aufzeigen läßt.

9.2.3 Die Phantastik idiopathischer und somatogener Psychosen

JASPERS sieht die phantastischen Gestaltungen in einem Höchstmaß an inhaltlicher Komposition und formaler Ausgestaltung in den Erlebnissen mancher akuter schizophrener Zustände verwirklicht, die s.E. alle bisher erörterten Erlebnisformen durch "Kontinuität, Reichtum und Bedeutsamkeit der Erlebnisse für das weitere Leben der Persönlichkeit übertreffen" (JASPERS 1913, S. 290, 1965, 1S. 127). Die hier aufscheinende, den existentiellen Sinn des psychotischen Erlebens betonende Einstellung, die man berechtigt eine phänomenologisch-anthropologische nennen darf, zeigt in der 1922 erstmals erschienenen Pathographie "Strindberg und van Gogh" noch schärfere Konturen: JASPERS charakterisiert dort "Schizophrenie" als einen unscharfen, aber dafür unendlich reichen Begriff, der kontextabhängig verschiedene Bedeutungen annehmen kann: "Einmal bezeichnet er alle nicht rückgängig zu machenden Prozesse, die nicht bekannte organische Hirnprozesse oder Epilepsie sind, dann bezeichnet er eine *psychologisch-phänomenologisch zu erfassende Erlebnisweise, eine ganze Welt sonderbaren seelischen Daseins*, für die man im einzelnen zahlreiche schärfere Begriffe gefunden hat, ohne sie als Ganzes genügend charakterisieren zu können. *Es ist eine ungeheure Wirklichkeit, die man nicht an einfachen, greifbaren, objektiven Merkmalen erkennt, sondern als jeweilige seelische Totalität"* (JASPERS 1977, S. 172). Wenn JASPERS dann die Fragwürdigkeit der Übertragung des überkommenen medizinischen Krankheitsbegriffes auf die idiopathischen Psychosen herausstellt und dabei besonders die Tendenz kritisiert, auf dem Boden eines als krankhaft gewerteten Prozesses gewachsene Werke "auf spießbürgerliche Art" (l.c. S. 173) herabzusetzen, so offenbart dieser Klassiker der Psychopathologie eine Radikalität seines Denkens, die vielen seiner Exegeten fremd und beunruhigend erscheinen dürfte. JASPERS spricht sogar von der Verstrickung der Psychopathologie in "begrenzte Wertkategorien" und ihrer Fesselung durch einen einengenden Begriffsapparat, der sich "zugunsten eines umfassenderen, freieren, beweglicheren" aufzulösen habe. Auch in diesem spezifisch pathographischen Kontext äußert JASPERS dann die Ansicht, daß wir die besondere Wirklichkeit des Psychotischen *"bis heute nur kasuistisch fassen können"*.

Zur Illustration seiner These der "ungeheuren Wirklichkeit" der psychotischen Erlebniswelten verweist JASPERS in der "Allgemeinen Pychopathologie" auf den "besonders reichen" Fall seines Patienten Dr. Mendel, den er in der Abhandlung "über kausale und verständliche Zusammenhänge zwischen Schicksal und Pychose bei der Dementia praecox" (1913) publiziert hatte.

Diese auf der Selbstschilderung eines schizophrenen Kranken beruhende ausführliche Kasuistik gehört zu jenen unüberholbaren, geradezu kunstvoll gestalteten Höhepunkten psychiatrischer Pathographik, deren überragende Bedeutung vor allem in der sprachlichen Darstellung der subjektiven Wirklichkeit der imaginär-phantastischen Erlebniszusammenhänge zu erblicken ist. Die Reihe dieser einen gleichermaßen literarischen wie "empirischen" Rang aufweisenden Texte beginnt in der ausklingenden psychiatrischen Romantik und setzt sich - unbeeinflußt vom tiefgreifenden Wandel des sozial- und geistesgeschichtlichen Kontextes der

Psychiatrie - bis in die späten 20er Jahre unseres Jahrhunderts fort. Die Psychiatrie der Gegenwart hat ihr nichts Gleichwertiges hinzufügen können - dieses mag zum einen in dem u.E. bedauerlichen Rückgang idiographisch-hermeneutischer Ansätze begründet sein, in dem sich das weitgehend gewandelte Selbstverständnis des Faches als rein naturwissenschaftlich orientierte Disziplin artikuliert. Andererseits drängt sich aber dem heutigen, auch für genuin psychopathologische Fragestellungen aufgeschlossenen klinischen Psychiater der Eindruck einer großen Seltenheit der hier diskutierten imaginär fundierten Erlebniskomplexionen im Verlauf idiopathischer Psychosen auf; über deren unterschiedliche Gründe können wir nur Spekulationen anstellen: neben sozial- und kulturpsychologisch zu erhellenden Determinanten sind hierwohl auch pharmakodynamische Einflüsse zu vermuten, da der besagte Rückgang der ohnehin per se seltenen oneiroiden Gestaltungen in auffallender, wohl kaum zufälliger Weise mit der generellen Etablierung der neuroleptischen Pharmakotherapie einhergeht.

In der historischen Reihenfolge ist zunächst der 1849 von ENGELKEN veröffentlichte "Selbstbericht einer genesenen Geisteskranken" zu nennen, an dem MAYER-GROSS 1924 beispielhaft die Typik der oneiroiden Erlebnisform aufzeigt. 1853 legte KIESER, der letzte noch ganz unter dem geistesgeschichtlichen Einfluß der romantischen Naturphilosophie stehende Psychiater, das "Selbstbekenntniss" eines Kranken vor, der an einer "Melancholia daemonomaniaca occulta" litt. Die wesentlichen Passagen der dem Erlebnisbericht vorangestellten theoretischen Ausführungen KIESERs verdienen eine örtliche Zitation, da sie in einer beeindruckenden sprachlichen Verdichtung auch den Kern unseres eigenen Anliegens auszudrücken vermögen:

"Wie es eine Poiesis der Kunst giebt, so giebt es auch eine *Poesie des Wahnsinnes*, in welcher die abnormen, der Vernunfterkenntnis ermangelnden Gefühle sich ebenfalls in dem Kranken objectiv erscheinenden Gestalten, Bildern, Tönen, Sprachen *plastisch bilden...Es sind Traumbilder, die in das wachende Leben des übrigen Körpers hineinragen, aber nicht als solche vom Kranken erkannt werden können*, und die in den Visionen des gesteigerten Schlafes - des Somnambulismus - ihre vollkommenste Gestaltung erreichen und ihre Deutung finden" (KIESER 1853, S. 424).

KIESER gesteht der Darstellung seines seit vielen Jahren leidenden Kranken den Rang "poetischer Form" zu, in der die "Poesie seines Traumlebens" ihren eigensten Ausdruck findet. Im gleichen Kontext umschreibt KIESER die psychotische Erlebniswelt als "mit den selbst geschaffenen Traumgestalten bevölkerten *Roman* des irrfühlenden psychischen Lebens" (l.c. S. 425).

1890 publizierte KLINKE die berühmt gewordene Krankengeschichte der in der schlesischen Anstalt Leubus u.a. von KAHLBAUM behandelten Martha Schmieder, die MAYER-GROSS in seiner Monographie ausführlich und um einige katamnestische Ergänzungen erweitert rekapituliert. Diese durch eine Fülle phantastischer Erlebnisse von zumeist metaphysisch-religiösem Gehalt ausgezeichnete Kasuistik hat erst kürzlich durch PETERS (1990) eine erneute, den Zusammenhang von Biographie und Psychose thematisierende Würdigung erfahren.

FOREL teilte 1901 die "Selbst-Biographie eines Falles von Mania acuta" mit, deren außerordentlichen Erlebnisreichtum MAYER-GROSS gleichfalls in seinem Buch kommentierend darstellt:

"...In kaum unterbrochener Reihe wechselte die Fülle meist äußerst qualvoller Situationen, in denen sie selbst geängstigt, gedemütigt, verfolgt wird und überall Fallstricke und Unrecht vermutet. Revolution, Flucht, Gefangenschaft, Verschleppung, Seuchen, Verbrechen, Theaterbrand, Zusammenprall von Gestirnen, Überschwemmung, Fegefeuer, Verspottung und Erblindung des Vaters: Das sind einige Schlagworte, mit denen die dauernde Spannung, die oft aufs höchste gesteigerte angstvolle Katastrophenstimmung gekennzeichnet werden mag. Dabei ist sie selbst an den meisten Situationen lebhaft beteiligt, agiert in einer ganzen Anzahl von Szenen pantomimisch an bestimmter Stelle, oft im Mittelpunkt: ...Das Ganze ist ihr eine Kette von Prüfungen, immer kehrt die Idee wieder, daß ihr große Pflichten und Obliegenheiten auferlegt seien. Der schreckhaft-qualvolle Charakter der Erlebnisse wich erst später solchen friedlicherer, ja erfreulicher Natur. Alles aber bewegt sich in der *Sphäre des Außerordentlichen und Ungewöhnlichen...*" (MAYER-GROSS 1924, S. 91).

Beachtenswert ist in diesem Fall der fluktuierende Erlebniswert der imaginären Geschehnisfolgen, die über weite Strecken im Modus der Wirklichkeit erfahren werden, daneben aber auch, vornehmlich im ausklingenden Stadium der Psychose, Übergänge zu einem mehr oder weniger willkürlich ausgeübten *imaginativen Phantasiespiel* zeigen: Diese Beobachtung verdeutlicht die große intrasubjektive Variabilität der Seinsweisen des Imaginären, die sich bei der langsam aus dem psychotischen Zustand herausgeratenden Patientin FORELs in einer Tendenz zur "spielerischen" Irrealisierung der Erlebnisinhalte äußert. Beim Wachträumen, aber auch bei den drogeninduzierten Oneiroiden läßt sich dagegen eine umgekehrte *Verwirklichungs-Dynamik* feststellen, die das erlebende Subjekt sukzessive seiner äußeren Realität entrückt. Ein ähnlicher Vorgang scheint auch bei den psychotischen Dekompensationen abzulaufen, die gelegentlich im therapeutisch intendierten Vollzug aktiver Imagination, etwa beim katathymen Bilderleben, auftreten können: *Das Imaginäre erweist sich dann als eine für das erlebende Subjekt nicht ungefährliche seelische Region, deren potentielle Abgründigkeit einem rein spielerischen Herangehen zunächst verborgen bleiben kann, um sich dann aber um so erschreckender und überwältigender zu enthüllen.*

Zur Erläuterung der hier gemeinten *Verwirklichungstendenz imaginativer Erlebnisgestaltungen* sei die entsprechende Selbstschilderung eines zum Zeitpunkt der Exploration 24-jährigen Patienten wiedergegeben. Dieser, eine hysterisch akzentuierte dependente Persönlichkeit, wurde unter der Diagnose eines "somatoformen Syndroms bei drogeninduzierter Psychose" in der Heidelberger Klinik behandelt (KG 88/346). Nach spontanem Abklingen der zunächst organisch anmutenden Paresen der rechtsseitigen Oberschenkelmuskulatur berichtete der Patient über belastende, spätabendliche und nächtliche halluzinatorische Erlebnisse, die erst unter neuroleptischer Medikation von Bromperidol abklangen. Bei einer Nachexploration des Patienten im Juni 1989 ließ sich eine lebensgeschichtlich durchgängig nachweisbare hohe Phantasiebegabung mit einer Neigung zu intensiv erlebten optischen Vorstellungsbildern konstatieren. Insbesondere während der Pubertät scheint eine Neigung zu passiv erfahrenen pseudohalluzinatorischen Erlebnisweisen, aber auch zu willkürlich auslösbaren tagtraumähnlichen Szenerien bestanden zu haben, die etwa ab dem 18. LJ verschwunden sei. In den letzten 2 Jahren entwickelte sich ein sporadischer Alkohol- und Drogen-Abusus. Neben vorherrschendem Cannabis-Konsum kam es zu zweimaligen LSD-Erfahrungen, die der Patient als ungeheuer intensive, sehr farbige, kaum in Worten beschreibbare Zustände der Ich-Erweiterung und der Ich-Entgrenzung schildert. Die LSD-Erfahrungen lassen sich als veränderte Wachbewußtseins-zustände vom Typus der "ozeanischen Selbstentgrenzung" i.S. von DITTRICH beschreiben. Zu den während des stationären Aufenthaltes aufgetretenen halluzinatorischen Erlebnissen gab der Patient an, daß es sich bei diesen, obwohl sie zu nächtlicher Stunde aufgetreten seien, "mit Sicherheit um keinen Traum" gehandelt habe. Er habe sich dabei im Wachzustand mit geöffneten Augen befunden. Er sei in den Stunden vorher schlaflos wachgelegen und habe plötzlich eines Nachts verspürt, daß er an seinen Beinen gepackt und aus seinem Bett durch das Zimmer gezogen würde. Er habe seinen Körper dabei "wie gelähmt" gefühlt und unter intensiver Angst gelitten. Zu Beginn des Berührtwerdens habe er deutliche Zweifel an der Wirklichkeit des Geschehens gehabt und sich immer wieder dessen Irrealität klarmachen können. In einer eigenartigen Ambivalenz habe ihn dieses Fiktionsbewußtsein dennoch nicht vor der erwähnten intensiven Angst schützen können. Zu diesen Erfahrungen eines unheimlichen Berührtwerdens seien in den folgenden Tagen eigenartige "Fratzen" getreten, die ebenfalls nur im dunklen Zimmer, jedoch in eindeutigem Wachzustand, auftauchten. Zunächst hätten diese Erscheinungen nur Sekunden angedauert: Es habe sich um überdimensional große monströse Gestalten, eigentlich um Gestalttorsi gehandelt, d.h. er habe ihren Kopf und Rumpf etwa bis zum Bauchnabel gesehen. Diese Gestalten hätten auf ihn "wie Leichen" gewirkt, dabei aber ein kräftiges "mager-sehniges" irgendwie menschliches Gesicht gehabt. Besonders unheimlich seien die "leeren Augenhöhlen" dieser geisterhaften Gestalten gewesen, von denen eine Aura des Bedrohlich-Unheimlichen ausgegangen sei. Die in Tücher oder Fetzen gehüllten Gestalten seien nicht anfaßbar gewesen, eher wie ein Nebel, durch den man hindurchgreifen kann. Fast immer seien die geschauten Gestalten von einem widrig-ekligen Geschmack und Geruch begleitet gewesen, den er im Augenblick ihres Erscheinens auch in seinem eigenen Munde verspürt habe. Bei einer zweiten Exploration gab der Patient an, daß er diese gustatorischen Dysästhesien gelegentlich auch kurzzeitig tagsüber, völlig unabhängig von den optischen Erfahrungen verspürt habe. Ganz selten sei von den Gestalten ein merkwürdiges "leises Wispern und Flüstern" ausgegangen, das er nicht weiter habe identifizieren können. Neben den "Visionen" habe er gleichzeitig auch die Anwesenheit mehrerer anderer, für ihn unsichtbarer Gestalten gespürt (leibhaftige Bewußtheiten). Das Gesamterlebnis habe den deutlichen Grundcharakter einer Bedrohung seiner Person gehabt. Die Gestalten seien anfänglich nur im nächtlichen Wachzustand aufgetreten, später habe er sie dann auch tagsüber bei geschlossenen Augen als "Produkte der eigenen Phantasie" selbst hervorrufen können, wobei sie dann aber bei Augenöffnen wieder geschwunden seien. Später seien die Gestalten dann auch tagsüber spontan aufgetreten, jetzt aber eindeutig von einem Bedrohungs- und Angstaffekt, begleitet der den anfänglichen Faszinationseffekt gänzlich verdrängt habe. In den auf die Erstmanifestation folgenden Nächten habe sich die Intensität der haptischen Erfahrung des Umklammert-Werdens an Differenziertheit gesteigert: Er habe die ihn umklammernden Finger deutlicher verspürt, je mehr er sich zu wehren versuchte. Die Wirkmächtigkeit dieser Bedrohung sei dann auf dem Höhepunkt des Erlebens so "überzeugend" gewesen, daß an die Stelle des vorher bestehenden Bewußtseins ihrer Irrealität ein vorübergehendes *eindeutiges Wirklichkeitsbewußtsein* getreten sei. Für ihn sei klar gewesen, daß die umklammernden "kralligen und sehnigen Hände" zu den beschriebenen "Fratzen und Gestalten" gehörten. Die geschilderten Bedrohungserlebnisse seien zumeist plötzlich, abrupt abgebrochen und "quasi ins Leere verlaufen".

Der reale räumliche Rahmen, konkret sein Zimmer auf der Kliniksstation, sei ihm während dieser Erlebnisse immer präsent geblieben, allerdings durch die optischen Erscheinungen in einer eigenartigen Weise magisch verfremdet und gebrochen. Der Patient betonte, daß er sich an alle Einzelheiten dieser Erlebnisse, die formal und inhaltlich den Rahmen der Alltagswirklichkeit gesprengt hätten, deutlich und klar erinnern könne.

Die geschilderte Fallskizze demonstriert den fluktuierenden Erlebniswert einer imaginär fundierten Erfahrung, der zunächst noch die Einsicht ihres fiktiv-irrealen Charakters ermöglicht, um sich aber im weiteren Fortgang zur angstvoll geprägten Erlebniswirklichkeit zu intensivieren. Beachtung verdient in diesem Fall der mit dem Erscheinen der imaginären Gestalten einhergehende Wandel der räumlichen Atmosphäre, die zwar in ihrem formalen Aufbau unbeeinträchtigt bleibt, aber gewissermaßen die "Vorstufe" einer oneiroiden Weltgestaltung markiert.

Wie bei den ausgestalteten oneiroiden Erlebniszusammenhängen geht es auch hier nicht um rein figural komponierte Halluzinationen bzw. Pseudohalluzinationen, sondern um eine fragmentarisch bleibende imaginär-phantastische Ereignisfolge, die das Subjekt aus der intersubjektiven Realität herauszuführen droht.

Der 1919 erschienene Band 44 der "Zeitschrift für die gesamte Neurologie und Psychiatrie" enthält gleich zwei autobiographisch gestützte Mitteilungen phantastischer Erlebniszusammenhänge, die als herausragende Einzelfälle einen bleibenden Wert für die phänomenologische Erhellung unseres Problemfeldes besitzen: Zum einen veröffentlicht SCHWAB die "Selbstschilderung eines Falles von schizophrener Psychose", die wesentlich durch die Wiedergabe oneiroider Erlebniskomplexionen geprägt wird. Im Anschluß daran berichtet SERKO ausführlich "über einen eigenartigen Fall von Geistestörung", in dem wir aus heutiger nosographischer Perspektive eine atypisch gestaltete Psychose aus dem schizoaffektiven Zwischenbereich erkennen; man wird das durch seinen ungewöhnlichen Erlebnisreichtum imponierende Krankheitsbild bedenkenlos dem von BOETERS (1971, s.o.) herausgearbeiteten Prägnanztypus der "oneiroiden Emotionspsychosen" zuordnen können, die weit mehr als die typischen Ausformungen der idiopathischen Psychosyndrome eine pathoplastische Überformung durch psychodynamisch-biographische Wirkmomente und exogene Einflüsse erfahren. So diskutiert auch SERKO "kontinuierliche, psychologisch verstehbare Zusammenhänge" zwischen den psychotischen Erlebnisinhalten und der prämorbiden extrapsychotischen Werthaltung und Lebensanschauung seines Patienten, der als eine ungewöhnliche, schriftstellerisch begabte Persönlichkeit geschildert wird, die über Jahre hinweg ein geradezu vagabundierendes Leben geführt hatte. Andererseits drängen sich bei der Betrachtung der phantastischen Bildgehalte mit ihrer eigentümlichen Dynamik aber auch Analogien zu den ähnlich gestalteten exogen-induzierten Erfahrungen im Mescalinrausch auf, die SERKO ja aus eigener Selbsterfahrung kannte und psychopathologisch ausgewertet hatte (s.o.). SERKOs Patient räumte zwar nach seiner Gesundung die Möglichkeit ein, daß er einer *Täuschung* zum Opfer gefallen sein könne, doch spreche sein *"unmittelbares innerliches Empfinden"* dagegen. Sogar noch in der vergegenwärtigenden Erinnerung an die vergangene fiktive Welt der Psychose trage diese *"zu sehr alle Charaktere von etwas wirklich Erlebtem an sich"* (SERKO 1919, S. 44).

Bei seinen theoretischen Erwägungen beleuchtet SERKO einen grundsätzlichen Aspekt unseres Problemfeldes, der die deskriptive Erfassung und begriffliche

Kennzeichnung der *phänomenalen Eigenart* der phantastischen Erlebniszusammenhänge betrifft. So artikuliert er die bis heute immer wieder geäußerte und zunächst ja
durchaus naheliegende Vermutung, daß es sich bei den hier gemeinten ungewöhnlichen Erlebnissen um "besonders lebhafte Träume" handele; er gibt dann aber
- unter Hinweis auf die gut ausgebildete Selbstbeobachtungs- und Introspektionsfä-
higkeit seines Patienten - zu bedenken, daß eine solche Auffassung zwar die be-
quemste und einfachste, aber nicht unbedingt die zutreffende Deutung der
Seinsweise der hier erörterten imaginären Erfahrungen darstelle. Den verschiedenen
uns bekannten Selbstschilderungen ist übereinstimmend eine außerordentliche
Schärfe und Plastizität der Anschauungsgehalte, sowie ein zumeist durchgängiger
Wirklichkeitswert der Erlebnisreihen, der nicht wie bei Träumen üblich problemlos
neutralisiert werden kann, zu entnehmen. SERKO wertet die phantastischen
Erlebnisse aber dann schließlich doch - u.E. unbefriedigend - als "eigenartige
Traumerlebnisse", die er als "pathologische Träume" behandelt, "da es sich in diesen
Träumen nicht um lebhafte Vorstellungen und Vorstellungsreihen, sondern um
wirkliche Sinnestäuschungen handelt" (s. 69).

Das Zitat demonstriert einmal mehr die Möglichkeiten terminologischer Konfusion angesichts
des Versuches einer distinkten begrifflichen Erfassung des Imaginären. So muß SERKO in seinem
Versuch, das Oneiroid als pathologische Modifikation des Träumens zu erfassen, den hypostasierten
Sinnestäuschungen, die ja üblicherweise als Irrealia sui generis gelten, das Prädikat "wirklich" zubilligen".

Die hier dargestellte Auffassung ordnet sich in eine problemgeschichtliche
Leitlinie ein, deren Ursprünge wir in der Psychiatrie des 19. Jahrhunderts aufzeigen
konnten. Die sich darin anzeigende dogmatische Festschreibung einer als un-
überbrückbar angesehenen Kluft zwischen Wahrnehmungs- und Vorstellungsraum
verfehlt die Erlebnisdynamik innerhalb der phantastischen Ereignisfolgen und ist
schließlich gezwungen, zu solch fragwürdigen Konstruktionen wie der des
"pathologischen Traumes" Zuflucht zu nehmen, aus denen eine unzureichende
phänomenologische Erfassung des träumenden wie des halluzinierenden Bewußtseins spricht.

*Dem subjektiven Erleben des Betroffenen erscheint die fiktive Welt in der
oneiroiden Verfassung jedoch in einer begrifflich schwer faßbaren, eigenständigen
und vom vertrauten Traumerleben abweichenden Seinsweise, deren Wirklichkeitsmodus der Alltagserfahrung angeglichen ist. Die inhaltliche Phantastik dieser Erlebnisse eröffnet dem Subjekt jedoch neue und unbekannte Erfahrungshorizonte, für
deren Beschreibung und Wertung sich das Prädikat "traumähnlich" noch am
ehesten eignet. Gemeint ist hier also eine intrasubjektive autonome Form von
wirklich gewordenem Imaginären, bei dessen sprachlicher Aneigung eine analogisierende oder auch metaphorische, ja vielleicht sogar poetische Rede unvermeidlich und geboten zu sein scheint.*

So charakterisiert SERKO - ähnlich wie Jahrzehnte später H. EY (s.o.) - die
Erlebnisweise seines Patienten als "eine tief veränderte Bewußtseinsform, eine dü-
stere Plattform, auf welcher sich das geistige Geschehen abspielt, isoliert von aller
Außenwelt, in unterirdischen Gewölben gleichsam ohne Fenster, ohne Außenlicht,
nur vom Dämmerschein der eigenen Gestalten dämmerhaft beleuchtet" (l.c. S. 58).

SERKOs Patient spricht dann selbst in einer eigenartigen paradoxalen Wendung davon, "daß das Ganze etwas Traumhaftes gewesen sei und dennoch kein Traum", da die phantastischen Erfahrungen "mit allen Charakteren wirklicher Erlebnisse ausgestattet" gewesen seien, "mit den sie begleitenden Körperempfindungen und Gefühlsbetonungen" (l.c. S. 69).

Diese klare introspektive Abgrenzung der phantastischen Erlebnisse in der Psychose von den gewohnten Traumerfahrungen ist aber nicht nur bei den an idiopathischen Seelenstörungen Leidenden zu beobachten; deren Selbstschilderungen offenbar ja zumeist eine überdurchschnittliche Selbstwahrnehmungs- und Verbalisationsfähigkeit, die kritische Leser zu dem Schluß verleiten könnte, daß es sich bei den Erlebnisberichten um das Ergebnis retrospektiver Reflexions- und Ausgestaltungsprozesse handele. Umso wichtiger zur Bestätigung unserer These des *unmittelbaren* Erlebnischarakters des Oneiroids sind daher die Mitteilungen von v.DOMARUS (1926) und LEONHARD (1931/1932) über "halluzinatorisch-paranoide Bilder bei Metencephalitis", die in formaler und inhaltlicher Hinsicht als Oneiroide imponieren. In diesen Publikationen geht es um Patienten mit einem infolge ihrer hirnorganischen Einschränkungen zumindest beeinträchtigten Introspektionsvermögen. Während v.DOMARUS über keine manifeste "Bewußtseinsverminderung" seiner Patienten berichtet und deren visionäre Erlebnisse als "Traumerinnerungen im Wachbewußtsein" deklariert, beschreibt LEONHARD wachend erlebte "nächtliche Ausnahmezustände", die "in einer besonderen Bewußtseinslage" erfahren werden. Auch für LEONHARD erhebt sich angesichts dieser "in ganzen Szenerien" abrollenden phantastischen Geschehnisse die Frage *"ob man diese Zustände einfach mit der Bezeichnung von Traumzuständen abtun könne"*. Eine Patientin, die ihren oneiroiden Zustand als "hypnotischen Schlaf" metaphorisiert, versichert dagegen mit Bestimmtheit, daß sie im besagtem Ausnahmezustand alles mit größter Deutlichkeit sehe, höre und fühle, *"wie wenn es Wirklichkeit wäre..."* - Sie selbst betonte immer wieder, daß es *nicht nur Traumbilder seien, sondern daß es wie eine Wirklichkeit sei"* (LEONHARD 1931, S. 246). Auch LEONHARDs Patienten vermögen hypermnestisch "kleinste Einzelheiten" aus ihren Erlebnissen zu reproduzieren. In seiner zweiten diesbezüglichen Publikation von 1931 versucht LEONHARD seine Beobachtungen unter die Kategorie des halluzinatorischen Erlebens zu subsumieren:

"Schon beim Überlesen der Krankengeschichten wird klar, daß diese (Halluzinationen) ein ganz eigenartiges Gepräge haben. Sie sind großenteils szenenhafter Natur, gehören vorwiegend dem optischen Gebiete an. Ganze Bildreihen ziehen als Halluzinationen vorüber. Bemerkenswert ist weiter ihre große Plastizität. Sie werden an sinnlicher Deutlichkeit von den Kranken übereinstimmend der Wirklichkeit fast oder sogar ganz gleichwertig gesetzt. Durch ihre Deutlichkeit vor allem werden sie von Träumen unterschieden, mit denen sie sonst viel Gemeinsames haben" (LEONHARD 1932, S. 803).

LEONHARD nimmt bei seinen Patienten ein "klares Bewußtsein" der halluzinatorischen Erlebnisse an, deren Intensität er "weit über dem einfachen Traumzustand einstuft (1931, S.246).

Auch dieser Versuch einer kategorialen Bestimmung der komplexen phantastischen Erlebnisse bestätigt also unsere obigen Überlegungen zur autonomen, letztlich eigenständigen Seinsweise des Oneiroids.

Der phantastische Erlebnisgehalt dieser hirnorganisch fundierten Oneiroide zeigt keine grundsätzlichen Unterschiede zu denen der Schizophrenen und schizoaffektiv Erkrankten: Auch hier finden wir oft sehr quälende, weniger ekstatische Erfahrungen, die nahezu ausnahmslos den Bereich des Numinosen und Magischen berühren und häufig von bizarr-grotesken Veränderungen des eigenen Leiberlebens begleitet werden, denen ebenso monströse Metamorphosen der umgebenden Personen und Dinge parallel gehen können. Immer steht das Ich des Betroffenen im Zentrum der imaginären Ereignisse, deren dramatische Stringenz allerdings - verglichen mit den idiopathischen Gestaltungen - geringer ausgeprägt zu sein scheint.

Die Reihe der paradigmatischen Selbstschilderungen ist noch durch den als "Beitrag zur Lehre von den Trugwahrnehmungen" vorgestellten Erlebnisbericht des schizophrenen Karl Goercken zu ergänzen, der von KRONFELD 1929 publiziert wurde. Unter dem Titel "Schizophrenie von innen" veröffentlichte WILDERMUTH dann 1932 die autobiographischen Berichte zweier schizophrener Kranker über ihre oneiroiden Erlebnisse während des akut psychotischen Zustandes, für deren Deutung der Autor die Anwendung psychoanalytischer Kategorien als sinnvoll und hilfreich erachtet. Beachtung verdient auch die von J.E. MEYER betreute Dissertation "Kasuistischer Beitrag zum Problem der oneiroiden Psychose" von B. SCHMIDT (München 1964), deren Erfahrungsgrundlage u.a. auf Tagebuchaufzeichnungen der Patienten beruht. Eine gewisse Schwäche der Arbeit liegt allerdings in ihrer Vernachlässigung des subjektiven Erlebniswertes der oneiroiden Geschehnisse.

Zu nennen wären in diesem Zusammenhang schließlich noch der 1925 von BERINGER und MAYER-GROSS mitgeteilte "Fall Hahnenfuß", sowie GRUHLEs unter dem Gesichtspunkt von Selbstschilderung und Einfühlung vorgelegte Analyse des "Falles Banting" (1915). In beiden Arbeiten lassen sich episodische oneiroide Erlebnisakzentuierungen entdecken.

Die genannten Selbstschilderungen wurden - mit Ausnahme des Berichtes der Marta Schmieder - zumeist längere Zeit nach dem Abklingen der oneiroiden Psychose verfaßt. Gleichwohl zeigen sie keine den Wert der Darstellung beeinträchtigenden Abblassungen der Erinnerung an die mitunter jahrelang zurückliegenden imaginären Erfahrungen.

Die erneute monographische Publikation der verschiedenen, im Laufe eines Jahrhunderts in teilweise heute schwer zugänglichen Zeitschriften erschienenen Texte wäre ein Desideratum einer geisteswissenschaftlich orientierten Psychopathologie: Es entstünde so eine quasi "empirisch" fundierte Anthologie herausragender phantastischer Literatur, deren imaginäre Szenerien aber eben keine literarischen Fiktionen, sondern den Versuch erinnernder Vergegenwärtigung an oft leidvoll erlebte phantastische Wirklichkeiten bedeuten. Eine interdisziplinär und komparatistisch angelegte *interpretative Annäherung* könnte diesen nicht-künstlerischen Textualisierungen des originär erfahrenen Außerordentlichen, deren Gestaltungsreichtum mitunter allerdings durchaus an den Bereich des Kunstwertigen grenzt, Einsichten und Anregungen entnehmen, die für Kunst- und Literaturwissenschaft wie Psychopathologie und philosophische Anthropologie gleichermaßen wertvoll und horizonterweiternd sind.

Nicht zuletzt unter diesem Aspekt erhebt sich daher die Frage, ob der von JASPERS gewählte Deskriptions-Begriff der *"phantastischen Erlebniszusammenhänge" den phänomenal wesentlichen Gehalt unseres Problemfeldes adäquater erfaßt als der implizit ja eine ontologische Präjudizierung beinhaltende Terminus "Oneiroid".*

9.3 Die Weisen der Räumlichkeit imaginärer Welten

Bei genauer Betrachtung der explorativ gewonnenen oder den Selbstschilderungen entnommenen Aussagen der Kranken wird deutlich, daß sich die imaginären Geschehensräume des Oneiroids im subjektiven Erleben in zwei typologisch voneinander abgrenzbaren Gegebenheitsweisen entfalten können:

Die erstere läßt sich als eine vollständige *Verwandlung* des bestehenden Realraumes, also als ein "Weltwechsel", beschreiben, der für das Subjekt mit einer *Entrückung* in den hierbei neu entstehenden phantastischen Raum einer "anderen Welt" verbunden ist. Dieser Geschehensmodus aber setzt voraus, daß die imaginären Anschauungsgehalte und Szenerien gleichsam sinnvoll und organisch aus der gesamten Wahrnehmungssphäre herauswachsen und sich gemäß den vertrauten Kategorien des perzeptiven Raumes anordnen: So berichtet KRONFELDs Patient Goercken über das Erlebnis, daß die Wände seines eben noch wahrgenommenen Zimmers plötzlich "verschwunden" seien und sich aus der hierdurch eröffneten neuen Raumweite ein nicht bildlich, sondern wirklich gesehenes "zähnefletschendes Ungeheuer" auf ihn zu stürzen drohte (S. 129). Im weiteren Verlauf gestaltet sich der zunächst noch leere imaginäre Raum zum Ufer des Meeres, an dessen Horizont eben die Sonne versinkt: "Ein Mann, Kopf undefinierbar, schwebt über den Wellen und mäht mit einer Sense die Schaumköpfe". Der ursprüngliche Erfahrungsrahmen des eigenen Zimmers war in diesen Erlebnisfolgen völlig verschwunden, für das anschauende Bewußtsein scheint er gänzlich inexistent geworden zu sein.

ENGELKENs Patientin (1849) sah sich in einen "Bleikeller" versetzt, in dem sie sich "unter Mumien" befand, die "ich durch meine Stimme erwecken sollte"; in einer anderen Sequenz bewegte sie sich in einem "bezaubernden Feenpalast" (S. 619, S. 621). Auch Martha Schmieder (KLINKE 1890) beschreibt in ihrer Selbstschilderung sich plötzlich ereignende Veränderungen ihres Zimmers, in deren Folge "stets neue interessante Räume" entstehen, denen jedoch sehr unterschiedliche und oft polar entgegengesetzte Gestimmtheiten entsprechen.

Diese auf eine ursprüngliche Einheit beider Größen verweisende Parallelität des raschen Wechsels von Anschauungs- und Gefühlsraum versuchte die Patientin ENGELKENs in einer poetischen Wendung zu erfassen: "Hoffen, Sehnen, klares Wissen, trübes Wähnen, Nacht und Hölle wechseln, weben um das Leben zauberisches Dämmerspiel" (l.c. S. 620).

Martha Schmieder erlebt sich etwa einmal, sehnlich hoffend, mit vielen anderen auf einer mystischen Pilgerreise in das "himmmliche Jerusalem". Dann ist, in direkter thematischer Entsprechung zu ENGELKENs Patientin, von "einem eigentümlichen Zustand des Wachseins" die Rede, in dem sie sich "mit einem Male in einer Totengruft" befand: "Um mich herum wurde es unheimlich dunkel und Modergeruch drang mir entgegen" (KLINKE 1890, S. 321/323). Der Erscheinung eines immer deutlicher werdenden Toten, den sie der biblischen Gestalt des auferweckten Lazarus gleichsetzt, folgt eine langsame Aufhellung des geheimnisvollen Raumes, der sich dann wieder in den Realraum zurückverwandelt. Beiden Räumen (dem realen wie dem fiktiven), die beide vom Subjekt niemals gleichzeitig mit unterscheidbaren Erlebniswerten nebeneinander erfahren werden, eignet der Charakter des *Außenwirklichen*.

Im Oneiroid erfolgt also die "Konstruktion einer völlig neuen Außenwelt" (BONHOEFFER), zu deren Aufbaumomenten aber durchaus auch in ihrem Bedeutungsgehalt abgewandelte und illusionär transformierte Realweltanteile gehören können.

Wie in der "natürlichen" Einstellung *scheinen* auch die Dinge und Lebewesen der Phantasiewelten in ihrem Dasein vom erlebenden Ich unabhängig zu sein. Ihre im aktuellen Erlebnisvollzug unbezweifelbare *Daseinsautonomie* (CONRAD-MARTIUS) und *Bewußtseins-Transzendenz* (HUSSERL) bedingen den subjektiven Wirklichkeitsmodus dieses Typus oneiroider Erfahrungen, die immer das Bewußtseinsfeld - unter völliger Auslöschung der intersubjektiven Realität - in toto erfüllen. Die ungeheure Erlebnisintensität dieser imaginären Geschehnisse erschwert ihre retrospektive Nihilierung und sichert ihnen den bereits diskutierten Stellenwert von Inseln des Außerordentlichen im biographischen Gesamtzusammenhang.

Eine kasuistische Veranschaulichung der vorstehend erörterten *primären*, d.h. unvermittelt einsetzenden Entrückungserlebnisse gibt die folgende Selbstschilderung einer 26-jährigen an einer schizoaffektiven Psychose leidenden Patientin, einer sehr differenzierten und introspektionsfähigen Persönlichkeit (KG 90/245): A.F. kam mit einem kataton-gesperrten Zustandsbild, das sich nach Angaben des begleitenden Ehemannes innerhalb weniger Tage entwickelt hatte, völlig mutistisch zur Aufnahme in die Heidelberger Klinik. In den voranliegenden 3 Jahren war die Patientin zweimal wegen affektpsychotischer Zustandsbilder, die jeweils von intensivem halluzinatorischem und wahnhaftem Erleben geprägt waren und sich innerhalb kurzer Zeit ohne die Entwicklung eines Residualsyndroms zurückbildeten, in verschiedenen psychiatrischen Kliniken behandelt worden.

Die problematische, durch eine zerrüttete Ehe der Eltern überschattete Entwicklung, die bereits früh durch erhebliche emotionale Ambivalenzen belastet wurde, kann hier nur angedeutet werden. Die jetzige akute psychotische Exazerbation erfolgte während eines Besuches von Frau F. bei ihrer Mutter, durch den sie zunehmend in einen Konflikt zwischen den emotionalen Ansprüchen von Ehemann und Mutter geriet.

Die vor der Aufnahme nur mit geringen, zudem unregelmäßig applizierten Dosen von Bromperidol behandelte Patientin konnte dann Tage später nach Abklingen des katatonen Zustandsbildes über eine nächtliche *oneiroide Episode* berichten, die sie selbst als eine ihr bis dahin unbekannte Erlebensmodalität wertete: In einem kosmisch erweiterten imaginären Raum erfuhr A.F. ein mystisch anmutendes Erleben der Verwandlung, bei dem ihre personale Identität aber gewahrt blieb. Dieses von magisch-mythischen Sinnbezügen und Bedeutungssetzungen durchzogene fiktive Geschehen wurde durchgängig im Modus der Erlebniswirklichkeit erfahren: Frau F. berichtete, daß sie in der Wohnung ihrer Mutter neben ihrem Mann auf dem Besucherbett gelegen habe. Sie sei sich bis heute sicher, während der gesamten Nacht wach gewesen zu sein und nicht geschlafen zu haben (eine Angabe, die seitens des Ehemannes bestätigt wurde). In der besagten Nacht habe sie zunächst bei geschlossenen Augen vor ihrem "inneren Auge" einen unermeßlichen Sternenhimmel gesehen, den sie dann aber auch nach Augenöffnen weiter erblickt habe. *Plötzlich* habe sich die Umgebung gewandelt: Sie habe sich nicht mehr in einem Zimmer des Hauses ihrer Mutter befunden, sondern sei in rasender Fahrt gemeinsam mit ihrem Mann durch das Weltall geeilt. Sie glaube, daß sie dabei geflogen sei. Die Armbanduhr ihres Mannes sei ihr "wie eine Gottesuhr" erschienen. Sie habe während des gesamten Erlebnisses angenommen, daß ihr Mann und sie zwei Götter seien. Sie sei davon überzeugt gewesen, daß sie beide hätten sterben müssen, um in einem Kreislauf von Wiedergeburt und Auferstehung als neuer Adam und Eva, also als neue Stammeltern der Menschheit eine bessere Welt zu schaffen, in der mehr Friede und Gerechtigkeit herrschen würde. Während des "Weltraumfluges" hätten sie und ihr Mann miteinander wortlos, "wie in einer Art Telepathie", miteinander kommunizieren können. Ihr Mann habe dann ihren Körper, den sie zunächst gar nicht gefühlt habe, "Stück um Stück" neu geschaffen, was sie auf eine eigenartige intensive Weise absolut leibhaftig erlebt habe. Diese leibliche Neuschaffung zu einer "neuen Eva" sei allerdings um den Verlust ihrer vorbestehenden göttlichen Unsterblichkeit geschehen. In den Morgenstunden habe sie dann Vogelzwitschern und das Geräusch eines Baches gehört, woraus sie schloß, daß sie sich bereits im neuen Paradies befinde. Hierzu bemerkte Frau F., daß diese Geräusche durchaus der Realität der Lage des Hauses ihrer Mutter entsprechen. Als ihr Mann dann aufstand und die Vorhänge des Zimmers geöffnet habe, sei ihr *plötzlich* wieder klargeworden, daß sie sich im Hause der Mutter und nicht im Paradies befinde. Diese Enttäuschung habe allerdings nicht zur Folge gehabt, daß die geschilderten nächtlichen Erlebnisse ihren Wirklichkeitscharakter verloren hätten. Sie sei sich bis jetzt sicher, daß sie alles in der Modalität des Zweifelsfrei-Wirklichen erlebt habe. Es habe sich um eine ihr bis dahin völlig unbekannte "neue" Erfahrungsart gehandelt, die "total anders" als das ihr vertraute Traumerleben sei: "Ich war die ganze Zeit dabei wach, aber doch irgendwie in einem anderen Zustand". Während des Geschehens habe sie ein nahezu ekstatisches Gefühl von Freiheit und Beglückung, keinesfalls aber Angst verspürt.

Der phantastische Inhalt dieses Oneiroids läßt sich in psychodynamischer Hinsicht als der Versuch einer imaginativen Lösung des die präpsychotische Situation bestimmenden Konflikts der Patientin interpretieren. Es bleibt aber auch zu bedenken, daß die in idiopathischen Psychosen aufscheinenden magisch-mythischen Sinnhorizonte eine Bewältigungsform des Unverständlichen im psychotisch abgewandelten Ich-Erleben bedeuten können (FELDMANN 1966).

In der für unsere Fragestellung entscheidenden *formalen* Hinsicht repräsentiert die geschilderte oneiroide Episode ein originär-anschaulich gegebenes Erleben, dessen Gesamtgestalt mit dem Hinweis auf seine halluzinatorischen und wahnhaften Strukturanteile nicht zureichend erfaßt wird. Das phänomenal Wesentliche dieser psychotischen Erfahrung liegt vielmehr in der erlebnismäßigen Konkretisierung einer imaginär aktualisierten fiktiven Wirklichkeit, deren Inhalte das aktuelle Bewußtseinsfeld zur Gänze erfüllen. -

Auf ganz andere Weise beschreibt der schizophrene Patient Schwabs die räumliche Seinsweise seiner phantastischen Erfahrungen, die thematisch - ähnlich wie im Falle der eben genannten Schilderungen - ein Pandämonium des Schrecklichen, neben nur seltenen Beseligungsmomenten, darbieten. Der Kranke, der das Unfaßliche seines psychotischen Erlebens als den "Übergang in eine übersinnliche

Welt" zu begreifen versucht, beschreibt das ihn erschreckende Auftauchen grotesker Menschengestalten wie folgt:

"Die Gestalten waren *im Raum*, aber es war, als hätten sie *ihren eigenen, ihrer Wesensart zugehörigen Raum.* Dieser *neue Raum* mit seinen Bewohnern trat umso deutlicher auf, je mehr meine Sinne von den bekannten Dingen abgelenkt waren. Ich konnte die Entfernung genau angeben, aber die Gestalten waren nie von Gegenständen des Zimmers abhängig, wurden nie durch solche verdeckt. Sie konnten nie zugleich mit einer Wand, einem Fenster und dergleichen wahrgenommen werden" (SCHWAB 1919, S. 6).

Auch hier wird von einem neu konstituierten Raum des Imaginären gesprochen, der sich jedoch nicht wie in den bisherigen Fällen als ein Weltganzes ausbreitet, sondern *als ein besonderer Raum von eigener Wesentypik innerhalb der realen Außenwelt* zu liegen scheint, ohne dabei jedoch mit dieser in irgendeiner Verbindung zu stehen: "...es war für mich in der gewöhnlichen Welt noch eine andere - ebenfalls von außen her erlebte - Welt mit ihrem besonderen Raum, ...die aber die Sinnenwelt nichts anging" (l.c. S. 7).

Die grotesk-unheimlichen, szenisch konfigurierten "Gestalten und Gesichter", die SERKOs Patient erlebte, traten ebenfalls "gleichsam in einem imaginären Raume" auf, in dem sie "ganz nach ihren eigenen Gesetzen" abliefen, ohne sich in irgendeiner Weise der "realen Umwelt" einzuordnen (S. 62).

Bei einer solchen Gegebenheitsweise der imaginären Welt bleibt die bisher maßgebliche Realwelt konstitutiv immer erhalten, es existieren für das Subjekt also zwei völlig separierte "Welten" oder Wirklichkeitsbereiche (STORCH) *nebeneinander*, die beide als "gleich lebensvoll" (SCHWAB) geschildert werden. Es handelt sich hier somit um eine - auch material betrachtet - rein imaginativ konstituierte Welt, die allerdings vom Subjekt "so real wie die Wirklichkeit, die Formen voller Leben" (SCHWAB, S. 7) gleichfalls "von außen her" erfahren wird.

JASPERS stellt bei der Diskussion seines Falles Mendel die zentrale Frage, welche "Wahrnehmungsveränderungen" das psychotische Erleben phantastischer Gestaltungen im Bewußtsein der Kranken repräsentieren und beantwortet diese dahingehend, daß seinem Patienten die meisten Erlebnisinhalte der akuten Psychose als *Bewußtheiten* gegeben seien. JASPERS definiert - unter Bezug auf ACH - Bewußtheit als unanschauliches Gegenwärtigsein eines Inhaltes, der ohne jegliche sinnliche Vermittlung dennoch *unmittelbar* erlebt wird. Bedenkt man angesichts dieser Begriffsbestimmung den phantastischen Erlebnisreichtum des Patienten Mendel, so erscheint es zweifelhaft, daß dieser lediglich im Modus eines "unanschaulichen Gegenwärtigseins" erfahren werden kann. JASPERS räumt dann auch selbst ein, daß nicht entschieden werden könne, ob zu den leibhaften Bewußtheiten auch "anschauliche Elemente" hinzutreten können. Auch hier wird deutlich, daß die Komplexität des Gesamterlebens eine elementarisierende Analyse der einzelnen Aufbauelemente ausschließt. JASPERS konzipiert schließlich sogar eine erlebensimmanente Übergangsreihe, die in einem dynamischen Kontinuum von völlig reinen Bewußtheiten zu anschaulichen Vorstellungen und von da zu Pseudohalluzinationen und Halluzinationen reicht: "Leibhaftige Trugwahrnehmungen und leibhaftige Bewußtheiten werden uns eher als die *Endpunkte einer langen*

Reihe von Übergängen erscheinen (JASPERS 1963, S. 417). Auch die Dingcharaktere und szenischen Konfigurationen oneiroider Welten bedürfen letztlich unverzichtbar der originären Selbstgegebenheit (HUSSERL) des Anschaulichen, wenn sie für das erlebende Subjekt einen welthaften Rahmen des Erlebens bilden sollen.

Das phänomenale Nebeneinander von Phantasie- und Realwelt im schizophrenen Erleben schließt jedoch aus, daß die imaginäre Wirklichkeit ihr Anschauungsmaterial aus einer phantastischen Transformation und illusionären Umdeutung der Außenwelt bezieht. Dieses setzt aber voraus, daß der ja potentiell weiter perzipierbaren Außenwelt im aktuellen Vollzug der Erlebniswirklichkeit des Imaginären der Wirklichkeitsakzent entzogen werden muß. Sie rückt so in die marginalen Bereiche des Bewußtseinsfeldes, dessen Zentrum jetzt gänzlich von den Gehalten der Phantasiewelt besetzt wird. Die "gewöhnliche" Realität verfällt dadurch für das Subjekt zwar nicht ganz der faktischen Inexistenz - wie bei der Weltumwandlung -, sie wird aber zur subjektiv irrelevanten *Scheinwelt* (zur "Illusion", SCHWABs Patient), der gegenüber die Phantasiewelt zur *eigentlichen Wirklichkeit* wird. JASPERS spricht hier von einer *"doppelten Orientierung"* des psychotischen Menschen.

SCHWABs Patient berichtet dazu, daß sein Bewußtsein zunächst noch "beliebig zwischen Real- und Phantasiewelt hinüber und herüberglitt", wodurch es ihm vorübergehend gelang, sich von seinen "Dämonen" zu befreien. Im weiteren Fortgang des - metaphorisch als "Herabdämmerung" des Bewußtseins umschriebenen - psychotischen Geschehens wird diese Möglichkeit eines *Pendelns* zwischen den so unterschiedlichen Wirklichkeitsbereichen, dem ein willkürliches Fluktuieren der Aufmerksamkeitsrichtung zugrundeliegt, zunehmend eingeschränkt und schließlich aufgehoben. Auch JASPERS beschreibt in seiner so eindrücklichen Schilderung der akuten schizophrenen Psychose des Dr. Mendel, daß dieser, der bis dahin noch über eine doppelte Orientierung verfügte, nach einer erschütternden Erfahrung des Raumverlustes *"ausschließlich* in den ungeheuren Ereignissen" außerhalb seines Krankenzimmers lebte "(JASPERS 1963, S. 383).

Der Erlebniswert dieser imaginären dramatischen Geschehnisse ist unbezweifelbar: Für Mendel war "alles als Wirklichkeit einfach evident. 'Ich erlebte das, was außen vorging unmittelbar und dem entsprach immer ein Zucken im Körper. Diese Gefühlsevidenz ist die stärkste, die es gibt. Wenn ich selbst das Gegenteil gesehen hätte, das wäre vollständig gleich gewesen. Immer war es; *es ist so, es ist gar kein Zweifel* - d.h. im Augenblick des Erlebens'" (S. 389).

Man könnte hier gewissermaßen von einer *sekundären Entrückung* sprechen, die den Betroffenen, ebenfalls unter Verlust der intersubjektiven Realität, gänzlich in seiner Phantasiewelt aufgehen läßt. Wurden deren Gehalte bis dahin noch irgendwie als ichzugehörig erkannt, was ja voraussetzt, daß dem Erlebenden ihre Seinsabhängigkeit (CONRAD-MARTIUS) von der augenblicklichen Bewußtseinslage untergründig spürbar blieb, so gewinnen sie nun den eindeutigen Charakter der Bewußtseins-Transzendenz und Daseinsautonomie.

Die Gegebenheitsweise der Phantasiewelt gleicht jetzt - phänomenal betrachtet - völlig der in den zuerst erörterten *primären Entrückungs- und*

Weltverwandlungserlebnissen. Dennoch erscheint es uns berechtigt, die beiden aufgezeigten Typen des räumlichen Gegebenseins imaginärer Welten einander gegenüberzustellen. Im ersten Fall konstituiert sich die phantastische Wirklichkeit des Oneirods innerhalb eines ausschließlich-einzigen und einheitlich erfahrbaren Raumganzen, das den Evidenzgrad der Außenwelt besitzt. Man mag hier von einer größeren Traumähnlichkeit des Erlebens sprechen. Im zweiten Fall dagegen, der vorzugsweise, wenn auch nicht ausschließlich bei Schizophrenen anzutreffen ist, bewegt sich das Ich des Erlebenden zwischen zwei unterschiedlich bewerteten, quasi hierarchisch gegliederten Erfahrungsbereichen. Daraus kann dann eine subjektiv belastende Unsicherheit entstehen, welcher der beiden "Welten" der gültige Realitätsakzent zukommt. So berichtet JASPERS, daß Mendel zwar immer Real- und Phantasiewelt scharf trennen konnte, dabei aber nicht wußte, welche er für die eigentliche halten sollte. Dieser subjektiv belastenden Uneindeutigkeit bezüglich der gültigen Wirklichkeit kann dann, unter Umkehrung des bisherigen Verhältnisses von Real- und Phantasiewelt, die erneute Erfahrung einer einzigen, jedoch den Kategorien des Außerordentlichen unterstehenden Welt folgen. Man könnte dieser klinischen Beobachtung den Hinweis auf eine bewußtseinsimmanente Tendenz zur Ausbildung eines einheitlichen Erfahrungsraumes entnehmen, der sich im aktuellen Erlebnisfeld schließlich gegenüber der Gleichzeitigkeit unterschiedlicher Wirklichkeitsbereiche durchzusetzen vermag.

Die angedeutete Möglichkeit des "Hin- und Hergleitens" zwischen Real- und Phantasiewelt impliziert aber, daß die imaginären Szenerien für das erlebende Subjekt *keinen konstanten Daseinswert* besitzen. Ein gültiger Realitätsakzent scheint ihnen nur auf einer tieferen Bewußtseinsebene zu eignen, während sie sich auf der "Ebene der Bewußtseinshelle und der Außenweltzuwendung" (STORCH) - unter Wahrung ihres formalen und thematischen So-Seins - als Phantasiegebilde, also als vom Subjekt selbst "geschaffene" Fiktionen enthüllen: "Sie existieren für das Ich nur, solange dieses in der tieferen Bewußtseinsebene lebt. Sie zerrinnen und verflüchtigen sich mit dem Heraustreten des Ich in die höhere Bewußtseinsebene" (STORCH 1923, S. 336). Die hier anklingende, schichtentheoretisch anmutende Rede von unterschiedlichen "Bewußtseinsebenen", denen zudem in einer Art Lichtmetaphorik differente Helligkeitsgrade zugeordnet werden, darf jedoch keinesfalls mit der - im klinischen Alltag pragmatisch geübten - semiquantifizierenden Betrachtungsweise gleichgesetzt werden, die im Bewußtseins eine skalare, an Vigilanzgraden orientierte Größe erblickt; eine "tiefere Bewußtseinsebene" muß daher nicht unbedingt einem Zustand getrübten Bewußtseins entsprechen. Gemeint ist hier vielmehr eine nicht obligat mit einer Bewußtseinstrübung verbundene *qualitative Umorganisation des aktuellen Bewußtseinsfeldes*, in deren Folge sich dem Erleben solche - oft magisch-mythischen - Sinnhorizonte (MÜLLER-SUUR, FELDMANN) eröffnen, die der Alltagserfahrung üblicherweise verschlossen bleiben.

9.4 Zur Charakteristik des Phantastischen

Die Erfahrungsmöglichkeit dieser "tieferen" Bewußtseinsebenen, die das Gepräge des Phantastischen tragen, koinzidiert mit dem Ausmaß der Abwendung von der äußeren Umgebung, deren Entwirklichung die fortschreitende *Verwirklichung* des Imaginären parallel geht. Wir stoßen hier wieder auf die bereits anhand des Textes von J.L.A. KOCH (1877, vgl. 4.4) erörterte, dialektisch vermittelte Umkehrungs-Möglichkeit des Realitätswertes von Außen- und Innenwelt. Die Bedingungen der Außenweltabwendung können höchst unterschiedlich sein - sie reichen von bewußt-willkürlich, etwa durch Meditation, herbeigeführten Zuständen bis zu eindeutig krankheitsbedingten Einschränkungen der perzeptiven Möglichkeiten. Gleichwohl kann die innere Gestaltenwelt des Subjekts in jedem dieser Fälle den Erlebniswert des Einzig-Wirklichen erreichen - ein Vorgang, der aber immer die Zerreißung des wahrnehmenden Konnex mit der Außenwelt voraussetzt.

Selbst nach der Rückkehr in die Ebene der außenweltzugewandten "Bewußtseinshelle", die durch eine Reorganisation der ursprünglichen Strukturordnung des Bewußtseinsfeldes vermittelt wird, beinhalten die phantastischen Erlebniszusammenhänge in der erinnernden Selbstbesinnung der Betroffenen ihren besonderen Erlebniswert einer andersartigen, sich von der Alltagsrealität abhebenden Wirklichkeit.

Nur selten werden sie in der introspektiven Rückschau als bloße Phantasiegegenstände oder reine Traumwelten deklariert; wegen ihrer letztlich unvergleichlichen Erfahrungsmodalität werden sie dann gelegentlich, sofern es die weltanschauliche Haltung des Einzelnen zuläßt, einem nur dem eigenen Ich zugänglichen spirituell-metaphysischen Wirklichkeitsbereich zugeordnet. STORCH hat darauf hingewiesen, daß eine solche Reflexion über das im Oneiroid ja unmittelbar Erlebte in einer eigenartigen, an die - bereits bei der Diskussion der romantischen Psychiatrie (3.) erwähnte - idealistische Identitätsphilosophie gemahnenden Metaphysik enden kann, für welche die Welt nur noch Bewußtseinsinhalt ist. Aber auch da, wo eine solche weltanschaulich fundierte Plausibilisierung nicht vollzogen wird, bleibt die vergangene Faktizität des seelischen Ausnahmezustandes für das Subjekt eine nur schwer zu bewältigende Erfahrung von etwas Außerordentlichem.

Das Phantastische bestimmt sich darin als die Erfahrung von solchen Dingen, Gestalten und Situationen, die mit den an das Alltagsbewußtsein gebundenen und biographisch determinierten Erlebensmöglichkeiten des Betroffenen nicht in Einklang zu bringen sind. In diesem allgemeinen Sinne verdienen auch die von HOEPFFNER mitgeteilten Erlebnisse des Tuberkulosekranken die Bewertung "phantastisch", da sich in ihnen - zwar in einem lebensweltlich vertrauten Raum - Ereignisse abspielen, die im Kontext der Realsituation des Kranken unmöglich geschehen könnten.

In den psychotischen Erlebniszusammenhängen resultiert die Phantastik - nicht anders als in den fiktiven Geschehnissen der phantastischen Literatur - aus dem Zusammenstoßen und dem Konflikt zweier eigentlich unvereinbarer Ordnungen, einer empirischen und einer spirituellen, die man passend auch mit den von

TIECK eingeführten poetologischen Kategorien des Gewöhnlichen und des Wunderbaren benennen könnte.

Ganz entsprechend bestimmt FREUD die Welt des Phantastischen, "in der Geistern und Gespenstern Wirklichkeit zugesprochen wird", als den Gegenpol zu unserer "als nüchtern verschrieenen, von den Gesetzen der Wissenschaft beherrschten Welt" (Ges. Werke, Bd. 7, S. 42). In phantastischen Geschehniszusammenhängen, in denen eine Orientierung an der gliedernden Vernunft nicht möglich scheint, regiert die durchdringende Kraft gestaltender Phantasie.

Im diesbezüglichen Diskurs der Literaturwissenschaft finden sich - in bemerkenswerter Entsprechung zum Erfahrungsraum der Psychopathologie - interessante Überlegungen über unterschiedliche Manifestationsweisen des Phantastischen (vgl. THOMSEN, FISCHER 1980, darin insbesondere die Beiträge von HOLLÄNDER; FREUND 1990): So wird dieses einmal als eine neue, andersartige und die intersubjektive Realität ablösende Eigenwelt konzipiert, in die das fiktive Handlungs-Ich völlig hineingezogen wird (wie etwa beispielsweise in gewissen Erzählungen E.A. POEs). In anderen Texten markiert das Phantastische einen Bruch in der als Erfahrungsfolie weiterhin vorhandenen Alltagswirklichkeit, deren Ereignisabläufe damit ihre Selbstverständlichkeit verlieren: "Das Phantastische offenbart ein Ärgernis, einen Riß (rupture), einen befremdenden, fast unerträglichen Einbruch in die wirkliche Welt" (CAILLOIS, zit. nach HOLLÄNDER). Jede vor dem Hintergrund der zunächst ja noch konstitutiv erhaltenen Realwelt erfahrene Halluzination bedeutet letztlich einen solchen Riß des dadurch bereits verfremdeten mundanen Rahmens, durch den die Gestalten des Imaginären Einlaß in das Erlebnisfeld finden können (vgl. MERLEAU-PONTY). Ein solcher Riß kann aber auch - wie wir aus den erörterten Selbstschilderungen psychotischer Menschen wissen - innerhalb des Wahrnehmungsraumes einen neuen Erfahrungsraum eröffnen, der einen anderen Wirklichkeitstypus repräsentiert. Für CAILLOIS ist diese "märchenhafte zweite Welt eine Zugabe zu unserer Alltagswelt, ohne sie zu berühren oder ihren Zusammenhang zu zerstören" (l.c.). Aus den Erlebnisschilderungen der Kranken wissen wir, daß aus diesem Nebeneinander zweier Wirklichkeitsbereiche die ausschließliche Dominanz des "Reichs des Wunderbaren" (CAILLOIS) erwachsen kann, die wir klinisch-psychopathologisch als oneiroide Erlebnisform kennzeichnen.

Es finden sich noch weitere bemerkenswerte Parallelen zwischen den literarisch-fiktionalen und den in Krankheitszuständen erlebten Oneiroiden, die das Phantastische als eine quasi archetypische, potentiell uns allen zugängliche Erfahrungsdimension erscheinen lassen: In den Texten der phantastischen Literatur wie in den Erlebnisschilderungen psychotischer Menschen dominiert die *Darstellungsform des Fragmentarischen*, sei es in Form unvollständiger Ereignissegmente oder aber eines fehlenden, die vorhandenen Segmente verbindenden Bezugsrahmens. Nicht zuletzt dieses Strukturmerkmal des Phantastischen mag verantwortlich sein für die in Literatur und Erlebnisschilderungen psychotischer Menschen gleichermaßen häufig zu bemerkenden *Topoi der Unsagbarkeit*, welche die verwirrende

Erlebnisintensität der sich aufdrängenden Bildgehalte in ihrer Rätselhaftigkeit umso deutlicher werden lassen.

Die thematische Vielfalt der Bildgehalte in der oneiroiden Erlebnisform umgreift das gesamte Spektrum der *Ikonographie des Phantastischen*. Es ist zu vermuten, daß dieses ästhetische Problemfeld dem Erleben in seelischen Ausnahmezuständen sein apriorisches, bereits vor aller fiktionalen Ausgestaltung intrapsychisch präformiertes Erfahrungsfundament verdankt. Es ist daher unbedingt HOLLÄNDERs Ansicht zuzustimmen, daß im Erfahrungsbereich des Phantastischen, in den das Oneiroid sui generis hineingehört, das Bild mächtiger wird als der Text, der denn auch oft nur noch unenträtselbare Bilder und Wahrnehmungen zu beschreiben imstande ist.

9.5 Das Verständliche in den phantastischen Erlebniszusammenhängen

Angesichts der phantastischen Erlebniszusammenhänge erhebt sich unabweislich die Frage nach einem möglichen, wie auch immer beschaffenen Zusammenhang zwischen den imaginären Geschehnissen und der konkreten lebensgeschichtlichen Situation des erlebenden Subjekts. Bewahrt dieses doch in beiden diskontinuierlich erlebten "Welten" das Erfahrungskontinuum seiner personalen Identität, das auch durch die psychotischen Verwandlungserlebnisse nicht zerstört wird. So berichtet MENDEL, daß er trotz vielfältiger leiblich erfahrener Metamorphosen, etwa in ein androgynes und später in eine göttliches Wesen, *"immer derselbe, geistig gleich"* geblieben sei (JASPERS 1963, S. 383).

Gerade am Beispiel dieses schizophrenen Kranken gelingt es JASPERS auf meisterhafte Weise, die thematische Kontinuität *verständlicher Zusammenhänge* zwischen den Imaginationen des psychotischen Erlebens und der prä- und extrapsychotischen Realität aufzuzeigen. Dieses Vorgehen erfolgt am methodischen Leitfaden einer subtilen, die biographischen und imaginären Gehalte gleichermaßen erhellenden Hermeneutik, deren potentiell weiten Erfassungshorizont JASPERS selbst 1912 eröffnet hatte, als er davon sprach, daß unser Verstehen über die Möglichkeit eines auch nur ähnlichen eigenen Erlebens *weit hinausgehen könne* (l.c. S. 321).

Die gemäß dieser Maxime entstandene Krankengeschichte des Dr. Joseph MENDEL, in der es JASPERS um die Bestimmung der Eigenart "schizophrener Reaktivität" geht, verdient einen den großen Kasuistiken der Daseinsanalyse i.S. BINSWANGERs durchaus ebenbürtigen Rang: JASPERS entwirft hier eine biographische Skizze, die neben der Darstellung der entwicklungspsychologischen Determinanten vor allem das Aufzeigen von Kontinuität und Verwerfungen der "Lebensstimmung und Lebensgefühle" intendiert. Diese finden bei MENDEL ihren Ausdruck in einer im lebensgeschichtlichen Fortgang sich akzentuierenden und fixierenden *Weltanschauung tiefer Skepsis*, die aber - im Gegensatz zur Denkhaltung des philosophischen, rein theoretischen Skeptizismus - für den Kranken ein qualvolles tägliches Erleben bedeutet:

"Ewiges Schwanken statt vereinheitlichender Zweifel, ewige Unsicherheit statt praktischen Stellungnehmens, ewiges Zerstören statt lebendigen Schaffens. Es fehlt die Vereinheitlichung, seine Seele wird durch ein dauerndes Für und Wider, Motive und Gegenmotive auseinandergerissen. Dieses ewige Für und Wider, das ins Unendliche geht, ist ihm auf dem Höhepunkt seiner kranken Zustände so unerträglich, daß er glaubt, verrückt zu werden und lieber auf dem Ozean untergehen und sterben, als solchen Verlust seines Selbst erleben will" (l.c. S. 406/407).

Diese zuletzt an Verzweiflung grenzende innere skeptische Zerrissenheit ist das Generalthema der präpsychotischen Situation, die eine weitere Zuspitzung durch zwei belastende Ereignisse erfährt, die solche Lebensbereiche betreffen, denen im biographischen Kontext des Betroffenen eine hohe affektive Besetzung zukommt: Der Mißerfolg im Examen führt Mendel seine, gemessen an den eigenen Ansprüchen, völlig unzureichende soziale und berufliche Situation deutlich vor Augen, während die zufällige, aber nachhaltig wirkende Begegnung mit einer ihn anziehenden unbekannten Frau ihm die gänzliche Ungelebtheit und Unerfülltheit der erotischen Dimension seiner Existenz schmerzlich enthüllt. Hiernach erfolgt dann auch der "Sprung" in die psychotische Erlebniswelt. Diese gestaltet sich perakut aus einer quälend unbestimmten Wahnstimmung zu den bereits angedeuteten phantastischen Erlebniszusammenhängen oneiroiden Gepräges, in denen die zuletzt so leidvolle Realwelt zugunsten der Erlebniswirklichkeit des Imaginären zeitweilig gänzlich verlassen wird. Inhaltlich spielt sich dabei ein heftig bewegtes kosmisches Drama ab, dessen motivische Bezüge um die Erfahrungen von Tod, Erlösung und Wiedergeburt kreisen. Diese vermögen aufgrund ihres metaphysischen Offenbarungscharakters für Mendel zunächst eine Befreiung von seiner präpsychotisch so belastenden Daseinsskepsis zu bewirken. Nach einem subjektiv von quälenden Ambivalenzen begleiteten Kampf ("furchtbare Kämpfe") zwischen Gott und Teufel, Himmel und Hölle erlebt er in sich - zur "Stärkung seiner Kraft" - "den Einzug Gottes und damit der ganzen übersinnlichen Welt" (l.c. S. 384). Die reale Leere seiner erotischen Bezüge erfährt eine phantastische Kompensation durch das bizarre Erlebnis einer im eigenen gewandelten Leib geschehenden androgynen Vereinigung: "Zwischen ihm als Mann und ihm selbst als Weib kam es zum Coitus" (l.c. S. 382). Die verwirrende Fülle der phantastischen Erlebnisgehalte, die immer durch einen thematischen Rahmen zusammengehalten werden, läßt in MENDEL den Gedanken aufkommen, daß es seine Bestimmung sei, als "ein neuer Gott in dieser Götter- und Genienwelt" Ordnung zu schaffen. Gleichzeitig aber fühlt er die Unmöglichkeit, diese Aufgabe zu bewältigen: "Er hatte sofort den Gedanken: In dieser Riesenwelt kann ich keine Ordnung schaffen" (l.c. S. 386). JASPERS spricht hier vom "Erlebnis der versagenden Katastrophe", in dem er ein typisches Kompositionsmerkmal der phantastischen Erlebniszusammenhänge sieht. In diesen steuern die imaginären Geschehensfolgen oft auf einen Handlungshöhepunkt zu, dessen Realisation dann jedoch nicht mehr vollzogen wird; sei es deswegen, daß das Subjekt - auch in der Psychose - plötzlich die reale Begrenztheit seiner Erfahrungs- und Handlungsmöglichkeiten reflektiert ("es tritt im Bewußtsein vorübergehend eine Veränderung, eine Ernüchterung, eine Pause ein" l.c. S. 400) oder weil die Geschehenskontinuität, scheinbar unbegründet, plötzlich abbricht und so den Charakter des Fragments erhält (s.o.).

Für MENDEL resultiert aus dem Erlebnis der versagenden Katastrophe die ihn erschreckende Ahnung, daß selbst in der phantastischen Götterwelt möglicherweise ein "solch unendlicher Regressus" wie im extrapsychotisch erlittenen Skeptizismus herrscht: "Er war oft in Zweifel. Seine Stimmung hatte vielfach etwas Weinerliches darüber, daß er selbst in der überirdischen Welt aus seinen Zweifeln nicht herauskomme" (l.c. S. 386).

Auch in der kosmischen Phantasiewirklichkeit gelingt MENDEL also nur eine vorübergehende Erlösung von den leidvoll erlebten Erfahrungs- und Denkmustern der Realwelt, die sich letztlich als *unentrinnbar* erweisen. JASPERS interpretiert daher die imaginären Erlebnisfolgen in der akuten Psychose als *"eine Flucht aus der Wirklichkeit"* (l.c. S. 410). Eine Flucht, die jedoch zum Scheitern veruteilt ist, da die in der präpsychotischen Situation bestimmenden und in gewisser Hinsicht auch psychoseauslösenden Leitmotive der Erfahrung eine quasi unerbittliche Konstanz und Kontinuität besitzen, aus der sich das Subjekt auch in den zunächst Befreiung verheißenden Phantasieerlebnissen nicht zu lösen vermag.

Der Kontinuität der Identität des erfahrenden Subjekts korrespondiert somit eine Kontinuität der Signaturen der präpsychotischen existentiellen Situation, die zwar in imaginäre Erfahrungsbereiche transfiguriert werden können, ohne dabei ihre Wirkmächtigkeit dauerhaft zu verlieren. -

Es wird dem klinischen Psychopathologen nur selten möglich sein, die verständlichen Zusammenhänge zwischen Schicksal und Psychose, zwischen lebensgeschichtlicher und imaginär konstituierter Erlebniswirklichkeit so einleuchtend zu erhellen, wie dieses JASPERS bei der Darstellung seines Patienten Dr. Mendel gelungen ist. Dieser herausragenden Einzelfallstudie, die sich auf der methodischen Ebene einer hermeneutisch ergänzten deskriptiven Phänomenologie bewegt, kommt aber ein überindividueller Erkenntniswert zu, der am Beispiel eines Kranken auf invariante Erfahrungs- und Bedeutungsmuster des Problemfeldes der phantastischen Erlebniszusammenhänge verweist. Diese sind als korrelative, in allen individuellen Besonderungen anzutreffende Wesensformen dieser Erfahrungsweise aufzufassen. Auch die von JASPERS konzipierte Phänomenologie i.S. einer immanenten Deskription der subjektiven Bewußtseinstatbestände zielt also auf eine Wesenserfassung, in der das Generisch-Allgemeine *exemplarisch* erfaßt wird. Insofern aber dieses Exemplarische, d.h. der konkrete Einzelfall, zum unabdingbaren Ausgangspunkt der phänomenologischen Forschung wird, ist auch das Untersuchungsmaterial der Phänomenologie ein *empirisch Gegebenes* (vgl. FELDMANN 1974).

Das Phantastisch-Imaginäre imponiert in dieser Perspektive als ein neuartiger Wirklichkeitsraum, der dem Subjekt in einer solchen Grenzsituation aufscheint, in der - aus natürlich sehr unterschiedlichen Gründen - die Gesichertheit und Vertrautheit der bisherigen, intersubjektiv und geschichtlich bestimmten Lebenswelt nicht mehr als tragfähiger Erfahrungsgrund zu fungieren imstande ist. Die subjektgebundene Erlebniswirklichkeit des Imaginären könnte so als der Bewältigungsversuch eines an seine Erfahrungsgrenzen stoßenden Subjektes gedeutet werden. Hierdurch eröffnen sich diesem zwar völlig neue, bis dahin unbekannte Erfahrungsräume, in denen es aber seiner realen Notsituation nicht auf Dauer zu entrinnen vermag. Nicht wenige oneiroide Welten tragen ja bereits von Anbeginn an ein Gepräge der Angst und des Schreckens.

Auch dem phänomenologischen Zugang wird sich das Sinnganze des Oneiroids nur in Annäherungsschritten erschließen, die um so wegweisender und erhellender sein können, je mehr die bleibende Rätselhaftigkeit des Phänomenes als Erkenntnisgrenze akzeptiert wird.

10   Die oneiroide Erlebnisform (MAYER-GROSS)

Die - bereits wiederholt erwähnte - 1924 erschienene, aus der Habilitationsschrift des Autors hervorgegangene Studie von MAYER-GROSS über "Die oneiroide Erlebnisform" darf als einer der Höhepunkte einer deskriptiv-phänomenal bezogenen und verstehend intendierten Psychopathologie i.S. von JASPERS gewertet werden. Für K. SCHNEIDER (1926) markiert sie den aussichtsvollen "ersten Versuch der phänomomenologischen Erforschung, ja Neuaufstellung von Symptomenkomplexen" (SCHNEIDER 1926, S. 402). MAYER-GROSS gelingt es dank konsequenter Durchführung dieses methodischen Ansatzes, die *innere*, in einer gemeinsamen *Erlebnis*form fundierte *Zusammengehörigkeit* einer Reihe äußerlich-klinisch sehr differenter (maniformer, stuporöser, katatoner) Zustandsbilder aufzuzeigen. Voraussetzung jeder wissenschaftlichen Diskussion des Oneiroids als *Erlebnis*form sind daher bis heute die Selbstschilderungen und ausführlichen Explorationen der Betroffenen; die Seltenheit der Beschreibung beruht somit vor allem auf den nicht häufig gegebenen persönlichen und situativen Voraussetzungen.

Zweifellos verdankt MAYER-GROSS seine wesentlichen methodischen und thematischen Anregungen den im vorangehenden Kapitel erörterten diesbezüglichen Ausführungen in der "Allgemeinen Psychopathologie" von Karl JASPERS. Bemerkenswerterweise erwähnt er aber mit keinem Wort explizit dessen konkrete Typologie der "phantastischen Erlebniszusammenhänge", während JASPERS die oneiroide Erlebnisform in den späteren Auflagen seines Werkes im besagten Zusammenhang zwar in einer Fußnote nennt, den Begriff selbst aber nicht in das Sachverzeichnis übernimmt.

MAYER-GROSS exemplifiziert das Problemfeld der oneiroiden Erlebnisform an neun, teilweise ausführlich wiedergegebenen Fallberichten atypisch gestalteter idiopathischer Psychosen, die großenteils auf beeindruckenden, schriftlich niedergelegten Selbstschilderungen der Kranken basieren. Acht dieser Fälle waren - zumindest auszugsweise - bereits zuvor in einem anderen Kontext von verschiedenen Autoren publiziert worden (s.o.); fünf von ihnen sind ehemalige Patienten der Heidelberger Klinik, deren persönliche katamnestische Exploration durch MAYER-GROSS - mitunter Jahrzehnte nach der akuten Psychose - einmal mehr die wohl regelhaft anzutreffende Hypermnesie bezüglich des oneiroiden Erlebnismaterials unterstreicht. Die Monographie verdeutlicht aber vor allem eindringlich den hohen Erkenntniswert herausragender Einzelfalldarstellungen für die klinische Psychopathologie, damit aber die bleibende Notwendigkeit und Unverzichtbarkeit idiographischer Forschung innerhalb des Methodenspektrums der Psychiatrie.

Thematisch und formal gleichen die Fallstudien bei MAYER-GROSS weitgehend dem seit LEUBUSCHER und GRIESINGER bekannten Erlebnistypus der

Erfahrungsmöglichkeit einer imaginären Welt, dessen Thematisierung wir in unserer problemgeschichtlichen Untersuchung innerhalb sehr unterschiedlicher klinischer und theoretisch-psychopathologischer Zusammenhänge nachweisen konnten. Auch in den "Selbstschilderungen der Verwirrtheit" - so der von MAYER-GROSS gewählte Haupttitel seines Buches - findet sich ein teilweise sehr schneller Wechsel hochdramatisch-phantastischer Szenerien, in die das traumähnlich erlebende Subjekt stets handelnd *und* überwältigt- leidend einbezogen ist.

Eigenartigerweise hat die so wertvolle Studie von MAYER-GROSS auch in der deutschsprachigen Psychiatrie eine vergleichsweise geringe und unzureichende Rezeption gefunden, die sich bereits auf der terminologischen Ebene in einer nur spärlichen Verwendung des Begriffs "Oneiroid" anzeigt. Die Gründe hierfür mögen vielfältiger Natur sein; am wenigsten liegen sie u.E. in der empirischen Seltenheit des bezeichneten psychopathologischen Sachverhaltes, dessen anthropologische Bedeutsamkeit dagegen aufgrund der bereits ausführlich dargelegten Erwägungen um so höher zu veranschlagen ist. Eher mag dafür der uneinheitliche, wenig stringente und so die Lektüre erschwerende Gesamtaufbau des Werkes von MAYER-GROSS verantwortlich sein, dessen wichtige systematisch-psychopathologische Aussage im Text zu disparat verteilt ist, um ihrer Bedeutung angemessen erfaßt werden zu können.

So finden sich im Anschluß an jede Kasuistik weitläufige, aus heutiger Sicht teilweise sehr fragwürdige erb- und konstitutionsbiologische sowie nosologische Überlegungen, die ganz dem damaligen psychiatrischen Zeitgeist entsprechen und für unsere auf die systematischen und phänomenologischen Bezüge des Themas gerichteten problemgeschichtlichen Bemühungen ohne Interesse sind.

Der bleibende Erkenntniswert der Untersuchung liegt in ihrem Beitrag zur Erhellung der *Wesenstypik des Oneiroids*, die MAYER-GROSS mittels der entsprechenden Herangehensweisen unter zwei verschiedenen Gesichtspunkten gelingt:

1. Der - sich direkt auf die Logischen Untersuchungen HUSSERLs berufenden - Aufklärung der *eigentümlichen Struktur der die oneiroide Erlebnisform konstituierenden intentionalen Akte.*

2. Des an den Prinzipien der Gestaltpsychologie (WERTHEIMER) orientierten Versuchs einer adäquaten Erfassung der diese Erlebnisform fundierenden *Abwandlung des Bewußtseins.*

Es erscheint uns als ein nicht unwichtiges ideengeschichtliches Detail, daß das für die Entwicklung der phänomenologischen Psychologie so entscheidende Werk von A. GURWITSCH "Das Bewußtseinsfeld" (1975), dessen Ursprünge in den 20er Jahren liegen, seinen hohen Erkenntniswert ebenfalls der fruchtbaren Verschmelzung von phänomenologischem Denken und gestaltpsychologischer Forschung verdankt.

10.1 Die intentionalen Grundlagen des Oneiroids

Wir hatten bereits darauf hingewiesen, daß die im Oneiroid erlebten phantastischen Geschehensabläufe auffallend häufig eine eigenartige fragmentarische Unabgeschlossenheit aufweisen: So wenn die dramatischen Szenerien noch vor dem Handlungshöhepunkt mitunter abrupt abbrechen und sich das erlebende Subjekt auf einmal ratlos, verunsichert und oft zunächst desorientiert in der intersubjektiven Realität wiederfindet, um dann aber schon bald in neuen, thematisch andersartigen imaginären Erlebnisfolgen aufzugehen. MAYER-GROSS sprach hier - gewissermaßen den Außenaspekt des Geschehens bezeichnend - vom "Erlebnis des nicht erreichten Wendepunktes" (1924, S. 113, 1932, S. 530), während die, allerdings seltenere, von JASPERS herausgearbeitete "versagende Katastrophe" (s.o.) die subjektive Seite des gleichen Vorganges betrifft: Gemeint ist hiermit ein durch den extremen Grenzcharakter der phantastischen Situation bedingtes Versagen der eigenen Kräfte des erlebenden Subjekts - so vermag uns gerade dieses phänomenale Detail des Oneiroids die erlebte Wirklichkeit der in ihm erfahrenen imaginären Welt besonders eindrücklich zu belegen.

Unter direktem Bezug auf HUSSERL legt MAYER-GROSS dar, daß im Oneiroid *den Bedeutungserfüllungen der intendierten Erlebensakte der charakteristische Abschluß fehlt*. Er greift damit den Schlüsselbegriff von HUSSERLs Wahrheitslehre (BERNET et al. 1989) auf, die sog. *"anschauliche Erfüllung"*, die einen kognitiven Akt bezeichnet, in dem eine intendierte "leere Vermeinung" bzw. Behauptung eines Gegenstandes in einen synthetischen Zusammenhang mit einer entsprechenden anschaulichen Gegebenheit gebracht und somit bestätigt bzw. enttäuscht wird. Der intentionale Akt vermag seinen Gegenstand im Falle gelungener Bedeutungserfüllung *"anschaulich"* zu repräsentieren, wodurch das Erlebnis "etwas Abgeschlossenes, Abgerundetes" bekommt (MAYER-GROSS 1924, S. 5). Der auf dieses Erlebnis der intuitiv-anschaulichen Gegebenheit des intentionalen Gegenstandes zielende Erfüllungsprozeß ist - formal betrachtet - ein komplexer Akt, der zwei Teilakte (den zu erfüllenden "leeren" und den erfüllenden) in Hinsicht auf die Identität ihres intentionalen Gegenstandes und auf die Differenz von dessen anschaulicher Repräsentationsweise zur Synthesis bringt. MAYER-GROSS spricht hier von der "Erfüllungseinheit", in der ein Gegenstand durch den intentionalen Akt mit seiner bedeutungsgemäßen Erfüllung verschmilzt. Eine solche die Komplexität der Gedanken HUSSERLs vereinfachende These berücksichtigt aber nicht genügend das zentrale Problem, daß eine Bedeutungsintention nicht allein durch eine rein sinnlich vermittelte, sondern vor allem durch eine *kategoriale* ("sinnlich-vermischte", HUSSERL) Anschauung zu erfüllen ist. Gleichwohl vermag MAYER-GROSS' Adaptation der "Logischen Untersuchungen" HUSSERLs Wesentliches der besonderen Ausformung der Intentionalität in der oneiroiden Erlebnisform zu erfassen: Die Betroffenen vollziehen hier vielfältige Intentionalakte an einer reichen, nahezu überquellenden Gegenständlichkeit, der eine Fülle entsprechender intendierter Bedeutungen zu entsprechen scheint:

"Aber sie erreichen ihr Ziel irgendwie nicht. Die intendierte Bedeutung deckt sich nicht mit dem Gegenstand, ihn erfüllend. So entstehen unaufgelöste Spannungen, die das Erleben vorwärts treiben: Erwartung, Zweifel, Rätselhaftigkeit, Weite und Unsicherheit der Beziehungen und Bedeutungen" (l.c. S. 6).

Man könnte auch von einer das Subjekt "verwirrenden" Überfülle anschaulicher Gegebenheiten sprechen, deren Bedeutungserfüllung nicht mehr in adäquaten Intentionalakten vollzogen werden kann. Die Erlebensakte im Oneiroid gewinnen dadurch einen eigenartig "schwebenden" Charakter. Hieraus resultiert dann die in den phantastischen Erlebniszusammenhängen so oft zu bemerkende *schwankende Unsicherheit in der sinngemäßen Erfassung des Erlebten* , die sich auch in dem schon erwähnten - hermeneutisch erschlossenen - Vorherrschen der Topoi des Unsagbaren artikuliert (s.o.)

HUSSERL unterscheidet alle intentionalen Akte hinsichtlich Materie und Qualität: Die Materie, auf deren Funktion sich die Überlegungen von MAYER-GROSS zur Intentionalstruktur im Oneiroid ausschließlich beziehen, bestimmt zum einen, auf *welchen Gegenstand* sich der Akt bezieht, daneben aber auch *zugleich die Merkmale* des Gegenstandes: "Durch die Materie ist nicht nur das Gegenständliche überhaupt, welches der Akt meint, sondern auch die Weise, in welcher er es meint, fest bestimmt (V. Logische Untersuchung. S.20). Damit sind aber von HUSSERL vor allem die *"Gliederungen und Formen"* gemeint, mit denen dem Gegenstand die Merkmale zugesprochen werden.

Man könnte nun formulieren, daß die besondere Abwandlung der intentionalen Akte im Oneiroid zunächst die Akt-Materie betrifft und hierbei nicht die Erfassung der Gegenständlichkeit selbst, sondern lediglich ihrer in Gliederungen und Formen gegebenen Bestimmtheit: Das ursprüngliche "Zugleich" der Aktmaterie wird hierdurch mit bedeutsamen Folgerungen für das Gesamterleben "gespalten".

Ähnliche Gedankengänge, die sich teilweise ebenfalls an HUSSERL anlehnen, äußert KRONFELD in seiner Studie über "Wahrnehmungsevidenz und Wahrnehmungstrug" (1928). Für KRONFELD stehen am Ende des Wahrnehmungsvollzuges, der im Modus unmittelbarer Gewißheit (von KRONFELD "Assertion" genannt) erlebt wird, die für die Konstituierung des Wahrnehmungsgegenstandes entscheidenden, aber "besonders leicht verfälschbaren" *identifikatorischen und kategorialen Akte:* "Die Wirklichkeit des wahrgenommenen Dinges ist das Erlebniskorrelat des asserierenden Wahrnehmungsaktes selber" (KRONFELD 1928, S. 399).

Es verwundert, daß SPITZER in seiner Monographie über "Halluzinationen" KRONFELDs bedeutsame Arbeit nur beiläufig in einer Fußnote streift. Seiner auf einer oberflächlichen Textanalyse beruhenden Ansicht, der Begriff "Assertion" entspreche der Bedeutung der "Leibhaftigkeit" bei JASPERS, ist keinesfalls zuzustimmen.

Mit dem Wahrnehmungsakt zugleich gegeben, oder besser: in diesem implizit enthalten ist also die identifikatorische und kategoriale Erfassung der gemeinten Gegenständlichkeit, die durch Verzerrungen oder Abwandlungen der *Wahrnehmungsbedingungen*, wie sie ja auch im Oneiroid vorliegen, alteriert werden können. Wir hatten - im Anschluß an MAYER-GROSS - auf die Defizienz der intentionalen Materie im Oneiroid hingewiesen, die aber nicht das einzig-bestimmende Signum dieser Erlebnisform darstellt. Für KRONFELD, der sich dabei auf gestaltpsychologische Ergebnisse (RUBIN) beruft, kann die auf Assertion zielende intentionale Richtung des Wahrnehmungsvorgangs beim Vorliegen einschränkender Bedingungen des Gesamtaktes modifiziert und *surrogiert* werden. Auch diesen surrogativen Aktvollzügen, in denen wir einen bevorzugten Wirkraum der Imagination erblicken dürfen, eignet ein *wahrnehmungshafter Charakter*, dessen intentionale Grundlagen aber auf die *Umformung und Neugestaltung des Wirklichkeitszusammenhanges* zielen.

Dementsprechend treffen wir im Oneiroid nicht nur auf die diskutierte Einschränkung der materialen Bezüge der intentionalen Akte, sondern auch auf eine ihr
entgegenstehende *"durchgängige Neigung zur szenischen Gestaltung"* (MAYER-
GROSS, S. 7) der überreichen Gegenständlichkeit des Erlebens:

> "Aus dem Gegensatz, der dadurch zustandekommt, daß eine überreiche Gegenständlichkeit, die
> sich zu szenischen Ganzheiten zusammenschließt, funktional erfaßt wird in Akten, in denen der erfüllende
> Abschluß fehlt, resultiert ein *einheitlich wirkendes Zustandsbild"* (l.c. S. 8).

Die individuelle Geschehensdynamik in der oneiroiden Erlebnisform resultiert also aus einem - interindividuell variablen und möglicherweise auch von der
Grundkrankheit abhängigen - *eigenartigen Wechselspiel aufbauender und
dekonstruktiver Intentionalfaktoren. Je nach Gewichtung dieser Faktoren nähert
sich der Gesamtkomplex des Erlebens einerseits der amentiellen Fragmentierung*
(vgl. hierzu HARTMANN, SCHILDER 1924), *andererseits den durch eine stringente Komposition des Ereigniszusammenhanges ausgezeichneten "Wachträumen",
wie sie z.B.* HOEPFFNER *in den phantastischen Erlebnissen seines Tuberkulose-
Kranken mitteilte.*

*Amentia und Wachtraum bezeichnen zwei Endpunkte eines intentionalen
Kontinuums, in dessen Mitte wir die von* MAYER-GROSS *beschriebenen idiopathischen Oneiroide zu situieren haben, bei denen sich die gegensätzlichen Intentionalfaktoren durch die "Schöpfung" einer imaginären Erlebniswelt gleichsam neu-
tralisieren.*

In diesem *formalen* funktionellen Merkmal des Oneiroids mag die auch *inhaltlich* dominierende Atmosphäre des Undurchsichtig-Rätselhaften, oft Unheim-
lich-Anmutenden der Phantasiewelten begründet sein, die für die Betroffenen eine
sinngemäße Bedeutungserfassung des Erlebten nahezu verunmöglicht. *Das Oneiroid
erweist sich so als eine quasi kunstvoll anmutende Erlebniskomposition, die sich
durch eine eigenartige Entsprechung von Form und Inhalt auszeichnet.* Gerade der
phänomenologische Zugang vermag somit die romantische Idee einer *Poiesis des
Psychotischen* überzeugend zu bestätigen.

Das Problem der *Qualität* der Intentionalakte wird von MAYER-GROSS
nicht erörtert, obwohl es den anthropologischen Kern unseres Problemfeldes direkt
berührt. Die Qualität bezeichnet den Modus, in dem ein bestimmter intentionaler
Gegenstand vermeint wird. Die Modi dieses Vermeinens können eine Vielzahl
subjektiver Einstellungen zum intentionalen Gegenstand umfassen, deren Urform
die *Seins-Setzung* bzw. der *Seins-Glaube* ("Urdoxa", HUSSERL) darstellt. Fragen,
Zweifeln, Wünschen, Irrealisieren etc. sind sämtlich Modalisierungen dieses basalen
"doxischen" Seinsglaubens.

Alles phänomenologische Fragen i.S. HUSSERLs vollzieht sich innerhalb
der immediaten Relation von Noesis und Noema, d.h. von intentionalem Akt und
dessen intentionalem Korrelat. Dem soeben erwähnten noetischen Moment des doxischen Seinsglaubens entspricht auf noematischer Seite die Kennzeichnung des
Gegenstandes als *wirklich seiend*.

Die phantasierten Gegenstände des Oneiroids werden - wie bereits mehrfach
erwähnt - im aktuellen Erlebnisvollzug, ungeachtet der dargestellten "schwebenden"
Aktcharaktere, als wirklich seiende erlebt, d.h. ihre anschauliche Fülle wird im

Modus doxischer Seinssetzung intendiert. Es ist auffallend, daß MAYER-GROSS die sich hier ergebende Frage des subjektiven Erlebniswertes der oneiroiden Gestaltungen nur beiläufig streift und somit das uns vor allem interessierende Problem der Wirklichkeit des Imaginären an keiner Stelle seiner so umfangreichen Untersuchung aufwirft.

Lediglich bei der Darstellung des Falles "Antonie Wolf" wird der *"Realitätscharakter des Erlebens"* erwähnt. MAYER-GROSS schreibt, daß die Patientin immer nachdrücklich betont habe, daß sie alles in der Psychose Erlebte *"damals für real"* hielt, "von seiner Wirklichkeit überzeugt" war und von den Vorgängen "völlig mitgerissen" war (MAYER-GROSS, S. 53).

Das von KRONFELD als Assertion bezeichnete und für die Evidenz des Wahrnehmungsaktes reservierte *unmittelbare Erlebnis der fraglosen Selbstverständlichkeit des Wirklichseins der Erfahrung* widerfährt dem Subjekt gleichermaßen angesichts der oneiroiden Geschehnisse. Sprachlich korrekt müßte man besser von einem den aktuellen Erlebnisvollzug des Oneiroid kennzeichnenden Modus der Wirklichkeitsgewißheit sprechen, der dem Assertionserlebnis der Wahrnehmung an Evidenz gleichkommt. Die subjektive Erlebniswirklichkeit des Imaginären, die wir als anthropologisches Kardinalthema des Oneiroids ansehen, muß demnach auf einer tiefgreifenden, auch die Aktqualität betreffenden *Abwandlung der Intentionalität* beruhen, die in einen grundlegenden Umbau des seelischen Strukturgesamts eingebettet ist.

10.2 Die Abwandlung des "Bewußtseins" in der oneiroiden Erlebnisform

Der Poiesis-Gedanke klingt auch in dem gestaltpsychologisch orientierten Versuch von MAYER-GROSS an, die besondere Eigenart der die oneiroide Erlebnisform fundierenden Abwandlung des Bewußtseins herauszuarbeiten. Hierzu entwirft er ein Kontinuum der Typen gestörten Bewußtseins, das sich zwischen den Endpunkten des *zerfallenden* und *veränderten Bewußtseins-Zustandes* erstreckt:

"Das ganze Gebiet wird vielmehr erst eingerahmt und abgegrenzt, wenn man sich die beiden Zustandsbilder vergegenwärtigt, welche als äußerste Exponenten die Möglichkeiten verkörpern, die innerhalb dieser Grenzen meist vermischt in Erscheinung treten" (l.c. S. 102).

Im *zerfallenden* Bewußtsein, das der Benommenheit i.S. von JASPERS entspricht und konstitutiv auf einer "Verminderung der Aktsynthesen" beruht, findet eine *"Zerstückelung"* der Erlebnisinhalte statt, die sich in einem Schwinden komplexer Gestaltcharaktere und einem Vorherrschen der "reinen Und-Verbindungen" (WERTHEIMER) äußert. Nach WERTHEIMER ist aber der aktuelle Umfang des Bewußtseins für Stückhaftes "außerordentlich gering" und dem Grade der Gestaltetheit funktional verbunden. Von diesen Leitgedanken ausgehend gelingt es MAYER-GROSS, die klinisch beobachtbaren Grundzüge des zerfallenden Bewußtseins als zusammengehörige Folgen eines "Wegfalls des gestaltenden Prinzips" (l.c. S. 103) zu begreifen: So kommt es zu einem passiven Hingegebensein an zufällige Sinneseindrücke, zu einer nahezu richtungslosen Abgelenktheit des erlebenden Subjektes, das "zwangsmäßig ordnungslos" von Gegenstand zu Gegenstand schweift. Daneben wird aber auch eine überfließende Fülle ungestalteter Assoziationen erfahren, die sich jedoch wegen des fehlenden gestaltenden Prinzips niemals zu Ganzheitsbildungen zusammenschließen. Es handelt sich hier also lediglich um eine scheinbare Erlebnisfülle. Das Fehlen der Gestaltcharaktere bildet somit das entscheidende Signum des zerfallenden Bewußtseins.

Im vor allem in den verschiedenen psychogenen Ausnahmezuständen anzutreffenden *veränderten* Bewußtsein - MAYER-GROSS übernimmt den Begriff ebenfalls von JASPERS - findet sich eine gänzlich andere Veränderung in der Auffassung der realen Gegenständlichkeit: Diese wird infolge der absoluten Dominanz einer das erlebende Subjekt beherrschenden imaginären Geschehensfolge zum reinen Aufbaumaterial derselben degradiert. MAYER-GROSS kennzeichnet diesen Vorgang als ein freies Schalten mit der Wirklichkeit, von der nur das, was sich in die Phantasiewelt mit ihrem Erlebnisprimat sinnvoll einfügt, aufgenommen und verarbeitet wird. Man könnte auch formulieren, daß die realen Dingcharaktere zwar noch irgendwie als perzeptive Elemente bemerkt und selektiv in das Erlebnisfeld einbezogen werden; sie werden aber nicht mehr im eigentlichen Sinne *wahrgenommen*, da sie sofort eine imaginativ bestimmte Umdeutung mit dem Ziel einer phantastischen Transformation ihres Gestaltgefüges erfahren: "Es herrscht die innere Situation, ihre Tendenzen werden ohne Rücksicht auf die reale Gegenständlichkeit *verwirklicht*" (l.c. S. 103). Die stückhaft wahrgenommenen Außenweltereignisse verlieren somit ihren Wirklichkeitsakzent und werden einer vom thematischen Gehalt der jeweiligen imaginären Szenerie bestimmten *Transfiguration* unterworfen: MAYER-GROSS sprach von einer Bereitschaft, "Teile der wahrgenommenen Realität zur Ganzheit einer Szene zu gestalten, die selbst aus der Realität herausfällt" (l.c. S. 74).

Der Minderung gestaltender Tendenzen im zerfallenden Bewußtsein steht hier geradezu ein "Zuviel", ein Überschuß an poietischer Potenz gegenüber, der auf die Schaffung gestalthafter, in sich zusammenhängender phantastischer Erlebniszusammenhänge zielt. So könnte das veränderte Bewußtsein vielleicht noch treffender als ein aufbauendes bzw. gestaltendes charakterisiert werden.

Zwischen den beiden Grenzformen des gestörten Bewußtseins besteht also ein kardinaler Unterschied: Die durch unverbunden-vorgestalthafte Erfahrungssegmente geprägte Erlebnisstilistik des zerfallenden Bewußtseins ist in einer Störung der den Außenweltgegenständen zugewandten *funktionalen Aktabläufe* begründet, die im veränderten Bewußtsein unbeeinträchtigt bleiben. Die Gegenständlichkeit der hier funktional intakten Erlebensakte gehört aber einer mit großer Intensität erfahrenen *imaginären Welt* an.

Zerfallendes bzw. verändertes Bewußtsein in reiner Ausformung stellen zwei empirisch eher selten anzutreffende Extremvarianten dar, die sich mit unterschiedlicher Gewichtung in den vielfältigen, klinisch vorfindlichen Zwischenformen zu einer jeweils besonderen Erlebenskomposition verbinden. Für MAYER-GROSS belegt daher gerade die Erlebenstypik des Oneiroids einen "tiefbegründeten, gesetzmäßigen Zusammenhang" (l.c. S.104) - er spricht geradezu von einer "psychologischen Urerfahrung" - zwischen dem eine Fragmentierung der Außenwelteindrücke bedingenden stückhaften Zerfall des seelischen Ablaufes und dem Aufbau einer als wirklich erlebten Phantasiewelt aus eben diesen Bruchstücken:

"Wir erkennen jetzt, wie die beiden bestimmenden Merkmale der oneiroiden Erlebnisform in einem größeren Zusammenhang aufzufassen sind: Die Unabgeschlossenheit der Akterfüllungen als eine Sonderart der Zerstückelung des Erlebnisablaufes, der Drang zur szenischen Gestaltung als eine Auswirkung jener gestaltenden Tendenzen, die im veränderten Bewußtsein ausschlaggebend sind" (l.c. S. 105).

Aus der eigenartigen Verschränkung von zerfallendem und verändertem Bewußtsein läßt sich auch die oft intensive affektive Beteiligung des Subjektes an den im Oneiroid erlebten Geschehnissen verstehen: Durch die Zerstückelung des Erlebens, die sich auf der intentionalen Ebene in den beschriebenen unabgeschlossenen Ereignisfolgen zeigt, wird das Ich in einen Zustand affektiver Spannung versetzt, der durch wechselvolle, extreme Gemütslagen geprägt wird. Die dadurch hervorgerufene innere Einstellung auf Außergewöhnliches und Unerwartetes verursacht ein inneres Mitgerissensein des Subjekts, dem eine intensive intentionale Zuwendung zu den Erlebnisgegenständen parallel geht. Diese ungewöhnliche Erfassungsintensität und Hyperluzidität des Erfahrungsstils teilt die oneiroide Erlebnisform mit den anderen Typen menschlicher Grenzerfahrung.

In dem durch die Pole des zerfallenden und veränderten Bewußtseins umgrenzten Erfahrungsfeld werden Ich und Gegenständlichkeit immer voneinander getrennt erlebt. Auch in den wirklich gewordenen Phantasiewelten verbleiben Ich und Welt im intentionalen Modus des Gegenüber. MAYER-GROSS weist unter Bezug auf GEIGER auf affektdeterminierte Bewußtseinsveränderungen hin, in denen die Erlebnisgegenständlichkeit nicht nur katathym gefärbt, sondern verdrängt und ausgelöscht wird: "...das

Ich versinkt in der überströmenden Fülle des Gefühls, das schließlich der einzige Inhalt des Bewußtseins bleibt" (l.c. S. 105). MAYER-GROSS nennt zur Illustration leibgebundene Zuständlichkeiten wie das orgiastische Erleben, aber auch die religiöse Hingabe in der mystischen Ekstase. Für unseren Zusammenhang ist dabei die religionspsychologische Erfahrung wichtig, daß gerade in der abendländischen Spiritualität oft ein innerer Erfahrungsweg vorgezeichnet wird, der zunächst über bildhafte Erlebniswirklichkeiten, die durchaus dem oneiroiden Typus entsprechen können, führt, um dann in die bild- und wortlose unio mystica zu münden. In der östlichen Spiritualität, insbesondere in der tibetischen Spielart des Buddhismus, sind ähnliche bildorientierte Muster mystischer Erfahrung zu finden (vgl. BENZ 1969, BAUMANN 1976).

Die basale allen Erlebensakten inhaerente Intentionalität und die Gestaltungs- und Aufbaufaktoren der im Oneiroid erfahrenen Phantasiewelten dürfen keinesfalls gleichgesetzt werden. Allenfalls könnte man - in eigentlich nicht zulässiger Vereinfachung -in den letzteren eine besondere Modalität der ersteren erkennen, in welcher die wahrnehmende Orientierung sich von der nächsten räumlichen Umgebung abwendet und sich gänzlich, unter Beibehaltung des nur ihr eigenen Seinsglaubens, auf das neue thematische Feld einer imaginären Szenerie einläßt. Deren Organisationsgrad wird aber, wie aufgezeigt, sehr wohl vom Funktionsniveau der basalen Aktintentionalität bestimmt: So betont MAYER-GROSS, wie *systematisch* in der oneiroiden Erlebnisform die intentionale Fragmentation zwischen die szenischen Einheiten gelegt ist, so daß in manchen Fällen das wiederholt beschriebene Erlebnis des nicht erreichten Wendepunktes resultiert. Die Komposition der *zeitlichen Abfolge* der oneiroiden Erlebnisreihen, ihre dramatische Stringenz scheint in direkter Beziehung zur zeitbezogenen "Längsintentionalität" (HUSSERL) zu stehen, während ihre anschaulich gegebenen *räumlichen* Gegenstände originäre Phantasieproduktionen darstellen.

HARTMANN und SCHILDER (1924) haben darauf hingewiesen, daß in bestimmten Extremformen der exogenen Amentia die fragmentarisch gestörte intentionale Erfassung der Erfahrungsgegenständlichkeit sowohl die Außenweltereignisse als auch die phantasierten Szenen betrifft: Gleichermaßen unfähig, in der intersubjektiven Realität wie in ihren Phantasiewelten zu leben, geraten diese Patienten in eine hochgradige Ratlosigkeit, die an die Erfahrung des drohenden Weltverlustes grenzt. Aufgrund einer "gleichen Grundstörung" der basalen Intentionalität werden die Außenwirklichkeit und der imaginäre Bilderreichtum - quasi parallel - "zerfetzt, in Bruchstücken und ohne Nachhaltigkeit" erlebt. Diese klinische Beobachtung belegt deutlich *die funktionale Unterschiedenheit von Aktintentionalität und poietischen Gestaltungsfaktoren*, die sich in der oneiroiden Erlebnisform allerdings in besonderer Verschränkung zur Konstituierung einer in sich mundan-geschlossenen Erfahrungsregion des Imaginären zusammenschließen.

Zusammenfassend lassen sich die für die Konstituierung des Oneiroid bedeutsamen *"Weisen der Welterzeugung"* (GOODMAN) als eine - durch die Zerstückelung der perzeptiven Erfahrung begünstigte - *Irrealisierung des Realen* und eine imaginativ vermittelte *Realisierung des Irrealen* einander gegenüberstellen.

11   Zur klinischen Psychopathologie des Oneiroid nach MAYER-GROSS

Der das Oneiroid kennzeichnenden Erlebniswirklichkeit des Imaginären begegnen wir, wie die vorangehenden Darlegungen gezeigt haben, in den unterschiedlichsten ätiologischen und klinischen Zusammenhängen. Dementsprechend finden wir die phänomenalen Charakteristika dieser Erlebnismodalität bei der Lektüre des grundlegenden Handbuchbeitrages von JAHRREISS (1928) über "Störungen des Bewußtseins" in sehr differenten nosographischen Kontexten, wobei die jeweiligen klinisch-psychopathologischen Bilder dann aber übereinstimmend als *deliriös* bzw. *delirant* geschildert werden. JAHRREISS erblickt in den als "belebend und verwandelnd" charakterisierten deliriösen Erscheinungen die wichtigsten Konstituentien der von den Kranken erlebten *"traumhaften Welt"* (S. 623).

Neben den eindeutig organisch determinierten Syndromen, die als Zustände veränderten Bewußtseins (Delir, Verwirrungszustand, Dämmerzustand und Halluzinose nach M. BLEULER 1966) in den Rahmen der ätiologisch-unspezifischen exogenen Reaktionstypen gehören, und den ausgiebig erörterten idiopathischen Gestaltungen stehen die affektiv determinierten psychogenen "deliranten Dämmerzustände" (l.c. S. 644). Gerade an ihrem Beispiel erläutert JAHRREISS *"die verwandelnde Kraft der Phantasie"* (l.c. S. 644), deren Manifestations- und Wirkraum sich aber auf das gesamte klinisch-psychopathologische Erscheinungsspektrum erstrecken kann.

So ist u.E. der Anwendungsbereich des Erlebnisbegriffes "Oneiroid", den MAYER-GROSS *zunächst ja nur für eine bestimmte Gruppe seltener, "deliriös-verwirrt" akzentuierter, idiopathischer Zustandsbilder reserviert hatte, berechtigterweise erheblich zu erweitern.* Dazu einige Beispiele:

EWALD (1929) beschreibt einen höchstwahrscheinlich encephalitisch induzierten "stuporös-deliranten Dämmerzustand", dessen großenteils dramatische - an die Fälle von MAYER-GROSS erinnernde - Erlebnisgehalte "traumhaft zu einem höchst wunderbaren Gesamtgeschehen verschmolzen". All dieses wurde von der 30-jährigen Patientin "so plastisch gesehen und so intensiv und leibhaft" erlebt, daß sie - so EWALD - bei der katamnestischen Exploration "nicht recht an die Traumähnlichkeit heran wollte" (EWALD 1928, S. 64/66). EWALD neigt bei seiner Erklärung des von ihm selbst als "oneiroid" deklarierten Zustandsbildes zu hirnlokalisatorischen Gedanken, die auf das im Traum und Delir gleichermaßen beobachtbare Überwiegen der optischen Sphäre abheben.

EWALD postuliert einen in der Verbindung von Hirnstamm und Sehrinde gegebenen "besonderen Eigenapparat",der im Traum gegenüber der übrigen Hirnrinde "besonders funktionskräftig" bleibe und unter besonderen Umständen "auch bei relativer Bewußtseinsklarheit, wie etwa in gewissen traumhaft-optisch halluzinatorischen oder oneiroiden Phasen der Schizophrenie einmal abgespalten" werden könne. Diese Überlegungen mögen aus heutiger Sicht überholt erscheinen. Umso wichtiger ist aber der klinische Hinweis von EWALD zu werten, "daß die katatonisch Erregten viel häufiger traumhaft optisch erleben, als man so gemeinhin annimmt" (l.c. S. 66).

Die aus solchen, modifiziert bis heute immer wieder vorgelegten, Theorien entwickelten Modelle intendieren eine neurobiologische Erklärung der hier gemeinten klinischen Syndromtypen. Von daher erscheint es durchaus prinzipiell denkbar, daß es unter Anwendung moderner neurophysiologischer Untersuchungsmethoden gelingen könnte, deren cerebrale Funktionskorrelate zu ermitteln (vgl. hierzu R. JUNG 1980).

Als wegweisend und aussichtsreich können hier die Untersuchungen von KUHLO und LEHMANN (1980) gelten, die in aufwendigen vergleichenden Studien die Erlebensform gesunder Probanden im Einschlafen und Träumen mit den begleitenden Veränderungen von EEG und Augenbewegungen zu korrelieren versuchten. In psychopathologischer Hinsicht bemerkenswert ist ihre Feststellung, daß die oft mit Traumbildern verglichenen hypnagogen Einschlafbilder affektiv indifferent erlebt wurden und einen ungeordnet-fragmentarischen Aufbau zeigten, durch den sie sich von den gestalteten Handlungsabläufen der mit hoher affektiver Beteiligung erlebten eigentlichen Träume unterscheiden. Die Ausbildung fortlaufender imaginärer Szenerien scheint somit eine Domäne des Traumerlebens zu sein. Auf der neurophysiologischen Korrelatebene entsprechen ihnen die bekannten EEG-Muster des REM-Schlafes, während die mehr fragmentarischen Erfahrungsmuster den klassischen Schlafstadien CDE zugeordnet werden können. Die Autoren räumen allerdings ein, daß eine subjektive psychologische Analyse letztlich nur im Stadium der hypnagogen Halluzinationen kontrolliert erfolgen könne, während sie in den tieferen Schlafstadien "wegen der mangelnden Selbstwahrnehmung" der Versuchspersonen nur hypothetisch vorgenommen werden könne.

Es muß allerdings offenbleiben, ob diese aus der empirischen Untersuchung der physiologischen schlafgebundenen Träume gewonnenen Ergebnisse bedenkenlos auf das psychopathologische Phänomen des oneiroid gewandelten Bewußtseins übertragen werden können.

Auf einer ganz anderen, für den Gegenstandsbereich der Psychopathologie aber unverzichtbaren Ebene psychiatrischer Erkenntnis, der es um die phänomenologische Erhellung der seelisch-geistigen Erlebnisvollzüge des Subjekts geht, bewegt sich das Problem der *Welthaftigkeit der imaginären Gestaltungen* im Oneiroid: Deutlich wird dieses etwa auch von v.BAEYER in seiner psychopathologischen Untersuchung der Fleckfieberpsychosen (1942/1944) formuliert, in denen *"traumhafte, die Realität auslöschende Erlebnisse den Erlebenden in ihren eigenen Raum hineinziehen"*. Das gleiche Erfahrungsmuster finden wir auch in den beeindruckenden Fallberichten, die WILLI in seiner Studie über "Delir, Dämmerzustand und Verwirrtheit bei körperlich Kranken" (1966) vorlegt.

Der psychopathologische Topos der imaginären "anderen Welt" ist auch solchen Untersuchungen zu entnehmen, in denen hirnorganische Syndrome gänzlich anderer Ätiologie mitgeteilt werden: So berichten JANTZ und BERINGER (1944) über psychopathologisch relevante Erlebensveränderungen "unmittelbar nach Kopfverletzungen", unter denen der Fall eines Soldaten mit einer rechts-occipitalen Granatsplitterverletzung besonderes Interesse verdient, der im Augenblick der Verwundung meinte, *"in einer völlig neuen Welt sich zu befinden"*. Auch retrospektiv bewertete der Verletzte diese bald abklingende Erfahrung "als etwas ganz Besonderes, Einmaliges" (S. 199). - In einer Studie über "Akute psychische Störungen als Hirnoperationsfolgen" (1951) berichten J.E. MEYER und WITTKOWSKY über zwei Patienten, bei denen sich nach unmittelbaren Eingriffen im Hypothalamusgebiet ein ausgeprägtes Delir entwickelte: "Bei völliger Desorientiertheit laufen unter optischen, akustischen und wahrscheinlich auch haptischen Halluzinationen szenenhaft psychotische Erlebnisse ab, *die vom Kranken als volle*

Realität genommen werden" (S. 14). Beachtung verdienen auch zwei in der gleichen Arbeit mitgeteilte Beoachtungen über imaginativ fundierte Störungen der räumlichen Orientierung, in denen die Kranken glaubten, mit ihrer realen unmittelbaren Umgebung (dem Krankenzimmer) an einen anderen Ort versetzt zu sein: "Es war mir, wie wenn das Haus hier auf eine Eisenbahn geladen und in die Heimat gefahren war" (l.c. S. 10). - In andere klinisch- psychopathologische Zusammenhänge führen die folgenden Texte: WEBER und JUNG (1940) diskutieren psychopathologische Parellelen zwischen dem durch eine innengewendete "Fesselung der Aufmerksamkeit" geprägten Erleben in der epileptischen Aura und im Oneiroid. In beiden Zuständen wird die Einengung des Bewußtseins von einer gesteigerten Bewußtseinshelle und intensiven Eindringlichkeit der nicht selten schreckerregenden "inneren" Szenerien begleitet, die dann in der Aura eine besonders abrupte Unterbrechung durch das ja nicht mehr erlebbare Anfallsereignis erfahren. Dennoch besteht auch den auratischen Erlebnissen gegenüber die für das Oneiroid charakteristische Hypermnesie: Die Autoren berichten, daß auch "sehr abgebaute, merkschwache und demente Epileptiker imstande waren, ihre Auraerlebnisse aufzufassen, zu erinnern und oft auch genau zu schildern" (S. 233). -

Interesse verdient ebenfalls eine aus Israel stammende kasuistische Mitteilung von JAFFE über oneiroide Zustände eines an einem Kleine-Levin-Syndrom leidenden Patienten. Die Autorin, die sich direkt auf die Monographie von MAYER-GROSS bezieht, schildert drei innerhalb eines Zeitraumes von 16 J. aufgetretene oneiroide Episoden, deren Erlebnisweise sie als "a decreased ability to distinguish between real dreams and dreamlike realities" charakterisiert. Inhaltlich stehen die phantastischen Erlebniszusammenhänge dieser oneiroiden Zustände in einem deutlichen Zusammenhang mit der lebensgeschichtlichen Problematik des Patienten, deren psychodynamische Hintergründe von der Autorin kurz angedeutet werden (vgl. JAFFE 1967).

Die bereits 1939 erschienene Arbeit von GYARFAS "Beiträge zur Frage des Oneiroid" enthält drei kurze Fallskizzen oneiroid akzentuierter psychotischer Episoden. Zwei der Patienten litten an einer chronisch verlaufenden Schizophrenie, während bei dem dritten Kranken die zweifelsfreie Diagnose einer manisch-depressiven Erkrankung gestellt wurde. Der Autor spricht von "bunt, wechselvoll und komplex" gestalteten traumartigen Dämmerzuständen, an deren katathym gefärbten Erlebnisinhalten die Betroffenen "in adäquater Weise emotionell Anteil" nehmen (S. 238). Die von GYARFAS beschriebenen Zustandsbilder unterscheiden sich von den Fallschilderungen bei MAYER-GROSS durch ihr nur kurzzeitiges Auftreten. Der formale Aufbau der mitgeteilten phantastischen Erlebnisreihen, deren Inhalte den Kranken hypermnestisch gegenwärtig bleiben, rechtfertigt die Ansicht von GYARFAS, daß seine Beobachtungen "bis auf ihre nur stunden- bzw. minutenlange Dauer vollkommen dem Oneiroid" entsprechen. Dieser Hinweis auf mitunter sehr kurzzeitige, gleichwohl aber erlebnisintensive oneiroide Gestaltungen im Verlauf akuter idiopathischer Psychosyndrome läßt vermuten, daß diese gar nicht so selten auch heute, möglicherweise vor und außerhalb der Kliniksbehandlung bei solchen Patienten beobachtet werden können, deren dynamische psychotische Entgleisung noch nicht durch neuroleptische Pharmakotherapie korrigiert und "gezügelt" wurde. Einer quantifizierenden Psychopathometrie, die das individuelle Symptommuster lediglich gemäß den Konventionen diagnostischer Merkmalskataloge betrachtet und analysiert, müssen die hier gemeinten Erlebniskomplexionen naturgemäß entgehen.

GYARFAS, der im Anschluß an MAYER-GROSS auf die pathogenetische Bedeutung von Störungen der Schlafregulierung und vegetativen Funktionsabweichungen bei seinen Patienten hinweist, vermutet - ähnlich wie bereits EWALD - in einer Funktionsalteration diencephaler Strukturen eine pathophysiologische Voraussetzung oneiroider Zustände.

Solchen und ähnlichen somatologischen Theorien, welche die deskriptiv-psychopathologisch erschlossene Traum*ähnlichkeit* unzulässig zur Traum*gleichheit* erweitern, um so eine gesichertere pathophysiologische und hirnlokalisatorische Basis ihrer Vorstellungen zu erhalten, sind die gegenwärtig diskutierten Modelle der Schlafregulation entgegenzuhalten (vgl. H.SCHULZ 1988): Zwar wird dem Diencephalon weiterhin eine entscheidende, jedoch nicht dominierende Rolle in der Regelung der Zustände Wachbewußtsein, REM- und NREM-Schlaf zugesprochen. Auf der Ebene der Hypothesenbildung zeigt sich eine Tendenz zur Entwicklung "holistischer" Modelle, die keine Annahmen über schlafspezifische Hirnstrukturen voraussetzen, sondern vielmehr Interaktionsprozesse zwischen hierarchisch abgestuften zentralnervösen Netzwerken beschreiben (vgl. auch RIEMANN 1990).

Auf die Arbeit von WINKLER zum Oneiroid, die vornehmlich eine pathographische Skizze der seelischen Ausnahmezustände Alfred Kubins darstellt, wurde bereits verwiesen (1948, s.o.). Obwohl WINKLER das Oneiroid als einen "außerordentlich komplexen Vorgang" behandelt, dem eine mehrdimensionale Betrachtungsweise angemessen sei, erscheint sein klinisch-psychopathologischer Erklärungsversuch dann doch simplifizierend:

Hiernach entstammen die formalen Charakteristika dieser Erlebnisform (rasches Ablauftempo, optische Anschaulichkeit und szenische Gestaltung der Innenerlebnisse) dem "zyklothymen Formenkreis", während die Inhalte "gewöhnlich dem schizothymen" Bereich entliehen seien. Die oneiroide Psychose erscheint in solcher Perspektive als eine besondere Ausformung der Mischpsychosen i.S. von KRETSCHMER. Einer solchen Theorie ist entgegenzuhalten, daß sie eine rein psychopathologische Interpretation des oneiroiden Erlebens verfehlt und dieses lediglich unter dem Gesichtspunkt durchaus fragwürdiger nosologischer und konstitutionsbiologischer Kategorien zu erklären versucht.

Wertvoll bleiben allerdings WINKLERs Überlegungen zur pathoplastischen Bedeutung neurotischer Persönlichkeitsfaktoren für die individuelle Ausgestaltung der oneiroiden Szenen. WINKLER räumt jedoch ein, daß die pychoanalytische Aufdeckung erheblicher Unebenheiten und Anomalien der Triebstruktur nicht dazu berechtige, die oneiroide Psychose allein aus diesen abzuleiten: "Die psychoanalytischen Deutungsversuche werden also das psychotische Geschehen selbst nicht verständlich machen, sondern nur Teilinhalte erklären können" (s. 165). -

Die beiden einzigen explizit dem Thema der oneiroiden Erlebnisform gewidmeten Arbeiten aus den letzten beiden Jahrzehnten (LEONHARD 1972, DEMONOVA 1973) vermitteln ebenfalls ein weitgefaßtes Manifestationsspektrum:

Die russisch-sprachige Übersichtsarbeit von DEMONOVA (1973), die sich einleitend neben MAYER-GROSS auch auf die französische Tradition bezieht, kann auf eine breite, in mehreren Jahrzehnten gesammelte Erfahrungsgrundlage zurückgreifen, die insgesamt 72 Kranke aller Altersgruppen und mit annähernd gleicher Geschlechtsverteilung umfaßt. Leider fehlen aber jegliche kasuistische Andeutungen. Das Diagnosenspektrum umfaßt neben 42 Schizophrenen - wobei allerdings ein sehr weitgefaßter, die schizoaffektiven Psychosen einschließender Schizophreniebegriff zugrundeliegt - 30 Patienten mit ätiologisch höchst unterschiedlichen exogenen Psychosen (Pychosen bei Epilepsie, im Verlauf von vaskulären und entzündlichen Prozessen, bei Hirntraumen und Intoxikationen sowie bei cerebralen Tumoren). Die Autorin skizziert ein in allen Fällen - ungeachtet dieser "bunten" Ätiologie - übereinstimmendes formales Grundmuster des psychopathologischen Bildes. Der Versuch einer typologischen Gliederung der oneiroiden Bilder, der wiederum nicht kasuistisch belegt wird (1. a dreamlike oneiroid "the classical type", 2. a phantastic-illusional type, 3. scenelike hallucinatory oneiroid, 4. "dreamlike-episodes"), vermag jedoch nicht recht zu überzeugen. Aus den spärlichen Erläuterungen der Autorin wird ersichtlich, daß diese Subtypen möglicherweise den von uns diskutierten, intra- und intersubjektiv fluktuierenden Erlebniswert der oneiroiden Phantasmen widerspiegeln. -

LEONHARD, der in den von MAYER-GROSS beschriebenen Zustandsbildern "ein durchaus eigenartiges Syndrom" erkennt, berichtet über oneiroide Zustände zweier Patienten mit schizoaffektiven Psychosen sowie über eine an einem Hypophysenadenom leidende Kranke, die ähnliche "phantastisch-halluzinatorische Erscheinungen" bot.

Der letztgenannte Fall gilt LEONHARD als eine Bestätigung seiner hirnlokalisatorischen These einer konditionalen Beteiligung diencephaler Funktionsabweichungen am Zustandekommen oneiröider Zustandsbilder. Seine Überlegungen zu den idiopathischen Gestaltungen verbleiben aber letztlich im Unbestimmt-Allgemeinen, wenn er vermutet, "daß eine Labilität des Nervensystems, sei es konstitutioneller, sei es organischer Natur, hinzukommen muß, wenn eine endogene Psychose die Grenzen, die ihr im Symptombild sonst gezogen sind, überschreitet und oneiroide Bilder erzeugt" (s. 291).

Die von LEONHARD mitgeteilten Selbstschilderungen weichen von den bekannten Oneiroiden allerdings durch "einen gröberen Einbruch in die Wahrnehmungswelt" (l.c. S.285) ab, der sich in perspektivischen Gestaltverzerrungen und - Metamorphosen und bizarren "somatopsychischen Halluzinationen" äußert, wie sie auch beim somatogenen Syndrom der optischen Halluzinose (REIMER 1970) und bei pedunculären Prozessen beobachtet werden können. Das charakteristische Erlebnis der Entrückung in eine imaginäre Welt ist allerdings in allen drei von LEONHARD mitgeteilten Fällen nachweisbar.

Das ja nur katamnestisch feststellbare Gesamtbild eines Oneiroids setzt sich für LEONHARD aus "deliranten Sinnestäuschungen mehrerer Sinnesgebiete" und *konfabulatorischen Ideen* zusammen, die sich von den traumhaften Erlebnisfolgen ableiten lassen. Es ist LEONHARD zuzustimmen, wenn er zu bedenken gibt, daß man nach den Berichten der Patienten oft nicht entscheiden könne, ob es sich bei ihnen um die Wiedergabe halluzinatorischer Erlebnisse oder um *produktive Konfabulationen* handelt. Dieser Hinweis auf eine mögliche konfabulotische Teilgrundlage der Erlebnismitteilungen oneiroider Geschehnisse verdient unbedingte Beachtung, da er aufzeigt, daß die Erlebniswirklichkeit des Imaginären nicht nur auf der Grundlage "anschaulicher Gegenständlichkeit" (MAYER-GROSS), *sondern auch im scheinbaren Modus erinnernder Vergegenwärtigung erfahren werden kann.* Bereits MAYER-GROSS betonte, daß die intrasubjektiven Gestaltungstendenzen der phantastischen Erlebniszusammenhänge "von außen nach innen", d.h. von der *Halluzination zur Konfabulation* wandern können (1924, S. 175).

Zur Erläuterung und Illustration sei auf v.BAEYERs psychopathologische Studie über die postakut auftretenden produktiven Konfabulosen von Fleckfieberenecphalitikern (1942) verwiesen, daneben auf KISKERs Überlegungen "zum Stellenwert konfabulatorischer Syndrome innerhalb akuter posttraumatischer Psychosen" (1960). Beide Arbeiten bieten beeindruckende Kasuistiken, denen sich konfabulatorisch fundierte imaginäre Geschehensabläufe entnehmen lassen, die von den Betroffenen *im Vollzug der sprachlichen Mitteilung als unbezweifelbar wirklich erlebte Ereignisse deklariert werden.*

Auch bei den Gestaltungen einer *unanschaulich* konstituierten Erlebniswirklichkeit des Imaginären läßt sich - ähnlich wie bei den Oneiroiden (s.o.10.1) - ein *intentionales Kontinuum* entwerfen: Dieses reicht von diffusen, unverbunden-vorgestalthaften Ergänzungen mnestischer Lücken (von KISKER als substitutive Konfabulationen bezeichnet) bis hin zu den eigentlichen produktiven Konfabulosen mit ihren auf einer gesteigerten Einfallsfülle beruhenden "weit fortgesponnenen lückenlosen Fabeln" (v.BAEYER).

Klinisch-psychopathologisch lassen sich zweifelsohne rein anschaulich fundierte oneiroide Gestaltungen ohne konfabulatorische Teilmomente beobachten, ebenso findet sich die "einfallsmäßige Neuentstehung" konfabulatorischer Inhalte ohne jegliche halluzinatorische Grundlage. Es bleibt aber das Verdienst von LEONHARD, auf die Möglichkeit einer im individuellen Fall nicht sicher differenzierbaren Überschneidung und Vermischung dieser beiden Spielarten der Erlebniswirklichkeit des Imaginären hingewiesen zu haben. In diesem Zusammenhang sei bestätigend an EMMINGHAUS (s.o.4.2) erinnert, der in seiner "Allgemeinen Psychopathologie" (1878) die Erinnerungstäuschungen und die anschaulichen Phantasmen gleichermaßen unter die *Anomalien der Einbildungskraft* rubrifizierte.

12 Resümee

Die erhebliche klinische Heterogenität der vorstehend referierten oneiroiden Bilder mag beim Leser zunächst eine Haltung verwundert-befremdeter Ratlosigkeit bewirken, die sicherlich auch in der genuinen Rätselhaftigkeit des Phänomenes selbst begründet sein mag. Ein allen diesen oneiroiden Gestaltungen eignender Grundzug scheint ihr *episodischer Charakter* zu sein: Die Erfahrung einer als wirklich erlebten phantastischen Welt, deren Geschehensdynamik und räumliche Konfiguration allerdings sehr variabel gestaltet sein kann, gehört sui generis zu den dem Individuum nur einmalig oder sehr selten widerfahrenden seelischen Ausnahmezuständen, jenen "Inseln des Abenteuers" (SIMMEL) im biographischen Gesamtzusammenhang, deren mnestische Spuren unauslöschlich zu sein scheinen.

Die seit MAYER-GROSS immer wieder postulierte individuelle Disposition einer erhöhten Phantasiebereitschaft, etwa als eidetische Veranlagung i.S. von JAENSCH, läßt sich aus der Literatur nicht sicher belegen. Von pathoplastischer Bedeutung scheint sie allenfalls bei manchen, aber längst nicht allen Gestaltungen aus dem Umkreis der Emotionspsychosen i.S. von STÖRRING und BOETERS zu sein.

Die oneiroide Erlebnisform stellt eine an die Bedingungen einer extremen Situation gebundene, prinzipiell jedem Individuum zugängliche Erfahrungsmöglichkeit dar.

Eine dispositionell verankerte Habitualisierungsmöglichkeit oneiroider Erfahrungsmuster wird durch die klinische Erfahrung ebenfalls nicht belegt. Dieses gilt auch für die idiopathischen Ausformungen: So ist den Verlaufsstudien von BOETERS zu entnehmen, daß die von ihm beschriebenen oneiroiden Emotionspsychosen, die hinsichtlich des Gestaltungsgrades der Imaginationen große Unterschiede aufweisen, singuläre episodische Atypien darstellen, die im weiteren Verlauf der Erkrankung zumeist den klinisch-typischen Bildern der verschiedenen idiopathischen Psychosyndrome weichen. Auch aus dieser Perspektive besitzt die oneiroide Erlebnisform also syndromalen Charakter, der nosologisch differente Begriff einer eigenständigen "oneiroiden Psychose" ist daher obsolet.

Die Rede vom syndromalen Charakter des Oneiroids bedarf allerdings einer differenzierenden Einschränkung: Bezeichnet der Begriff doch welthaft konfigurierte phantastische Erlebniszusammenhänge, die - analog dem halluzinatorischen Erleben - im Modus einer unbezweifelbaren Wirklichkeitsgewißheit erfahren werden. Es handelt sich hier also um eine nur aus der retrospektiven Selbstschilderung der Betroffenen erschließbare *Erfahrungsmodalität*, die nicht von einem regelhaft beobachtbaren Verhaltensmuster begleitet wird. Insofern gehört der Begriff "Oneiroid" in das terminologische Inventar der *allgemeinen* Psychopathologie.

Damit ist der Terminus aber eindeutig von dem klinisch-psychopathologischen Begriff des Delirs abzugrenzen: Dieses Syndrom, das heute übereinstimmend unter die exogenen Reaktionstypen gezählt wird, umfaßt gleichermaßen Störungen des Bewußtseins, der Wahrnehmung, des Denkens (also des Erlebens) und des Verhaltens sowie der Psychomotorik, aber auch körperliche Symptome. Die formale und inhaltliche Ausprägung der Erlebnisgestalt eines Delirs kann dann gelegentlich dem Typus des Oneiroids entsprechen. In klinischer Hinsicht bezeichnet der Begriff des Delirs einen komplexen syndromalen Sachverhalt, der dem rein auf Erlebnisbezüge zielenden Begriff des Oneiroid vorgeordnet ist. Aus der Perspektive der allgemeinen Psychopathologie hingegen umgreift die oneiroide Erlebnisform ein wesentlich breiteres klinisches Manifestationsspektrum als die im engeren Sinn deliranten Syndrome. Der Syndrombegriff besitzt daher in verschiedenen thematischen Kontexten eine durchaus unterschiedliche Bedeutung und Relevanz.

In einem weiteren Sinne wäre das Oneiroid auch unter die von DITTRICH (1985) beschriebenen "veränderten Wachbewußtseinszustände" zu subsumieren.

In klinisch-psychopathologischer Hinsicht bestätigt das Oneiroid die in der Gegenwart insbesondere von CONRAD (1960) und JANZARIK (zuletzt 1988) betonte Unmöglichkeit einer kategorialen nosologischen Trennung der akuten körperlich begründbaren und idiopathischen Psychosyndrome. Nach JANZARIK, dessen strukturdynamische Konzeption in der ideengeschichtlichen Kontinuität einer einheitspsychotischen Interpretation der psychotischen Phänomene steht (vgl.

SCHMIDT-DEGENHARD 1990), können sich die an gemeinsame dynamische
Grundkonstellationen gebundenen Typen der idiopathischen und der reversiblen
organischen Psychosyndrome überschneiden: "Dynamische Entgleisungen und In-
suffizienzverfassungen gibt es hier wie dort" (JANZARIK 1988, S. 129). Da sich
die oneiroiden Phänomene weder eindeutig bekannten somatischen Befunden zuordnen lassen noch als unmittelbare Symptome eines körperlichen Krankheitsgeschehens imponieren, scheint ihre Konstituierung *dem Prinzip der Psychonomie*
(KISKER) der seelischen Zusammenhänge zu gehorchen. Wenn auch eine - möglicherweise eher global-unspezifische - somatische Grundlage der oneiroiden Erlebnisform zu vermuten ist, so erschließt sich doch ihre konkrete Phänomenalität ausschließlich der psychopathologischen Deskription. Als Folge und Ausdruck einer
dynamischen Entgleisung repräsentiert das Oneiroid demnach einen ätiologie-unabhängig zu beschreibenden Typus psychotischen Erlebens, dessen imaginativ fundierte Sinngestalt einen hohen, welthaft konfigurierten Differenzierungsgrad und
eine außerordentliche Erfahrungsintensität aufweist. Im subjektiven Erleben der
Betroffenen konkretisiert sich dabei eine imaginär aktualisierte fiktive Wirklichkeit.

ONEIROIDES ERLEBEN BEI TETRA-
	UND PANPLEGISCHEN POLYRADIKULITIS-PATIENTEN

Einführung

Das Oneiroid stellt ein durch eine bestimmte Erfahrungsmodalität gekennzeichnetes Syndrom dar, das nosologisch unspezifisch ist und sich unter unterschiedlichen klinischen Voraussetzungen - mit je eigener Schattierung - manifestieren kann. Es mag nun erstaunen, ein so exquisit psychopathologisches Problemfeld wie das der oneiroiden Erlebnisform im Rahmen eines genuin-neurologischen Krankheitsbildes zu diskutieren, das zudem per definitionem vornehmlich das periphere Nerven-system betrifft: der Polyradikulitis Guillain-Barré.

Die 1859 von LANDRY erstmals beschriebene "aufsteigende akute Paralyse" wurde 1876 von WESTPHAL durch vier Beobachtungen von "acuter tödlicher Spinallähmung" bestätigt, deren subtile klinisch-neurologische und pathologisch-anatomische Deskription bereits gültig die entscheidenden Symptom- und Verlaufscharakteristika der Erkrankung herausarbeitet. GUILLAIN-BARRÉ und STROHL (1916/1932) gaben dem Krankheitsbild dann seine im typischen Liquorbefund einer "dissociation albu-mino-cytologique" fundierte syndromale Bestimmung. Bis heute sind Ätiologie und Pathogenese des GUILLAIN-BARRÉ-Syndroms (im folgenden als GBS abgekürzt) nicht eindeutig gesichert: Neuropathologisch läßt sich in allen Fällen eine segmentale Demyelinisierung auf dem Boden einer herdförmigen, intrafaszikulären Entzündung nachweisen, die bis zu einer auch elektromyographisch verifizierbaren axonalen Unterbrechung führen kann. Im Zentrum aktueller Hypothesenbildung steht die Auffassung des GBS als eines Prototyps immunvermittelter Neuropathien. So finden sich in den neueren Arbeiten Hinweise darauf, daß neben zellulären Immunmechanismen Antikörper gegen neutrale Glykolipide und aktivierte Komplementkomponenten eine pathogene Bedeutung besitzen (vgl. BEHLING, FURTWÄNGLER 1988 sowie HARTUNG, HEININGER, TOYKA 1990). Die Frage einer möglichen Beteiligung des Zentralnervensystems am Krankheitsgeschehen wird bis heute kontrovers diskutiert (ROPPER 1983, ANDERSON et al. 1984).

Die psychopathologische Bedeutung der Manifestation eines Oneiroids bei Polyradikulitis-Patienten mag in zwei Besonderheiten gesehen werden:

1. Wir treffen hier auf ein Oneiroid, das weder eine hirnorganische noch eine endogen-psychotische Färbung aufweist und somit gewissermaßen als "reine" Ausprägungsform oneiroiden Erlebens gelten kann, an der sich die phänomenalen Grundzüge und Aufbauprinzipien dieser Erfahrungsmodalität besonders gut aufzeigen lassen.

2. Die Bedingungsfaktoren eines im Verlauf einer Polyradikulitis auftretenden Oneiroids müssen insofern besonderes Interesse erwecken, als es sich bei diesem neurologischen Syndrom - von der Erlebnisseite her gesehen - um eine existentielle Extremerfahrung des vitalen Bedrohtseins und des kommunikativen Ausgeschlossenseins handelt. Von daher können diese Beobachtungen ein besonderes Licht auf die strukturellen Bedingungsfaktoren oneiroider Erlebnisgestaltungen überhaupt werfen.

Auch hoffen wir, daß die in der problemgeschichtlichen Untersuchung herausgearbeiteten phänomenalen Strukturmomente der oneiroiden Erlebnisform sich bei der Erörterung der klinischen Kasuistiken besonders bewähren können.

Es wird in der Literatur meist übersehen, daß eine Polyradikulitis nicht nur objektivierbare neurologische Symptome hervorruft wie aufsteigende Paresen, Parästhesien sowie schwere Dysregulationsphänomene des autonomen Nervensystems, *sondern auch eine bestimmte subjektive Erfahrung mit starkem Leidensdruck bedeutet.* Über das Erleben, insbesondere derjenigen Patienten, die schließlich der Intensivbehandlung bedürfen und künstlich beatmet werden müssen, war bisher kaum etwas bekannt, zumal diese Kranken im schwerstgestörten Zustand nicht mehr mitteilungsfähig sind. Die Situation der Polyradikulitis-Patienten gleicht unter diesem formalen Aspekt einer tiefgreifenden kommunikativen Behinderung durchaus derjenigen solcher stuporös-psychotischer Kranker, deren - wie aufgezeigt - nicht selten oneiroide Erlebnisvollzüge, wenn überhaupt, nur den retrospektiven Selbstschilderungen zu entnehmen sind. So könnte bereits hier hypothetisch vermutet werden, daß auch die hirnorganisch nicht oder nur geringfügig beeinträchtigten GBS-Patienten, sofern nicht der eher unwahrscheinliche Fall einer psychoreaktiven Entleerung des Bewußtseinsfeldes eintritt, möglicherweise *qualitative Abwandlungen ihrer Selbst- und Welterfahrung* erleiden.

In der neurologischen Literatur finden sich lediglich in den Arbeiten von SCHUCHARDT et al. (1983) sowie von BEHLING und FURTWÄNGLER (1988) abschließend kurze Hinweise auf das subjektive Leiden der Polyradikulitis-Kranken an und in der Intensivbehandlung. Die sich hieraus ergebenden Konsequenzen für eine adäquate psychologische Betreuung werden von den genannten Autoren ebenfalls angerissen. Hervorzuheben ist auch die Publikation von EISENDRATH et al. (1983), die mit dem Ziel einer Optimierung der psychosozialen Behandlung dieser Schwerstkranken insbesondere deren affektive Situation erörtert und dabei auch psychopathologisch relevante Erlebensveränderungen andeutet. Eine das subjektive Erleben der Betroffenen gemäß den methodischen und konzeptuellen Leitlinien einer deskriptiv-phänomenologischen Psychopathologie untersuchende Studie wurde bis zum Erscheinen unserer ersten diesbezüglichen Publikation (SCHMIDT-DEGENHARD 1986) nicht vorgelegt. -

1   Die subjektive Situation des Polyradikulitis-Kranken

Im folgenden wird zunächst eine interpretativ angelegte Situationsanalyse des neurologischen Syndroms entworfen, die vor allem die *subjektive Situation* der betroffenen Kranken als entscheidende Bedingungskonstellation der darzustellenden psychopathologischen Sachverhalte zu erfassen versucht. Die Grundlage hierzu bildet die subjektiv-qualitativ gegebene "natürliche Erfahrung" (HUSSERL, BINSWANGER), in Abhebung von der Empirie der objektivierend-metrischen Forschung. Zum Ausgangspunkt werden daher das Erleben bzw. die katamnestisch erhobenen Erlebnismitteilungen der Patienten, u.E. unverändert die entscheidende Erkenntnisquelle der Psychopathologie. Es ist dabei zu beachten, daß den GBS-Patienten auf dem Höhepunkt ihres Krankseins ein objektiv beobachtbares Verhalten in der intersubjektiven Realität nicht mehr möglich ist.

So wird daher versucht, eine durch kasuistische Veranschaulichung gestützte idealtypische Analyse des Erlebniswandels der Polyradikulitiskranken zu entwickeln, die methodisch einer verstehend intendierten beschreibenden Psychopathologie verpflichtet ist.

Der Krankheitsprozeß einer Polyradikulitis erweckt bei naiv-vorwissenschaftlicher Betrachtung, die ja immer auch die pathische Erfahrung des betroffenen Subjekts mitmeint, die Anmutung eines irgendwie unheimlichen Geschehens: Findet doch hier ein bis zur Tetraplegie möglicher Verlust der Bewegungsfähigkeit statt, der von dysästhetischen Verzerrungen des sensibel vermittelten Umweltbezuges und von Störungen im Bereich der leiblichen Orientierung begleitet wird. Schreitet die motorische Entmächtigung über die Tetraplegie hinaus fort bis zum Befall der oberen zervikalen Wurzeln mit konsekutiver Atemlähmung sowie zur Affektion der kaudalen Hirnnerven, so resultiert ein komplexes, *nahezu panplegisches Syndrom*, das Langzeitintubation und protrahierte maschinelle Beatmung erfordert. Für die Betroffenen bedeutet ein solches schwerstes Kranksein eine *leidvolle existentielle Extremerfahrung*, eine für Außenstehende kaum *vorstellbare Grenzsituation des Lebens*. Der innerseelische Versuch ihrer Bewältigung begünstigt die Entstehung psychopathologisch relevanter Erlebensstrukturen.

Die aufgezeigte neurologische Symptomkonstellation bedingt für alle betroffenen Patienten einen nahezu gleichförmigen situativen Rahmen, der die Bedingungen einer ungestörten Außenweltwahrnehmung entscheidend einschränkt:

Die Aufhebung der Bewegungsfähigkeit zerstört die für die wahrnehmende Zuwendung zur Welt und für das handelnde Zugehen auf Wirklichkeit konstitutive Einheit von Wahrnehmen und Bewegen, die Viktor v. WEIZSÄCKER im *"Gestaltkreis"*-Theorem zu deuten versuchte: Danach erschließt sich uns die Welt aufgrund der motorischen Ausgreifmöglichkeiten im aktiven Bewegen des eigenen Leibes und durch die motorische Hinwendung zum dinghaften oder lebenden Gegenüber beim Vollzug des Wahrnehmungsaktes. Eine wesentliche Bedingung hierfür stellen die kommunikativen Bezüge des "Außenleibes" (WULFF) dar, die in der Distanz setzenden Verdeutlichung der Grenzen des Leibes zum Nicht-Leib überhaupt erst das Erleben einer Um- und Mitwelt begründen. Neben dem so handelnd erschlossenen (motorischen) *Aktionsraum* basiert die Erfahrung der Leibgrenzen (= Weltgrenzen) ebenso auf dem Empfindungsmaterial der epikritischen und protopathischen Sensibilität, die das Erleben einer dem Leib zugeordneten (sensiblen) "Raumschale" ermöglicht.

Eine prägnante Darstellung des konstitutiven Zusammemhanges von Raumerfahrung und Eigenleib-Erleben gibt GRÜNBAUM:

"Der Eigenraum ist der dynamische Zusammenhang des Eigenkörpers mit seiner nächsten Umgebung. Dieser Eigenraum ist als eine kinästhetisch-optisch-motorische Funktionseinheit gegeben und bildet den Hintergrund für die Motorik des Körpers. Die Bewegungen der Körperglieder differenzieren sich aus diesem Raume im Moment der Handlung als relativ selbständige Instrumente heraus und geben somit den Anlaß zur Konstitution des Fremdraumes. Unter Fremdraum haben wir zu verstehen das Milieu der objektiven Darstellung und gegenseitigen Bestimmung der Gegenstände, welches Milieu eine Selbständigkeit erlangt erst durch Loslösung der kognitiven Funktionen von der Motorik. Der Eigenraum und der Fremdraum liegen nicht völlig getrennt voneinander, sondern gehen ständig ineinander über durch Vermittlung der Motorik, die aus dem Eigenraum in den Fremdraum als solchen hineinfixiert wird oder den Fremdraum in die Sphäre des Körperschemas zurückbezieht" (1930, S.390).

Die primäre, vorprädikative Erfassung unserer Wirklichkeit vermittels der erlebten Grenzen unseres Leibes beruht danach also auf der im Gestaltkreis gegebenen Kohärenz von motorischer Spontaneität und sensorischer Rezeptivität.

Diese beiden Grundbedingungen unserer Welterfahrung unterliegen im Extremstadium der Polyradikulitis einer tiefgreifenden Störung: Neben dem motorischen Defizit entfallen zusätzlich die für die Orientierung des Eigenleibes wesentlichen Lage- und Stellempfindungen, die Oberflächensensibilität erfährt im Symptom der Parästhesien eine erhebliche Verzerrung (vgl. v.AUERSPERG 1961): Die dadurch bedingte Zerreißung der wirklichkeitserschließenden Kohärenz von Wahrnehmen und Bewegen läßt sich als *Zerstörung des Gestaltkreises* beschreiben. Das Erleben des eigenen Leibes und damit der Zuwendung zur Um- und Mitwelt erleidet eine schwerste Beeinträchtigung, die, wie unsere Beobachtungen zeigen, bis zum Verlust der intersubjektiv konstituierten gemeinsamen Wirklichkeit führen kann.

Die zu beschreibenden psychopathologischen Phänomene bei Polyradikulitis-Kranken erscheinen so im wesentlichen bedingt durch eine *fundamentale Störung des Leib- und Raumerlebens.* Die verbleibenden, ungestört vermittelten Informationen über die Außenwelt erfolgen durch die "höheren" Sinne des akustischen und optischen Systems, denen aber quasi die sonst durch das taktil-kinästhetische Leib- und Raumerleben vermittelte Basis genommen ist. (Zur These vom Primat des haptischen Sinnesraumes vgl. v. SKRAMLIK 1937, auch KATZ 1925). Es fehlt ihnen aber auch die Möglichkeit der sensomotorischen Zuwendung zum Wahrnehmungsobjekt.

Beim Polyradikulitis-Kranken zerbricht die komplementär angelegte Dualität von Erleben und Verhalten im *Verlust der psychomotorischen Ausdrucksgestalt,* jegliche Gestik, schließlich auch der mimische Ausdruck erlischt. Die für die psychopathologische Untersuchung amentieller und deliranter Syndrome so wichtige Frage der Adäquatheit von beobachtbarem Verhalten und mitgeteiltem Erleben ist nicht mehr thematisierbar.

Durch die Affektion der Hirnnerven, endgültig besiegelt dann durch die Intubation, kommt es zum Funktionsausfall des Sprechapparates, es verschwindet die Möglichkeit zum verbalen Dialog. Der Patient, zur *Mitteilungs-, Ausdrucks- und Bewegungslosigkeit verurteilt,* befindet sich so in der *Situation eines nahezu totalen Isoliertseins,* in dem er den Eindrücken seiner Erlebens-Innenwelt, sollten solche vorhanden sein, quasi schutzlos ausgeliefert ist: Infolge des Verlustes der sensomotorisch vermittelten Außenwelt gewinnt die "Innenwelt" des Subjekts den Primat der Erfahrung.

Man könnte den geschilderten, das Subjekt in seiner Welterfahrung radikal einschränkenden und entmächtigenden Prozeß auch als einen fortschreitenden *Verlust an kinästhetischer Freiheit* beschreiben, mit dem ein sukzessiver Zusammenbruch des die Erfahrung anschaulich-räumlicher Gegenstände konstituierenden Gesamtsystems der Kinästhesen (HUSSERL) einhergeht. Die in den sich stufenförmig aufbauenden Kinästhesen fundierte Erfahrung der Leiblichkeit, die letztlich das Korrelationsapriori des Wie des Erscheinens von Weltgehalten (KISKER) bildet, wird reduziert auf die residualen Erfahrungshorizonte des kephalomotorischen bzw. im Extrem nur des oculomotorischen Systems. Das leidende Subjekt erlebt sich dabei, wie die übereinstimmenden Aussagen unserer Patienten belegen, lediglich als einen torsohaft verstümmelten Rumpfleib, der sich im äußersten Fall nur noch auf das Spüren des eigenen Kopfes beschränkt.

Es liegt nahe zu vermuten, daß der bei der Polyradikulitis stattfindende weitestgehende Verlust des zwischen Lebensraum und Innerlichkeit vermittelnden *sensomotorischen Außenbereiches* erhebliche Auswirkungen auf die mit ihm dynamisch verschränkte *Innenstruktur der Person* besitzen muß. Nach KISKER (1960), der sich dabei der dynamischen Topologie von LEWIN anschließt, gliedert sich der sensomotorische Außenbereich in eine Zone erlebter Leiblichkeit sowie eine ichfernere Zone gegenständlicher Körperlichkeit. Während der ersteren die Vollzüge des Empfindens und Sich-Bewegens i.S. von v.WEIZSÄCKER und E. STRAUS zuzuordnen sind, meint die letztere die reflexiv- planende Überformung der leibgebundenen Mitweltbezüge.

Das auf Erfassung und Gestaltung seines Lebensraumes zielende Weltverhalten des Subjekts wird ermöglicht durch die Fähigkeit, die Grenzen zwischen zentralen und peripheren Personregionen sowie zur extrapersonalen Lebenswelt - der jeweiligen Situation angepaßt - unterschiedlich stark zu markieren und zu besetzen. Das Krankheitsgeschehen des GBS bedingt nun aber eine Destruktion der personalen Außengrenzen, die zu einer tiefgreifenden Veränderung der Spannungslage im seelischen Gesamtfeld führen muß. Auch aus der Sicht einer dynamischen Topologie wird somit der Verlust der intersubjektiv erfahrbaren gemeinsamen Wirklichkeit bei den Polyradikulitis-Kranken verständlich.

Es bleibt zu untersuchen, ob die hochgradige Einschränkung der Außenweltzuwendung möglicherweise von phänomenologisch erfaßbaren Wandlungen und Umstrukturierungen des Erlebniswertes der subjektiven Innenwelt-Erfahrungen begleitet wird.

Es sei hier nur angedeutet, daß v. WEIZSÄCKER selbst einen konditionalen Zusammenhang zwischen "Inkongruenzen" von Wahrnehmung und Bewegung und den halluzinatorischen und Traumphänomenen vermutet, wobei er seinen Überlegungen die wichtige Bemerkung vorausschickt, daß "man neurophysiologisch keinen Zugang zu dem Gebiet der Erinnerung und der Phantasie" habe (v.WEIZSÄCKER 1968, S. 100).

Gerade diese den Übergang zur Psychopathologie markierende Stelle des epochalen Werkes von v.WEIZSÄCKER vermag seine programmatische These zu verdeutlichen, daß die Annahme des *Kohärenzprinzips* die des *Erlebnisprinzips* zur Folge habe. v. WEIZSÄCKERs Schüler A.v.AUERSPERG konnte dann in seiner unter dem Gesichtspunkt der Koinzidentialkorrespondenz entwickelten Wahrnehmungslehre (1954) die im Erlebnisprinzip fundierte Eigenart und Andersartigkeit der biologischen Bewegung gegenüber physikalisch bestimmter Bewegung herausarbeiten (vgl. TELLENBACH 1985). Erwähnt sei auch K. GOLDSTEIN, der parallel zu v. WEIZSÄCKER in seinen subtilen klinisch-neurologischen Darstellungen den Zusammenhang von verschiedenen Formen motorischer Entmächtigung mit einem sukzessiven qualitativen Wandel des Erlebens und, soweit noch möglich, des Verhaltens aufzeigte (1925).

Diesen Ansätzen, die ich als *interpretative Neurologie* bezeichnen möchte, ist *eine auf das Verstehen des Naturgeschehens zielende gestalthaft-molare Be-*

trachtung des klinischen Phänomens gemeinsam, die von der herkömmlich geübten symptomatologisch-ätiologisch ausgerichteten Herangehensweise abzugrenzen ist.

In der neurologisch-psychiatrischen Literatur finden sich nur wenige Ansätze einer psychopathologisch intendierten Untersuchung des Erlebens bei solchen neurologischen Krankheiten, die vornehmlich schwerwiegende Störungen der Motorik zur Folge haben. Zu nennen sind hier zunächst die Arbeiten von SCHULTE (1947) über die "Psyche von Rückenmarksquerschnittsverletzten" sowie von FINKE und SCHULTE (1964) über das Erleben des Schlaganfalls und seiner Folgen. Mit diesen Arbeiten wissen wir uns einig in dem Bemühen, entgegen den Tendenzen einer den ontischen Aspekt der Krankheit verabsolutierenden medizinischen Forschung an das *pathische Moment des subjektiv erlebten Krankseins* zu erinnern (vgl. auch WIEHL 1990).

Die erlebnispsychologische Analyse der pathischen Selbsterfahrung ist auch das methodische Prinzip der vornehmlich an Parkinson-Kranken durchgeführten Untersuchungen JACOBs über den optischen Wahrnehmungswandel bei organischen Bewegungsstörungen (1949/1955). JACOB unterscheidet zwischen einer wesentlich im Eigenkörperlichen erlebten Wahrnehmungsumstimmung und einer Wahrnehmungsverhaftung, in der die Umwelt-Perzeption wirkungskräftiger erfahren wird. Infolge eines Versagens der "negativen Leistung" des Nichtbeachtens von akzidentellen Umweltdingen und einem unscharfen Ineinanderfließen des Doppelcharakters haptischer Wahrnehmungs- und Widerstandserlebnisse entwickeln sich Leibbildstörungen und schließlich Wahrnehmungsstörungen, die sich aus einem mangelhaften Entlastungsvermögen gegenüber sensorischen Überraschungsreizen erklären lassen. Bemerkenswert ist die Erfahrung, daß ein solchermaßen verändertes Wahrnehmungsgesamt sekundär eine verstärkte Bewegungseinschränkung zur Folge hat.

Die von JACOB beobachtete Einförmigkeit des eigenbewegungserstarrten subjektiven Blickfeldes von Parkinson-Kranken, die wir beim GBS in noch extremerer Ausformung antreffen, könnte eine phänomenale Brücke zu den von uns beobachteten Erfahrungsmustern der Polyradikulitis-Kranken darstellen: So schildert JACOB einen Kranken, der über eine von ihm selbst als "eine Art Nirwanagefühl" bezeichnete Erfahrung berichtet, *daß sich alles im Blickfeld auflöst.*

Dieses Nirwana- oder auch Leere-Erlebnis bedeutet den momentan drohenden Verlust des figural bestimmten Räumlichen ebenso wie des sich protentional entfaltenden inneren Zeitbewußtseins; dieser abgründigen Erfahrung kann sich der Parkinson-Kranke aber durch reparativ-kompensatorische Bewegungsvollzüge eigenmächtig wieder entziehen. Diese Flucht vor dem Nichts des Erlebens, der Bewußtseins-Leere gelingt dem Polyradikulitis-Kranken nicht, sein Erlebnisfeld wird vielmehr, wie zu zeigen sein wird, zum Schauplatz einer imaginativ bestimmten *"Weltumwälzung"*. -

Es liegt nahe, den Erlebenswandel der Polyradikulitis-Kranken unter dem Paradigma der *Deprivationsforschung* zu untersuchen (ZUBEK 1969, KEMPE u. GROSS 1980, DITTRICH 1985). Die dargestellten situativen Bedingungen unserer Patienten lassen sich als typisches, prägnantes Modell einer "clinical sensory deprivation" (JACKSON 1969) beschreiben: Der Verlust der Eigenbewegungsmöglichkeit und die damit einhergehende Einengung des sozialen Feldes und Beziehungspotentials innerhalb einer monoton-reizarmen klinischen Umgebung, die sensorischen Defizienzen sowie wahrscheinlich eine Alteration des Schlaf-Wachrhythmus bewirken im Verlauf der Intensivbehandlung eine Reduktion und schließlich Entleerung des Sinngehaltes der Außenreize, deren Intensitätsniveau allerdings durchaus den alltagsüblichen "Normalbedingungen" entsprechen kann. Eine extreme Verschärfung der Deprivationssituation tritt dann ein, wenn manchen Patienten wegen einer Diplegia facialis die Augen verbunden werden müssen und damit letzte optische Sinneseindrücke fortfallen. Dem Kranken verbleiben jetzt nur noch akustische Orientierungsmöglichkeiten, die typischen sozialen Zeitgeber sind ihm nicht mehr zugänglich.

Die Kombination einer weitgehend aufgehobenen Variabilität des Wahrnehmungsfeldes mit einer nur leicht herabgesetzten bis "normalen" Intensität desselben erlaubt es, die Situation der panplegischen Polyradikulitis-Kranken als sog. *"perzeptive Deprivation"* zu kennzeichnen. Der entscheidende Unterschied zu den situativen Bedingungen und damit wohl auch"quasi-psychopathologischen Phänomenen" bei den freiwilligen Versuchspersonen in der experimentellen Deprivationsforschung (KEMPE, REIMER 1976), liegt nun aber darin, daß die *existentielle Extremsituation* der panplegischen Polyradikulitis als ein lebensbedrohliches, schicksalhaft-unverfügbares Leiden erfahren wird, das jegliche Ausweichmöglichkeit ausschließt. Die Kranken sind jeder Möglichkeit weltgerichteten Verhaltens beraubt und so zu einem absolut gesetzten *rein pathischen Erleben des Welthorizontes* "verurteilt".

Die aufgezeigte Problematik einer qualitativen Alteration des subjektiven Erlebens infolge unentrinnbarer sozial-depravierender Umgebungsbedingungen wird auch in der mittlerweile umfangreichen Literatur über das sog. "Intensive-care-unit-syndrome" (ICU-Syndrom) diskutiert, als dessen multifaktoriell bedingte, psychopathologische Grundzüge "perceptual distortions, visual and auditory hallucinations, gross - disorientation and paranoid ideation" genannt werden (SCHROEDER 1971). Neben diesen ausschließlich psychopathometrisch-objektivierend vorgehenden Arbeiten finden sich keine phänomenologisch orientierten Schilderungen der subjektiven Erlebensvollzüge dieser Schwerstkranken.

Eine besondere Berücksichtigung verdienen in diesem Zusammenhang die akuten postoperativen Psychosen nach herzchirurgischen Eingriffen unter den Bedingungen extrakorporaler Zirkulation, die als ein Paradigma psychischer Störungen infolge eines Bedingungsgefüges von somatischen, cerebralen wie extracerebralen, psychologischen und situativen Faktoren gelten können (SPEIDEL et al. 1979, GÖTZE 1980). Das "postcardiotomy-delirium" der angloamerikanischen Literatur wird zumeist den akuten exogenen Reaktionstypen BONHOEFFERs oder den reversiblen Durchgangssyndromen i.S. von WIECK zugeordnet. Unter den von GÖTZE u.a. clusteranalytisch herausgearbeiteten Syndromen interessieren in unserem Kontext insbesondere die Untergruppen "Hostilität mit paranoid-halluzinatorischer und psychoorganischer Symptomatik" sowie "delirantes Syndrom". MEYENDORF (1976) differenzierte die "kardiogenen Psychosen" auf faktorenanalytischem Wege in die zwei Hauptgruppen 1. der unmittelbar postoperativen apathisch-stuporösen und 2. der späteren affektiv akzentuierten und produktiv-psychotischen Syndrome. Die ersteren seien gelegentlich von mutistisch-katatonen Zustandsbildern nicht zu unterscheiden, wobei manche Patienten später über eine psychotische Abwandlung ihres Erlebens während dieser Phase berichten können ("Kryptopsychosen"). Die Schilderung der nicht selten von heftiger psychomotorischer Unruhe begleiteten "delirant-paranoiden Zustandsbilder" läßt erkennen, daß diese durchaus auch oneiroide Gestaltungen einschließen können. Ihr subjektiver Erlebniswert zeichnet sich dadurch aus, daß es häufig zu fließenden Übergängen zwischen furchterregendem Traumerleben und wahnhafter Verfälschung der Realität kommt. Hervorzuheben sind dann auch leidvolle Imaginationen körperlicher Verstümmelung, in die zumeist die reale Intensivstationsumgebung mit "wahnhaften

Vorstellungen" miteinbezogen wird. Eine interessante Variation des Realitätsurteils findet sich bei solchen "rein paranoiden" Patienten, die bestreiten, überhaupt operiert worden zu sein und dafür behaupten, alles sei nur gespielt. Diese psychotische Annahme der Fiktivität einer so entmächtigenden und somatisch bedrohlichen Realsituation kann als Ausdruck einer massiven Angstabwehr interpretiert werden. PIERINGER u. REISNER (1970) sowie SPEIDEL et al. (1979) verweisen ebenfalls kurz auf Erlebensakzentuierungen postoperativ psychotisch gewordener Kranker, in denen diese zwischen Traum und Wirklichkeit nicht mehr zu unterscheiden vermögen. In der Diskussion der Bedingungskonstellation dieser üblicherweise als exogen-psychotisch gewerteten Zustandsbilder wird neben zentralnervösen und hämodynamischen Normabweichungen (so etwa intraoperativ ausgelösten cerebralen Mikroembolien) immer auch auf die erhebliche seelische Belastung durch die postoperative Intensivbehandlungssituation hingewiesen.

Es ist zu betonen, daß die Polyradikulitis-Kranken innerhalb der "Extrempopulation" intensivbehandlungspflichtiger Patienten wegen der geschilderten besonderen Bedingungen ihres Krankheitsbildes nochmals eine Sonderstellung einnehmen (Zur klinischen Psychologie, Psychopathologie und Psychodynamik der Intensivbehandlungssituation vgl. auch BÖNISCH, GÖTZE, MEYER 1986; GAUS, KÖHLE 1986; KORNFELD 1989).

Die aktuelle Diskussion der halluzinatorischen Phänomene bei sensorischer Deprivation tendiert zu einem rein neurophysiologischen Erklärungsmodell: Der Theorie des "optimalen Stimulationsniveaus", dessen Störung das Auftreten der Deprivationsfolgen begünstigt. Mit ähnlicher Diktion spricht BURCHARD (1965) von der Manifestation des "automatisch-autochthonen Charakters der sensorischen Systeme". Es sei angemerkt, daß die phänomenale Eigenwertigkeit imaginativer Bildgehalte durch solche somatologischen Spekulationen letztlich verfehlt wird. -

Das Moment der Unfreiwilligkeit bei extremer räumlicher Begrenzung kennzeichnet auch die Situation von Bergleuten in der Extremsituation des Eingeschlossenseins, deren psychopathologisch relevante Erlebensmuster von MENDE und PLOEGER (1968) untersucht wurden. Als Analogmodell läßt sich in unserem Kontext auch die Situation der Einzelhaft diskutieren: Seit Mitte des 19. Jahrhunderts findet sich in der psychiatrischen Literatur eine Fülle von z.T. durch wertvolle Kasuistiken ausgezeichneten Arbeiten, die über das Auftreten von "Wahnideen und Sinnesdelirien" in der Isolationssituation berichten (vgl. I.8.3). Ausführliche Schilderungen von szenisch strukturierten Halluzinationen während der Einzelhaft finden sich bei WURMBRAND 1969 und ELLENBERGER 1977 (vgl. auch VOLKART 1983).

Die in ihrem Selbst- und Weltbezug so hochgradig beeinträchtigten Polyradikulitis-Patienten bieten während der maximalen Intensivtherapie häufig den täuschenden Eindruck einer tiefgreifenden Bewußtseinsstörung, oft läßt sich den retrospektiv analysierten täglichen Untersuchungsprotokollen ein quasi pseudokomatöses Bild entnehmen. Die angesichts der massiven Einschränkung der kommunikativen Bezüge nur mit Vorsicht zu betrachtenden Aussagen über eine Kontaktaufnahme des Pflegeteams und der Ärzte zum Kranken beziehen sich auf Expressionssurrogate, die diesen mittels der verbliebenen motorischen Residualfunktionen noch möglich sind: So können sich manche Patienten durch Augenbewegungen verständigen, in anderen Fällen einer asymmetrischen Verteilung der Paresen gelang dieses durch Fuß- oder Schulterinnervationen. Der Untersucher kann jedoch aufgrund des ausgeschlossenen Verbalkontaktes niemals sicher sein, ob sich der ihm residualmotorisch antwortende Patient auf die intersubjektiv konstituierte gemeinsame Realität bezieht oder aber - ganz im Banne eines phantasti-

schen Innenerlebens - das konkrete Gegenüber in seine imaginären Erfahrungen um-
deutend einbezieht. Die Auswirkungen der in sehr unterschiedlichem Maße applizierten sedierenden und anxiolytischen Psychopharmaka lassen sich nicht einheitlich beurteilen. Überwiegend findet sich jedoch bei den tetra- und panplegischen
Polyradikulitis-Kranken, sofern nicht der Versuch einer kommunikativen
Annäherung begonnen wird, das beschriebene *pseudokomatöse* Bild.

Desto mehr waren wir betroffen, als uns ein wegen einer panplegischen
Polyradikulitis auf der Intensivstation der Neurologischen Universitätsklinik
Göttingen behandelter 72-jähr. Patient wenige Tage nach der Extubation und bereits
im Stadium deutlicher Rückbildung der Symptomatik, eher zufällig darauf angesto-
ßen, *über ein kontinuierliches, inhaltlich reiches, szenenhaftes Erleben während der
Intubations- und Beatmungszeit berichtete, dessen thematische Konsequenzen für
ihn, auch noch während des Genesungsprozesses, weit in das aktuelle Erlebnisfeld
hineinreichten.*

So konnte sich dieser Patient, in tiefer Erschütterung weinend, noch über mehrere Tage nicht von
der als real erlebten Erschießung ihm freundschaftlich verbundener Nachbarn distanzieren, obwohl ihn
seine Frau von der Irrealität des Geschehens zu überzeugen versuchte.

Eine andere in Heidelberg behandelte, ebenfalls tetraplegische Kranke konnte beim ersten
bewußten Wiedersehen mit ihrem Sohn, das nach der Extubation stattfand, in offenkundiger emotionaler
Verstörung kaum begreifen, daß dieser, dessen grausamen Tod sie in ihrem phantastischen Erleben hilflos
ansehen mußte, noch lebte.

Diese überraschende Erfahrung veranlaßte mich zur katamnestischen Explo-
ration weiterer Patienten mit schwerstem Verlauf einer Polyradikulitis bis hin zur
Tetra- oder Panplegie. Bis auf eine bei der Darstellung der Ergebnisse referierte
Ausnahme (Fall II) ließen sich bei den Untersuchten formal gleichartig strukturierte
Erlebnisreihen feststellen, die sich deskriptiv-phänomenologisch eindeutig als
Oneiroide i.S. von MAYER-GROSS erkennen lassen. Beeindruckend war auch bei
den Polyradikulitis-Kranken jene bereits beschriebene eigenartige *Hypermnesie*
bezüglich des Erlebten, über das sie bis zum Untersuchungsgespräch zumeist mit
niemandem gesprochen hatten; auch noch längere Zeit nach der schweren Erkrankung wurden die Erlebnisinhalte bis in kleinste Einzelheiten mit geradezu fotogra-
fischer Treue reproduziert. Die auf das personal-lebensgeschichtliche (bzw. situativ-
komplexqualitative) Gedächtnis bezogene Hypermnesie bedeutet nach WELLEK
(1954) die Fähigkeit, frühere Augenblicke in ihrer Gänze wiederaufleben zu lassen
(vgl. auch MATHEIS 1966). Die damit implizierte existentielle Unauslöschlichkeit
des Geschehenen unterscheidet das Oneiroid von den gewöhnlichen, oft dem
Vergessen anheimfallenden Traumerfahrungen, aber auch von deliranten Erlebnissen und Verwirrtheitszuständen während der Intensivbehandlung anderer
schwerer körperlicher Krankheiten, deren erinnernde Vergegenwärtigung zumeist
später nicht mehr gelingt. Hervorzuheben ist, daß selbst solche Polyradikulitis-
Patienten, denen während der Intensivbehandlung psychotrope Pharmaka in
unterschiedlicher Dosierung appliziert wurden, gleichermaßen die erwähnte Hypermnesie zeigten.

Einen Eindruck von der den Erfahrungsraum der alltäglichen Lebenswelt
sprengenden Intensität dieser phantastischen Innenwelterfahrungen vermitteln sol-

che von den Untersuchten spontan benutzten begrifflichen Umschreibungen wie "niemals vorher oder nachher dagewesene merkwürdige Träume, die eigentlich keine Träume waren", "Wahnvorstellungen" oder "zeitweiliges Verrücktsein". Eine Patientin verwendete sogar den erstmals bei MAYER-GROSS erscheinenden Begriff der "Weltumwälzung".

Es gehört u.E. zu einem der wichtigsten Problemaspekte der Phänomenologie des Oneiroids, den Geschehensmodus dieser "Weltumwälzung" zu erfassen: Oft, gerade bei den endogen-psychotischen Patienten, kommt es zu einem fasziniert erlebten plötzlichen Übergang, einem abrupten "Umschalten" in die imaginären Szenerien. Die Diskontinuität des mundanen Rahmens ereignet sich hier quasi übergangslos. Bei den Polyradikulitispatienten dagegen läßt sich oft - im äußeren Rahmen eines hochtechnisierten Medizinbetriebes - ein kontinuierlich *fortschreitender Erlebenswandel* feststellen:

Im Initialstadium, mit Einsetzen und Gewahrwerden der progredienten motorischen Entmächtigung, kann eine in eine reaktiv-depressive Verstimmung eingebettete tiefgreifende elementare Angst, ja ausgesprochene Todesangst erlebt werden. Es besteht also damit noch eine emotionale Situationsadäquatheit des betroffenen Subjekts, die von betreuenden Ärzten und Pflegepersonal ein hohes Maß an psychisch stützender Zuwendung erfordert. Ein Patient berichtete dann aber bereits früh über ein anhaltendes, ausgeprägtes Entfremdungserleben, in dem ihm die Tatsache, selbst das leidende Subjekt des unheimlichen Krankheitsprozesses zu sein, unfaßbar und nicht-wirklich erschien.

Die von den Polyradikulitis-Kranken häufig geklagten *Depersonalisationserlebnisse* bedürfen einer eigenen psychopathologischen Erörterung: Während das im Erfahrungsraum der Psychiatrie ubiquitäre und nosologisch unspezifische Phänomen der Depersonalisation üblicherweise eine Erfahrung meint, in der dem Subjekt die konstitutiv vorhandene Faktizität des Ich oder des eigenen Leibes als fremd und irreal erscheint, widerspiegeln hingegen die thematisch entsprechenden Erlebnisse der Polyradikulitis-Kranken ihre *leidvolle Realität*: Haben sie doch tatsächlich nahezu in toto ihren Leib verloren, dessen plegischen Rumpf und Gliedmaßen sie mit ihren Augen als etwas nicht mehr zu ihrem "Kopf-Ich" Gehöriges betrachten. Die Plegie einer Extremität oder hier aber des Gesamtkörpers impliziert intrapsychisch das subjektive Erlebnis der Inexistenz des betroffenen Körperteiles. Diese gleichermaßen drastisch-bizarre wie schreckliche Deformation der immer leiblich fundierten Selbsterfahrung in der Polyradikulitis ist für das Alltagsbewußtsein des Gesunden nahezu unvorstellbar und wohl auch uneinfühlbar.

Der an einer oneiroid akzentuierten atypischen endogenen Psychose leidende Patient von SERKO (1919), dessen phantastische Erlebniszusammenhänge wir an entsprechender Stelle (I, 9.2.3) im ersten Teil dieser Schrift untersucht haben, berichtet in seiner Selbstschilderung ebenfalls über den Verlust des eigenen Körpers; diese Erfahrung ist nicht als reflexiv wahrnehmbare Depersonalisation aufzufassen, sondern sie stellt vielmehr eine schreckerregende Imagination im Modus subjektiver Erlebniswirklichkeit dar. Im Falle der Polyradikulitis-Kranken entspricht dieses Erlebnis hingegen einer faktisch entsetzlichen Wirklichkeit.

Genese und Erlebniswert von Depersonalisation und Derealisation müssen bei Polyradikulitis-Patienten demnach sorgfältig unterschieden werden: Die erstere muß als ein adäquater Ausdruck des ja tatsächlich so grundlegend gestörten Leiberlebens angesehen werden. Die dem Derealisationserlebnis eigene Entwirklichung des Realen als Folge des Verlustes der leiblichen Kommunikationsfähigkeit (SCHMITZ 1978) erfährt bei den intubierten panplegischen und tetraplegischen Patienten nahezu regelhaft eine weitere Steigerung: Zeitgleich zu einer sukzessiv verlaufenden situativen Desorientierung ereignet sich ein "Austausch" der Realität des bedrohlichen Krankseins durch eine imaginäre Welt. Diese scheint zunächst allerdings noch flüchtig auf und konstituiert sich aus illusionären Verkennungen der Gegenstände und Personen des perzeptiven Raumes und aus passageren, vornehmlich optischen Halluzinationen. Ihre Wirkmächtigkeit, der seitens der Kranken kein gültiger Realitätsakzent verliehen wird, kann noch jederzeit durch externe Zuwendung und Stimulation unterbrochen werden. Der Patient "pendelt" hier gewissermaßen zwischen real erlebter Intensivstation und Phantasiewelt; er gerät allerdings in eine erhebliche emotionale Labilisierung, die aus dem unentschiedenen *Nebeneinander zweier alternierender Erlebnisevidenzen* resultiert: Einerseits der Realität der Außenwahrnehmung und andererseits den imaginativ fundierten Strukturen der immer mehr das Zentrum des Bewußtseinsfeldes einnehmenden und besetzenden Phantasmen, die sich schließlich zur in sich geschlossenen, andersartigphantastischen Wirklichkeit der oneiroiden Welt erweitern.

2   Methode und Durchführung der Untersuchung

Die geschilderte, zunächst überraschende Erfahrung veranlaßte mich zur katamnestischen Exploration weiterer Patienten mit schwerstem Verlauf einer Polyradikulitis bis hin zur Tetra- oder Panplegie. Es war mir möglich, acht von neun der Patienten zu untersuchen, die im Zeitraum vom Oktober 1982 bis Februar 1985 in der Neurologischen Universitätsklinik Göttingen wegen eines GBS intensivmedizinisch behandelt worden waren. Die sich an meine Tätigkeit in der Göttinger Neurologischen Klinik anschließende Mitarbeit in der dortigen Psychopathologischen Forschungsstelle bildete den institutionellen Rahmen der Nachuntersuchungen ehemals Erkrankter; in dieser Zeit begann auch die maßgeblich durch den Dialog mit Herrn Prof. Dr. H. Feldmann geförderte theoretische Reflexion und Systematisierung der klinischen Erfahrungen, deren Ertrag in dieser Schrift vorgelegt wird.

Durch Vermittlung einer auf der Neurologischen Intensivstation in Göttingen arbeitenden Kollegin gelang es dann später, noch zusätzlich zwei zwischen Dezember 1989 und Februar 1990 dort behandelte Polyradikulitis-Kranke zu untersuchen. Nach dem Wechsel an die Heidelberger Psychiatrische Universitätsklinik setzte ich meine Untersuchungen an Patienten der Heidelberger Neurologischen Klinik fort. Für die Zeit vom Dezember 1984 bis Sommer 1987 ließen sich hier vier Fälle von GBS ermitteln, die wegen eines tetra- bzw. panplegischen Syndroms intensivmedizinischer Behandlung bedurften. Ein kardial schwer vorgeschädigter Patient verstarb noch während des Krankenhausaufenthaltes an Herz-Kreislauf-Versagen, so daß nur drei Betroffene exploriert werden konnten.

Zwei der acht Göttinger Patienten konnte ich noch während der stationären Behandlung im dortigen Klinikum befragen, während dem Gespräch mit den anderen Betroffenen eine schriftliche Anfrage meinerseits vorausging. In diesem Brief wies ich einleitend auf mein therapeutisches und wissenschaftliches Interesse an dem seelischen Erleben "während der Zeit eines so leidvollen und schwer zu bewältigenden Krankseins" hin. Das Schreiben fährt dann, bei allen Patienten gleichlautend, fort:

"So wäre ich sehr daran interessiert, auch von Ihnen zu erfahren, wie Sie Ihr damaliges Kranksein erlebt und bis heute verarbeitet haben. Daher wäre ich dankbar, wenn ich mit Ihnen einmal hierüber ein Gespräch führen könnte. Ich erhoffe mir hiervon wichtige Aufschlüsse über das Erleben der Patienten während einer Polyradikulitis, um so auch anderen Betroffenen von Beginn der Erkrankung an neben der intensivmedizinischen Versorgung auch eine angemessene seelische Betreuung geben zu können".

Abschließend wurden die Adressaten gebeten, auf einem beiliegendem Bogen ihre Bereitschaft oder auch ablehnende Haltung zu einem solchen Gespräch zu signalisieren. Alle Angeschriebenen erklärten sich mit einem explorativen Kontakt einverstanden, was umso erstaunlicher ist, als ich ja nicht zu den seinerzeit behandelnden Ärzten gehört hatte. Zudem deutete der Brief bereits mein psychopathologisch intendiertes Interesse an der innerseelischen Bewältigung des teilweise jahrelang zurückliegenden schweren körperlichen Krankseins an. Die Begegnungen fanden dann, je nach Wunsch der Betroffenen, in deren privater Umgebung oder in meinem Dienstzimmer statt.

Bei der Gestaltung und Durchführung des explorativen Gespräches war mir - gewissermaßen als implizit stets gegenwärtiger Sinnhintergrund des wissenschaftlichen Vorgehens - eine *dialogische Einstellung* maßgeblich: Diese erblickt im mitunter noch erheblich durch neurologische Residualsymptome beeinträchtigten Gegenüber einen Menschen, der aus einer dem Gesunden nur schwer vorstellbaren Extremerfahrung, die ihn in eine Grenzzone zwischen Leben und Tod geführt hatte, in seine alltägliche Lebenswelt zurückgekehrt war. Nicht selten gewährten mir die Betroffenen, die durchweg niemals zuvor an seelischen Störungen von Krankheitswert gelitten hatten, intime und sehr persönliche Einblicke in ihre nicht zu vergessenden, unauslöschlich eingeprägten Erlebniswelten während des akuten Krankseins, über die sie bis dahin selbst mit ihren nächsten Angehörigen zumeist nicht gesprochen hatten. Der gewählte, zugleich die geschilderte Einstellung reflektierende, *idiographisch-phänomenologische Zugang* erscheint uns für eine psychopathologische Untersuchung des Erlebens in diesen existentiellen Ausnahmezuständen angemessen, geht es doch hier nicht um eine auf die spätere Anwendung metrischer Verfahren zielende Erhebung und Sammlung psychopathologisch relevanter "Daten", sondern um die *qualitative Erfassung komplexer, imaginativ fundierter Erlebniszusammenhänge.* Dementsprechend kann eine deskriptive Bestimmung der ontischen Phänomenalität der oneiroiden Erlebnisform auch nur im methodischen Rekurs auf die introspektiv gewonnene Selbstschilderung des betroffenen Subjekts gelingen.

Das Untersuchungsgespräch gestaltete sich als eine Kombination von Interview, Exploration und Anamneseerhebung. Bereits zu Beginn wurde von den Patienten die Erlaubnis zur schriftlichen Protokollierung des Gespräches erbeten, die ausnahmslos gewährt wurde. Nach einer dem Einzelfall angepaßten und daher unterschiedlich langen Einleitungsphase, die der Herstellung einer vertrauensvollen Atmosphäre diente, wurden zunächst das Erleben der akuten Polyradikulitis sowie die Versuche der Krankheitsbewältigung erörtert. Bereits in dieser Phase berichteten alle Patienten - mit unterschiedlichen Begriffen - über ihre phantastischen Erlebnisse während der Intensivbehandlung, deren Schilderung dann einen breiten Raum einnahm. Eine an deskriptiv-psychopathologischen Kriterien orientierte Exploration der Erlebnismodalität erfolgte aber erst, nachdem die Befragten ihre spontanen Selbstschilderungen beendet hatten. Während der gesamten Untersuchungsdauer galt unsere diagnostische Aufmerksamkeit dem impliziten Aufscheinen psychopathologisch relevanter Persönlichkeitszüge, die auf das Vorliegen einer hirnorganisch fundierten Störung oder einer neurotischen Fehlhaltung hindeuten könnten. Gerade bei den älteren Patienten waren Aufmerksamkeit, Konzentrationsfähigkeit sowie die mnestischen Funktionen besonders zu beachten, um dadurch eine primär hirnorganische Fundierung der berichteten Erlebniszusammenhänge auszuschließen. Andererseits mußte auch auf expressive bzw. hysteriforme Tendenzen der Selbstdarstellung geachtet werden, aus denen sich möglicherweise eine verfälschende retrospektive Ausgestaltung von ursprünglich wesentlich inhaltsärmeren Erfahrungen ergeben könnte. Im letzten Teil der mehrstündigen Untersuchung, die gelegentlich mehrere Sitzungen erforderlich machte, wurde dann versucht, die Grundzüge der biographischen Entwicklung einschließlich ihrer psychodynamischen Leitmotive zu eruieren. Alle von uns untersuchten Polyradikulitis-Kranken waren niemals zuvor psychiatrisch untersucht und behandelt worden, auch die psychiatrische Familienanamnese ergab keine Auffälligkeiten, insbesondere keine Psychosen-Belastung.

Zu Beginn des Untersuchungsgesprächs wurde jede gezielte Frage nach "phantastischen" oder "traumähnlichen" Erfahrungen während der Intensivbehandlungszeit bewußt vermieden, um ontologischen Präjudizierungen möglicher Erlebnisse vorzubeugen. Die Befragten berichteten dann aber bereits nach kurzer Zeit spontan über "eigenartige Phantasien", die sie als eine weiterbestehende Beunruhigung bis heute nicht zu deuten bzw. "einzuordnen" in der Lage seien. Für alle Untersuchten bedeutete die erinnernde Vergegenwärtigung und Mitteilung ihrer Erfahrungen eine nicht unerhebliche seelische Belastung, die nicht selten von heftigen Emotionen begleitet wurde und vom fragenden Zuhörer ein hohes Maß an Einfühlung und Behutsamkeit bei der Gesprächsführung erforderte. Retrospektiv wurde das Gespräch jedoch immer als eine subjektive Erleichterung erlebt, durch die es dem Betroffenen möglich wurde, diese niemals zuvor oder später gemachte Erfahrung des Außerordentlichen als einen durch die körperliche Erkrankung bedingten *seelischen Ausnahmezustand* innerhalb des biographischen Gesamtzusammenhanges zu begreifen und anzunehmen.

Die von mir erst gegen Ende der Untersuchung geäußerte Bemerkung, daß andere Gleichbetroffene auf dem Höhepunkt ihrer Erkrankung unter ähnlichen "Phantasieerlebnissen" gelitten hätten, wurde als erhebliche Entlastung aufgenommen, da die Intensität und Eigenartigkeit des Erlebten nicht selten tiefgehende Zweifel an der eigenen seelischen Gesundheit geweckt hatte, die nicht durch eigene Reflexion endgültig ausgeräumt werden konnten. In einem Fall entwickelte sich aus einem ersten explorativen Kontakt eine etwa neun Monate andauernde supportiv-psychotherapeutische Beziehung, in deren Verlauf immer wieder erneut die gleichzeitig belastende wie befreiende Vergegenwärtigung phantastischer Erlebnisse erfolgte.

Bei zwölf der dreizehn von uns untersuchten Polyradikulitis-Kranken ließen sich formal gleichartig strukturierte Erlebnisfolgen feststellen, die psychopathologisch als Oneiroide zu kennzeichnen sind. Eine 18-jährige Frau berichtete dagegen über eine noch vor der Intensivbehandlungsphase auftretende "unvergleichlich intensive" Traumerfahrung, deren Erlebniswert für sie jedoch nicht die der Alltagserfahrung gleichende Seinsweise wie bei den Oneiroiden der anderen Patienten erreichte. Die Wiedergabe auch dieser Erlebnisschilderung erscheint nicht zuletzt deshalb wichtig, um die phänomenale Eigenständigkeit der subjektiven Erlebniswirklichkeit des Imaginären im Oneiroid durch die konkreten Aussagen der Untersuchten zu belegen. Besonders deutlich wird diese dann in dem Bericht eines zum Zeitpunkt der Erkrankung 21-jährigen Patienten erkennbar, der differenziert "Alpträume" und Oneiroide während der Zeit der Intensivbehandlung als hinsichtlich ihres Erlebniswertes deutlich unterschiedene Gegebenheitsweisen der subjektiven Erfahrung beschreibt.

3   Kasuistiken

3.1   Fall I V.S.

An den Beginn der Reihe von Selbstschilderungen oneiroider Erlebnisse bei tetrabzw. panplegischen Polyradikulitis-Kranken sei - quasi zur Einführung - als *Fall I* der Bericht des 68-jährigen V. S. gestellt:*

Dieser wurde aus einem auswärtigen Krankenhaus unter dem Verdacht einer aufsteigenden Landry-Paralyse in die Neurologische Universitätsklinik Göttingen verlegt. Der typische Liquorbefund einer unauffälligen Zellzahl bei signifikanter Eiweißerhöhung sowie der weitere progrediente Verlauf bis hin zur kompletten Tetraplegie bestätigten die Verdachtsdiagnose. Die drohende Atemlähmung machte 5 Tage nach der Aufnahme die Intubation und maschinelle Beatmung erforderlich, die bis zur Extubation über 20 Tage duchgeführt werden mußte. Eine leichte Rückbildung der neurologischen Symptomatik zeigte sich erstmals nach 2 Wochen, als V.S. Hände und Arme für kurze Zeit von der Unterlage abheben konnte. Nach weiterer Besserung konnte der Patient auf eine Normalstation verlegt werden und nach intensiver krankengymnastischer Mobilisierung mit nur geringgradigen beinbetonten Restparesen 3 Monate später in hausärztliche Weiterbehandlung entlassen werden.

Bereits bei der Aufnahme auf die Neurologische Intensivstation zeigte Herr S. große Verunsicherung und Angst angesichts der fortschreitenden motorischen Entmächtigung. Wie üblich wurde mit ihm zu diesem Zeitpunkt ein aufklärendes Gespräch über die eventuell notwendig werdende Intubation und künstliche Beatmung geführt. An dem Tag vor der Intubation steigerte sich das Angsterleben des Patienten, dessen Sedierung zunächst mit Atosil erfolgte, während Benzodiazepine vermieden wurden, um die bis dahin möglicherweise noch vermeidbare Intubation nicht durch eine medikamentös induzierte

---

* Die Initialen der betroffenen Patienten wurden selbstverständlich geändert. Aus Datenschutzgründen werden auch die genauen Behandlungszeiten nicht genannt; sie können aber beim Verfasser eingesehen werden.

respiratorische Insuffizenz zu provozieren. In diesen Tagen schien der Patient stundenlang "wie entrückt", um dann nach Ansprache durch Ärzte und Pflegepersonal diese zunächst für Familienangehörige zu halten. Es war S. jedoch nach einer kürzeren Zeit der Reorientierung möglich, das zuvor Erlebte als irreal zu deklarieren. Erst in späteren Gesprächen auf der Neurologischen Normalstation wurde deutlich, daß S. in diesen Zuständen tatsächlich glaubte, in seiner vertrauten häuslichen Umgebung mit seinen Familienangehörigen zusammen zu sein. Ähnlich wie bei den gewohnten Traumerfahrungen gelang es ihm jedoch rasch, nach der "Rückkehr" in die Realität der Intensivstation, dieses Erleben zu irrealisieren. Diese Irrealisierung, die aber den Verlust der ja durchaus wünschenswerten Phantasieerfahrung zugunsten der Unerbittlichkeit der Krankenhaussituation zur Folge hatte, wurde zum Anlaß einer verstärkten depressiven Verstimmung und Ängstigung.

Während der Intubationsphase war dem Patienten eine Beziehungsaufnahme nur über residuale mimische Ausdrucksmuster und Augenbewegungen möglich; er schien zwar bei zumeist geöffneten Augen wach zu sein, so daß wir gelegentlich den Eindruck eines pseudokomatösen Patienten hatten. S. wertete später das Nicht-Sprechen-Können infolge der Intubation als "größtes Leid", so daß er die Extubation wie eine "Wiedergeburt" und "Auferstehung" empfand.

Der Patient fiel uns nach der Extubation durch eine eigenartige, nicht psychoorganisch anmutende "Verwirrtheit" auf, in der er bei offenkundiger emotionaler Verstörung verschiedene Erfahrungswirklichkeiten durcheinanderzubringen schien. Immer wieder fragte er das Behandlungsteam und seine ihn besuchende Ehefrau, warum man denn ihm nahestehende Freunde erschossen habe.

In einem ersten, noch auf der Intensivstation stattfindenden Gespräch wurde dann deutlich, daß V.S. so gut wie keine Erinnerung an die konkreten Geschehnisse auf der Intensivstation während der Beatmungszeit besaß. Statt dessen schilderte er, immer wieder von heftigem Weinen unterbrochen, großenteils dramatische Ereignisfolgen, die im Modus unbezweifelbarer Erlebniswirklichkeit erfahren wurden. S. betonte mehrfach, daß die geschilderten Erfahrungen nicht dem üblichen Traumerleben vergleichbar seien. Ungeachtet der Dramatik der Erfahrungen habe er alles "wie sonst im Alltag" erlebt.

Bevor wir einen Überblick über die imaginären Geschehnisfolgen geben, sei zunächst ein kurzes Bild der Persönlichkeit von V.S. gezeichnet, der weder vor noch nach seiner schweren Erkrankung Hinweise für eine hirnorganische Beeinträchtigung seiner emotionalen und kognitiven Vollzüge bot. Die biographische Anamnese entwarf das Bild eines primär-persönlich eher depressiv strukturierten, gemüthaften Mannes, der als selbständiger Handwerksmeister nie zuvor ernsthaft körperlich krank gewesen war. Obwohl S. mehrfach sein berufliches Engagement und seine Aktivität betonte, konnte er doch zugeben, eigentlich ein "eher weicher und im Konfliktfall nachgiebiger Mensch" zu sein. Als einschneidenste Ereignisse der Lebensgeschichte sind der Verlust der böhmischen Heimat und die Flucht nach Westdeutschland zu erwähnen, wo sich S. im Weserbergland eine neue Existenz aufbauen konnte. Von 1939 bis 1945 nahm er als Infanterist im Range eines Feldwebels am 2. Weltkrieg teil. So habe er neben der Besetzung Polens auch den Rußlandfeldzug mitgemacht und "viele Greuel" erlebt, über die er nicht mehr sprechen möchte. Ein zweites belastendes Lebensereignis war der Tod eines Sohnes 1949 mit 4 1/2 J. an einer Meningitis. S. bezeichnete diesen Verlust als "tiefe, eigentlich nie verschmerzte Wunde". Bei der Erwähnung dieses traumatischen Erlebnisses beginnt S., der sich als "sehr gefühlvoll" bezeichnet, zu weinen. Von großer Bedeutung sei für ihn immer seine religiöse Orientierung gewesen. Während er sonst Hilfe im Gebet gefunden habe, habe er während der Zeit der Intensivbehandlung eine "absolute Gottesferne" erlebt, in der ihm auch diese Möglichkeit inneren Trostes geraubt worden sei.

Herr S. gab dann an, sich noch an die erste Zeit nach der Intubation erinnern zu können. Schon bald habe er mit "ungläubigem Entsetzen" bemerkt, daß der ihn damals betreuende Arzt plötzlich ein Maschinengewehr getragen habe. Zusammen mit anderen ihm unbekannten Soldaten habe der Arzt ihn dann von der Intensivstation entführt, wobei man ihn in einen Teppich eng eingerollt habe. Er könne sich daran erinnern, in hilflosem Zustand auf der Ladefläche eines Militärlastwagens gelegen zu haben und durch ein von Kriegswirren erschüttertes Land, das ihm völlig unbekannt gewesen sei, transportiert worden zu sein. Die Geschehnisfolge, während der er mehrfach in lebensbedrohliche Situationen geriet, sei dann "auf einmal irgendwie abgebrochen".

Später kann sich S. an einen weiten Platz erinnern, der von mehreren großen Kirchen flankiert worden sei. Auf diesem Platz habe ein grausames Massaker stattgefunden, dem er hilflos habe zusehen müssen. Im Gegensatz zu der ersten Ereignisfolge, in der er selbst unter unmittelbarer Lebensbedrohung gestanden habe, habe er hier den Tod anderer, unschuldiger Menschen miterleben müssen. Es sei nochmals betont, daß S. bei diesen Schilderungen immer wieder eine intensive affektive Beteiligung zeigte und es als erlösend empfand, als wir ihm die ihm selbst nicht unmittelbar einsichtige Irrealität seines Erlebens versicherten.

S. berichtete dann noch zwei weitere belastende Erfahrungen: So habe er einmal gespürt, wie man versucht habe, ihn in einer "Art Gaskammer" zu töten. Hierbei habe er schon die lähmende Wirkung des Gases und den damit nahenden Tod als unvermeidbar bevorstehend erlebt.

Ein weiteres für S. schreckerregendes Ereignis, das seine emotionale Situation zum Zeitpunkt der Extubation nachhaltig prägte, war die miterlebte Erschießung von ihm freundschaftlich verbundenen Nachbarn in deren eigenem Haus durch vagabundierende Soldaten einer fremden Nation. Noch Tage nach der Extubation fühlte sich S. irgendwie mitschuldig am Tod seiner Freunde, da er diesen nicht habe verhindern können.

Die Frage, ob er während der dramatischen Ereignisse - wie in der Klinikrealität - gelähmt gewesen sei oder aber sich frei habe bewegen können, konnte S. nicht eindeutig beantworten. Während der Entführung von der Station und bei dem "Vergasungserlebnis" sei er sicherlich gelähmt gewesen, während er sich in den späteren Kriegserfahrungen wohl habe bewegen können. Immer sei er aber "irgendwie willenlos" gewesen, den Gewalteinflüssen von anderen ausgesetzt, ohne sich wirklich wehren zu können.

Alle geschilderten Ereignisse wurden im Modus visualisierten Erlebens erfahren.

Die von V.S. geschilderten dramatischen Ereignisfolgen, deren formaler Erlebniswert für ihn auch noch nach der späteren reflexiv vollzogenen Irrealisierung dem der gewöhnlichen Alltagserfahrung gleichkommt, bedeuten quasi eine *erlebnisimmanente Auslöschung* des konkreten situativen Kontextes der Intensivstation zugunsten einer allerdings durchgängig von Schrecken und Grausamkeiten bestimmten "anderen" Realität. Während die vor der Extubation erlebte Entrückung in die vertraute häusliche Umgebung, aus der S. durch externe Zuwendung noch jederzeit zurückgeholt werden konnte, eindeutig unter dem Gesichtspunkt der Wunscherfüllung zu verstehen ist, stehen die späteren, ungleich intensiver erlebten oneiroiden Erfahrungen gänzlich unter dem thematischen Diktat von Terror und Entsetzen. Die von S. als außerordentlich ängstigend erlebte personale Entmächtigung durch die neurologische Erkrankung findet sich als existentielles Leitmotiv auch in den phantastischen Erlebniszusammenhängen seiner Oneiroide wieder, deren pathische Struktur sich als eine überwältigende Erfahrung der Angst und des vitalen Bedrohtseins durch andere Menschen beschreiben läßt.

Es muß letztlich offenbleiben, ob der eher fragmentarische Charakter der einzelnen Ereignisfolgen auf eine möglicherweise beeinträchtigte Erinnerung zurückzuführen ist, die den ursprünglich vorhandenen thematischen Zusammenhang nicht mehr rekonstruieren kann. Angesichts der auch bei V.S. imponierenden Hypermnesie ist es aber wahrscheinlicher, daß es sich um jeweils eigenständige, untereinander nicht verbundene Szenerien handelt, die dann plötzlich noch vor dem Handlungshöhepunkt abbrechen, um das erlebende Subjekt dadurch um so mehr zu verunsichern (vgl. Teil I, 10). Im vorliegenden Fall ist besonders hervorzuheben der Gestaltungsmodus der imaginativ fundierten Veränderung der Weltorientierung, die thematisch als die Erfahrung einer gewaltsamen Entführung aus der Realität der Intensivstation erlebt wird. Die imaginäre Geschehensdynamik des Oneiroids knüpft hier also zunächst noch an den konkreten Rahmen der Klinikumgebung an, der dann aber im weiteren Fortlauf der dramatischen Ereignisse gänzlich verlassen wird. Bedenkt man das Entsetzen von S. über den plötzlich feindlich gesonnenen und mit einem Maschinengewehr bewaffneten Arzt, so ist zu vermuten, daß der Patient die ihn auf der Wachstation ständig ärztlich und pflegerisch versorgenden "Akteure" in einen paranoid gefärbten Umdeutungsprozeß der intersubjektiven Realität einbezog, aus dem dann die nicht als "abrupte Umschaltung", sondern als ein kontinuierlicher Wandel des welthaften Rahmens erlebte "Weltumwälzung" des Oneiroids erwuchs.

3.2 FALL II C.Q.

Die Wiedergabe der Erlebensschilderung dieser zum Zeitpunkt der Erkrankung 18-jährigen Patientin ist von besonderem Interesse, da C. Q. als einzige der Untersuchten über keine oneiroiden Erlebnisse während des akuten Krankseins berichten konnte; sie vermochte sich aber an einen ungewöhnlich gestalteten Traum aus der Zeit vor der Intensivbehandlung erinnern, dessen Erfahrungsintensität die des ihr vertrauten Traumerlebens bei weitem übertraf. Auch diese Krankengeschichte belegt somit die durch die Extremsituation der Polyradikulitis bedingte Steigerung der imaginativen Potenzen des Individuums, die sich im vorliegenden Fall allerdings nicht bis hin zur Konstituierung der phänomenal eigenständigen "Welten" des Oneiroids entfalten.

C.Q. wurde wegen eines GBS 10 Wochen in der Neurologischen Universitätsklinik Göttingen behandelt; aufgrund einer auch die kaudalen Hirnnerven einbeziehenden kompletten Tetraplegie lag sie 3 Wochen auf der Neurologischen Intensivstation, wo eine ausgeprägte respiratorische Insuffizienz mit einer unter 1 l abgesunkenen Vitalkapazität die künstliche Beatmung über 15 Tage erforderlich machte.

Unser exploratives Gespräch mit C.Q. fand mehr als 3 Jahre nach der akuten Erkrankung in der Psychopathologischen Forschungsstelle in Göttingen statt.

Unter klinisch-neurologischen Aspekten bemerkenswert ist die eher langsame und fluktuierende Verlaufsdynamik der Polyradikulitis, die zunächst eine Behandlung auf einer Normalstation erlaubte. Nachdem sich die Symptomatik zunächst zurückzubilden schien, entwickelte sich kurz vor der Verlegung auf die Intensivstation eine rasche progrediente Tetraplegie.

Zur Vorgeschichte ließ sich eruieren, daß C.Q. 3 Monate vor der Erkrankung einen Urlaub auf den Philippinen verbracht hatte und dabei möglicherweise einen leichteren gastrointestinalen Infekt aquirierte. Etwa eine Woche vor Kliniksaufnahme entwickelte sich ein leichter Schnupfen. 2 Tage später bemerkte die Patientin eine Schwäche in der Gesäßmuskulatur und Kribbelparästhesien in Händen und Füßen, zu denen dann im Verlauf eines weiteren Tages Schluckbeschwerden sowie eine Störung der Akkommodation traten. Am Aufnahmetag war die Patientin nicht mehr in der Lage, Treppen zu steigen, die Arme konnten nicht mehr über 90° abduziert werden. Bei Verlegung auf die Intensivstation bestand ein komplettes tetraplegisches Snydrom mit Beteiligung der kaudalen Hirnnerven. Die Untersuchung der Sensibilität ergab Kribbelparästhesien sowie ausgeprägte Störungen des Lageempfindens an beiden Händen und Füßen. Zusätzlich fand sich eine Hypästhesie im Lumbalbereich sowie eine diskrete Hypästhesie an den distalen unteren Extremitäten.

Die Untersuchung des lumbal entnommenen Liquors ergab bei normaler Zellzahl (6/3) eine Erhöhung des Gesamteiweiß auf 2638 mg/l.

Der IgG-Wert war auf 269 mg/l erhöht. Eine autochthone IgG- bzw. IgM-Produktion war nicht nachzuweisen.

Im EMG ließ sich eine Polyradiculoneuritis ausschließlich demyelinisierender Ausprägung verifizieren. Hinweise für eine axonale Destruktion ließen sich bei der exemplarischen Untersuchung der linksseitigen proximalen und distalen Beinmuskulatur nicht finden.

Nach Absinken der Vitalkapazität unter 1,4 l wurde C.Q. nach 12 Tagen auf die Intensivstation verlegt. Im Aufnahmeprotokoll wird die seelische Befindlichkeit wie folgt geschildert: "Wirkt sehr gefaßt, kooperativ, kämpft gegen Angst vor Apparatemedizin". An den folgenden Tagen wird eine vollständige räumlich-zeitliche Orientierung registriert. Psychopathologisch bemerkenswert sind Hinweise auf eine leichte Antriebslosigkeit sowie eine ausgeprägte reaktiv-depressive Verstimmung, die von einer intermittierenden emotionalen Erregtheit unterbrochen wird. In der Nacht vor der Intubation habe die Patientin "aus Angst" nicht geschlafen. Nach der Intubation, der eine kontrollierte Beatmung über 2 Wochen folgte, habe die Patientin häufig Sedativa verlangt. Die Patientin erhielt zunächst 20 mg Luminal, später zusätzlich bis zu 6 - 8 mg Rohypnol. Auch unter dieser Medikation wird das Verhalten der Patientin, soweit eine Beurteilbarkeit möglich ist, als "adäquat" beschrieben. Später findet sich in den täglichen Untersuchungsprotokollen der Vermerk: "Wach, ansprechbar", ohne daß genauer ausgeführt wird, auf welche residualen Äußerungsmöglichkeiten der ja ihrer Verbalisationsfähigkeit beraubten Patientin sich diese Verhaltenseindrücke beziehen. Nach der Extubation konnte die Patientin auf einer neurologischen Allgemeinstation weiterbehandelt werden und schließlich in eine Rehabilitationsklinik verlegt werden. Bei Entlassung aus der Neurologischen Universitätsklinik konnte C.Q. bereits wieder alleine stehen und sich mit Gehstützen langsam selbständig fortbewegen.

Bei der katamnestischen Exploration der Patientin im Dezember 1983 zeigte sich in neurologischer Hinsicht eine restitutio ad integrum. Im Verlauf des Gespräches fanden sich keine Anzeichen einer krankheitswertigen neurotischen Persönlichkeitsstruktur. Auch die Familienanamnese weist keine psychiatrisch relevanten Erkrankungen auf. Die Biographie der Patientin wurde überschattet durch eine frühe Trennung der Eltern, nach der die Patientin bei ihrer Mutter wohnte. Nach der Wiederheirat der Mutter entwickelte sich ein Dauerkonflikt mit dem Stiefvater. Nach einer seelisch durchaus belastenden Phase der Planung und Überlegung bezog C.Q. gemeinsam mit ihrer Schwester eine eigene Wohnung, um der subjektiv immer schwieriger werdenden intrafamiliären Situation zu entgehen. Wenige Wochen nach diesem für die Patientin subjektiv schweren "Schlußstrich" unter das Zusammenleben mit der Mutter entwickelte sich dann der polyradikulitische Krankheitsprozeß. C. Q. befand sich zum Zeitpunkt ihrer

Erkrankung 1 J. vor dem Abitur, das sie nach Abschluß der Rehabilitationsbehandlung erst mit 2-jähriger Verzögerung ablegen konnte.

Als ich C.Q. zu Beginn unseres Gespräches nach ihrem Erleben während der Intubationszeit auf der Intensivstation befrage, deutet sie an, daß sie hieran "überhaupt keine Erinnerung" habe: Für sie klaffe hier "ein schwarzes Loch". Ihre Erinnerung setze erst mit der Entwöhnung vom Beatmungsgerät wieder ein, bei der sie überhaupt erst die klinische Umgebung der Intensivstation bewußt realisiert habe. Auch mit äußerster Anstrengung könne sie sich an keinerlei Einzelheiten der davorliegenden Zeit mehr entsinnen. Auch die Tetraplegie sei ihr erst nach der Extubation bewußt geworden: Sie habe sich "wie körperlos" erlebt.

An die ersten 2 Behandlungswochen auf der Normalstation, in denen die aufsteigende Lähmung zunächst nur eine langsame Progredienz zeigte, kann sich C. Q. durchaus erinnern: Andeutungsweise scheint in dieser Zeit ein leichtes, jedoch nur wenig leidvoll besetztes Entfremdungserleben bestanden zu haben. Retrospektiv betrachtet es die Patientin als entscheidend, daß sie seitens der behandelnden Ärzte von Beginn an über die gute Prognose der Erkrankung aufgeklärt worden sei und daß die Frage schwerwiegender Komplikationen mit ihr nicht erörtert worden sei. Zu keinem Zeitpunkt habe sie es für möglich gehalten, an der Erkrankung sterben zu können. So läßt sich ein eigentliches Todesangsterleben katamnestisch nicht feststellen, allerdings gab C. Q. zu bedenken, daß ihr erst später, während der Rehabilitaitonsbehandlung, der ganze Schweregrad der vitalen Gefährdung deutlich geworden sei. So komme es auch heute "des öfteren" zu einer undefinierbaren Angst vor einer schweren Erkrankung, mit der die Patientin allerdings rationalisierend umgehen kann, so daß dieses Angstgefühl nicht die Intensität hypochondrischer Befürchtungen erreicht.

Bemerkenswert ist die lebhafte Erinnerung an einen Traum, den C. Q. retrospektiv eindeutig in die Zeit vor der Intubation einordnet. Dieser Traum weicht in seiner Intensität und Symbolhaftigkeit deutlich vom gewöhnlichen Traumerleben der Patientin ab, das regelmäßig dem Vergessen anheimfällt. C. Q. berichtet hinsichtlich dieser Erfahrung allerdings über ein durchgängiges Traumbewußtsein, eine Verschiebung der Gegebenheitsweise der geschilderten Phantasiewelt in Richtung des gewohnten Wahrnehmungsraumes wie in eindeutig oneiroiden Erlebnissen ist nicht feststellbar.

C. Q. schildert, daß sie in diesem Traum alleine durch einen dunklen, sie ängstigenden Raum gegangen sei. Aus diesem sei sie in einen sehr hellen Hof gelangt, der mit "Kopfsteinen gepflastert war". Plötzlich habe sie sich in Begleitung der Mutter ihres damaligen Freundes, einer Ärztin, befunden, zu der sie immer großes Vertrauen gehabt habe. Auf dem besagten Hof hätte sich eine große Gruppe von Männern befunden, die alle in lange weiße Gewänder gekleidet waren. C. Q. bezeichnete diese als "Jünger", die irgendeine kultische Handlung vollziehen wollten. Der Hof sei von einem Fluß durchströmt worden, dessen Wasser eine nie vorher gesehene, geradezu kristalle ne Klarheit besessen habe. Sie habe sich dann gemeinsam mit der Mutter ihres Freundes langsam entkleidet und nackt in diesem Fluß gebadet. Irgendwie sei ihr das Ganze "wie eine Taufe" erschienen. Sie habe auch gegenüber den dabei anwesenden weißgekleideten Männern keinerlei Schamgefühle gespürt. Bis heute stehe sie diesem Trauminhalt ratlos gegenüber, da er in seiner Intensität und thematischen Gestaltung deutlich von ihren üblichen Träumen abweiche, die sie zudem zumeist bereits am nächsten Tag wieder vergessen habe.

In der Erlebensschilderung dieser Patientin fällt vor allem die völlige Amnesie bezüglich der Realgeschehnisse in den Tagen unmittelbar vor und während der Beatmungszeit auf, die C. Q. selbst mit den Metaphern des "schwarzen Lochs" und des Aufwachens aus einem "Dornröschenschlaf" umschreibt. Aus den vorstehend auszugsweise wiedergegebenen Untersuchungsprotokollen ist aber zu entnehmen, daß die Kranke während dieser Zeit durchaus nicht den Eindruck einer "bewußtlos" dahindämmernden Person erweckte, sondern bei Ansprache mit den residualen, ihr verbliebenen mimischen Ausdrucks-Ressourcen zu reagieren vermochte. Aus der Exploration konnte man den Eindruck gewinnen, als ob Frau Q. das Krankheitsgeschehen der Polyradikulitis erheblich ruhiger, gefaßter und angstfreier erlebte als die anderen von uns untersuchten Patienten. An die im Untersuchungsprotokoll mehrfach verzeichneten Zustände depressiver Verstimmung und ängstlicher Unruhe konnte sie sich nicht erinnern. Es ist zu vermuten, daß dieses - sonst von uns nicht beobachtete - nahezu totale "Vergessen" der Erfahrung eines so leidvollen Krankseins die Folge eines intrapsychischen Verdrängungsprozesses darstellt, der es C. Q. subjektiv ermöglichte, die Kontinuität ihres biographischen Entwurfes ohne tiefgehende Erschütterung zu wahren; immerhin bleibt zu bedenken, daß sich die Patientin zum Zeitpunkt der neurologischen Erkrankung in einer entwicklungspsychologisch sehr schwierigen Situation befand, die sie erst später bewältigt zu haben scheint. Lediglich die genannte "undefinierbare Angst" vor einer schweren Erkrankung deutet auf bewußtseinsnahe seelische Spuren der überstandenen lebensbedrohlichen Erkrankung hin. Man könnte versucht sein, das Fehlen phantastischer Erlebniszusammenhänge während der Beatmungsphase mit der sedativen Wirkung der applizierten psychotropen Pharmaka zu erklären. Einer solchen Ansicht ist allerdings die katamnestische Feststellung von formal und inhaltlich ungemein differenzierten oneiroiden Erlebniskomplexionen auch bei solchen Polyradikuitis-Kranken entgegenzuhalten, die mit hohen Sedativadosen behandelt wurden.

So muß im Falle von C. Q. eine psychogene Umdämmerung des Bewußtseinsfeldes im Sinne eines archaischen Abwehrmechanismus diskutiert werden, in dessen Folge - neben dem neurogenen Syndrom der totalen motorischen Entmächtigung - auch ein psychogener Stupor mit völliger Erlebnisleere bestand.

Umso bedeutsamer ist daher die hypermnestische Vergegenwärtigung des beschriebenen eigenartigen Traumes zu bewerten, der C. Q. als einziges erwähnenswertes seelisches Erlebnisphänomen aus der mehrmonatigen Zeit ihrer Polyradikulitis-Erkrankung erinnerlich ist. Die phänomenal-eindeutige Evidenz des Traumerlebens unterlag für C. Q. in der Rückschau keinem Zweifel; niemals habe das "wunderliche" imaginäre Geschehen auch nur annähernd den Charakter der Erlebnis-Wirklichkeit getragen: Die fiktiv-irreale Seinsweise des Erfahrenen sei ihr trotz seiner "seltsamen" Intensität und thematischen Rätselhaftigkeit irgendwie immer bewußt geblieben. Die von der Patientin mitgeteilte Traumsequenz weicht in inhaltlicher Hinsicht von den ihr vertrauten "gewöhnlichen" Traumerfahrungen ab, die zudem regelmäßig dem baldigen Vergessen anheimfallen. Die kardinale psychodynamische Funktion dieses Traumes kann in einer abwehrenden Verleugnung der realen Todesgefahr, in einem Ausblenden der existentiellen Gefährdung gesehen werden (vgl. dazu auch PFISTER 1930). Gleichwohl bestimmt diese die latente Aussage der Traumfabel: Die archetypisch anmutende Bildfolge, die bis hin zu solch peripheren Details wie dem Kopfsteinpflaster des hellen Hofes reproduziert wird, kann als eine im Medium des Traumes geschehende Auseinandersetzung mit der potentiell tödlichen Erkrankung interpretiert werden: Der die existentielle

Bedrohung repräsentierenden Atmosphäre des dunklen Raumes kontrastiert die Errettung und Heilung signalisierende Weite und Helle des Hofes. Das eigentliche "Heilwerden" vollzieht sich als ein magisch-mythisches, aber auch an den christlichen Taufvorgang gemahnendes Geschehen, also als eine kultische Handlung. Die kristalline Klarheit des Wassers ist unschwer als Symbolisierung des Lebensprinzips zu deuten, dem wohl auch die priesterhaft erscheinenden, weißgewandeten Männer zuzuordnen sind. Während die Patientin in der Realität infolge der neurologischen Erkrankung einer zunehmenden motorischen Entmächtigung ausgeliefert wird, ist es ihr im Traum möglich, sich frei zu bewegen. Dem realen Verlust des Körpers steht im imaginären Medium des Traumes - quasi kompensatorisch - eine durch die Nacktheit noch unterstrichene Aufwertung des Leibes durch das erwähnte Taufgeschehen gegenüber. Die vertraute Gestalt der Mutter ihres Freundes verweist auf die konkrete biographische Konfliktsituation der Patientin, die zu ihrer eigenen Mutter in einem problematischen und konfliktuösen Verhältnis stand.

Die formale Intensität und inhaltliche Gestaltung der beschriebenen imaginären Erfahrung lassen diese, den eigentlichen Oneiroiden vergleichbar, ebenfalls als eine "Insel des Außerordentlichen" im biographischen Gesamtzusammenhang erscheinen, deren phänomenale Gegebenheitsweise allerdings noch im Modus des dem Subjekt bereits vertrauten Traumerlebens verbleibt.

3.3   FALL III J.T.

Während in der Erlebensschilderung der Patientin C.Q. die intrapsychische Auseinandersetzung mit der lebensbedrohlichen neurologischen Erkrankung in der dem Subjekt letztlich doch bekannten Erfahrungsmodalität eines zwar ungewöhnlich intensiven, zudem stets hypermnestisch verfügbaren Träumens stattfindet, demonstriert der nachfolgende Bericht des zum Erkrankungszeitpunkt 21-jährigen J. T. die - auch in der retrospektiven Reflexion noch mögliche - Unterscheidung der erlebnismäßigen Gegebenheitsweisen von Traum und Oneiroid.

Eine erste ausführliche Exploration des Patienten fand etwa 3 Wochen nach der Extubation auf einer neurologischen Allgemeinstation des Klinikums Göttingen statt; Herr T. erstellte dann 4 Monate nach Entlassung aus der stationären Behandlung, eine ausführliche Selbstschilderung, in der er sämtliche Einzelheiten der ersten Exploration reproduzieren und teilweise noch präzisieren konnte.

Herr T. wurde über 4 Wochen in der Neurologischen Universitätsklinik Göttingen wegen eines GBS behandelt. Zuvor bestand ein Infekt im Bereich der oberen Luftwege. Nach 10 Tagen verspürte J. T. erstmals eine Schwäche sowie Schmerzen im Bereich der Muskulatur der Extremitäten sowie im Schulter-Arm-Bereich. Bereits einen Tag später entwickelte sich perakut eine progrediente Tetraparese, zu der sich innerhalb weniger Stunden Heiserkeit sowie Schluck- und Blasenentleerungsstörungen gesellten. Eine zunehmende respiratorische Insuffizienz machte bereits im erstaufnehmenden peripheren Krankenhaus eine orotracheale Intubation erforderlich. 2 Tage nach Auftreten der ersten neurologischen Symptome erfolgte dann per Hubschrauber die notfallmäßige Verlegung in die Neurologische Universitätsklinik Göttingen. Bei der Aufnahmeuntersuchung fand sich neben der beschriebenen

Affektion der kaudalen Hirnnerven eine rechtsbetonte Tetraparese bei vollkommener Areflexie. Bei der Prüfung der Sensibilität ergab sich eine Hypästhesie im Bereich der unteren Extremitäten.

Im Liquor zeigte sich die syndromtypische Dissoziation albumino-cytologique mit einer Zellzahl von 23/3 (Kontrolle 11/3 Zellen) sowie einer Erhöhung des Gesamteiweiß auf 930 mg/dl i.S. einer erheblichen Blut-Liquorschrankenstörung. Hinweise für eine autochtone IgG-, IgA- oder IgM-Synthese im ZNS ließen sich liquorchemisch nicht verifizieren.

Aufgrund des raschen Verlaufes der aufsteigenden Lähmungen entschied man sich zu einer sofortigen Plasmapherese-Therapie, die in insgesamt 5 Sitzungen durchgeführt wurde. Wegen eines serologisch nachweisbaren erhöhten Antikörpertiters gegen Mykoplasmen wurde Herr T. zusätzlich antibiotisch mit Tetrazyklinen behandelt. Das akute GBS war somit am ehesten als parainfektiöses Geschehen einzuordnen. Bei rascher Rückbildung der neurologischen Symptomatik konnte Herr T. bereits nach knapp 2 Wochen extubiert werden. Bei der Entlassung aus der klinischen Behandlung eine Woche später hatte sich die neurologische Symptomatik weitestgehend zurückgebildet, so daß der Patient bereits wieder selbständig gehen konnte. Es bestand lediglich noch eine linksseitige periphere Facialisparese mit Rückbildungstendenz, auch die zunächst erloschenen Muskeleigenreflexe ließen sich wieder schwach auslösen.

Aus dem Aufnahmebefund geht hervor, daß Herr T. bei der Übernahme in Göttingen "sehr ängstlich und irritierbar" gewirkt habe, so daß er regelmäßig 1 bis 2 Tabletten Rohypnol zur Nacht erhielt. Über eine weitere Sedation finden sich keine Angaben. Den Untersuchungsprotokollen ist der uniforme Eindruck eines "wachen und kooperativen" Patienten zu entnehmen.

Bei einer ersten, zunächst kurzen Exploration auf der Neurologischen Intensivstation gelingt ein guter affektiver Rapport zu Herrn T., der durchgängig offen und gesprächsbereit wirkt und durch die Mitteilung seines Erlebens eine offenkundige subjektive Erleichterung erfährt. In seiner Selbstschilderung beschreibt sich T. als einen anlehnungsbedürftigen, eigentlich sehr unsicheren jungen Mann, der bis vor einem Jahr deutliche phobische Tendenzen, besonders eine ausgeprägte Dunkelangst, aufwies. So habe er bis zu seinem 17. Lebensjahr nur mit offener Schlafzimmertür und brennendem Flurlicht schlafen können. Bis weit in die Pubertät hinein sei er bei sich verstärkender Dunkelangst zu seinen Eltern "geflüchtet", um dort die Nacht in Ruhe zu verbringen. Auffallend sind ungewöhnlich starke, nahezu symbiotisch anmutende Bindungen zwischen allen Familienmitgliedern, wobei insbesondere eine sehr enge Bindung von T. an seinen Vater hervorzuheben ist. Herr T. fühlt sich ohne konfliktuöse Ablösungstendenzen noch fest in seine Primärfamilie eingebunden, die für ihn vor allem die Erfahrung von Sicherheit und Geborgenheit repräsentiert. In psychodynamischer Sicht ist J. T. als eine narzißtisch akzentuierte, noch unausgereifte Persönlichkeit mit depressiven Strukturanteilen zu beschreiben.

Über psychische Auffälligkeiten der 5 J. jüngeren Schwester sowie der Eltern des Patienten konnten wir keine Informationen erhalten. Psychotische Erkrankungen sind in der Familie oder weiteren Verwandtschaft nicht bekannt.

Es erscheint beachtenswert, daß T. wenige Wochen vor Auftreten der neurologischen Erkrankung das Abitur bestanden hatte und Anfang Juli seine Wehrdienstzeit beginnen sollte. Eine zumindest vorübergehende Ablösung vom Elternhaus schien somit unvermeidlich. Bei Entlassung aus der Neurologischen Klinik meinte T., daß sich die Beziehung zu seinen Eltern infolge der Vitalbedrohung durch die Erkrankung "noch vertieft" habe. Er spüre, daß sich seine Liebe zu ihnen "gesteigert" habe. Bei einem späteren Kontakt mit T. lebte dieser, nachdem er eine Ausbildung als Industriekaufmann begonnen hatte, weiterhin im Haus seiner Eltern.

Zum Krankheitserleben der Polyradikulitis:

Die foudroyante Entwicklung der neurologischen Symptomatik habe ihn zutiefst geängstigt, so daß er in dieser Nacht im Bett seiner Eltern geschlafen habe. Wegen der rasch zunehmenden respiratorischen Insuffizienz brachten diese ihn dann in das örtliche Krankenhaus, wo bereits nach wenigen Stunden die Intubation erfolgte. T. schilderte die Zeit bis dahin als ein anhaltendes Entfremdungserleben: Es sei ihm vorgekommen, als ob "ein schlechter Film" abliefe, in dem er allerdings den Hauptdarsteller zu spielen hatte. Er habe sich zunächst nicht vorstellen können, ernsthaft schwer und lebensbedrohlich zu erkranken. Den objektiven Geschehnisabläufen gegenüber habe er "eine distanziert-ironische, aber irgendwie automatenhafte" Einstellung entwickelt. Auffallend ist dann ein "Bewußtseinsabbruch": T. kann sich nicht mehr an die Umstände der Aufnahme im örtlichen Krankenhaus und an den Hubschrauberflug nach Göttingen erinnern. Auch an die nahezu 2 Wochen auf der Neurologischen Intensivstation besitzt er nur Erinnerungsfragmente. Eine kontinuierliche Wahrnehmung der Stationsrealität scheint nicht bestanden zu haben.

J.T. gliederte bei der Exploration und in der späteren schriftlichen Selbstschilderung das von ihm spontan berichtete imaginativ fundierte Erleben während der Intensivbehandlungszeit in drei "Phasen".

1. Die "Schiffsperspektive": Herr T. schilderte, daß er erlebte, auf einem großen Fährschiff zu sein, das ihn an eine Überfahrt nach Skandinavien vor etwa einem Jahr erinnert habe. Während dieses kontinuierlich andauernden Erlebens habe er alle Alltagsvorgänge, wie sie auf einem Schiff ablaufen, beobachten können: "Alles, was ich erlebte, waren ganz normale Begebenheiten, wie Spazierengehen, Telefonieren oder Gespräche...Dieses war in keiner Weise beängstigend oder erschreckend, aber ich konnte mich nicht davon lösen. Meiner Meinung nach hielt dieser Zustand 1 bis 2 Tage an". Auffallend ist, daß der Aufenthalt auf dem Fährschiff keinen eigentlichen Reisecharakter besaß, d.h., J.T. erlebte nicht das Durchqueren des See-Raumes i.S. einer Entfernungsüberbrückung von Ort zu Ort. Das Schiff habe eher festgelegen. Bei genauerem Nachfragen konnte sich T. auch nicht an die visuelle Perspektive des Meeres erinnern, da der räumliche Horizont ganz durch die Deckaufbauten des Schiffes, an die er sich in allen Einzelheiten erinnern konnte, begrenzt wurde. Auf Frage räumte T. ein, daß man durchaus den Eindruck einer "Bühne" habe gewinnen könne. Seine eigene affektive Reaktion auf das Wiederfinden seiner Person auf einem Schiff, nachdem er eben noch verängstigt im Bett seiner Eltern lag (vgl. den oben geschilderten "Bewußtseinsabbruch") bezeichnete T. als "tiefe Verwunderung". Immer wieder habe er sich die Frage gestellt: "Wie komme ich hierher?" Später konnte sich T. daran erinnern, daß ihn seine Eltern während des Aufenthaltes auf dem Schiff besucht hätten, wobei diese Besuche allerdings in der objektiven Realität der Intensivstation stattfanden. Nach dem Abschied der Eltern habe er sich jedoch sofort wieder auf dem Schiffsdeck befunden.

Das Erlebnis der "Schiffsdeckperspektive" habe für ihn den Charakter einer absoluten, unbezweifelbaren Wirklichkeit besessen, dessen formale Züge in jeder Hinsicht den Modalitäten der Alltagserfahrung geglichen hätten.

Das eben beschriebene Erleben sei dann "irgendwie abgebrochen", ohne daß das Schiff an ein Ziel gelangt sei.

2. In den darauffolgenden Tagen habe er dann unter "Alpträumen" gelitten: "Diese Träume waren erschreckend. Kaum war ich eingeschlafen, begannen sie. Ich konnte mich zwar in dem Moment, als ich wach wurde, davon lösen und wußte auch, daß es nur ein Traum war, verfiel aber beim Einschlafen sofort wieder in den Traum. Es war auch nicht nur ein Traum, sondern es waren mehrere. An die Inhalte kann ich mich leider oder glücklicherweise nicht mehr erinnern. Nur einer ist in dunkler Erinnerung noch vorhanden: Ich bin Motorrad gefahren, andauernd und immer wieder denselben Weg,

einfach gefahren und gefahren. Das hört sich eigentlich nicht so schlimm an, aber es war fürchterlich. Ich saß auf diesem großen Motorrad und kam nicht mehr davon los. Ich glaube, daß dieses Erleben mit den Alpträumen 5 oder 6 Tage so ging" (Auszug aus der schriftlichen Selbstschilderung).

Bereits bei der Exploration unmittelbar nach der Extubation konnte sich T. nur fragmentarisch an seine Alpträume erinnern. Auch damals schilderte er sie als "sämtlich schrecklich", immer wieder habe er in den Träumen "eine panische Angst nicht mehr atmen zu können" verspürt. Im Gegensatz zu den oneiroden Erfahrungen hätten die Inhalte der Alpträume durchweg einen "sehr realistischen Anstrich" getragen. Bei einer zweiten Exploration gelingt es T. dann doch, sich noch an einen "Alptrauminhalt" zu erinnern: So habe er geträumt, daß ihn seine Freundin aus einem nicht mehr erinnerlichen Grund "zurückgestoßen" habe, worauf er mit deutlicher Verlustangst reagierte. Er habe dann gemeinsam mit seinem Vater aus Kummer im Traum sehr viel Alkohol getrunken. T. selbst resümierte diesen Traum mit dem Satz: "Ich brauche Leute, an denen ich sehr hänge".

3. Die jetzt zu schildernde phantastische Erlebnisfolge wertete T. in seiner Selbstschilderung wie folgt: "Die dritte Phase war gefühlsmäßig und von den Eindrücken her, die auf mich einwirkten, die intensivste". T. sieht die Erlebnisfolge im Zusammenhang mit der Entwöhnung vom Beatmungsgerät, die er als eine "ungeheure Anstrengung" erlebte: "Da mein ganzer Organismus sehr geschwächt war, wollte man verhindern, daß Medikamente wie Schlaf- oder Schmerzmittel meine Leistungsfähigkeit noch mehr einschränkten. Ich mußte wegen ständiger Hustenanfälle meine ganze Kraft aufbringen, um diese 24 Stunden zu überwinden". In dieser Zeit habe er immer "gegen einen gewissen Widerstand atmen" müssen. Der Besuch seiner Eltern und auch seiner Freundin habe ihm an diesem so wichtigen Tag eine "unbeschreibliche seelische Stützung" vermittelt. T. fährt dann in seiner Selbstschilderung fort:

"Als meine Eltern dann gefahren waren, konnte ich irgendwann nicht mehr unterscheiden, was Realität war und was nicht. *Ich hatte das Gefühl, daß ich dauernd zwischen zwei Realitäten hin und her wechselte*".

In der Exploration gab T. an, daß er sich "auf einmal" in einem großen, fast saalartigen Raum vorgefunden habe, in dem ein Bett neben dem anderen gestanden habe. Eigentlich habe das Ganze eher wie ein großer Kinosaal als wie ein Schlafsaal gewirkt. In den Betten um ihn herum hätten "puppenartige Geschöpfe", wie sie aus der Muppetshow im Fernsehen bekannt seien, gelegen. In diesen eigenartigen Puppen habe er allerdings "lebendige Mitwesen" gesehen. Die einzigen menschlichen Personen in dem großen Saal seien die ihm aus der Realität bekannten Figuren des diensthabenden Arztes und der Nachtschwester gewesen, die zwischen den Betten hindurchliefen, um den Blutdruck zu messen oder andere Funktionen zu kontrollieren. Beachtung verdienen dann die folgenden Passagen aus dem schriftlichen Bericht des Patienten:

"Dieses war auch immer der Moment, in dem ich wieder in die andere Realität wechsle. Es waren für mich wirklich zwei absolute Wahrheiten. Die Eindrücke waren so real, so plastisch, daß es mir unmöglich war zu sagen: Dieses ist Realität und dieses ist ein Traum. Als ich durch Dr. NN und die Nachtschwester untersucht wurde, lag ich in meiner Einzelkabine auf der Intensivstation, als die beiden dann weggingen, lag ich wieder mit den puppenartigen Wesen in dem großen Raum".

Gemeinsam mit den Puppen habe er dann eine auf einer großen Bühne stattfindende Show beobachtet. Er könne sich gut daran erinnern, wie sehr er sich in diesem gemeinsamen Anschauen den puppenähnlichen Wesen verbunden gefühlt habe:

"Auf der Bühne fanden Vorstellungen statt. Es kam ein Mann auf die Bühne, der etwas über einen Film erzählte. Der Vorhang ging auf, alles klatschte und der Film begann. Es war ein in prächtigen Farben ablaufender Zeichentrickfilm, der zeigte, wie in einem Urwald durch Zeichentrickfiguren (Affen und andere Tiere) ein weißes marmornes Schloß gebaut wurde. Die Farben, die Musik und die Handlung waren so real, daß ich heute noch der Meinung bin, den Film wirklich gesehen zu haben. Es war mir absolut unmöglich, mich aus diesem Geschehen willentlich herauszulösen". Die ganze Szene habe dann "plötzlich" geendet: "Mit dem Tag meiner Extubierung endete all dieser Spuk".

Auf Befragen negierte T. jegliche dieses Erleben begleitende Angst. Die eigenartigen puppenähnlichen Wesen mit ihren Tierköpfen habe er "als niedlich" erlebt, auch der Zeichentrickfilm sei ohne jede Beunruhigung rein unterhaltend gewesen. Gelegentlich habe er allerdings ein Gefühl des "wundersamen Staunens" erfahren, aus dem heraus er sich dann immer wieder gefragt habe "Was soll ich hier?"

An der vorstehenden Schilderung beeindruckt, daß T. im aktuellen Erlebnisvollzug, aber auch noch in der erinnernden Vergegenwärtigung, die "Alpträume" einerseits und die Erfahrungen der "Schiffsdeckperspektive" und des "Kinosaals" andererseits als eindeutig unterscheidbare Erfahrungsmodalitäten zu beschreiben vermag. Während ihm bei den ersteren trotz der erschreckenden Dramatik der erlebten Ereignisse deren fiktiv-irrealer Grundcharakter irgendwie immer spürbar blieb, er sich von ihnen "lösen" konnte, repräsentierten die letzteren für ihn - trotz ihres "wunderbar-seltsamen" Inhalts - eine unbezweifelbare Wirklichkeit. Auch in der introspektiven Rückschau behalten diese imaginären Komplexionen die Evidenz einer durchaus eigenständigen und in den vertrauten Erfahrungszusammenhang des Subjekts nicht einzuordnenden neuartigen Wirklichkeitserfahrung. Die phänomenale Differenz bei der Erfahrungsweise wird auch durch die unterschiedliche Prägnanz ihrer mnestischen Spuren belegt: So kann sich T. bereits kurze Zeit nach der Intensivbehandlung nur noch fragmentarisch an die "Alpträume" erinnern, die dann zur Zeit der Abfassung des schriftlichen Berichtes fast völlig vergessen worden sind; die oneiroiden Gegebenheiten bleiben dagegen als unauslöschliche Eindrücke von solcher Intensität haften, daß er noch Monate später der Meinung ist, den imaginären Film "wirklich gesehen zu haben".

Es ist bemerkenswert, daß T. zwar ebenfalls über imaginativ fundierte dramatisch-erschreckende Ereignisfolgen ("Alpträume") berichtet, die jedoch - anders als etwa bei V.S. (Fall I) und den übrigen von uns Untersuchten - immer als fiktiv-irreale Geschehnisse erkennbar bleiben und trotz ihrer Intensität niemals die Modalität einer subjektiven Erlebniswirklichkeit wie beim Oneiroid annehmen. Die verständliche Realangst angesichts der vitalen Bedrohung durch die neurologische Erkrankung widerspiegelt sich bei J.T. also intrapsychisch im Medium des Traumes, wohingegen die oneiroiden Szenerien als nahezu angstfreie allenfalls eine affektive Verwunderung erregende Räume des Imaginären erfahren werden.

Auch bei T. bilden die oneiroiden Erlebnisse das Resultat eines fortschreitenden Erlebenswandels: Nach Angst und Entfremdung ereignet sich ein eigenartiger "Bewußtseinsabbruch", der als eine "psychoreaktive Entleerung" des aktuellen Erlebnisfeldes zu deuten ist. Eine objektivierbare Bewußtlosigkeit bzw. eine einen schlafähnlichen Zustand bedingende massive Sedierung hat während der Zeit der Intensivbehandlung nicht bestanden. Als letzte deutliche Erinnerung vor dem Wiederaufwachen auf dem "Schiffsdeck" konnte T. die angstvoll erlebte Fahrt in das Krankenhaus seines Heimtortes angeben. Umsomehr erfuhr er dann das Sich-

Wiederfinden auf einem eigenartigen Fährschiff als eine "wunderbare Entrückung", durch die die leidvolle motorische Entmächtigung zunächst aufgehoben
zu sein schien. Konsternierend ist dann die Abruptheit des Szenenwechsels: T.
kann sich nicht daran erinnern, daß das Schiff in einem Hafen gelandet sei, bzw.
daß er dieses irgendwie verlassen habe. Ohne Übergang findet er sich plötzlich in
der technisch geprägten Realität der Intensivstation wieder, jetzt gänzlich okku-
piert durch eine ausgeprägte Vitalangst, die sich bis hinein in die nächtlichen
Alpträume fortsetzt. Das sich anschließende Erlebnis des "Kinosaals" trägt dann
wieder die formalen Züge einer völligen Entrückung aus der intersubjektiven Realität.

Während die dinghaften und figuralen Aufbaumomente der ersten oneiroiden
Szenerie ("Schiffsdeckperspektive") als echte Phantasiegebilde rein *imaginativ*
fundiert zu sein scheinen, werden in der nicht minder phantastischen "Kinosaal"-
Episode die Realgestalten des Arztes und der Krankenschwester in den imaginären
Raum einbezogen. Hier zeigt sich eine interessante *Diffusion zweier Wirklichkeitsbereiche*, die durch den Begriff der "illusionären Umdeutung" nur unzureichend
erfaßt wird, da die Figuren des Arztes und der Schwester in ihrer personalen
Faktizität unverändert aus der intersubjektiven Realität in die imaginäre Wirklichkeit des Oneiroids übernommen werden. Diese verschwindet dann aber kurzzeitig
wiederum zugunsten der Intensivstationsumgebung, sobald Arzt und Schwester
konkrete, für T. am eigenen Leib spürbare Handlungen vollziehen. Nach deren
Beendigung setzt sich dann aber sofort wieder das phantastische Interieur im
Bewußtseinsfeld durch. Die konkreten Gestalten von Arzt und Schwester fungieren
also gewissermaßen als "Bindeglied" zwischen Real- und Phantasiewelt, die jeweils im Wechsel den gültigen Wirklichkeitsakzent übernehmen. Dieses Erlebnis
einer fluktuierenden "Weltumwälzung" nähert sich hier beinahe dem Erfahrungsmuster der "doppelten Orientierung" (JASPERS, vgl. Teil I, 9.3), das wir sonst
nur bei Patienten mit oneiroid akzentuierten idiopathischen Psychosen beobachten
können.

In den imaginären Räumen unseres Patienten T. manifestiert sich eine eigenartig menschenleere Welt, die ihre bizarreste Ausformung in den geschilderten
puppenartigen Wesen findet. Bei unseren wiederholten Befragungen konnte sich T.
an soziale Kontakte auf dem Schiffsdeck oder im Kinosaal nicht erinnern. Die beiden oneiroiden Szenerien erscheinen in psychodynamischer Hinsicht als ein imaginativ erweiterter und phantastisch ausgestalteter narzißtischer Raum (SCHILDER),
in dem die den Patienten in der Realität beherrschende Trennungsangst nahezu
völlig ausgelöscht zu sein scheint. Dem entspricht auch, daß die Eltern des Patienten, an die er symbiotisch gebunden ist, in den Oneiroiden nicht in Erscheinung
treten, während sie in den erwähnten Alpträumen regelmäßig eine entscheidende
Rolle spielen.

Die intrapsychische Konstituierung des als Außenwirklichkeit erlebten oneiroiden Raumes, der bei T. eine so weitgehende narzißtische Besetzung aufweist und
- verglichen mit den Selbstschilderungen anderer Betroffener - als relativ er-
eignisarm imponiert, ist als ein grandioser Abwehrversuch des Selbst in einer
Situation vitaler Bedrohung zu deuten. Die angesichts des drohenden Weltverlustes

"geschaffene" imaginäre Welt erweist sich allerdings bei interpretativer Annäherung als eine jeglicher mitmenschlicher Sozialität entbehrende Region, in der zwar keine Todes- und Trennungsangst mehr herrscht, in der aber auch keine interpersonalen Beziehungen mehr möglich sind. -

Die Doppelung des imaginären Geschehens in der "Kinosaal"-Episode illustriert unsere im ersten Teil dieser Schrift (I, 4.1) entwickelten theoretischen Überlegungen zum Erlebniswert komplex-szenischer Halluzinationen: Bereits die formale Eigenart des Schiffsdecks in der ersten Episode gemahnt in ihrer figuralen Vordergründigkeit an eine Bühne, die den Blick auf die thematisch ja vorauszusetzende Meeresumgebung völlig verdeckt. Die räumliche Umgebung des "Kinosaals", in den T. dann später entrückt wird, trägt für ihn die Signaturen einer unbezweifelbaren Realität; die besondere Atmosphäre eines solchen "theatralischen" Raumes verlangt jedoch geradezu die Inszenierung fiktiv-irrealer Geschehnisfolgen, sei es als Film oder als Bühnenstück, die T. dann auch tatsächlich erlebt. Der geschilderte, in den Einzelheiten ihm unvergeßlich bleibende Zeichentrickfilm rollt dann als ein märchenhaftes Geschehen ab, dessen Irrealität vom zuschauenden Subjekt problemlos erkannt wird. Die fiktive Welt des Filmgeschehens spielt sich aber in einer ebenfalls imaginär-phantastischen Umgebung, dem Kinosaal, ab, der jedoch den Charakter einer eindeutigen Erlebniswirklichkeit trägt. T. drückt diese komplexe Erlebenskonstellation in seiner Selbstschilderung treffend aus:

"Die Farben, die Musik und die Handlung waren so real, daß ich heute noch der Meinung bin, den Film wirklich gesehen zu haben".

Das Imaginäre erweist sich, wie bereits theoretisch erörtert, als ein in Modalitätsstufen gegliedertes Erfahrungsfeld, das unterschiedliche Intensitäts- und Reflexionsgrade des subjektiven Erlebens umfaßt. Die Selbstschilderung von T. beweist, daß sich auch innerhalb der geschlossenen Erlebniswirklichkeit eines Oneiroids fiktionale Geschehnisfolgen ereignen können, deren Irrealitätscharakter vom erlebenden Subjekt eindeutig benannt werden kann. Gleichwohl ist das Subjekt dabei als ein Entrücktes nicht in der Lage, die imaginative Fundierung des oneiroiden Weltrahmens reflexiv zu erkennen. Einmal mehr wird deutlich, daß Fiktionalität und imaginativer Charakter von Erlebnisgehalten keinesfalls gleichgesetzt werden dürfen.

3.4 FALL IV R. I.

Die Selbstschilderung der zum Zeitpunkt ihrer Polyradikulitis-Erkrankung 26-jährigen Krankenschwester R. I. weist in psychopathologischer Sicht interessante Besonderheiten auf. Obwohl bei Frau I. eine distal betonte Tetraparese mit beginnender Affektion der kaudalen Hirnnerven bestand, konnten Intubation und maschinelle Beatmung letztlich vermieden werden: Die Patientin verfügte also trotz aller Einschränkungen über die Möglichkeit verbaler Kommunikation mit ihrer Umwelt. Während der 3 1/2 Jahre nach der Erkrankung stattfindenden Exploration in der psychopathologischen Forschungsstelle in Göttingen berichtete aber auch diese Patientin über ein intensives imaginativ fundiertes Erleben während der

Wachstationsbehandlung, das sich neben anderen erwähnenswerten Erfahrungsmustern durch eine bemerkenswerte Nuancierung der phantastischen Entrückungserlebnisse auszeichnet.

Frau I. wurde wegen einer Polyradikulitis 10 Wochen im Klinikum Göttingen behandelt. Zunächst lag die Patientin 12 Tage auf der Neurologischen Intensivstation, von der sie auf eigenen Wunsch auf die Anästhesiologische Wachstation verlegt wurde, auf der sie bis zur Rückverlegung auf eine neurologische Allgemeinstation noch 5 Wochen behandelt wurde. Bei Aufnahme gab die Patientin an, im Dezember 1983 an einem fieberhaften grippalen Infekt gelitten zu haben. Etwa 3 Tage vor der Aufnahme bemerkte sie erstmals Kribbelparästhesien sowie ein zunehmendes Schwächegefühl in beiden Beinen und Händen . Bei der neurologischen Aufnahmeuntersuchung zeigten sich im Bereich der Hirnnerven eine diskrete rechtsseitige Konvergenzschwäche sowie ein pelziges Gefühl auf der Zunge. Bei vollständiger Areflexie ließ sich eine distal betonte Tetraparese verifizieren. Zusätzlich bestand eine Hypästhesie im Bereich der Außenseite beider Beine. Im Verlauf der ersten 48 Stunden der stationären Behandlung zeigte sich eine rapide Zunahme der neurologischen Ausfälle, so daß die Patientin mit einer beidseitigen Facialisschwäche sowie Schluckstörungen und einer Tetraplegie auf die Intensivstation der Neurologischen Klinik verlegt werden mußte. Zusätzlich hatte sich auch eine ausgeprägte Störung der Tiefensensibilität im Bereich der unteren Extremitäten entwickelt. Als man wegen Absinkens der Vitalkapazität eine Intubation diskutierte, wurde die Patientin auf eigenen Wunsch auf die Anästhesiologische Wachstation verlegt, wo die Erkrankung jedoch einen benignen Verlauf nahm, so daß eine Beatmung nicht erforderlich wurde. Bei Rückverlegung auf eine neurologische Normalstation bestand lediglich noch eine ausgeprägte Paraparese der Beine, während die oberen Extremitäten wieder bewegt werden konnten.

Die zuletzt im Bereich aller Extremitäten bestehende Hypästhesie war bei Rückverlegung ebenfalls nicht mehr nachweisbar.

Die Lumbalpunktion bei Aufnahme in die Klinik ergab eine unauffällige Zellzahl von 6/3 Zellen sowie eine Erhöhung des Gesamteiweiß auf 745 mg/l. Bei einer Kontrollpunktion, die zum Zeitpunkt des Höhepunktes der neurologischen Symptomatik durchgeführt wurde, zeigten sich 14/3 Zellen sowie eine Erhöhung des Gesamteiweiß auf 3582 mg/l (IgG-Erhöhung auf 470 mg/l), eine autochtone IgG- oder IgM-Produktion konnte nicht nachgewiesen werden.

Nach schriftlicher Anfrage erklärte sich Frau I. zu einer Exploration bereit, die in der Psychopathologischen Forschungsstelle stattfand. Während des Gespräches berichtete Frau I. in großer Offenheit und mit intensiver affektiver Beteiligung über ihr Erleben während der Polyradikulitis-Erkrankung. Die Erinnerung an das Erlebte überwältigte sie immer noch so sehr, daß sie mehrfach während des Gespräches weinen mußte.

Frau I. erwies sich während der mehrfachen Gesprächskontakte als eine primär depressiv strukturierte Frau, die über ein gut ausgebildetes Introspektions- und Verbalisationspotential verfügt. Eigene psychiatrische Vorerkrankungen und eine entsprechende familiäre Belastung bestanden nicht. Zum Krankheitsverlauf der Polyradikulitis gab Frau I. an, daß sie die Initialsymptome der motorischen Entmächtigung nicht wahrhaben wollte, ja sie geradezu im Sinne eines Abwehrverhaltens verleugnete. So habe sie bei den Visitengesprächen ihre eigene Situation immer euphemisiert. Retrospektiv spricht sie von der Erfahrung der "Unfaßbarkeit" des fortschreitenden Krankheitsprozesses und stimmt dann der von mir vorgeschlagenen Bezeichnung "Entfremdungserleben" für diese erste Phase der Auseinandersetzung mit der Erkrankung zu. Ein wesentlicher Teil des Gespräches ist dann ihrem Erleben der pflegerischen und menschlichen Situation auf der Neurologischen Intensivstation gewidmet. Selbst infolge ihrer Erkrankung vollständig gelähmt und im Gefühl absoluter Wehr- und Hilflosigkeit, erlebte sie die Behandlung als demütigend und - mit wenigen Ausnahmen - ohne wirkliche emotionale Zuwendung seitens der Betreuenden. Während der Schilderung der Behandlungssituation wurde R.I. mehrfach von aufkommenden Tränen erschüttert und konnte nicht weitersprechen. Es wurde nötig, im Gespräch eine längere Pause einzulegen, um die innere Erregung abklingen zu lassen.

Spontan berichtet Frau I. dann über "aufregende innere Erlebnisse" während ihres tetraplegischen Krankheitsstadiums, in dem, wie bereits aufgezeigt, allerdings immer die Möglichkeit verbaler Kommunikation gegeben war. Die bei Frau I. gegebene Situation sensorischer Deprivation weicht in ihrer Struktur und Intensität somit deutlich von derjenigen der anderen untersuchten Patienten ab. Am Ausgangspunkt der Selbstschilderung von R.I. steht die demütigende Erfahrung der vollständigen Lähmung, das hilflose Sich-einfinden-Müssen in die Trostlosigkeit der Intensivbehandlung, abgeschnitten von allen bewegungsvermittelten kommunikativen Bezügen. Frau I. gab an, während der Zeit des vollständigen Gelähmtseins ein nahezu ablehnendes Verhalten zum eigenen Körper erlebt zu haben: Sie habe ihn nur noch als eine "Sache" betrachtet, die eigentlich nicht zu ihr, d.h. zu ihrer "Seele" gehört habe. Ihrer eigenen Ansicht nach wurde diese ablehnende Entfremdung gegenüber dem eigenen Leib durch das takt- und respektlose Verhalten mancher Pfleger bei den täglichen Waschungen gefördert. In dieser Situation wurde ihr Körper lediglich zu einer stofflichen Hülle, aus der sie versuchte herauszudrängen. Dieses gelang ihr, indem sie ihren Blick aus dem Zimmer auf das spärliche Stück Himmel lenkte, den sie durch das Fenster erblicken konnte. Besonders auf eine Wolke habe sie sich innerlich so stark fixiert, daß sie ab einem gewissen Zeitpunkt in ihrem imaginären Erleben auf diese Wolke flog, ja später zeitweilig mit ihr verschmolz. Frau I. bezeichnete die Wolke als "Medium", um ihrer so leidvollen Krankheitssituation zu entkommen. Auf der Wolke durch das Universum fliegend habe sich vor ihr ein nahezu pausenloses Panorama von Bildern und Geschehnissen ihrer eigenen Lebensgeschichte abgespielt, die ihr bis dahin zum großen Teil schon lange entfallen waren. Tief in der Erinnerung verschüttete Kindheitserlebnisse, die Wiederbegegnung mit Freunden, Verwandten und auch ihren Eltern standen im Mittelpunkte dieser Geschehnisfolge. Die Eltern erschienen ihr übrigens in diesen Bildern in dem der Thematik der jeweiligen Szene entsprechenden Lebensalter, also nicht in ihrem aktuellen gegenwärtigen Aussehen. Diese "Lebensbilderschau" sei "wie ein Film im Kino" auf einer Leinwand vor ihr abgelaufen, sie habe alles in deutlicher Intensität und Leibhaftigkeit gesehen. Frau I. gab allerdings zu bedenken, daß sie dem imaginären Geschehen niemals die Evidenz subjektiver Erlebniswirklichkeit zubilligte. Trotz der sinnlich-intensiven Leibhaftigkeit des Gesehenen sei ihr immer bewußt gewesen, daß es sich um ein nicht-wirkliches Geschehen handelte. Bei weiterem Nachdenken war sich I. allerdings nicht sicher, ob sie nicht in einzelnen Szenen auch aktiv mitgewirkt habe, also diese nicht nur aus der Zuschauerperspektive beobachtet habe. Auf Frage gab R.I. an, daß in den Bildfolgen die integrale Intermodalität der verschiedenen Sinnesregionen gewahrt geblieben sei. Ihre affektive Haltung angesichts der Lebensbilder beschreibt sie als "freudige Haltung", so daß ihr das imaginative Erleben zur wünschenswerten Kompensation ihrer desolaten Realsituation wurde. In einem zweiten Gespräch sprach sie von einer "Flucht in die Phantasiewelten": "Die Phantasiewelt war ein Versuch, dem schlimmen Gefängnis zu entfliehen".

Mitunter sei das visuelle Panorama der lebensgeschichtlichen Ereignisse allerdings mit einer solch rasanten Schnelligkeit vor ihrem "inneren Auge" abgelaufen, daß es sie fast schmerzlich berührt habe. So habe sie die imaginären Erlebnisreihen hinsichtlich der Thematik, aber auch der Ablaufdynamik nicht steuern oder gar anhalten können. Den Übergang aus der Wachstationsrealität in die Phantasiewelt habe sie allerdings aktiv und willentlich veranlassen können, ohne daß diese Verfügbarkeit gegenüber den Phantasiegeschehnissen weiterbestand. Ein "Fluchtpunkt, einen Ort der Ruhe" angesichts des "Bilderwirbels" konnte sie später erreichen, indem sie sich imaginativ in ein für sie beglückendes

Naturerlebnis während eines Griechenlandurlaubes vor einigen Jahren zurückversetzte. Wenn es ihr gelang, im Strom der Lebensbilder in jene Griechenland-Erfahrung zu "kommen", so habe sie sich das Erlebnis jener glücklichen Stunden mit nahezu sinnlicher Deutlichkeit und Intensität wieder vergegenwärtigen können. Trotz seines imaginativen Charakters habe dieses Erlebnis für sie eine "fundamentale existentielle Bedeutung" besessen, da es ihr eine Möglichkeit bot, angesichts der sie nahezu "überschwemmenden Todesangst" einen Ort innerer Ruhe zu finden.

Wesentlich erscheint uns die Angabe von Frau I., daß für sie während des Aufenthaltes in den "Phantasiewelten" die Realität der Wachstation vollständig verschwunden sei. Das Wiedereintreten in die Realität habe sie als "ungeheuer schmerzlich" erlebt. Frau I. berichtete auch über ein gewandeltes Zeiterleben während der Intensivbehandlung, in dem ihr alle Zeitabläufe "stark gedehnt" erschienen seien: Minuten habe sie wie Stunden, Stunden wie Tage erlebt.

Das Todesangst-Erleben habe sich auf dem Höhepunkt der Erkrankung zur inneren Gewißheit des Sterbenmüssens gesteigert. Das bis dahin noch bestehende Gefühl einer Hoffnung auf Gesundung wich einem resignativen Gefühl des Nicht-mehr-leben-Wollens. Während der ersten 2 Tage auf der Anästhesie-Wachstation, wohin Frau I. auf eigenen Wunsch verlegt wurde, bestand ein kontinuierliches "out-of-body-"Erleben: R.I. schilderte, daß sich ihre Seele vom Körper, den sie als "todgeweiht" gesehen habe, gelöst habe. Im Bewußtsein ihrer personalen Identität habe sie "von oben" auf ihren im Krankenbett wie leblos daliegenden Körper heruntergesehen, der für sie bereits tot gewesen sei. Da sie die Erfahrung der Körperlosigkeit als Befreiung erfuhr, habe sich dieses "Sich-Hinüberschwingen" in das out-of-body-Erlebnis schließlich fast zu einem "suchtartigen Verhalten entwickelt", das sie aktiv auslösen konnte. Im weiteren Verlauf des Gespräches wurde dann jedoch deutlich, daß dieses aktive Sich-aus-dem-eigenen-Körper-Entfernen aus der extremen Todesangst der Patientin zu verstehen ist. So berichtete I., daß sie in diesen Tagen deutlich gespürt habe, daß der Tod als eine leibhaft spürbare Person hinter ihr in ihrem Bett gestanden habe, ohne daß sie ihn sah. Sie habe jedoch gespürt, daß er seine Hände nach ihr ausstreckte. Sie sei sich "absolut sicher" gewesen, daß der Tod anwesend war. Je länger sie ihren Körper verließ, desto gewisser sei ihr ein Nicht-mehr-zurück-Können in den eigenen Leib, damit aber das Sterbenmüssen geworden. Es sei angemerkt, daß die Vitalkapazität in diesen ersten Tagen auf der Anästhesiologischen Wachstation so extrem absank, daß stündlich mit der Intubation gerechnet werden mußte, der die Patientin um jeden Preis entgehen wollte. Nach ihren eigenen Worten hätte sie die Intubation "als völligen sozialen Tod" erlebt. Es ist hervorzuheben, daß I. auch während der Erfahrung des "Schwebens über dem eigenen Körper" verbal mit ihrem Freund kommunizieren und ihm ihre Todesangst mitteilen konnte. Nicht zuletzt dank der intensiven Zuwendung ihres Freundes habe sie es schließlich vermocht, in einem entscheidenden lebensbejahenden Willensakt wieder in ihren Körper "herunterzusteigen", was ihr jedoch - retrospektiv gesehen - "unwahrscheinlich schwer gefallen" sei. Hier sei daran erinnert, daß die out-of-body-Erfahrung in der Selbstwahrnehmung der Patientin geradezu "suchtartigen" Charakter angenommen hatte. Nach ihrer Entscheidung "weiterzuleben", d.h. in ihren Körper zurückzukehren, habe der Tod nicht mehr in ihrem Bett gesessen. Das berichtete leibhaft bewußte Erleben seiner Anwesenheit sei niemals mehr aufgetreten. Es ist bemerkenswert, daß der klinische Verlauf der Erkrankung nach 3 Tagen auf der Anästhesiologischen Wachstation, in denen sich das eben geschilderte intrapsychische Drama abgespielt haben muß, eine relativ schnelle Rückbildung der Lähmungen aufwies, so daß die Patientin schon 3 Wochen später in eine rehabilitative Weiterbehandlung vermittelt werden konnte. Obwohl sich die neurologische Symptomatik in den folgenden Monaten vollständig zurückbildete, blieb die Erfahrung der Polyradikulitis für R.I. eine tiefgreifende "existentielle Erschütterung", die sich auch in die Lähmungssymptomatik überdauernden psychopathologischen Auffälligkeiten dokumentiert: So läßt sich der Selbstschilderung von R.I. eine noch etwa 6 Monate währende Affektveränderung entnehmen: Die Patientin berichtete über häufige unmotivierte, nicht situationsgebundene depressive und euphorische Gefühlsauslenkungen, die sie in diesem Ausmaß vor ihrer neurologischen Erkrankung niemals erlebt habe. Auch habe sie auffallend häufig aus geringgradigen Anlässen heraus weinen müssen. Bemerkenswert ist außerdem eine Tendenz zum sozialen Rückzug während der Rehabilitationsbehandlung und den sich anschließenden ersten Monaten in ihrer eigenen Wohnung: So habe sie antriebslos tagelang im Bett gelegen, ihr Kontaktbedürfnis habe sich auf ein Minimum reduziert. Da auch im folgenden Jahr noch kein "inneres Gleichgewicht" eingetreten sei, habe sie sich auf Anraten von Freunden in eine psychotherapeutische Behandlung begeben, die zum Zeitpunkt der psychopathologischen Exploration noch andauerte.

Zusammenfassend läßt sich somit eine erhebliche seelische Irritation nicht nur während des akuten Stadiums der Polyradikulitis, sondern auch in den nachfolgenden Monaten und Jahren konstatieren, die sich zeitweilig dem psychopathologischen Bild einer endomorphen Affektstörung annäherte.

Es sei noch ergänzt, daß sich R.I. auch auf wiederholtes Befragen nicht an "Alpträume" während der Intensivbehandlungszeit erinnern konnte, während sie die vorstehend mitgeteilten phantastischen Erfahrungen als "unvergeßlich" bzw. "unauslöschlich" apostrophierte.

Auch die von R.I. mitgeteilten dramatischen "inneren" Erlebnisse während des Akutstadiums der Polyradikulitis tragen durchgängig ein "phantastisch" zu nennendes Gepräge. Gleichwohl wird man ihnen nicht den psychopathologischen Status des ausgebildeten Oneiroids zubilligen, da sie die geschlossene Einheitlichkeit einer imaginären, aber als wirklich erlebten "anderen" Welt vermissen lassen. Auch R.I. erlebte im aktiv vollzogenen imaginativen Übergang auf die draußen erblickten Wolken eine Entrückung in eine "Phantasiewelt", die sie selbst als vorübergehende erlösende Befreiung aus der bedrohlichen Krankheitssituation bewertete. Der Flug auf den Wolken und die mit ihm unmittelbar verbundene Lebensbilderschau waren für die Patientin trotz der affektiven Intensität des Erlebens aber immer als letztlich unwirkliche Geschehnisse mit einem eindeutig fiktionalen Seinsmodus erkennbar: Eine subjektive Erlebniswirklichkeit des Imaginären kommt hier nicht zustande, da dem erlebenden Subjekt die Reflexionsmöglichkeit des Als-Ob-Charakters seiner aktuellen Erfahrungen verbleibt. Aber auch bei R.I. entfaltet das Imaginäre andeutungsweise seine die Autonomie des Individuums übersteigende Wirkmächtigkeit: Wohl gelingt ihr das "innere Hinüberschwingen" auf die Wolken mittels eines bewußt vollzogenen Willensaktes; die Dynamik des dann ablaufenden Lebenspanoramas, die sich bis hin zu einer schmerzlich erlebten Schnelligkeit steigert, vermag sie dann jedoch willentlich nicht mehr zu steuern. Ja sie ist sich retrospektiv nicht einmal mehr sicher, ob sie nicht etwa doch aus der Perspektive passiven Zuschauens in die Rolle eines aktiven Mitwirkens im eigenen "Lebensspiel" hineingerissen wurde.

Erlebniswert und struktüraler Aufbau dieser als aktive Imaginationen zu kennzeichnenden Phantasieerlebnisse einer körperlich schwerkranken Patientin gemahnen an die bereits von HAGEN und EMMINGHAUS (s.o., Teil I, 4.2) erörterten, quasi spielerisch geschaffenen "Phantasiewelten" psychotischer Kranker, in denen die Betroffenen - so MAYER-GROSS (1921) - bewußt die intersubjektive Realität aufs Spiel setzen. Hier wie dort handelt es sich aber um ein letztlich "todernstes" Spiel vor dem Hintergrund einer tiefgreifenden Bedrohung der perso-

nalen Integrität, die sich gleichermaßen in der erlebten psychotischen Entmächtigung wie in der lebensgefährlichen körperlichen Erkrankung manifestieren kann.
Zum beherrschenden Erlebnismuster von R.I. wird eine kaum zu bewältigende
Todesangst, die nach einer Phase der Hoffnung auf Genesung schließlich in ein resignatives Sich-Aufgeben mündet, aus dem dann die neuartige Erfahrung des den
Eigenen-Körper-Verlassens erwächst. Auch dem "out-of-body"-Erleben, das als eine
imaginativ-phantastische Extremform der Depersonalisation angesichts des
Zusammenbruches des eigenen Körperschemas gedeutet werden kann
(EHRENWALD 1974), eignet bei R.I. ein eigenartiger Ambivalenzcharakter: Trägt
es doch zum einen wiederum nahezu spielerische Züge, die jedoch schon bald
"suchtähnlich" degenerieren. Zum anderen bedeutet das Verlassen des eigenen
Körpers für R. I. aber die Flucht vor der in leibhafter Bewußtheit als anwesend
erlebten Person des Todes, die jetzt im Modus einer unbezweifelbaren
Erlebniswirklichkeit erfahren wird. Während alle bisherigen Erlebnisweisen - trotz
intensiver affektiver Beteiligung - sämtlich in der Erfahrungsweise der Phantasiemodifikation (HUSSERL) erlebt wurden, belegt der unmittelbare Realitätscharakter
der Auseinandersetzung mit dem personifizierten Tod eine an mythische
Sinnhorizonte streifende *psychotische Umgestaltung* des Bewußtseinsfeldes. Diese
Phase eines qualitativ gewandelten Erlebens, die in ein gleichfalls verändertes
inneres Zeiterleben eingebettet ist, geschieht vor dem Hintergrund der weiterhin
perzipierten und für das Subjekt konstitutiv erhaltenen Stationsrealität. Diese wird
zum Schauplatz eines von den Außenstehenden nicht bemerkten existentiellen
Dramas, an dessen Ende die bewußte und bejahte Rückkehr in den eigenen Leib
steht, der dann eine auffallend rasche spontane Rückbildung der neurologischen
Symptomatik folgt. Auch wenn man der Annahme leibseelischer Wirkzusammenhänge kritisch gegenübersteht, verdient diese auffallende Koinzidenz einer gelingenden intensiven intrapsychischen Auseinandersetzung mit einer lebensbedrohlichen Erkrankung, die vorübergehend sogar psychotische Intensitätsgrade
erreicht, und einer nachfolgenden Abschwächung des organischen Prozesses unbedingt Beachtung. Die Fallschilderung der Patientin beweist eindrücklich, daß auch
eine schwere körperliche Erkrankung - nicht anders als eine Psychose - immer ein
Kranksein der ganzen Person bedeutet.

Die von R.I. mitgeteilten Erlebnisse der Lebensbilderschau (panoramic life review) und der outof-body-Erfahrung repräsentieren überindividuelle, quasi archetypisch präformierte Erfahrungsmuster, die
nahezu regelhaft im Rahmen der sog. "near-death-experiences" auftreten (RODIN 1980, GREYSON
1983 u.1985, ROBERTS/OWEN 1988). Diese in den thematischen Zusammenhang der von uns
erörterten Entrückungserlebnisse gehörenden Erlebniszusammenhänge werden in der angloamerikanischen Literatur zumeist als komplex-halluzinatorisch fundierte Zustandsbilder eines veränderten
Wachbewußtseins gedeutet.

Die Lebensbilderschau, ursprünglich von HEIM (1891) als Erlebnisreaktion bei aus großer Höhe
Abstürzenden beschrieben, gilt heute als erlebnismäßiges Korrelat unmittelbarer Todesbedrohung in
aussichtsloser Situation. Wie von R.I. geschildert, kommt es dabei zu einer filmartigen, rasch ablaufenden
Visualisierung vergangener Lebensabschnitte und biographisch zentraler Szenen, die vom erlebenden
Subjekt in einer eigenartigen paradoxalen Zeiterfahrung vergegenwärtigt werden: Handelt es sich doch
um ein zeitrafferartiges Geschehen, in dem sich eine Vielzahl "erfüllter Gegenwarten" artikuliert (vgl.

hierzu FRANKL, PÖTZL 1952 sowie MIKOREY 1963). Als wesentliches Bedingungsmoment für die Entstehung der Lebensbilderschau wird neben der plötzlichen und unerwarteten Todesbedrohung vor allem das Sich-Aufgeben in einer aussichtslosen Situation angesehen, das der Erlebnisschilderung unserer Patienten eindrücklich zu entnehmen ist.

In psychopathologischer Sicht entspringt die Lebensbilderschau einer durch die Extremsituation bedingten Intensivierung der imaginativen Potenzen des Individuums, die das Subjekt in einen Zustand intensiver imaginativer Partizipation an den wiedererweckten Bildern der eigenen Lebensgeschichte entrücken. Trotz der hohen existentiellen Relevanz eines solchen bildhaften Erlebens verliert der Betroffene jedoch zu keinem Zeitpunkt das Wissen um die unwiderrufliche Vergangenheit seiner Biographie. Die komplexe intentionale Struktur des Phänomens wird daraus ersichtlich, daß der Erlebende somit zwar die Unwirklichkeit der biographischen Bildfolge erkennt, gleichzeitig aber seine eigene Position des Zuschauens im Modus einer unbezweifelbaren Erlebniswirklichkeit erfährt. So wies MIKOREY darauf hin, daß im Erlebnisvollzug der Lebensbilderschau der Kontakt zur realen Außenwelt regelhaft völlig abreißt. Man könnte dann hier in Anlehnung an unsere Vorüberlegungen über die räumlichen Gegebenheitsweisen imaginärer Welten (Teil I, 9.3) von einer "sekundären Entrückung" des Subjekts sprechen.

Die hier behandelten transkulturell nachweisbaren Grenzerfahrungen bedürfen einer umfassenden interdisziplinären Erforschung, die vor allem auch religionspsychologische und kulturanthropologische Gesichtspunkte zu berücksichtigen hat.

3.5 FALL V U.F. und FALL VI L.D.

Obwohl die beiden folgenden Patienten sowohl hinsichtlich des klinischen Verlaufes der Polyradikulitis als auch in ihrer Persönlichkeit und ihrem sozialen Status markante Unterschiede aufweisen, zeigt sich in ihren Selbstschilderungen eine auffallende formale Ähnlichkeit der dinghaft-räumlichen Phänomenalität der oneiroiden Erfahrungen. Ihre gemeinsame Darstellung erscheint daher gerechtfertigt:

Der zum Erkrankungszeitpunkt 48-jährige U.F., leitender Anästhesiologe des Krankenhauses in einer norddeutschen Großstadt, wurde nach kurzzeitiger Aufnahme in das Krankenhaus seines Wohnortes über 2 Monate wegen einer tetraplegischen Polyradikulitis mit Beteiligung der kaudalen Hirnnerven im Klinikum Göttingen behandelt. Die 6-wöchige intensivmedizinische Behandlung erfolgte auf der Anästhesiologischen Wachstation, wobei Langzeitintubation und intermittierende assistierende Beatmung 20 Tage lang erforderlich waren. Aus voller Gesundheit heraus bemerkte U.F. 12 Tage vor der Klinikaufnahme Kribbelparästhesien an den Fußsohlen und Handinnenflächen sowie eine zunehmende Gangunsicherheit beim Treppensteigen. Binnen 2 Tagen entwickelten sich dann eine progrediente Tetraparese, eine Gaumensegelschwäche, eine Facialismundastschwäche sowie zunehmende Heiserkeit. Bei der Aufnahmeuntersuchung im Klinikum Göttingen zeigte sich zusätzlich eine linksbetonte Diplegia facialis. Bei absoluter Areflexie bestand eine komplette Tetraplegie. Zusätzlich bestanden distal betonte Parästhesien an allen Extremitäten sowie eine ausgeprägte Hypästhesie und Hypalgesie im Bereich der unteren Extremitäten, an denen sich weiterhin eine Störung der Tiefensensiblität verifizieren ließ.

Liquorbefund bei Aufnahme: 4/3 Zellen, Gesamteiweiß 770 mg/l. Kontrollpunktion nach 8 Tagen: 5/3 Zellen, Gesamtprotein 1181 mg/l, IgG auf 250 mg/l erhöht. Somit mittelgradige Liquorschrankenstörung ohne autochthone Immunglobulinproduktion im ZNS.

EMG: Bei der orientierenden elektromyographischen Untersuchung im Bereich der linken unteren Extremität fanden sich keine nennenswerten axonalen Schädigungszeichen, so daß die neurologische Symptomatik vornehmlich durch eine Demyelinisation hervorgerufen ist. Die Prüfung der Leitgeschwindigkeit ergab hochgradige Leitungsverzögerungen, insbesondere im Bereich der distalen Nervenabschnitte (Nervus peronaeus). Axonale Schädigungszeichen waren nicht zu verifizieren.

Nach schriftlicher Anfrage erklärte sich U.F. zu einer psychopathologischen Exploration bereit, die nahezu 4 Jahre nach der Erkrankung im Dienstzimmer seiner Klinik stattfand. Neurologische Residualsymptome ließen sich hierbei nicht feststellen, wobei nachzutragen ist, daß der Patient bei Verlegung in eine rehabilitative Weiterbehandlung unter distal betonten Paresen beider Beine litt, während sich die Bewegungsfähigkeit im Bereich von Armen und Händen weitgehend restituiert hatte.

In unserem Gespräch berichtete Herr F., daß er selbst bereits beim erstem Auftreten der Lähmungen an den Beinen die Verdachtsdiagnose der Polyradikulitis gestellt habe. Da er als Arzt natürlich um die weitere Entwicklung und mögliche Komplikationen der Erkrankung wußte, nahm er vorausschauend bereits mit der Anästhesiologischen Abteilung des Universitätsklinikums Göttingen Kontakt auf, da er im Falle einer möglichen Intubation und Langzeitbeatmung aus verständlichen Gründen nicht gern in seiner eigenen Intensivstation behandelt werden wollte. Wegen der sich dann foudroyant entwickelnden Tetraplegie sei er in Begleitung seiner Oberärztin per Hubschrauber nach Göttingen verlegt worden, wo er wegen eines dramatischen Absinkens der Vitalkapazität 3 Tage später in Kurznarkose intubiert wurde.

U.F. gab an, daß die letzten Tage vor der Intubation, in denen er subjektiv immer quälender die zunehmende Ateminsuffizienz erfuhr, für ihn mit einem Erleben schrecklicher Angst und Hoffnungslosigkeit verbunden waren. Trotz seines fachlichen Wissens um die Möglichkeit einer Symptomrestitution habe er eigentlich keinen Glauben mehr an die spätere Gesundung gehabt und auch seiner ihn begleitenden Frau zu verstehen gegeben, daß es "nun aus" sei, daß er sterben müsse. Nach eigenen Worten befand er sich in einem "psychischen Ausnahmezustand". In einem Zustand "absoluter Verzweiflung" habe er die Intubation "geradezu herbeigesehnt". Intubation und maschinelle Beatmung erlebte er im Gegensatz zu allen anderen Patienten, die gerade die Abhängigkeit vom Respirator als erhebliche Belastung erfuhren, als beruhigend, wohl nicht zuletzt deswegen, da ihm die Funktion der Beatmungsgeräte aus eigener Berufspraxis bestens vertraut war.

An die Intubation schließt sich für U.F. eine "wirre Phase" an, die er aus seinem Gedächtnis nicht mehr folgerichtig rekonstruieren kann. Trotz gewisser "Gedächtnisinseln" ist ihm eine restrospektive zeitliche Rekonstruktion der Ereignisse nicht mehr möglich. Medikamentös habe man ihn zunächst mit Hypnomidate-Injektionen behandelt, durch die er aber paradoxerweise in einen Zustand "völliger Wachheit" geriet, den er selbst als Hypervigilanz bezeichnete und in dem er seine völlige Hilflosigkeit umso stärker erlebt habe. Durch die Injektion von Temgesic sei er in einen regelrechten Eregungszustand geraten, der infolge der fehlenden motorischen Entäußerungsmöglichkeiten umso belastender gewesen sei. Wegen zunehmender Schmerzen im Bereich der Lendenwirbelsäule habe man ihn dann auf Dipidolor (2 - 3 Amp. i.v. pro Tag) umgestellt, worauf zwar eine Schmerzlinderung eingetreten sei, sich aber innerhalb weniger Tage eine deutlich spürbare Gewöhnung entwickelt habe. Durch die Injektionen sei er auf einen "regelrechten Trip" gekommen, in dem er "langsam aus der Realität weggesegelt" sei. Infolge der Opiat-Applikation entwickelten sich weitere Gedächtnislücken für diese Zeit der Intensivbehandlung. F. berichtet dann, welch überragende Bedeutung für ihn die Beziehung zu den betreuenden Pflegepersonen gewonnen habe. Infolge der krankheitsbedingten absoluten Hilflosigkeit und Abgeschnittenheit von jeder mimisch-gestischen und verbalen Kommunikation erfuhr er die Beziehungen zur Pflegern und Schwestern als eine absolute Abhängigkeit, deren unterschiedliches Erleben sich natürlich an der Art der Zuwendung und der Persönlichket der Betreuenden orientierten. Wesentlich für die besondere Situation von U.F. erscheint uns sein Hinweis, daß seine Frau während der meisten Zeit der Intensivbehandlung bei ihm sein konnte und ihm "Nähe und Geborgenheit" vermittelte. Ebenso hatte man es ihm ermöglicht, noch während der Intubationszeit, über einen Kopfhörer, stundenlang klassische Musik hören zu können. Immer wieder im Verlauf des Gespräches kam Herr F. aber auf die für das Individuum so katastrophale Situation der absoluten Kommunikationsverunmöglichung zurück, die für einen Nichtbetroffenen nicht nachvollziehbar sei. Einzelne Schwestern hätten sich bemüht, ihm durch Vorhalten einer Alphabettafel und Augenlidbewegungen zu indirekten verbalen Äußerungen zu bewegen, was mitunter auch gelungen sei. Es sei kaum vorstellbar, "welch unendliche Mühe" es bedeute, über einen längeren Zeitraum hinweg nur ein kleines Wort zu verdeutlichen. Umso schlimmer sei es gewesen, infolge Müdigkeit und mangelnder Konzentrationsfähigkeit nach solchen Bemühungen resigniert wieder in die "Hölle der Kommunikationslosigkeit" zurückzusinken. U.F. gab auch an, daß sich in den Tagen vor der Extubation ein seelischer Zustand innerer Apathie, Kraftlosigkeit und völliger Devitalisierung entwickelt habe, den er als eine "tiefgehende innere Gleichgültigkeit" charakterisierte. Er habe zunächst an die langsame Symptomreduktion selbst nicht glauben wollen. Die Entwöhnung vom Respirator sei retrospektiv "eine der schlimmsten Erfahrungen" seines Lebens, in der die mechanische Atemarbeit ihn bis an den Rand seiner physischen Reserven gebracht habe.

Im Verlauf unseres Gespräches berichtete U.F. dann spontan auch über *psychopathologisch relevante Erfahrungsmuster*, die hinsichtlich ihres Erlebniswertes und ihrer formalen Komposition den Oneiroiden der anderen Polyradikulitis-Kranken entsprechen.

So teilte Herr F. mit, daß er "einen ständigen Wandel seiner räumlichen Umgebung" erlebt habe. Obwohl er sich ja "objektiv" in einer Intensiveinheit befunden habe, habe er ständig das Gefühl gehabt, in immer wieder anderen Räumen zu liegen. Jeder Raum habe eine je eigene, oft sehr merkwürdige Wandgestaltung aufgewiesen. Während F. weitere Einzelheiten dieses ständigen "Raumwechsels" nicht reproduzieren kann, ist es ihm möglich, eine andere imaginäre Szenerie hypermnestisch zu vergegenwärtigen: So habe er sich eines Tages "plötzlich mit großer Verwunderung" samt seines Bettes auf den Hof einer Wäscherei "versetzt" gefühlt. Auf Frage bestätigte U.F., daß er sich dabei tetraplegisch, jedoch nicht beatmet, an der freien Luft befunden habe. Er könne sich sogar noch an die Wände dieses Hofes in allen Einzelheiten erinnern. Immer wieder seien Lastkraftwagen vorgefahren, die im Hofe der Wäscherei ihre Fracht abluden. Die gesamte Örtlichkeit sei ihm völlig unbekannt gewesen und habe keinerlei Ähnlichkeit mit ihm vertrauten Stätten gezeigt. U.F. erlebte die gesamte Szene in einer affektiven Haltung verwunderter Ratlosigkeit, ohne dabei Angst zu verspüren. Während der Exploration bestätigte Herr F. mehrfach, daß er die geschilderte Szenerie, aber auch den kontinuierlichen Wandel seiner räumlichen Umgebung "mit absolutem Wirklichkeitsbewußtsein" erlebt habe. Allerdings seien die berichtete Szene und der Wandel der räumlichen Peripherie die einzigen aus der Erinnerung noch abrufbaren Erlebnisse, in denen die Erfahrungskontinuität der Wachstationsrealität i.S. eines "Weltwechsels" unterbrochen wurde.

Erwähnenswert sind abschließend noch zwei von U.F. mitgeteilte psychopathologisch relevante Verhaltensmodifikationen, die in der Zeit der deutlichen Symptomreduktion auf der Neurologischen Allgemeinstation auftraten: Bereits kurz nach der Extubation habe sich bei ihm ein vorher nie so gekannter "Rededrang", eine regelrechte "Logorrhoe" entwickelt, wobei er "ohne Punkt und Komma" gesprochen habe. Sicherlich ist dieses gesteigerte Mitteilungsbedürfnis eine kompensatorische Reaktion auf die lange Kommunikationsunterbrechung infolge der Intubation, ein ähnlich akzentuiertes Verhalten konnten wir allerdings bei den anderen nachuntersuchten Patienten nicht feststellen.

Ähnlich der Patientin R.I. (Fall IV) schilderte auch Herr F. eine über Monate anhaltende gesteigerte Erlebnisfähigkeit i.S. einer Intensivierung der emotionalen Impressibilität. Seine emotionale Befindlichkeit in den ersten Tagen auf der Allgemeinstation charakterisierte F. als "regelrechte Affektlabilität", da er bei jeder Begegnung von einem heftigen Drang zum Weinen und zur Rührung ergriffen worden sei, gegen den er sich nicht wehren konnte, ja dessen er sich geradezu schämte. Ein solches Verhalten stehe in deutlichem Gegensatz zu seiner Primärpersönlichkeit. Dauerhafte Änderungen seines Persönlichkeits- und Selbstbildes habe er in den folgenden Jahren allerdings nicht bemerkt, wohl aber sei er in seinem Umgang mit den eigenen intensivbehandelten Patienten wesentlich sensibler und aufmerksamer geworden.

FALL VI L.D.

Die 60-jährige Hausfrau L.D. wurde unter dem Verdacht einer Landry-Paralyse in der Neurologischen Universitätsklinik Heidelberg aufgenommen. Seit etwa 2 Wo. hatte die Pat. Kribbelparästhesien sowie zunehmende Schmerzen an beiden Fußrücken bemerkt. Am Vortage der Aufnahme entwickelte sich eine ausgeprägte motorische Schwäche aller Extremitäten mit Gang- und Standunfähigkeit. Zur Anamnese war weiterhin zu erfahren, daß die Patientin seit Jahren an "Asthma" leide. Bei der neurologischen Aufnahmeuntersuchung zeigte sich eine Plegie der distalen Handmuskulatur beidseits sowie eine hochgradige Parese beider Arme und Beine. Die proximalen Extremitätenreflexe waren erloschen, während distal eine nur minimale Reflexantwort zu erhalten war. Zusätzlich bestand eine ausgeprägte Hypalgesie und Hypästhesie an Füßen und Händen sowie eine Aufhebung der Vibrationsempfindung an den Füßen.

Liquorbefund: 3/3 Zellen. Der Gesamteiweißwert im Liquor lag mit 27,2 mg/dl im Normbereich.

Wegen rascher Progredienz des tetraparetischen Syndromes und zunehmender respiratorischer Insuffizienz wurde die Patientin bereits am Aufnahmetag auf die Internistische Intensivstation des Klinikums Heidelberg verlegt, wo sie 3 Wochen behandelt wurde. Dort gelang es durch konsequente muco- und spasmolytische Therapie sowie intensive krankengymnastische Maßnahmen, eine maschinelle Beatmung zu vermeiden, zumal die bis dahin progrediente neurologische Symptomatik sistierte. Zusätzlich wurde die Patientin mit Kortikoiden behandelt. Bei der Rückverlegung in die Neurologische Klinik zeigte sich eine ausgeprägte distal- und armbetonte schlaffe asymmetrische Tetraparese. Eine Beteiligung der Hirnnerven war nicht feststellbar. Im Elektromyogramm ließ sich eine ausgeprägte floride Denervierung bei durchgehend normalen Leitgeschwindigkeiten in sämtlichen untersuchten Muskeln der unteren Extremitäten verifizieren. Eine parallel durchgeführte immunologische Diagnostik ergab den Verdacht auf eine allergische Granulomatose (Churg-Strauss-Syndrom). Das Ergebnis einer Muskel- und Nervenbiopsie aus dem Unterschenkel zeigte das pathologisch-histologische Bild einer Immunvaskulitis, die als neuromuskuläre Manifestation der allergischen Granulomatose aufgefaßt wurde. Da auch unter Weiterbehandlung mit Kortikoiden und regelmäßiger krankengymnastischer Übungsbehandlung keine wesentliche Besserung des neurologischen Befundes zu erzielen war, wurde die Patientin 2 Wochen später zur zytostatischen Behandlung in die Medizinische Poliklinik verlegt.

Den von uns retrospektiv eingesehenen Untersuchungsprotokollen aus der Intensivbehandlungsphase ist der psychische Befund einer "orientierten und kooperativen" Patientin zu entnehmen; über eine auch nur kurzzeitige Bewußtseinsstörung finden sich keine Angaben.

Auf ein Schreiben meinerseits erklärte sich Frau D. zu einem Gespräch über ihr Erleben während der Polyradikulitis bereit, das in ihrem Privathaus in H. stattfand. Die akute schwere Erkrankung lag zu diesem Zeitpunkt über 5 Jahre zurück. Bereits beim Erstkontakt wurde deutlich, daß L.D. unter erheblichen Residualsymptomen der neurologischen Erkrankung litt: Da sie mittelgradige distal betonte Lähmungen in beiden Armen und Beinen zurückbehalten hat, kann sie sich im Haus nur über kleinere Strecken bewegen. Inspektorisch fallen zusätzlich eine Krallenhand beidseits sowie deutliche Atrophien der Interossealmuskulatur auf. Am belastendsten seien allerdings die "Gefühlsstörungen" in beiden Unterschenkeln: Diese erlebe sie wie "ständige Stromstöße", die sich gelegentlich bis zu "schrecklich schmerzhaften Verspannungen und Krämpfen" steigern. Zusätzlich habe sie oft ein eigenartiges Schweregefühl in den Füßen, so als ob sie "zentnerschwere Steine unter ihre Füße geschnallt" hätte. Infolge der verbliebenen motorischen Schwäche in den Händen könne sie bis heute Dinge nur schlecht greifen, auch Schreiben falle ihr sehr schwer. Sie werde derzeit weiterhin regelmäßig krankengymnastisch betreut und befinde sich außerdem in ständiger Behandlung der internistischen Grunderkrankung durch die Medizinische Poliklinik.

Die biographische Anamnese ergibt das Bild einer in psychiatrischer Hinsicht völlig unauffälligen Frau, deren entbehrungsreiche Lebensgeschichte nach einer weitgehend problemlos verlebten Kindheit und Jugend einen tiefen Einschnitt durch den Verlust der böhmischen Heimat und die nachfolgende Flucht nach Westdeutschland erlitt. Aus der 1953 geschlossenen Ehe sind 3 Kinder hervorgegangen, wobei hervorzuheben ist, daß der einzige Sohn seit Jahren an einer maligne verlaufenden multiplen Sklerose leidet. Dieser Sohn lebe "nahezu völlig gelähmt" in einem Pflegeheim, da sie infolge ihrer eigenen Behinderung seine Betreuung nicht mehr gewährleisten könne. Frau D. beschrieb sich als eine religiös geprägte Frau. In all dem Schweren, was sie erlebt habe, bedeute der Glaube für sie eine wirkliche Stütze und Hilfe. Trotz aller Entbehrungen sei sie bis zu ihrer Erkrankung 1984 eine vitale und sehr aktive Frau gewesen. Depressive Verstimmungen oder auch nur leichteste Anzeichen einer hirnorganische fundierten Persönlichkeitsänderung sind weder in der Vorgeschichte noch im aktuellen psychischen Befund feststellbar. Auf Frage negierte L.D. eine besondere Phantasiebegabung oder eine Neigung zu besonders intensiven Träumen.

Zum Erleben der Polyradikulitis-Erkrankung: Bis dahin sei sie eigentlich "völlig gesund" gewesen. Zunächst habe sie ein "eigenartiges Schweregefühl" in Armen und Beinen verspürt, das sich schließlich zu einem lähmungsartigen Schwächegefühl mit zunehmender Tendenz gesteigert habe. Bei der Aufnahme in der Heidelberger Klinik habe sie Arme und Beine kaum mehr bewegen können. Sie könne sich heute nur noch daran erinnern, daß sie dort von einer Ärztin untersucht worden sei. Sie müsse dann wohl das Bewußtsein "verloren" haben und sei erst wieder auf der Internistischen Intensivstation "aufgewacht": Es sei jedoch ein "ganz eigenartiges Aufwachen" gewesen: Sie habe sich bei völlig klarem Bewußtsein in einem "schrecklich hohen Raum" befunden, einer riesigen Kathedrale vergleichbar, dessen Decke sie nicht habe erkennen können. An den Wänden dieses unermeßlichen und riesigen Raumes hätten hohe Leitern gestanden, auf denen sich Männer befanden, die die Wände mit weißer Farbe anstrichen. Diese Männer hätten weiße Kittel getragen, erst später habe sie in ihnen die Pfleger der Intensivstation wiedererkannt. Diese eigenartige Szene habe sie als "absolut wirklich, nicht wie einen Traum" erlebt: Alles sei so klar vor ihr gestanden, daß sie später eine Schwester auf der Intensivstation gefragt habe, wo denn hier die Wand mit weißer Farbe frisch gestrichen worden sei. Dieses Erlebnis komme ihr heute "ganz rätselhaft" vor, insbesondere deswegen, weil sie in der erinnernden Vergegenwärtigung alles "bis ins kleinste Einzelheiten" vor Augen habe: Sie könne noch genau angeben, an welcher Stelle des unermeßlichen Raumes einer der Männer im weißen Mantel auf der Leiter stand und die Wand anmalte: "Ich sehe ihn noch heute ganz klar vor mir". Später habe sie solch eigenartige "Phantasie-Erlebnisse" nicht mehr erfahren, da sie sich "im Griff hatte". Die weitere Zeit auf der Intensivstation habe sie auch in deutlichster Erinnerung: Es sei für sie am schrecklichsten gewesen, die

Arme nicht mehr bewegen zu können und beim Essen und Waschen auf die Hilfe anderer absolut angewiesen zu sein: "Ich habe gelegen wie ein Stück Holz". In dieser Zeit habe sie "fast nur noch geheult" und kaum mehr Hoffnung auf Genesung gehabt. So habe sie immer häufiger darum gebetet, "daß der Herrgott mich erlöst und ich den anderen nicht zur Last falle". Ganz wichtig sei gewesen, daß ihr ein Arzt bei der Visite am Neujahrstag 1985 gesagt habe, daß sie berechtigte Hoffnung haben dürfe, nach einer Zeit langer Genesung doch wieder laufen zu können. Gegen Ende der Exploration kommt Frau D. spontan auf die beschriebene oneiroide Szene zurück und teilt mit, daß sie dieses Erlebnis in gewisser Hinsicht an eine eigenartige Erfahrung vor einigen Jahren während einer Kurznarkose erinnere. Damals sei ein kleiner chirurgischer Eingriff vorgenommen worden. Während der Kurznarkose habe sie damals in einem Gefühl "seltsamer Überwachheit" erlebt, wie sie "in ein unendlich tiefes schwarzes Loch" fiel. Während in diesem für sie gleichfalls unvergeßlichen und als "absolut wirklich" erfahrenen Geschehen das Erleben des Sturzes in einen unendlichen Raum bestimmend war, verhalte es sich in der späteren Szene "geradezu umgekehrt": Habe sie sich doch hier in einem "beängstigend hohen Raum" befunden.

Obwohl Intensität und Verlaufsdynamik des klinisch-neurologischen Bildes bei U.F. und L.D. große Unterschiede zeigen, hält sich das Ausmaß der sozialen und sensorischen Deprivation während des akuten Krankseins bei beiden Patienten in Grenzen: Im Falle von U.F. bestand ein sicherlich ungewöhnlich günstiges therapeutisches Setting während der Intensivbehandlungsphase, das durch fortwährende vielfältige Kommunikationsbemühungen des Pflegepersonals und der Ärzte und die häufige stundenlange, ihm Vertrautheit und Geborgenheit vermittelnde Anwesenheit seiner Ehefrau geprägt war. Zudem ermöglichte man es dem Schwerkranken, über Kopfhörer ihm wertvolle klassische Musik zu empfangen. Hinzu kommt sicherlich die berufliche Erfahrung und das Wissen des Anästhesiologen, der in der von anderen Kranken oft als schrecklich erlebten Intubation und Abhängigkeit vom Respirator geradezu gegenteilig ein lebenserhaltendes Moment der Rettung erblicken konnte. Aber auch U.F. schilderte uns als erste subjektive Reaktion auf die fortschreitende motorische Entmächtigung eine tiefgreifende vital empfundene Angst, die sich zeitweilig bis zu ausgesprochener Todesangst intensivierte. Bei L.D. konnte trotz ihrer pulmonalen Grunderkrankung die tagelang drohende Intubation vermieden werden, so daß ihr im qualvoll erlittenen Zustand der Tetraplegie dennoch die Möglichkeit des verbalen Kontaktes zu ihrer Mitwelt verblieb, der es ihr ermöglichte, die sie beherrschenden Gefühle von Angst und Hilflosigkeit einem realen Gegenüber mitzuteilen. Obwohl für beide Patienten - in jeweils unterschiedlicher Ausformung - der Spielraum der Außenweltzuwendung innerhalb krankheitsbedingter Grenzen gewahrt blieb, berichteten sie beide über noch mehr als 3 Jahre nach der Erkrankung reproduzierbare Spuren phantastischer Entrückungserlebnisse, die unser psychopathologisches Interesse verdienen:

So schilderte U.F. einen zeitweilig auftretenden fortlaufenden Wandel seiner unmittelbaren räumlichen Umgebung, den er am reflexiv nicht zu unterbrechenden und als unbezweifelbar wirklich erlebten ständigen Wechsel der Wandstrukturen zu erkennen glaubte. Dieser Fluktuation des lokalen Rahmens korrespondiert aber nicht das eigentlich zu erwartende Parallelerlebnis des aktiven Sich-Bewegens oder des passiven Bewegt-Werdens in einen anderen Raum; es geschieht also kein Wechsel der Position des eigenen Leibes, der als ein quasi statisch-unverrückbarer Nullpunkt der Orientierung (HUSSERL) - wie auf einer Bühne - mit einem unaufhörlichen Auswechseln der Kulissen konfrontiert wird. Während diese thematisch leere Erfahrungsfolge ein irgendwie bizarr-surreales Gepräge trägt, konstituiert sich im Erlebnis des Versetztseins in einen Wäschereihof wiederum ein geschlossener mundaner Rahmen. F. findet sich hier ratlos-verwundert in einer für ihn befremdlich-undurchschaubaren Umgebung wieder, in der zwar alltägliche Vorgänge ablaufen, von denen er aber ohne jede Kommunikationsmöglichkeit ausgeschlossen bleibt. F. betonte während der Exploration auf Nachfrage, daß er sich damals wirklich inmitten des bis in die Details erinnerbaren Hofes befunden habe und nicht etwa das Bild eines solchen Betriebes vor sich gesehen habe. Die oneiroide "Welt" verwirklicht sich hier also als ein eigenartig begrenzter und das einsam bleibende Subjekt begrenzender akommunikativer Weltausschnitt, in dem symbolhaft die äußere Realsituation in eine als wirklich erlebte imaginäre Szenerie transformiert wird.

Die kurzzeitige phantastische Erfahrung von L.D. schließt sich an eine etwa zweistündige Phase der psychoreaktiven Entleerung des Bewußtseinsfeldes an, also an einen psychogen-stuporösen Zustand, den wir ähnlich auch bei dem Patienten J.T. (Fall III) und in nahezu absoluter Ausprägung bei der Patientin C.Q. (Fall II) feststellen konnten. Beim "Aufwachen" befand sich Frau D. - wie U.F. ebenfalls einsam und ohne kommunikative Bezüge - in einem "schrecklich hohen", nahezu unermeßlichen Raum, an dessen Wänden auf langen Leitern weißgekleidete Männer standen, die sie später, nach der "Rückkehr" in die intersubjektive Realität, als die sie behandelnden Intensivpfleger identifizieren konnte. Es ist verfehlt, hier von einer sich auf illusionäre Perzeptionselemente stützenden Verzerrung der Wahrnehmungsperspektive zu sprechen: Vielmehr "kreieren" die imaginativen raumbildenden Potenzen des Subjekts einen eigenständigen "neuen" Erfahrungsrahmen, der sich nicht als eine defiziente Abbildung des Realraumes deuten läßt. Dieser im Modus unbezweifelbarer Wirklichkeit erlebte imaginäre Raum, dessen Atmosphäre L.D. dem Innenaspekt einer gotischen Kathedrale vergleicht, konstituiert sich als ein *welthaft orientierter Raum* i.S. von BINSWANGER, dem aber eine undurchschaubar-unheimliche und somit ängstigende Gestimmtheit innewohnt (magisch-mythischer Raum, E.CASSIRER). Das Bedrängende dieses fremdartig anmutenden imaginären Raumgebildes zeigt sich vor allem in seiner unendlichen Höhe, also einer Verabsolutierung der Vertikalität, der eine deutliche Begrenzung der horizontalen Ausdehnung kontrastiert, die Frau D. als "röhrenförmige" Einengung erlebte. Die ganze Szenerie gewinnt für die Patientin dadurch den Charakter eines unentrinnbaren Gefängnisses, zumal ihr Lähmungszustand auch in der Imagination fortbesteht. Auch bei L.D. repräsentiert der imaginäre Raum also eine symbolische Transformation ihrer Realsituation.

Das Bild des in einen unendlich hohen Raum gebannten Subjekts gehört zu den markantesten Topoi einer Ikonographie des Phantastischen: Wir begegnen ihm etwa in der phantastischen Architektur eines Piranesi und in manchen Zeichnungen Kubins, aber auch in den Texten der phantastischen Literatur, nicht zuletzt in einigen Erzählungen Kafkas und J.L. Borges'. Auch im Erfahrungsraum der Psychopathologie sind, wie bereits erörtert (Teil I, 9.4), jene in der Ästhetik und

Kunstwissenschaft konzipierten Charakteristika des Phantastischen anzutreffen (vgl. AHLENSTIEL, KAUFMANN 1962).

Ein von uns über Jahre betreuter 44-jähriger Patient, der an einer phantastischen Paraphrenie i.S. von LEONHARD leidet, schilderte bei einer Nachexploration im Jahre 1986 verschiedene "merkwürdige Entrückungserlebnisse", von denen eines in seinem räumlichen Strukturaufbau an die oneiroide Erfahrung von L.D. gemahnt: So berichtete der Patient W.J., daß ihn eines Morgens, als er auf dem Sofa in seiner Wohnung saß, der unwiderstehliche Drang überfallen habe sich hinzulegen. Eigentlich sei er von irgendeiner Kraft hinuntergezogen worden. Plötzlich habe er sich in einer anderen Wirklichkeit befunden, die einem tunnelartigen, röhrenförmigen und unermeßlich hohen Raum geglichen habe. Er habe auf einer "unendlich langen Leiter" gestanden, die nach unten in ein schemenloses Dunkel überging, während ihm von oben ein glänzendes Licht entgegenkam. Das Erlebnis habe dann ganz abrupt geendet, worauf er sich wiederum auf dem Sofa seiner Wohnung liegend vorfand.

Die phantastischen Räume der Polyradikulitis-Kranken U.F. und L.D. bleiben seltsam ereignisleer, ihnen fehlt jede das erlebende Subjekt einbeziehende temporale Geschehensstruktur. Phänomenal lassen sie sich als ahistorische, rein präsentische Anschauungsräume (E.STRAUS) beschreiben, die für das erlebende Subjekt nur für eine kurze episodische Zeitspanne der Entrückung das Signum der Erlebniswirklichkeit annehmen. Es ist anzunehmen, daß die bei beiden Patienten gegebenen günstigen Kommunikationsbedingungen eine weitere räumliche Entfaltung der oneiroiden Welten und die Ausbildung einer fiktiven Geschehensdynamik verhindert haben.

Gleichwohl verdeutlichen diese Selbstschilderungen ein grundlegendes *Konstituierungsprinzip jedes Oneiroids*: Danach realisiert sich die imaginäre Welt zunächst immer als eine verräumlichte oder "eingeräumte" Welt, die erst bei weiterer Intensivierung der imaginativen Potenzen des Individuums eine ihr eigene Temporalität und damit die Struktur des Ereignishaften ausbildet. Man könnte also berechtigt von einem *konstitutiven Primat des Räumlichen* beim Vorgang der imaginativen Erzeugung phantastischer Wirklichkeiten sprechen; einen eigentlich welthaften Charakter gewinnen diese aber erst, sobald sich eine fiktive Geschehensdynamik zu entwickeln beginnt. Gemessen an den oneiroiden Erlebnissen anderer psychotischer Kranker stellen die Erfahrungen von L.D. und U.F. daher auf die pure Räumlichkeit reduzierte, also defiziente Weltentwürfe dar, die alsbald von der wiedergewonnenen Erfahrung der intersubjektiven Realität abgelöst werden. Die sich hier anzeigende Relativität des Erlebniswertes von Innen- und Außenwelt macht aber auch deutlich, daß ein weltloses Subjekt immer nur ein "bewußtloses" Subjekt sein kann.

3.6   FALL VII G.C.**

Die folgende Fallskizze demonstriert ebenfalls den fortschreitenden Erlebenswandel einer Polyradikulitis-Kranken, der schließlich in einem imaginativen, gleichwohl aber als wirklich erlebten "Verlassen" der Intensivstationsumgebung kulminiert.

Die 83-jährige G.C. wurde 1990 über 2 Monate in der Neurologischen Universitätsklinik Göttingen wegen einer tetraplegischen Polyradikulitis behandelt. Aufgrund einer respiratorischen Insuffizienz war die kontrollierte maschinelle Beatmung für 2 Wochen erforderlich.

Der Liquorbefund bei Aufnahme ergab eine unauffällige Zellzahl (6/3) sowie eine leichtgradige Erhöhung des Gesamteiweiß auf 597 mg/l. Eine autochthone Immunglobulinproduktion im ZNS ließ sich nicht verifizieren.

Von der die Patientin behandelnden Kollegin war zu erfahren, daß Frau C. während der Intensivbehandlungsphase wiederholt Zustände größerer psychomotorischer Unruhe geboten habe, in denen sie mit den ihr verbliebenen residualen mimischen Ausdrucksmöglichkeiten höchste innere Erregung signalisierte. Die Patientin wurde dann jeweils mit geringgradigen Benzodiazepin-Dosen sediert. Eine kontinuierliche Sedation war nicht durchgeführt worden.

Bei einer 2 Tage nach Extubation durchgeführten Exploration erwies sich Frau C. als eine vor der Erkrankung für ihr Alter ungewöhnlich rüstige und in psychopathologischer Hinsicht völlig unauffällige Frau, die keine nennenswerten Beeinträchtigungen der mnestischen Funktionen aufwies. Frau C. gab an, daß sie sich in ihrem eigenen Haus bis zuletzt alleine versorgt habe und nicht auf fremde Hilfe angewiesen gewesen sei. Etwa eine Woche vor Einsetzen der neurologischen Symptomatik habe sie sich "sehr träge und arbeitsunlustig" gefühlt und zum erstenmal in ihrem Leben bei den täglichen Wegen einen Gehstock benutzt. In der Nacht des Aufnahmetages sei sie in ihrem Hause plötzlich gestürzt, wobei sie das Gefühl hatte, daß "die Beine plötzlich nicht mehr da waren". Auch die Arme "waren weg". Bei näherer Exploration des subjektiven Erlebniswertes der motorischen Entmächtigung stellte sich heraus, daß die Patientin jegliches Gefühl für ihre Extremitäten verloren hatte und absolut davon überzeugt war, lediglich nur noch ein Körpertorso zu sein. Sie habe nur noch ihren eigenen Oberkörper wahrnehmen können und bei genauem Nachschauen gemerkt, daß Arme und Beine "verschwunden" waren. Für die nachfolgenden Stunden bis zur Einlieferung in das Klinikum Göttingen bestand eine vollständige Amnesie.

In den ersten Tagen der Intensivstationszeit habe sie sehr unter "Gefühlsstörungen" in den Händen gelitten. Beim Anschauen der Hände habe sie dann bemerkt, daß diese eigentlich gar nicht mehr ihre Hände waren: Sie seien "kleine Kinderhände" gewesen, die zudem "irgendwie seltsam verkrüppelt" waren: Die Finger seien nämlich "falsch angewachsen", so daß etwa der Zeigefinger auf dem Ringfinger und auch umgekehrt "gesessen" habe. Diese Erfahrung habe sie zutiefst erschreckt.

Weiter gab Frau C. an, daß sie des öfteren "kleine weiße und schwarze Kaninchen" auf der Station erblickt habe. Diese seien junge, noch nicht ausgewachsene Tiere gewesen, von denen sie merkwürdigerweise nur die Oberkörper, nicht hingegen die Beine gesehen habe. Sie habe niemals daran gezweifelt, daß diese wirklich auf der Station anwesend waren. Da sie infolge ihrer Lähmung die Tiere nicht habe greifen können, habe sie versucht, diese mit ihren Blicken zu verfolgen. Eigenartig sei

---

** Die Übermittlung dieser Kasuistik verdanke ich meiner Kollegin Frau Dr. S. Hilken, Göttingen

gewesen, daß dieses "Kaninchen-Erlebnis" gar nicht habe aufhören wollen: Das Ganze habe sie sehr ängstlich gemacht, da diese Tiere doch nicht ins Krankenhaus gehörten. Im weiteren Verlauf der Exploration gab Frau C. an, daß sie "stunden- oder vielleicht auch tagelang" gar nicht auf der Intensivstation gewesen sei: So könne sie sich lebhaft und deutlich daran erinnern, daß sie mehrfach in der Stadt N. gewesen sei, wo sie einmal wöchentlich als Putzhilfe arbeite. Sie habe die Häuser und Bäume und ein aufgeworfenes Feld "absolut lebensecht" vor sich gesehen und sei auch momentan zweifelsfrei von der Wirklichkeit dieses Geschehens überzeugt gewesen. Es habe sie jedoch sehr verwundert, daß die zuvor auf der Intensivstation erblickten merkwürdigen Kaninchen nun auch in N., also "in der freien Natur" herumgehoppelt seien.

Erwähnenswert ist weiterhin eine die Patientin innerseelisch stabilisierende und stützende Personenverkennung, die gleichfalls mit der Evidenz subjektiver Gewißheit erlebt wurde: So habe sie tagelang die betreuende Ärztin für ihre jüngste, ihr besonders nahestehende Tochter gehalten. Obwohl die Ärztin größer und schlanker als diese sei, habe sie sich stets "vergewissern" können, daß die Ärztin "tatsächlich" und "eigentlich" ihre Tochter sei. Heute sehe sie ein, daß allenfalls die blonde Haarfarbe eine Gemeinsamkeit beider Frauen darstelle. Damals sei ihr jedoch der Anblick der als die eigene Tochter erlebten Ärztin "eine richtige innere Freude" gewesen. Sie habe sich dann immer wieder zugesprochen: "Das ist sie, die hilft dir, die steht zu mir, die belästigt mich nicht". -

Aus dem Entlassungsbrief der Rehabilitationseinrichtung, in der Frau C. anschließend behandelt wurde, ist zu entnehmen, daß die bei Entlassung aus dem Klinikum Göttingen noch bestehende distal betonte Tetraparese sich weitgehend gebessert habe: Während sich die Handmotorik nahezu völlig restituiert habe, könne sich Frau C. mit Hilfe von Handstöcken "sehr zügig und flüssig" bewegen. Im psychischen Befund werden "das gute Gedächtnis und die intakte Merkfähigkeit" der Patientin betont, die keinerlei Störungen der Affektivität, etwa i.S. einer Affektlabilität, gezeigt habe.

In der Selbstschilderung dieser 83-jährigen, bis zum Auftreten der Polyradikulitis ungewöhnlich rüstigen Patientin, die perakut an einer foudroyant aufsteigenden Tetraparese erkrankte, beeindruckt vor allem die sofort mit halluzinatorischer Deutlichkeit einsetzende Vergegenwärtigung der krankheitsbedingten schweren Leiberlebensstörung: Frau C. fühlt nicht nur die das Körperschema verstümmelnde Reduktion des Leibbewußtseins auf den Kopf und Körperstamm, darüber hinaus muß sie feststellen, daß Arme und Beine "tatsächlich verschwunden" sind, also nicht mehr zu erblicken sind. Phänomenal-deskriptiv könnte man hier von einer quasi negativen "Halluzination" des Extremitäten-Verlustes sprechen, da die beschriebene Erfahrung nicht im Modus des "Als-ob", der ja auch noch dem Entfremdungserlebnis eignet, erlebt wird, sondern in der Gegebenheitsweise unbezweifelbarer sinnlich vermittelter Leibhaftigkeit.

Auch G.C. gibt dann eine mehrstündige "Bewußtlosigkeit" an, die möglicherweise eine psychogene Schreckreaktion auf das eben geschilderte Erlebnis darstellt, das ja vor allem einen Abbruch ihrer bis dahin auf individueller Autonomie und körperlicher Unversehrtheit basierenden Lebensperspektive bedeuten mußte. Beim "Aufwachen" scheint Frau C. zunächst ihre Hände "wiedergewonnen" zu haben, an denen sie allerdings jetzt erhebliche Parästhesien verspürt. Beim kontrollierenden Blick erkennt sie dann eine sie erschreckende bizarre "Verkrüppelung" der auf kindliche Größendimensionen geschrumpften Hände, die sie zu der distanzierenden Feststellung veranlaßt, daß diese so deformierten Hände eigentlich nicht mehr ihre eigenen seien. Es ist zu vermuten, daß in diesem Erfahrungskomplex die subjektiv belastenden Parästhesien, die aber für die Patientin immerhin die Faktizität ihrer Hände anzeigen, eine imaginative, wiederum halluzinatorische Prägnanz erreichende Umdeutung erfahren. Dem halluzinatorischen Erlebnis des Extremitätenverlustes folgt also die imaginäre Erfahrung der entstellenden Verstümmelung beider Hände - ein das Subjekt nicht minder erschreckendes Widerfahrnis, in dem sich die Realität des neurologischen Krankheitsbildes erlebnisadäquat widerspiegelt.

Die im Modus optischen Halluzinierens erblickten - in seltsamer Entsprechung zur Situation von Frau C. - gleichfalls "beinlosen" Kaninchen stellen dann reine Imaginationen dar, die als verfremdende Elemente vor dem zunächst noch konstitutiv erhaltenen Erfahrungshintergrund der Intensivstation auftauchen und dann auch den imaginativ fundierten Wandel des mundanen Rahmens überdauern. Diese imaginären Wesen stellen also gewissermaßen das Bindeglied zwischen der Intensivstationsrealität und der diese ablösenden oneiroiden Szenerie dar, in der sie ebenfalls eine das Gesamtbild störende Rolle spielen. Frau C. erlebt sich über längere Zeitstrecken in ihre als "absolut lebensecht" erfahrene alltägliche Lebenswelt versetzt, ohne daß die motorische Behinderung fortbesteht. Diese im aktuellen Erlebnisvollzug als einzige und unbezweifelbare Wirklichkeit erfahrene oneiroide Szene, in der eine ganz eigene Phantasiezeit zu walten scheint, neutralisiert gleichsam das in der Realität so belastende Krankheitsgeschehen. Die in sich geschlossene Phantasiewelt gestaltet sich im Falle von Frau C. als ein vertraut-heimatlich anmutender Raum, der eine vorübergehende subjektive Entlastung zu gewähren vermag. Die in dieser Deutlichkeit nur bei G.C. anzutreffende Wunscherfüllungsfunktion der Phantasieerlebnisse läßt sich ebenfalls an der oben geschilderten, gleichfalls seelisch stabilisierenden Personenverkennung ablesen.

Auch bei C.F. findet sich also eine in ihrem bisherigen Leben in dieser Ausprägung nicht erfahrene Intensivierung der imaginativen Potenzen: Die durch das neurologische Krankheitsbild bedingte Störung des Leib- und Raumerlebens manifestiert sich intrapsychisch im Modus eines bizarr-phantastischen halluzinatorischen Erlebens körperlicher Veränderung, bei dem die intersubjektive Wahrnehmungswelt als figuraler Hintergrund der Erfahrung allerdings zunächst gewahrt bleibt. D.C. erleidet die angesichts einer Polyradikulitis wohl unvermeidbaren Reaktionen von Angst und Schrecken im Erfahrungszusammenhang der intersubjektiven Realität, die allerdings eine halluzinatorische Verfremdung erfährt. Die sich schließlich konstituierende Phantasiewelt ihres Oneiroids trägt dagegen als mimetisches Abbild der Lebenswelt eindeutig entlastende Züge, die dem betroffenen Subjekt eine imaginäre Kontinuität des in der Realität so abrupt unterbrochenen und gefährdeten Existenzgefühls vorspiegeln.

3.7   FALL VIII D.C. und FALL IX P.I.

In den beiden folgenden Selbstschilderungen, die wegen ihrer thematischen Affinität zusammenfassend dargestellt werden, gestaltet sich die oneiroide Erlebniswelt zu einem mit intensiver affektiver Beteiligung erlittenen Szenario der Bedrohung und des Schreckens. Die von manchen Autoren - in Anlehnung an die Traumtheorie

FREUDs - auch dem Oneiroid zugesprochene Wunscherfüllungsfunktion läßt sich, wie auch die späteren Fallskizzen demonstrieren werden, keinesfalls generalisieren und bedarf daher in bezug auf ihren Geltungsbereich unbedingt einer differenzierenden Betrachtung.

Fall VIII D.C.

Die 78 Jahre alte Frau D.C. wurde wegen einer tetraplegischen Polyradikulitis für 5 Wochen auf der Intensivstation der Neurologischen Universitätsklinik Göttingen behandelt. Wegen einer respiratorischen Insuffizienz war über 20 Tage die Intubation und maschinelle Beatmung erforderlich.

Zur aktuellen Vorgeschichte war zu erfahren, daß die Patientin seit etwa einer Woche unter nachts auftretenden heftigen Schmerzen im Bereich beider Schultern und Arme litt, denen innerhalb weniger Tage Taubheitsgefühle, Kribbelparästhesien sowie eine motorische Schwäche folgten. Bei der Aufnahme im Kreiskrankenhaus ihres Wohnortes fand sich eine proximal betonte schlaffe Tetraparese, die im Bereich der Arme eine diskrete Rechtsbetonung aufwies. Bei der Prüfung der Sensibilität zeigte sich eine handschuh- bzw. strumpfförmige Hypästhesie und Hypalgesie an Armen und Beinen sowie eine aufgehobene Vibrationsempfindung im Bereich der unteren Extremitäten.

Im Liquorbefund ließ sich eine typische dissociation albumino-cytologique verifizieren: Unauffällige Zellzahl (2/3) sowie eine Erhöhung des Gesamteiweiß auf 1338 mg/l, somit Vorliegen einer Liquor-Schrankenstörung. Keine autochthone Immunglobulinproduktion im ZNS.

In der Elektroneurographie (Nervus peronaeus links sowie Nervus ulnaris rechts) fanden sich Hinweise für eine proximale Schädigung vom Markscheidentyp. Die motorische Nervenleitgeschwindigkeit war jeweils stark verlangsamt.

Den retrospektiv eingesehenen Untersuchungsprotokollen der Neurologischen Intensivstation ist zu entnehmen, daß Frau C. in den Tagen vor der Intubation "psychisch zunehmend auffällig, dysphorisch, gereizt" gewesen sei und über lagerungsbedingte Schmerzen geklagt habe. So habe sie fortlaufend vom Pflegepersonal und Ärzten verlangt, daß sie anders gebettet werde. Das Umgehen mit der Patientin habe sich zu diesem Zeitpunkt sehr schwierig gestaltet. Am Tage vor der nachts um 4.30 Uhr notwendig werdenden Intubation sei die Patientin auch "zunehmend geängstigt und psychomotorisch noch unruhiger als in den Tagen zuvor" gewesen. Neurologisch bestand jetzt eine nahezu vollständige Tetraplegie mit geringster Restmotorik in den Fußhebern und im Bereich der Schultermuskulatur.

Der folgende Verlauf war durch kardiovaskuläre Irritationen mit einer konstanten Tachykardie sowie rezidiverenden Blutdruckspitzen geprägt. Von den behandelnden Ärzten wurden immer wieder heftige Erregungszustände der Patientin beobachtet, in denen sie sich mittels "Rütteln" der noch minimal beweglichen Schultermuskulatur und des Kopfes, soweit es ihr möglich war, bemerkbar zu machen versuchte. Auffallend sei hierbei ein "deutlich angstvoller, schreckerfüllter Gesichtsausdruck" gewesen. Auch habe man den Eindruck gewonnen, daß die Patientin mit großer Anstrengung versuchte, den Umstehenden etwas über ihr Erleben mitzuteilen. Da infolge der Intubation eine verbale Kontaktaufnahme nicht möglich war und die Paresen eine schriftliche Mitteilung verunmöglichten, wurde die Patientin mehrfach gefragt, ob sie Schmerzen habe oder ob sie wünsche, anders gelagert zu werden. Frau C. habe hierauf nicht reagiert, sondern weiterhin mit den Schultern "gerüttelt" und den Kopf "hin und her geworfen". Erst nach 11 Tagen habe die Patientin vom äußeren Aspekt her "weniger psychisch alteriert und ausgeglichener" gewirkt. Infolge einer Besserung der respiratorischen Situation konnte sie schließlich nach 3 Wochen extubiert werden. Im besagten Zeitraum wurde die Patientin anxiolytisch und sedativ mit 4 x 1,0 mg Lorazepam behandelt.

In einer ersten Exploration unmittelbar nach der Extubation gab Frau C. der behandelnden Ärztin an, daß sie während der Beatmungsphase "ganz eigenartige Erlebnisse" hatte: diese seien in Form von Szenen aufgetreten, die sie für "vollkommen real" gehalten habe. Durchgängig sei sie dabei "ängstlich gequält" gewesen, während sie an "neutrale Bilder" kaum Erinnerung habe. Frau C. konnte sich auch daran erinnern, daß sie verzweifelt versucht habe, der Ärztin etwas mitzuteilen, da sie hoffte, daß diese ihr vielleicht helfen könne. Weiterhin schilderte sie, daß die Szenen "rasch gewechselt" hätten.

In diesem Gespräch äußerte die Patientin mehrfach, wie "eigentümlich" sie ihr Erleben ansehe. Sie selbst könne es sich kaum deuten und sei durch die Erinnerung an die erlittenen Schrecknisse "äußerst aufgewühlt". Die Patientin war dann deutlich stabilisiert, als ihr vermittelt wurde, daß ähnlich geprägte Erlebnisfolgen auch bei anderen Polyradikulitis-Kranken aufgetreten seien. Bereits zu diesem Zeitpunkt erklärte sich Frau C. zu einer späteren Nachexploration durch mich bereit, die dann nach mehreren schriftlichen Kontakten 9 Monate nach der akuten Erkrankung im Privathaus von Frau C. in H. stattfand.

Wenige Wochen vorher war die Patientin aus einer mehrmonatigen Rehabilitationsbehandlung entlassen worden. Auf neurologischem Gebiet zeigte sich zum Explorationszeitpunkt noch eine linksbetonte, leicht- bis mittelgradige Parese der Unterschenkelstreckmuskulatur. Dennoch könne sie jetzt mit Hilfe ihres Mannes im Haus und auch außerhalb kleinere Gehstrecken befriedigend bewältigen. Die Beweglichkeit der Hände war bei atrophischer Handmuskulatur noch eingeschränkt. Frau C. konnte aber, wenn auch etwas zittrig, wieder schreiben. Belastend sei noch ein Taubheitsgefühl im Bereich der Fingerkuppen sowie an Unterschenkeln und Füßen. Während der Exploration, an der auch ihr Ehemann teilnahm, wirkte Frau C. in affektiver Hinsicht ausgeglichen und auf der kommunikativen Ebene ausgesprochen zugewandt. Es zeigten sich nicht die geringsten Hinweise für eine altersbedingte hirnorganische Einschränkung. Zur Primärpersönlichkeit berichteten Frau C. und ihr Ehemann übereinstimmend, daß sie eigentlich immer eine positive, lebensbejahende Grundeinstellung besessen habe. Unter depressiven Verstimmungen habe sie in ihrem Leben nicht gelitten. Erwähnenswert ist allerdings eine über mehr als vier Jahrzehnte bis zum Klimakterium bestehende schwere Migräne, die gelegentlich zu mehrfach wöchentlichen Attacken geführt habe.

Eine besondere Phantasiebegabung oder eine habituierte Neigung zum Tagträumen wurde von Frau C. ausdrücklich negiert: Sie sei immer eine ausgesprochen große "Realistin" gewesen.

Zur biographischen Anamnese: Frau C. wuchs in Stettin auf, wo sie auch ihren Mann, einen Veterinär, kennenlernte. Aus der Ehe stammen eine heute 51-jährige Tochter sowie ein 49-jähriger Sohn, die in psychiatrischer Hinsicht beide unauffällig sind. Von 1945 bis Ende der 70er Jahre habe ihr Ehemann in H. eine Tierarztpraxis geführt.

Zum Erleben der Polyradikulitis-Erkrankung: Sie habe - abgesehen von den nachstehend wiedergegebenen oneiroiden Erlebnissen - kaum eine zusammenhängende Erinnerung an ihre Erkrankung, insbesondere seien ihr die Einzelheiten der Intensivbehandlung in Göttingen völlig aus dem Gedächtnis entschwunden. An die täglichen Besuche ihres Ehemannes und ihrer Kinder könne sie sich überhaupt nicht mehr erinnern: "Die Zeit ist merkwürdig über mich hinweggebraust".

Die Erkrankung habe mit ziehenden Schmerzen in beiden Schultern sowie einer zunehmenden Bewegungseinschränkung begonnen. An einem Sonntagabend sei sie dann, da die Beine sie nicht mehr getragen hätten, auf der Toilette zusammengebrochen. Sie habe dabei zunächst an einen "Schlaganfall" gedacht. Sie wisse nur noch, daß sie im örtlichen Kreiskrankenhaus aufgenommen wurde und nach einer konsiliarischen neurologischen Untersuchung nach Göttingen verlegt wurde. Die letzte deutliche Erinnerung sei dann die erste ärztliche Untersuchung auf der Neurologischen Intensivstation des Klinikums Göttingen. In ihrer Erinnerung sei die mehrwöchige Intensivbehandlung auf einen wesentlich kleineren Zeitverlauf "zusammengeschrumpft", der gänzlich durch die "eigenartigen Phantasieerlebnisse" angefüllt sei, während die Stationsrealitäten für sie kaum mehr erinnerbar seien. Ein eigentliches Angsterleben bei Einsetzen der neurologischen Symptomatik wurde von Frau C. negiert, wobei sie einräumte, daß ihr die "Ahnungslosigkeit" angesichts der Erkrankung heute selber eigenartig vorkomme. Umso angstvoller seien dann allerdings die "Phantasieerlebnisse" gewesen. Bereits zu Beginn unseres Gespräches teilte Frau C. mit, daß es sich bei diesem Erleben um etwas "ganz Eigenartiges" handele, das ihr weder vorher noch nachher jemals so widerfahren sei. Außer mit Frau Dr. H. habe sie darüber bisher noch mit niemand gesprochen. Heute komme ihr das Ganze wie ein "böser Traum" vor. Wenn sie sich das Erlebte aber wieder richtig vergegenwärtige, so sei alles doch "viel intensiver und anders" gestaltet gewesen als das übliche Traumerleben. In formaler Hinsicht habe das Phantasie-Geschehen völlig dem Alltagserleben geglichen. Frau C. äußerte hierzu spontan: "Das war eindeutig real, da konnte ich nur noch denken: Das, was da geschieht, ist absolut wirklich; genauso wie die gegenwärtige Situation!" Auf Nachfrage gab D.C. an, daß sie "überhaupt nur sehr wenig" träume. Zudem seien ihre Träume "ganz verschwommen", so daß sie sich schon beim Aufwachen nicht mehr an die Inhalte erinnern könne. Auch träume sie fast niemals "richtige Geschichten", alles bleibe "blaß und verschwommmen".

Zum Verständnis der nachstehend berichteten oneiroiden Szene beschrieb Frau C. zunächst zwei Mitglieder des Pflegeteams: Ein Pfleger, dessen Name sie nicht wisse, sei ihr "eigentlich immer unheimlich" erschienen. Mit seinen langen grauen Haaren und seinem Bart sei er ihr wie eine "furchterregende Maske" vorgekommen. So spärlich ihre Erinnerungen an die Intensivbehandlungszeit seien, so deutlich sei ihr bis jetzt die bedrohlich erlebte Physiognomie dieses Mannes vor Augen. Weiterhin könne sie sich an eine jüngere Krankenschwester erinnern, die sich ihr gegenüber "exaltiert" und "schnippisch" verhalten habe, wodurch sie sich sehr verletzt fühlte. Sie habe sich dann "auf einmal" in einem anderen, ihr fremden Raum wiedergefunden, der eindeutig nicht zur Klinik gehörte. Sie könne sich aber nicht mehr erinnern, ob und wie sie von der Station hinweg in diese andere Umgebung gebracht worden sei. Der besagte Pfleger habe sie dann gepackt und auf eine schmale Bank, die ihr wie eine Folterbank vorkam, gelegt. Dort habe er sie dann so fest in Decken eingeschnürt, daß sie sich nicht mehr habe rühren können. Sie wisse nicht mehr genau, ob sie den Pfleger immer leibhaft vor sich gesehen habe. Immer habe sie aber seine Anwesenheit im Raum mit deutlicher Gewißheit gespürt. Gelegentlich habe er sich ganz nahe über sie gebeugt, um die sie einzwängende Decke noch enger um sie zu spannen.

Zur räumlichen Umgebung: Es habe sich um einen privaten Raum gehandelt, den sie noch ganz deutlich vor sich sehe: Von der Folterbank aus habe sie auf eine aus hellem Holz bestehende Wand mit einem Bücherregal geschaut, in das ein Fenster eingelassen war. Durch dieses Fenster habe sie auf einen Innenhof blicken können, über dessen Ausgestaltung sie allerdings nicht viel sagen könne. Im Innenhof hätten auf einer Bank Frau Dr. H. und eine andere Ärztin in einer lebhaften Unterhaltung gesessen, ohne in das Fenster, also in den Raum, in dem sie selbst lag, hineinzuschauen. Da sie selbst fest an ihre Unterlage gefesselt war, habe sie von den beiden Ärztinnen "eigentlich nur die Köpfe sich bewegen sehen". Schließlich sei in den Innenhof zu den beiden Ärztinnen ein junger Mann getreten, der ein merkwürdiges blau-weiß-farbenes Schlagzeug mit sich gebracht habe. Die gesamte Szene, die in ihrem subjektiven Erleben über mehrere Tage andauerte, habe etwas Schrecklich-Beängstigendes gehabt: Das enge Eingeschnürtsein in die Decke sei schon "schlimm genug" gewesen, am meisten habe sie aber die

Angst vor der ihrer Ansicht nach unmittelbar bevorstehenden Folterung gequält. Sie könne sich lebhaft daran erinnern, daß sie nach Luft gerungen habe und mit allen ihr verfügbaren Kräften versucht habe, sich aus der Umklammerung durch die Decke zu befreien. All diese Anstrengungen seien jedoch vergeblich gewesen. Bei Nachfrage meinte Frau C., daß sie sicher sei, in der besagten Szene nicht intubiert gewesen zu sein; allerdings habe sie sich nicht verbal verständigen können. Ihre Bewegungsunfähigkeit habe sie nicht als Krankheitssymptom, sondern als Folge der äußeren Gewaltanwendung durch den Pfleger erlebt. Als sie dann draußen im Innenhof die beiden Ärztinnen sah, habe sie gehofft, daß diese bemerken würden, was man ihr antue. Umso schlimmer sei dann das Gefühl von Ohnmacht und Ausgeliefertsein gewesen, als ihr klar wurde, daß diese von ihrem Leid keinerlei Notiz nahmen. Sie wisse dann noch, daß es auf einmal an der Tür des Raumes geklingelt habe, worauf sich der Pfleger erhoben habe, um aufzumachen. Vor der Tür habe die Polizei gestanden, so daß sie kurzzeitig wiederum auf Rettung gehofft habe. Der Pfleger habe den Polizisten aber bedeutet, daß alles in Ordnung sei. Hierauf sei sie in noch tiefere Verzweiflung gefallen, da sie nun endgültig jede Hoffnung auf Errettung aus der Situation aufgab. Sie habe sich jetzt "völlig ausgeliefert" gefühlt und in hilfloser Ohnmacht immer wieder auf die beiden Ärztinnen geschaut, ohne daß eine Kontaktaufnahme möglich war.

Des weiteren könne sie sich noch daran erinnern, irgendwann in aller Deutlichkeit gehört zu haben, daß der Pfleger, vielleicht um sie zum Narren zu halten, den Radiowetterbericht gesprochen habe. Oftmals habe sie auch das Gefühl gehabt, als ob hinter einem Vorhang eine Frau säße, bei der es sich sicherlich um die besagte Schwester gehandelt habe. Sie habe zwar nicht gewußt, welche Rolle diese spielte, aber wohl geahnt, daß diese mit dem gesamten Folterungsgeschehen im Zusammenhang stand. Hinter dem Vorhang habe sie plötzlich gehört, wie die Frau den Pfleger mit den Worten "Raupe, kommst du gut zurecht?" angesprochen habe. Hierzu bemerkte Frau C., daß sie erst sehr viel später nach ihrer Extubation erfahren habe, daß der Pfleger bei seinen Kollegen tatsächlich den Spitznamen "Raupe" trug. Sie sei sicher gewesen, daß die sich hinter dem Vorhang befindende Frau bereit war, an der Folterung teilzunehmen.

Während der ganzen Szene habe sie unter einem nahezu unerträglichen Gefühl vitaler Bedrohung und Angst gelitten: "Ich fühlte, daß der Tod unmittelbar bevorstand". Am quälendsten sei es gewesen, sich nicht verständigen zu können.

Während ihrer Erlebnisschilderung betonte Frau C. mehrfach, daß ihr das Berichtete "ohne jeden Zweifel als ein wirkliches Geschehen" erschienen sei: Sie habe niemals Zweifel an der Realität des Widerfahrenen gespürt. Es sei eigenartig, daß die Szene dann relativ plötzlich "abgebrochen" sei, ohne daß die Handlung irgendwie zu Ende ging. Das befürchtete "absolut Schreckliche" sei dann doch nicht eingetreten.

Im weiteren Fortgang des Gespräches bemerkte ich zu Frau C., daß sie kurz nach der Extubation Frau Dr. H. von mehreren Szenen berichtet habe. Trotz angestrengten Nachdenkens meint die Patientin hierzu, daß sie sich nur - allerdings mit höchster Genauigkeit - an die vorstehende ausführlich beschriebene Szene erinnern könne. Es sei allerdings durchaus möglich, daß sie auch noch "anderes" erlebt habe, das thematisch aber wohl weitgehend dem berichteten Geschehen geglichen habe.

Die erinnernde Vergegenwärtigung des oneiroiden Geschehens stellte für Frau C. eine nicht unerhebliche seelische Belastung dar, die seitens des Gegenüber stützende Interventionen erforderte. Andererseits erlebte D.C. das Gespräch als wesentliche Erleichterung, da ich ihr verdeutlichen konnte, daß die so eigenartigen, mit der lebensgeschichtlichen Kontinuität nicht zu vereinbarenden und sie bis heute nachhaltig verstörenden "Phantasieerlebnisse" auch bei anderen Polyradikulitis-Patienten aufgetreten seien.

In der unmittelbar nach Extubation durchgeführten Exploration durch die Kollegin H. hatte Frau C. von mehreren, rasch wechselnden Szenen berichtet, die jedoch durchaus auch Teilmomente des beschriebenen Foltergeschehens sein können. So gab die Patientin seinerzeit an, in einen engen, ihr fremden Raum "eingepfercht" gewesen zu sein. In einer anderen Szene habe sie "einen Tisch, einen Stuhl und mehrere bunte, eigenartig gemusterte Musikinstrumente" vor sich gesehen. Weiterhin konnte sich Frau C. an eine weitere folterartige Erlebnisfolge erinnern, die sie damals von der mir berichteten zusammenhängenden Szene abgrenzte. Sie habe dabei das Gefühl gehabt, als ob hinter ihr jemand saß, der das Bettlaken so zusammenzog, daß sie nicht mehr atmen konnte. Als sie dann mühsam versuchte, sich umzublicken, habe sie nur einen roten Haarschopf, aber nicht das Gesicht der sie quälenden Person erblicken können.

Zum Abschluß des Gespräches berichtete Herr C., daß er seine Frau auch während der Beatmungsphase nahezu täglich besucht habe und eigentlich immer gemeint habe, daß seine Frau ihn erkenne und Kontakt aufnehmen wolle. Hierzu äußerte Frau C., daß sie sich an die Besuche ihres Mannes überhaupt nicht erinnern könne. Es komme ihr heute vor, als ob die 4 Wochen der Intensivbehandlungszeit - bis auf die Phantasieerlebnisse - aus ihrem Leben "wie ausgelöscht" seien.

Es ist nicht auszuschließen, daß für Frau C. in der erinnernden Vergegenwärtigung des in der oneiroiden Verfassung Erlebten mehrere formal separierte Szenen aufgrund weitgehender thematischer Übereinstimmung zu einem zusammenhängenden Gesamtgeschehen verschmelzen. Hervorzuheben ist auch hier wiederum die bis in Details reproduzierbare Raumgebundenheit der Erfahrung, der die Betroffene auch retrospektiv - für sie selbst bis heute unfaßbar - den Erlebniswert unbezweifelbarer Wirklichkeit zuerkennt. Der oneiroide Raum präsentiert sich hier durchgängig als ein schreckerfüllter Innenraum, der bezeichnenderweise nur einen ausschnitthaften Blick auf die Befreiung verheißende Außenwelt gewährt, zu der D.C. jedoch in hilfloser Ohnmacht keinen Zugang finden kann. Der sich im Fall V und VI lediglich als ein phantastischer und ereignisleer bleibender Anschauungsraum entfaltende Rahmen des Oneiroids erweitert sich hier zu einem Geschehen von größter existentieller Relevanz, das gänzlich den Charakter eines pathischen Widerfahrnisses trägt. Die für das Subjekt in der Realität so unheimliche "Endogenität" der motorischen Entmächtigung und der kommunikativen Beschränkung wird auf der fiktiven Geschehensebene des Oneiroids in das Erlebnis einer wehrlos erlittenen, von Außenstehenden brutal zugefügten Gewaltanwendung transformiert.

Fall IX P.I.

Der zum Erkrankungszeitpunkt 61 J. alte städtische Angestellte P.I. wurde wegen einer Polyradikulitis 10 Wochen in der Neurologischen Universitätsklinik Göttingen stationär behandelt. Über einen Monat war eine intensivmedizinische Betreuung erforderlich, in deren Verlauf Herr I. 12 Tage maschinell beatmet werden mußte. Ich selbst betreute den Patienten auf einer neurologischen Allgemeinstation vor und nach der intensivmedizinischen Behandlungsphase.

Zum Krankheitsverlauf: Im Anschluß an eine fieberhafte Tracheobronchitis hatte sich bei dem Patienten etwa 2 Tage vor der Aufnahme zunächst ein Taubheitsgefühl in beiden Füßen und Händen, später dann eine Standunfähigkeit sowie eine progrediente Kraftminderung an allen Extremitäten entwickelt. Unter der Verdachtsdiagnose einer Landry-Paralyse wurde der Patient dann vom Hausarzt in die Neurologische Klinik überwiesen. Bei der Aufnahme zeigte sich der Patient in einem deutlich reduzierten Allgemeinzustand. Bei absoluter Areflexie ließ sich eine linksbetonte Tetraparese sowie eine distal betonte Hypästhesie und Hypalgesie an Armen und Beinen feststellen. Die Lageempfindung war an Armen und Beinen hochgradig reduziert. Infolge zusätzlicher Beteiligung der zervikalen Wurzeln und der kaudalen Hirnnerven mit der Folge einer Lähmung des Schluckaktes und einer Diplegia facialis mußte Herr I. nach 2 Tagen auf die Neurologische Intensivstation verlegt werden.

Im bei Aufnahme entnommenen Liquor fand sich eine geringgradige Erhöhung der Zellzahl (13/3) sowie eine deutliche Erhöhung des Gesamtproteins auf 1468 mg/l (Albumin 904 mg/l, IgG 183 mg/l). Bei Vorliegen einer Blutliquorschrankenstörung konnte keine autochthone Immunglobulinproduktion im ZNS festgestellt werden.

In den intensivmedizinischen Untersuchungsprotokollen der ersten beiden Tage wird Herr I. als "wach und zugewandt" beschrieben. Am 3. Tag erlitt der Patient gegen 19.30 Uhr einen Atemstillstand, der von einem etwa 10 Sek. andauernden Herzstillstand begleitet wurde. Als Ursache ließ sich szintigraphisch eine im rechten anterobasalen Unterlappen zu lokalisierende Lungenembolie verifizieren. Die ersten 24 Stunden nach der Intubation erfolgte eine Barbiturat-Sedation. In den Untersuchungsprotokollen der folgenden 3 Tage wird Herr I. dann aber als "wach" bzw. "weckbar" beschrieben. Wiederholt habe er "durch Kopfnicken" Kontakt aufzunehmen versucht.

Ein 2 Tage nach dem lebensbedrohlichen Zwischenfall abgeleitetes EEG zeigte eine weitgehend unauffällige Alpha-Aktivität.

In den Untersuchungsprotokollen bis zur Extubation finden sich zur psychischen Situation des Patienten nahezu gleichlautend die Bemerkungen: "Wach, kooperativ, verständigt sich durch Kopfbewegungen, versteht die gestellten Fragen". Im Verlegungsbrief der Intensivstation heißt es dann jedoch, daß der Krankheitsverlauf "von einem ausgeprägten Psychosyndrom begleitet" worden sei: So habe I. anfangs unter "Halluzinationen (glaubte Auto zu fahren)" und auch unter nächtlich auftretenden "Panik-Attacken" gelitten, die durch orale Gabe von Haloperidol gut zu beherrschen gewesen seien.

Wegen deutlicher Rückbildung der Lähmungen im Bereich der Hirnnerven und der oberen Extremitäten konnte am 12. Tag die Extubation erfolgen. Auch in den folgenden Tagen wird Herr I. dann wieder als "wach, zugewandt und kooperativ" beschrieben. 5 Tage nach Extubation heißt es: "Patient wirkt mutlos, sehr ängstlich und reagiert nicht immer adäquat".

Bei der Rückverlegung auf die Neurologische Allgemeinstation bestand wieder eine ausreichende Vitalkapazität von 3,5 l. Auf neurologischem Gebiet zeigte sich eine weiterhin armbetonte Tetraparese sowie eine rückläufige Diplegia facialis. Herr I. klagte jetzt über unangenehme periorale und perinasale Dysästhesien, die zusätzlich weiterhin im Bereich der Unterarme und Hände bestanden. Unter intensiver krankengymnastischer Behandlung auf neurophysiologischer Basis bildete sich die Tetraparese bis zur Entlassung weitgehend zurück, so daß Herr I. sich schließlich wieder selbständig bewegen konnte. Bei einer Kontrolluntersuchung in der Neurologischen Ambulanz nach einem Vierteljahr zeigten sich nur noch eine diskrete Schwäche in den unteren Extremitäten sowie eine geringgradige rechtsseitige periphere Facialisparese. Herr I. berichtete über ständige Kribbelparästhesien in den Vorfüßen, an die er sich aber zwischenzeitlich "gewöhnt" habe. Während die Beineigenreflexe weiterhin nicht auslösbar waren, waren die Muskeleigenreflexe an den Armen seitengleich normal auslösbar.

Eine *psychiatrische Exploration,* zu der sich Herr I. nach einer schriftlichen Anfrage meinerseits sofort bereiterklärt hatte, fand mehr als 2 Jahre nach der akuten Polyradikulitis in der Psychopathologischen Forschungsstelle statt. Ich war überrascht, bei der Begrüßung einen sehr vital und gesund scheinenden Mann wiederzusehen, der mir freudestrahlend mitteilte, daß er keinerlei motorische Defizite zurückbehalten habe. Er leide lediglich noch unter belastungsabhängigen Parästhesien und einer strumpfförmigen Hyperpathie beider Füße und Unterschenkel.

Im Verlauf der Exploration erwies sich Herr I. als ein affektiv ausgeglichener, freundlich-zugewandter Gesprächspartner, bei dem sich keinerlei Hinweise für eine hirnorganisch fundierte Einschränkung seiner emotionalen und kognitiven Vollzüge bemerken ließen. In der persönlichen Vorgeschichte und in der Familie des Patienten sind keine psychiatrischen Erkrankungen bekannt. Eine besondere Phantasiebegabung wurde von Herrn I., der sich als "eher realistisch" schilderte, ausdrücklich negiert.

Es ist erwähnenswert, daß die Ehefrau des Patienten 2 Jahre vor dessen eigener Erkrankung ebenfalls an einer Polyradikulitis litt, die eine überdauernde Paraparese der Beine zur Folge hatte.

Herr I. berichtete dann spontan über seine Erlebnisse während der Intensivbehandlungsphase: So habe er fast alle Vorgänge auf der Wachstation bemerkt und jedes Wort der Pfleger deutlich wahrgenommen, ohne sich jedoch bemerkbar machen zu können. Als besonders belastend habe er das oftmals mehrstündige Abdecken seiner Augen erlebt, das wegen der Diplegia facialis erforderlich wurde. In diesen Stunden habe sich seine akustische Wahrnehmung, die ja den einzigen Zugang zur Außenwelt bedeutete, in einem seltenen Maße intensiviert.

Zu seinem allgemeinen Krankheitserleben äußerte Herr I., daß er sich in den ersten Tagen bis zur Verlegung auf die Intensivstation in einem Zustand passiver Resignation und innerer Gleichgültigkeit befunden habe. Er habe sich wohl damals innerlich "aufgegeben"; wenn man ihm gesagt hätte, daß er sterben müsse, hätte er dieses wohl auch einfach so hingenommen. Heute sehe er diesen Zustand als ein "langsames Erlöschen seiner Lebenskraft" an. Die Situation auf der Wachstation, insbesondere die Intubation und maschinelle Beatmung, habe dann allerdings "schlimmste Todesängste" hervorgerufen, die infolge der Unmöglichkeit zur Kommunikation und der völligen Bewegungsunfähigkeit nahezu unerträglich gewesen seien.

Herr I. berichtet dann - ohne direktes Nachfragen - über "Wahnvorstellungen", unter denen er während der Intensivbehandlungsphase gelitten habe: Bis heute unvergeßlich seien sie die "einschneidendsten und schlimmsten Erfahrungen" der gesamten Krankheitszeit. Im Gesprächsverlauf erweisen sich die "Wahnvorstellugen" von P.I. als imaginäre, szenisch abgegrenzte und thematisch gegliederte Situationen. P.I. betonte, daß er diese als "eine absolute Wirklichkeit" erlebt habe, die er noch heute deutlich von Träumen oder reinem Phantasieren unterscheiden könne.

I. konnte dann drei thematisch abgrenzbare Geschehenskomplexe mit großer Klarheit reproduzieren:

Eben noch in der Wachstation habe er sich "auf einmal in der Welt der Wahnvorstellungen" befunden. Er habe dann erlebt, daß sein Klinikbett über einem Fahrstuhlschacht gestanden habe. Eigentlich habe dieser Schacht aber eher wie ein "unendlich tiefreichendes Treppenhaus" gewirkt, in dem die Treppen "irgendwie weggeklappt waren". Wie durch magnetische Kräfte festgehalten, habe sein Bett über dem tiefreichenden Schacht "geschwebt", ohne in den Abgrund zu stürzen. Die zentrale Erfahrung des ganzen Geschehens sei aber "eine fürchterliche Todesangst" davor gewesen, mitsamt seinem Bett in den tiefen Schacht hinunterzustürzen und dabei umzukommen. Von seinem Bett aus habe er in der Tiefe die verschiedenen Stockwerke sehen können. Merkwürdigerweise hätten sich Schwestern und Pfleger, wie er selbst, über dem Schacht waagerecht bewegen können, ohne daß sie eine Decke oder einen Boden unter den Füßen hatten. Das "unheimliche Erlebnis" habe sich mehrfach wiederholt, wobei ihm jedoch ein Zweifel an der Realität des Geschehens "absolut nicht möglich" gewesen sei. -

Eine zweite Szene habe sich auf der Intensivstation abgespielt, die ihm allerdings "eigenartig verändert" erschienen sei. Im vollen Bewußtsein seiner Lähmung habe er "mit geöffneter Bauchdecke" in seinem Bett gelegen. Die Schwestern und Pfleger seien näher gekommen, um sich aus den offen daliegenden Blutgefäßen seines Körperinnenraumes Zigaretten zu drehen, die sie auch noch vor seinen Augen geraucht hätten. Schließlich sei dann ein Pfleger gekommen, der einen Sack von aus Plastik gefertigten Menschenknochen in seinen geöffneten Bauch hineinwarf und diesen dann anschließend zunähte. Dieser Pfleger habe ihm nun angedeutet, daß die Knochen schon ihren Weg im Körper finden würden, um schließlich die Funktion der ausgefallenen gelähmten Arme und Beine zu übernehmen. -

In einem anderen, von den vorhergehenden Erlebnissen klar abgrenzbaren Geschehen sei auf der Intensivstation eine russische Fürstin verstorben, die man in einem entfernten Winkel des Raumes aufgebahrt habe. Man habe dann den gesamten Raum bis kurz vor sein eigenes Bett mit einer Art von Watte gepolstert. Er selbst sei ganz sicher gewesen, daß diese mitsamt der Leiche verbrannt werden sollte. Er habe dabei unter einer fürchterlichen Angst gelitten, bei diesem Verbrennungsprozeß miterfaßt zu werden: "Es war eine Todesangst schlimmster Ausprägung". Der Inhalt dieser Szene sei für ihn so "fürchterlich" gewesen, daß er noch lange Zeit nach seiner Gesundung darunter gelitten habe: Herr I. gab an, daß seine Frau wegen ihrer eigenen Erkrankung nachts oft ein kleines Licht brennen lasse, um sich beim Aufwachen orientieren zu können. Noch heute sei es so, daß er bei nächtlichem Aufwachen glaube, sich wieder in der damaligen Situation zu befinden: Im "Halbschlaf" sehe er dann wieder die ihn langsam erreichenden und bedrohenden Flammen vor sich.

Bei der Erörterung dieses Szenarios fällt es Herrn I. ein, daß er dieselbe Thematik (aufgebahrte Großfürstin, brennbares Material um die Leiche) mit einer gewissen Abwandlung während des akuten Krankseins nochmals erlebt habe: Dabei habe das gesamte Geschehen nicht in klinischer Umgebung, sondern in der Aufbahrungshalle eines großen Friedhofes in Göttingen stattgefunden. In höchster Angst habe er den Verbrennungsprozeß mit eigenen Augen vor sich gesehen.

Während sich die bisherigen drei Geschehnisfolgen in Innenräumen vollzogen, die weitgehend der Klinikrealität angeglichen waren, zeigt sich in der folgenden Schilderung ein neuer Schauplatz: I. erlebte sich mitsamt seinem Krankenhausbett in einem Dachzimmer des Hauses seiner Tochter in E. Merkwürdigerweise habe seine Tochter dieses Zimmer an eine Schwester der Intensivstation vermietet. Er wisse nicht mehr, wie er dort hingekommen sei, bzw. wie er später wieder auf die Intensivstation zurückgebracht worden sei, lebhaft könne er sich aber an die Angst erinnern, durch den Aufenthalt im Hause der Tochter die Visite auf der Intensivstation zu versäumen. Auch dieses Erlebnis habe für ihn unbezeifelbaren Realitätscharakter besessen, so daß er sich nach der Extubation bei seiner Tochter mehrfach rückversichern mußte, ob man ihn denn während seines Krankseins in ihr Haus gebracht habe und warum sie das Zimmer an eine Schwester der Intensivstation vermietet habe.

Später konnnte sich P.I., allerdings nur noch dunkel und schemenhaft, an ein sehr quälendes Erstickungserlebnis erinnern, in dem er durch eine Übermenge Sauerstoff, der aus einem fliegenden Flugzeug entwich, an den Rand des Todes gebracht wurde.

Als zentrales Moment der oneiroiden Erlebnisfolgen bezeichnete P.I. die "ungeheuer intensive Todesangst", die so leidvoll gewesen sei, daß er niemals wieder etwas Entsprechendes erleben möchte: "Ich wünsche mir lieber einen schnellen kurzen Tod, als noch einmal eine solch qualvolle Erfahrung". Diese "inneren" Erfahrungen sehe er als "mindestens so schrecklich" wie das reale neurologische

Krankheitsbild an. Auffallend bei Herrn I. ist die nur langsame Reorientierung und der für ihn subjektiv schwierige Prozeß des Sich-Vergewisserns, ob das so leibhaft wirklich erlebte Geschehen denn auch tatsächlich abgelaufen sei. Eigentlich habe er im retrospektiven reflexiven Realitätsurteil bezüglich der imaginären Geschehnisse noch wochenlang "geschwankt" und sich häufig bei seinen Angehörigen von der Irrealität des Gewesenen überzeugen lassen müssen.

Als bedeutsam muß noch eine weitere Mitteilung von Herrn I. bewertet werden: Auch in den Wochen der Genesung auf der Neurologischen Allgemeinstation ließen ihn die Schreckensthemen seiner oneiroiden Erfahrungen nicht aus ihrem Bann: In "Alpträumen" sei immer wieder das Erlebnis der drohenden Verbrennung aufgetaucht. Immer habe er aber das Traumhafte im aktuellen Erlebnisvollzug "mitgewußt" und sich nach dem Erwachen sofort distanzieren können. Diese eindeutigen Traumerfahrungen hätten ihn zwar geängstigt, ohne jedoch die Wirkmächtigkeit und den unbezweifelbaren Realitätscharakter der oneiroiden Geschehnisse während der Intensivbehandlungszeit zu erreichen. Diese hätten sich in einer "wirklichen Nebenwelt" ereignet, wohingegen die zuletzt berichteten Erfahrungen "nur Alpträume" blieben.

Der schwere, durch den kurzzeitigen Herz- und Atemstillstand zusätzlich komplizierte Krankheitsverlauf der Polyradikulitis widerspiegelt sich im subjektiven Erleben des P.I. in erschreckenden und bizarr-phantastisch anmutenden oneiroiden Szenerien, in deren thematischer Ausgestaltung sich die Real-Erfahrung von vitaler Bedrohung und Todesangst eindrücklich artikuliert. Auch I. bestätigte, daß in den imaginären Geschehensfolgen die Intermodalität der Sinne gewahrt blieb und die Gegebenheitsweisen von Personen und Dingen dieser "Nebenwelten" völlig denen der Außenweltwahrnehmung glichen. Die mit dem Kontext der Alltagserfahrung nicht zu vereinbarende inhaltliche Phantastik der ihm widerfahrenden Ereignisse erfuhr Herr I. - ähnlich wie die Protagonisten im Märchen oder in entsprechenden literarischen Texten - als eine selbstverständlich gegebene, reflexiv nicht zu hinterfragende und unausweichliche Wirklichkeit. Aus der Kombination des Realitätscharakters und der intensiven affektiven Beteiligung an den oneiroiden Szenen mag sich auch ihre nachhaltige Wirkung auf I. erklären, der sich nach mehreren Wochen der Irrealität des Geschehenen noch nicht sicher ist. Theoretisch bedeutsam ist seine Mitteilung zu werten, daß er in den Wochen der Genesung die oneiroide Szene der drohenden Verbrennung aus der Intensivbehandlungsphase als einen modal eindeutig davon abgrenzbaren "Alptraum" wiedererlebte. Dieser zeigte für I. trotz seines ängstigenden Gehaltes nicht mehr den dem Oneiroid eigenen Charakter unbezweifelbarer Erlebniswirklichkeit: Es zeigt sich somit der bemerkenswerte psychopathologische Sachverhalt der Konstanz eines Themas ungeachtet der Variabilität seiner formalen Erlebnisgegebenheit, die hier aus dem ursprünglichen Erfahrungsmodus doxischer Seinssetzung (= Erlebniswirklichkeit) in die andersartig konstituierte, im Traumbewußtsein vorherrschende Akt-Qualität der Phantasiemodifikation transponiert wird. Auch MAYER-GROSS (1932, S. 531) und ähnlich LEUNER (1962) berichten, daß in den Träumen ihrer Patienten die Inhalte der bereits abgeklungenen oneiroiden Psychose noch wiederholt auftauchten. Diese klinische Beobachtung erhellt einmal mehr die phänomenale und intentionale Eigenständigkeit der oneiroiden Erlebnisform, die man mit dem Traumerleben allenfalls vergleichen kann, aber keinesfalls identifizieren darf.

Die Selbstschilderungen von D.C. und P.I. belegen deutlich, daß in der oneiroiden Verfassung, anders als im Traum, kein hermetisches Abgeschlossensein des Subjekts von seiner realen Außenwelt besteht: Die Schwestern, Pfleger und Ärzte der Intensivstation spielen auch in den imaginären Szenerien eine wesentliche Rolle, deren Bedeutung nicht selten aus den Kranken irgendwie beeindruckenden physiognomischen Anmutungen durch die konkreten Personen erwächst. Eine im Alltag nebensächlich bleibende Antipathie aufgrund äußerer Gestaltmerkmale des Gegenüber steigert sich bei den absolut hilflosen Polyradikulitis-Patienten zur phantastischen Imago eines Feindes, der auch vor Grausamkeit und Folterungen nicht zurückschreckt. Die sich hier anzeigende Verschiebung der Personwahrnehmung in Richtung einer auf Wesenszüge abhebenden Physiognomisierung kann als Hinweis auf den protopathischen Gestaltwandel des Erlebens (CONRAD) im Oneiroid gelten, der zu den formalen Gemeinsamkeiten dieses seelischen Ausnahmezustands mit Traum und Psychose gehört.

Auch in den Mitteilungen von P.I. finden wir die bereits erläuterten Topoi des phantastischen Raumes, die als überindividuelle Erfahrungsmuster imaginativ fundierter Erlebniszusammenhänge gelten können. Wie schon bei D.C. handelt es sich um eigenartige Innenraum-Gebilde, die zum Schauplatz wahrlich grausamer Geschehnisse werden. Das magisch anmutende Schweben des Bettes über dem Abgrund, aber auch die als Eigengefährdung erlebte, an eine kultische Handlung gemahnende Verbrennung der Leiche einer russischen Großfürstin zeigen die Freilegung archaischer Sinnhorizonte des Erlebens an.

Während in der Foltererfahrung von Frau C. die äußere Integrität ihres Leibes gewahrt blieb, erfuhr P.I. in der dritten oneiroiden Szene eine Veränderung, ja Zerstörung seiner Leibgrenzen, die in ihrer bizarren Phantastik an coenaesthetische Erlebnisse Schizophrener grenzt. Die Schilderung unseres Patienten erinnert an die von JOST und PEMSL (1957/58) beschriebenen "dilazerativen" Halluzinationen der Körperzerstückelung, unter denen die Autoren das psychotische Erlebnis einer gewaltsamen Desintegration des Körpers verstehen. Die nosologische Unspezifität dieser - in einer Störung des Körperschemas fundierten - grausam-phantastischen Erfahrung, über die auch der bereits genannte Patient von SERKO (1919, vgl. Teil I, 9.2.3) berichtet, wird ebenfalls aus den fünf Fallschilderungen von JOST und PEMSL ersichtlich, die sowohl idiopathische als auch exogene Psychosen umfassen. Die genannten Autoren postulieren einen psychodynamischen Zusammenhang des Auftretens dilazerativer Halluzinationen mit der Schwere der psychotischen Erkrankung, in deren Verlauf sie gleichsam einen Kulminationspunkt darstellen, dem oft ein Abklingen der Symptomatik folgt. Als eine vorsichtige Spekulation sei hier angemerkt, daß ein ähnlicher Zusammenhang möglicherweise auch bei schweren körperlichen Erkrankungen vermutet werden kann, da wir ein Erlebnis körperlicher Desintegration von ähnlicher Drastik nur noch einmal bei dem leukämiekranken Patienten O.W. (Fall XIII) feststellen konnten, dessen Polyradikulitis-Erkrankung ebenfalls durch schwerste internistische Komplikationen erschwert wurde.

Das zunächst nur surreal-befremdlich anmutende Erlebnis, in dem ein Pfleger in den geöffneten Bauchraum von I. einen Sack mit Menschenknochen wirft, besitzt eine aufschlußreiche, kulturhistorisch erhellbare Tiefendimension: Aus der vergleichenden Religionspsychologie ist bekannt, daß Erlebnisse gewaltsamer leiblicher Desintegration in verschiedenen Kulturen eine bedeutsame Rolle im spirituellen Initiationsprozeß spielen. Hierbei gelten tierische und menschliche Knochen als ein Gleichnis des unzerstörbaren Lebens, dem eine numinose Bedeutung zukommt. Besonders deutlich wird dieser Zusammenhang an dem schauerlichen Traumritual der imaginativen Zerstückelung des werdenden Schamanen, dessen körperliche "Wiederauferstehung" mit einer erneuten Zusammensetzung seiner verstreuten Knochen beginnt (FINDEISEN 1957). Die transkulturell beobachtbaren Erlebnisse der Dilazeration stehen stets in einem thematischen Zusammenhang von Tod, Zerstörung und Wiederverkörperung:

"Die schreckliche Realität, die uns in diesen rituellen Phantasien entgegentritt, ist die Realität der menschlichen Seele selbst. Ihre Kräfte sind verderbenbringend, aber auch heilend, erlösend" (FINDEISEN 1957, S. 59).

Ganz entsprechend erklärt ja auch der Pfleger Herrn I., daß die in seine Bauchhöhle geworfenen Knochen den Ausgangspunkt seiner körperlichen Reintegration bedeuten. Diese oneiroide Szene, die beim ersten Betrachten lediglich als imaginativ-halluzinatorische Vergegenwärtigung des so tiefgehend gestörten Leiberlebens in der Polyradikulitis imponiert, erweist sich so bei einer verstehend-tiefenpsychologischen Annäherung als ein magisch-mythische Sinnhorizonte freilegendes *sinnhaftes Geschehen* im Vollzug der innerseelischen Auseinandersetzung eines Menschen mit einer schwersten körperlichen Erkrankung. *Innerhalb der hochtechnisierten Umgebung einer Intensivstation können in der Imagination des Subjekts archaische Erfahrungsmuster aktualisiert werden, die als Ausdruck intrapsychischer Bewältigungsstrategien für die Kranken vorübergehend eine höhere existentielle Relevanz und intensivere Wirklichkeitsprägung erreichen als die äußere Realität.*

3.8   FALL X O.R.

In den folgenden Falldarstellungen (X - XIII) steigert sich die oneiroide Gestaltungsdynamik bis zur Ausbildung einer Vielzahl von thematisch abgrenzbaren imaginären Ereignisfolgen, deren figurale Komplexität und dramatische Geschehensstruktur die bisherigen Selbstschilderungen noch übertreffen.

Der zum Erkrankungszeitpunkt 39-jährige O.R. wurde unter der Diagnose "akutes Guillain-Barré-Syndrom mit respiratorischer Insuffizienz" 4 Monate im Klinikum der Universität Heidelberg behandelt. Die Aufnahme erfolgte zunächst auf eine Allgemeinstation der Neurologischen Universitätsklinik, von wo der Patient wegen eines langsam progredienten Abfalles der Vitalkapazität auf die internistische Intensivstation zur maschinellen Beatmung verlegt werden mußte. Der Patient war insgesamt 13 Tage intubiert.

Nach Abschluß der Intensivbehandlung lag O.R. zunächst auf einer internistischen Allgemeinstation zur medikamentösen Einstellung eines bis dahin therapieresistenten Hypertonus, danach wurde Herr R. unter Durchführung eines intensiven krankengymnastischen Rehabilitationsprogramms wieder in der Neurologischen Universitätsklinik behandelt.

Aus den ärztlichen Unterlagen geht hervor, daß der Patient etwa 10 Tage vor der stationären Aufnahme während eines Urlaubes in Süd-Frankreich Kribbelparästhesien in beiden Händen und Füßen bemerkte, 5 Tage später habe er erstmals beim Treppensteigen eine motorische Schwäche in den Beinen gefühlt, die langsam zunahm. Kurz vor der stationären Aufnahme traten zusätzlich leichte Schluckbeschwerden auf.

Der Patient erschien gehend in Begleitung seiner Ehefrau in der Neurologischen Klinik. Bei der neurologischen Untersuchung zeigte sich bei insgesamt erloschenen Muskeleigenreflexen eine mittelgradige proximal betonte Tetraparese sowie eine Hypalgesie beider Oberschenkelvorderseiten sowie der Oberarmaußenseiten. Störungen der Tiefensensibilität bestanden zu diesem Zeitpunkt noch nicht. Im Bereich der Hirnnerven fiel ein diskret abgeschwächter Cornealreflex links sowie eine Geschmacksstörung im Bereich der linken Zungenhälfte auf. eine Beteiligung der kaudalen Hirnnerven lag nicht vor.

Im sofort entnommenen Liquor zeigte sich bei unauffälliger Zellzahl (5/3) eine Erhöhung des Gesamteiweiß auf 73,1 mg/dl (gleichzeitig Erhöhung des Albumin auf 39,5 sowie des IgG auf 8,19 mg/dl. Somit   Vorliegen   einer   syndromtypischen   Liquorschrankenstörung.   Eine   autochthone Immunglobulinproduktion im ZNS war nicht zu verifizieren.

Im EMG (Nervus medianus, Nervus peronaeus) fand sich eine leicht verminderte Leitgeschwindigkeit bei jedoch distal stark verzögerten Latenzen.

Am 3. Tag bildete sich eine linksseitige periphere Facialisparese sowie eine zunehmende Schluckbehinderung aus. Trotz einer Plasmapherese sank die Vitalkapazität progredient ab, so daß der Patient 6 Tage nach der Aufnahme auf der internistischen Intensivstation intubiert und anschließend maschinell beatmet werden mußte. Im Bereich der Extremitäten bestand zu diesem Zeitpunkt eine komplette Tetraplegie.

Der Erkrankungsverlauf auf der Intensivstation wurde durch eine Kathetersepsis kompliziert, wobei sich noch am Verlegungstag ein septischer Schock mit Temperaturen bis 41° C und einem dramatischen Absinken des Blutdruckes auf 60/30 mm Hg entwickelte. Diese akut lebensbedrohliche Situation konnte durch hochdosierte Katecholamingabe bewältigt werden. Unter gezielter antibiotischer Therapie entfieberte der Patient innerhalb von 10 Tagen. Bei weitgehender Besserung der respiratorischen

Situation und einer deutlichen Rückbildung der Paresen in beiden Armen konnte O.R. nach 13 Tagen extubiert und nach weiteren 9 Tagen schließlich auf eine Normalstation verlegt werden.

Den Untersuchungsprotokollen ist zu entnehmen, daß O.R. am Aufnahmetage in der Neurologischen Klinik als ein "wacher, klarer, voll orientierter und stimmungsmäßig unauffälliger Mann" imponierte. Im neurologischen Konsiliarbefund des ersten Intensivbehandlungstages befindet sich die Bemerkung: "Patient ist ansprechbar und antwortet per Kopfbewegungen adäquat trotz endotrachealer Intubation". 4 Tage später heißt es dann: "Patient stark sediert, reagiert aber adäquat durch Kopf- und Augenbewegungen auf Fragen". Aus den täglichen Untersuchungsprotokollen geht hervor, daß O.R. auf die behandelnden Ärzte trotz seiner motorischen und kommunikativen Behinderung sowie sedativer Medikation den Eindruck "eines um Kooperation bemühten Patienten" machte.

Die medikamentöse Sedation wurde mit folgenden Präparaten versucht: Während der gesamten Intubationszeit wurde O.R. Flunitrazepam (Rohypnol) appliziert, wobei die Dosis in den ersten beiden Tagen bis zu 6 mg über den Tag verteilt, danach lediglich 2 mg zur Nacht betrug (intravenöse Medikation). Zusätzlich erfolgte der Versuch einer Neurolept-Analgesie mit einer Kombination aus Droperidol und Fentanyl mit einer durchschnittlichen Tagesdosis von 10 ml. An zwei Tagen applizierte man dem Patienten statt des letztgenannten Präparates 0,5 g Thiopental/die. Seit dem Tag vor der Extubation wurden dem Patienten keine psychotropen Substanzen mehr verabreicht.

Bei der endgültigen Entlassung aus der Neurologischen Universitätsklinik hatte sich die Parese der Arme weitestgehend zurückgebildet, während in den Beinen noch eine mittelgradige Lähmung bestand, die es Herrn O. aber ermöglichte, sich selbständig und ohne Gehhilfen zu bewegen. Bei unserer Begegnung gab O.R. an, keinerlei motorische Ausfallssymptome mehr zu haben. Lediglich im Bereich der Zehen und der Fußrücken spüre er noch Mißempfindungen. Auch habe er das Gefühl, als ob Schmerzleitung und Temperaturempfindung im Bereich beider Vorderfüße verändert seien.

Die *psychopathologische Exploration*, zu der sich O.R. nach schriftlicher Voranfrage meinerseits spontan bereiterklärte, fand nahezu 3 Jahre nach der akuten Erkrankung in der Psychiatrischen Universitätsklinik Heidelberg statt. Hierbei ließ sich von Beginn an eine vertrauensvolle Gesprächsatmosphäre herstellen, in der sich O.R. zunehmend öffnete und eine Fülle reichhaltiger Phantasieerlebnisse aus der Zeit seiner Intensivbehandlung mitteilte. Es fanden sich keinerlei Hinweise für eine psychopathologisch relevante Störung der seelischen Funktionen, eine neurotische Entwicklung oder krankheitswertige Persönlichkeitsstörung konnte ebenso wie eine hirnorganische Beeinträchtigung ausgeschlossen werden. Die psychiatrische Eigen- und Familienanamnese ist unauffällig.

O.R., dessen synton anmutende Primärpersönlichkeit eine eher depressive Struktur aufweist, ist seit 27 Jahren als Versicherungskaufmann beim gleichen Arbeitgeber beschäftigt. Aus der 1984 geschlossenen Ehe sind zwei Töchter hervorgegangen, wobei die jüngste Tochter im Erkrankungsjahr geboren wurde. Die Schwangerschaft seiner Frau sei daher die meiste Zeit durch seine lebensbedrohliche Erkrankung überschattet gewesen. Erst später habe er von ihr erfahren, daß sie in diesen Monaten oftmals die Hoffnung auf seine Genesung aufgegeben habe. Als einschneidende Ereignisse der Biographie sind der kurz aufeinanderfolgende Verlust beider Eltern vor wenigen Jahren zu bewerten, der für O.R. eine erhebliche seelische Belastung darstellte. Seitdem habe er mit seinem 9 J. jüngeren Bruder so gut wie keinen Kontakt mehr, während sich die Beziehung zur Familie seiner Frau intensiviert habe. So habe sich sein Schwager während seiner schweren Erkrankung sehr um ihn bemüht.

Zum Erleben der Polyradikulitis: Hierzu meinte O.R., daß er eigentlich "relativ gut über die Runden" gekommen sei. Allerdings komme, insbesondere nachts, manches "aus dem Untergrund wieder hoch": So habe er sich kürzlich nachts "in einem Halbschlafzustand" wieder in seinem Krankenbett auf der Kardiologischen Wachstation liegen sehen. Insbesondere müsse er oft an die erste Zeit nach der Extubation zurückdenken, in der er unter schrecklichem Durst gelitten habe. Da er in der Intubationszeit nicht sprechen konnte, habe er mit Hilfe einer Schwester eine Art Morsealphabet entwickelt, wobei ihm diese auf einer Tafel Buchstaben zeigte, zu denen er nickte. Am quälendsten sei es für ihn gewesen, daß er alles um ihn herum Gesagte deutlich verstehen konnte, ohne sich selber verbalisieren zu können.

Den eigentlichen Beginn der Erkrankung sieht O.R. retrospektiv in einer langwierigen, "nicht auskurierten" Grippe im Frühjahr. Auch kurz vor der Reise nach Süd-Frankreich im Juni habe er unter einem fieberhaften Infekt gelitten, den er dann in Frankreich endgültig zu überwinden hoffte. Nachdem bereits in den letzten Urlaubstagen Kribbel- und Schwächegefühl in Armen und Beinen auftraten, die sich innerhalb weniger Tage zu einer Lähmung intensivierten, entwickelte sich zusätzlich eine ausgeprägte Atemnot. Während er durch die sich bis dahin an der Körperperipherie abspielende Erkrankung noch nicht ernsthaft beunruhigt wurde, vermittelte ihm die zunehmende respiratorische Insuffizienz erstmals eine Ahnung davon, "daß doch was Größeres auf mich zukommt".

Nach der Aufnahme in die Neurologische Klinik habe er die Erfahrung von Hilflosigkeit und Unterstützungsbedürftigkeit bei alltäglichsten Verrichtungen als eine erhebliche Belastung erlebt. Auch hätten ihn jetzt Gefühle von Angst und Ungewißheit belastet, eine unmittelbare Lebensbedrohung habe er aber nicht verspürt. Er könne sich noch heute daran erinnern, daß er seine Frau an dem Tag, an dem er abends notfallmäßig auf die Intensivstation verlegt werden mußte, bat, über Nacht bei ihm zu bleiben. Er könne sich diesen Wunsch bis heute nicht erklären: "Irgendwie hatte ich wohl eine Ahnung der bevorstehenden Katastrophe": Infolge heftigster Atemnot sei er in der Nacht aufgewacht, als mehrere Ärzte um sein Bett herumstanden. Er habe sich in einem "eigenartigen Zustand des Halbschlafes" befunden. Er könne sich dann nur noch an die Arterienpunktion zur Blutgasanalyse und an die im Notarztwagen erfolgende Verlegung auf die Kardiologische Wachstation erinnern. Für die Folgezeit der intensivmedizinischen Behandlung könne er keine kontinuierliche Erinnerungsfolge mehr rekonstruieren. Statt dessen seien "absolut unvergeßliche Phantasie-Erlebnisse" aufgetreten, die er selbst nicht mit dem chronologischen Verlauf der Intensivbehandlungszeit in Verbindung bringen könne. Während unseres Gespräches sprach O.R. zwar von "Träumen", er gab jedoch zu bedenken, daß er diese Bezeichnung nur gewählt habe, um einen "halbwegs passenden Begriff" zur Bezeichnung des Erlebten zu haben: Die Erlebniseigenart in den zu schildernden Zuständen sei mit den üblichen Träumen "eigentlich unvergleichbar". Alles sei von "ungeheurer Intensität und Lebhaftigkeit" gewesen, so daß ihm die Einzelheiten bis heute vor Augen stünden. Er könne sich an kleinste Details der "Phantasieerlebnisse" besinnen. Im aktuellen Erlebnisvollzug habe er sämtliche Geschehnisse als "absolut wirklich, wie gelebt" erfahren. Eigenartig sei jedoch der "absurde, verwirrende Inhalt" dieser Erlebnisse gewesen. Auch sei ihm aufgefallen, daß die Geschehnisse zunächst eine in sich schlüssige Handlungsfolge besaßen, dann aber eigenartig inkonsequent abbrachen. Irgendwie seien sie "verpufft", ohne daß sich ein richtiges Ende der Handlung ausbilden konnte. Er könne sich erinnern, aus diesen Erlebnissen "aufgewacht" zu sein und die Wachstationsumgebung wahrgenommen zu haben. Sobald sich die Zuwendung aus der Stationsrealität reduzierte, sei er wieder in einen "eigenartigen Zustand der Umdämmerung" geraten, aus dem sich dann wieder erneute "Phantasieerlebnisse" entwickelten.

Auf Nachfrage äußerte O.R., daß er vor seiner Erkrankung nie besonders lebhaft geträumt habe und sich grundsätzlich nicht an Träume erinnern könne. Auch habe er das Gefühl, daß er seit seiner Genesung überhaupt nicht mehr träume.

Zu den einzelnen oneiroiden Erlebnissequenzen: In einer ersten Szene habe er nackt auf einem Lattenrost gelegen, wie man sie etwa in Sportumkleideräumen finde. Infolge der Lähmung habe er nur den Kopf wenden können und hinter sich mehrere Personen gesehen, die über seinen Körper aus Eimern Wasser schütteten. Eine von ihnen habe die Gesichtszüge einer Krankenschwester gehabt, die er später im Behandlungsteam der Intensivstation wiedererkannte. -

Eine weitere "ganz eigenartige Szenerie" sei ihm deutlichst in Erinnerung: Im gesunden Zustand habe er zu nächtlich-dunkler Stunde bei strömendem Regen nackt am Rand einer Straßenkurve gesessen. Wegen der dichten Dunkelheit habe er die Umgebung nicht deutlich erkennen können, es habe sich aber wohl um ein ländliches Gebiet gehandelt. Auf der Straße seien pausenlos Lkw-Kolonnen vorübergefahren, während er Personenwagen nicht gesehen habe. Er könne sich noch "ganz lebhaft" an das Motorengebrumm und die Lichter der Lastwagen erinnern. Während des gesamten Erlebnisses habe er "fieberhaft und intensiv" darauf gewartet, daß ihn jemand mitnähme, was jedoch nicht geschah.-

In einer anderen Szene habe er sich in einem Krankenzimmer liegend vorgefunden. Dieses Zimmer habe jedoch nicht den Eindruck eines Klinikraumes gemacht, sondern "irgendwie" seiner früheren Wohnung in K. geglichen. Plötzlich sei sein verstorbener Vater in dem Krankenzimmer "aufgetaucht". Obwohl ihm die Umgebung vertraut war, habe er ein "Grundgefühl des Eingesperrtseins" verspürt. Er habe sich daher mit einem Nachbarn verabredet, mittags in das zum Haus gehörige Schwimmbad zu gehen, um so entfliehen zu können. Als er diesen Plan dann ausführen wollte, stand das gesamte Treppenhaus voller Wasser. Da er nicht schwimmen könne, sei ihm die Flucht nicht mehr möglich gewesen: "Der Tod stand mir unmittelbar vor Augen". -

In einer anderen "Phantasie" habe er sich wieder in einem Krankenzimmer befunden, in dem er auf einem zweistöckigen Bett lag. Vor diesem standen zwei nahe Verwandte, die - wie er später erfuhr - ihn auf der Intensivstation tatsächlich besucht hatten. Seine Tante habe ihm zu verstehen gegeben, daß sie sich an seiner Stelle in das Krankenbett legen wolle, da sie doch viel älter sei als er und es ihr gerechter erschiene, wenn sie schwerkrank wäre. Er könne sich noch genau daran erinnern, wie sie gesagt habe: "Jetzt lege ich mich in dein Bett hinein". Er selbst habe sich aus dem Bett erhoben und neben der Tante gestanden. Diese Szene sei dann "auf einmal verpufft".-

Eine andere Szene habe sich in einem "Phantasiegebäude" abgespielt: Er habe dabei im Zustand der Lähmung auf einer Matratze gelegen, während um ihn herum seine verstorbenen Eltern, seine Frau sowie seine Tochter standen. Alle zusammen warteten auf ein Taxi, das ihn nach Hause bringen sollte, aber dann nicht gekommen sei. Auch dieses Geschehen sei durchgängig von Gefühlen der "Unentrinnbarkeit und Ausweglosigkeit" geprägt worden.

Im Anschluß an diesen Bericht betonte O.R. nochmals, daß die Erlebnisweise sämtlicher Phantasie-Geschehnisse der "Normalwirklichkeit" entsprochen habe.

In einer anderen, ebenfalls "sehr eigenartigen" und für O.R. keinen einsichtigen Handlungssinn zeigenden Szene sei er gemeinsam mit seiner verstorbenen Mutter auf einer Straße spazierengegangen. Den gelegentlich entgegenkommenden Autos sei er "durch ein komisches Hüpfen" ausgewichen. Gemeinsam mit der Mutter sei er dann über ein außenstehendes Baugerüst in ein großes Gebäude gelangt, dessen Innenräume nicht durch Mauern, sondern durch braune Holztrennwände begrenzt wurden. Mit seiner Mutter habe er vom Dach des Hauses auf ein Auto heruntergeschaut, das plötzlich wegfuhr. Danach sei das Geschehen "plötzlich abgebrochen". -

Ein weiteres "Phantasieerlebnis" könne er heute mit Realerfahrungen auf der Intensivstation in Verbindung bringen: Hierbei habe er "auf einmal" in der Hofeinfahrt eines stattlichen Gasthofes gelegen, durch dessen geöffnete Tür er den Schankraum einsah. Um ihn herum standen "viele gutgekleidete Türken", die lebhaft auf ihn einredeten. Nach der Extubation habe er gemerkt, daß im Nachbarzimmer eine türkische Mitpatientin lag, die häufig von ihren Angehörigen besucht wurde.-

Eine weitere eigenartige Szene habe er "unauslöschlich" im Gedächtnis behalten: Das Geschehen habe sich in einer Hochgebirgs-Schneelandschaft auf einer Paßstraße abgespielt. Bei strahlendem Sonnenschein habe er ein großes Haus, wohl ein Berghotel, vor sich gesehen. Dort habe er eine Frau getroffen, an deren Gesicht er sich nicht mehr genau erinnern könne. Möglicherweise habe es sich um seine Frau gehandelt. Sie hätten zunächst gemeinsam ein Zimmer in dem Berghotel gesucht, das jedoch bereits ausgebucht war. Schließlich hätten sie ein Nachtlager im Nebenraum einer kleinen Kapelle gefunden, die in der Nähe des Hotels lag. Noch heute habe er diese Kapelle und das danebenliegende Pfarrhaus in allen Einzelheiten vor Augen. Plötzlich seien dann sein Schwager sowie dessen Frau und Tochter aufgetaucht. Er selbst habe im unteren Teil eines der doppelstöckigen Betten geschlafen, während die anfangs erwähnte Frau in einem anderen Bett neben ihm lag. Er könne sich noch lebhaft daran erinnern, daß er im Verlauf des Schlafes aus dem Bett auf den Boden rutschte und sich aus den Bettlaken zu befreien versuchte. Während er sich anfangs mühelos bewegen konnte, habe er nun "eine Art Lähmung" verspürt. Auf einmal habe er bemerkt, daß neben der Frau auf dem Boden des Raumes "ein eigenartiges rotbraunes Stück Fleisch, wie ein Stück Leber" lag. Heute würde er sagen, daß es "wie eine Robbe" aussah, aber "irgendwie ungestaltet". Jenes merkwürdige Wesen hatte zwei Augen und sei "unbestreitbar lebendig" gewesen. Er habe für dieses hilflose ungestaltete Wesen "tiefgehende Fürsorgegefühle" entwickelt, es vom Boden hochgenommen und in eine seiner Bettdecken eingewickelt und dann auf das Bett der Frau gelegt. Es sei für ihn ganz wichtig gewesen, daß dem Wesen nichts geschah. Die ganze Szene sei damit zu Ende gegangen, daß er immer mehr auf die Tür des Kapellenraumes "zurutschte" und somit in die draußen herrschende Kälte hineinzugeraten drohte. Er habe später oft über dieses eigenartige Erlebnis nachdenken müssen und glaube heute, daß es mit seinen Sorgen wegen der Schwangerschaft seiner Frau in Zusammenhang stehe.-

Die nächste, inhaltlich sehr belastende Erlebnissequenz habe ihm "eigentlich am stärksten das Gefühl der Hilflosigkeit und Ausweglosigkeit" vermittelt:

"Ich befand mich mit meiner Frau sowie der Familie meines Schwagers in einem saunaähnlichen Raum. Ich wollte dann meinen Schwager auf meinen Schultern durch diesen Raum tragen, habe diese Anstrengung aber nicht geschafft und bin mit ihm in der Mitte des Raumes zusammengebrochen". O.R. erinnerte sich daran, daß sein Schwager an den bei diesem Sturz zugezogenen Verletzungen starb. Seine Frau und Schwägerin hätten ihm "schwerste Schuldvorwürfe" gemacht: "Dieses war so schlimm, daß meine Frau drohte, mich zu verlassen". O.R. gab an, daß er diese für ihn sehr schmerzliche Erlebnisfolge "lange verdrängt" habe. Bis heute habe er sie seiner Frau nicht mitteilen können.

Auch in einem anderen Phantasie-Geschehen hätte das Thema einer persönlichen Schuld eine wichtige Rolle gespielt: Ein Cousin, zu dem er allerdings sonst keine sehr enge Beziehung habe, sei durch seine Schuld "irgendwie ums Leben gekommen". O.R. befand sich in dieser Szene gemeinsam mit seinem Bruder in einem Raum, in dem auch der Tote auf einem Bett lag. Vor der Tür habe eine große Menschenmenge, "der Pöbel" gestanden, die laut riefen und die Tür zu öffnen versuchten, um O.R. wegen des Todesfalles festzunehmen. Sein Bruder habe ihm aber zur Flucht verholfen: Aus dem Zimmer führte ein abschüssiger, einem Ofenrohr vergleichbarer Gang nach unten. Er sei dann unter Mitnahme der Leiche seinem Bruder gefolgt: "Wir sind dann den Gang hinuntergerutscht. Ich weiß noch, wie der Tote unten aufschlug. Mein Bruder war aber plötzlich verschwunden. Ich blieb auf einmal in dem engen Gang stecken, war darin gefangen und wurde vom untenstehenden Pöbel herausgezogen". Da jede Fluchtmöglichkeit ausgeschlossen war, habe man ihn schließlich doch festgenommen. Plötzlich sei ein ihm Unbekannter aufgetaucht, der ihn aus der Menschenmenge hinwegführte und in einem Auto, später dann in einem Eisenbahnzug begleitete. In aller Deutlichkeit habe er noch das folgende Geschehen vor Augen: In einer mondhellen warmen Sommernacht habe er in einer Gruppe von Gefangenen auf einem Gemüsefeld gearbeitet. Die Aufseher waren entfernte Verwandte, die auch in der Realität in der Justizvollzugsanstalt B. als Wachtmeister tätig sind. Er wisse noch "genau wie heute", wie ihm diese zu verstehen gaben, daß man ihn trotz der Verwandtschaft nicht anders als die anderen Gefangenen behandeln würde. Das letztgenannte Erlebnis habe in einem kontinuierlichen Folgezusammenhang mit der zuvor berichteten Festnahme gestanden. -

Eine weitere "Phantasie-Erfahrung" sei durch erhebliche Angstgefühle geprägt worden: Mit einem großen Bus sei er in die Kellerräume eines riesigen Gebäudes gebracht worden. An den Wänden hätten sich Heizungsrohre hingezogen. Plötzlich seien zwei oder drei Männer erschienen, die ihn fesselten. In dem dumpf und modrig wirkenden Raum habe ein gelblich-fahles Licht geherrscht, an den Wänden habe er "massenhaft Spinnweben" bemerkt. Überall in dem Raum hätten Folterwerkzeuge gelegen. Die drei Männer hätten ihn mit den Füßen am Absatz einer Wendeltreppe "aufgeknüpft", so daß er mit dem Kopf nach unten hing. Dann seien diese "Folterknechte" plötzlich verschwunden. In diesem qualvollen Zustand habe er immerfort auf die einzige Tür des Raumes gestarrt und intensiv gehofft, daß jemand käme, um ihn aus seiner Lage zu befreien. Der Raum habe aber einen absolut verlassenen Eindruck geboten, "so als ob nur ein- oder zweimal im Jahr jemand hereinkommt". In seiner Erinnerung habe dieses schreckliche "Geschehen" über einen sehr langen Zeitraum angedauert. -

In einer weiteren Geschehnisfolge, die er selbst als "Inseltraum" bezeichnete, befand sich O.R. auf einer seltsamen Insel, "die irgendwie in der Luft schwebte". Wie ein Baumwipfel habe die Insel auf einem aus dem Meer herausragenden riesigen Baumstamm "aufgesessen". Auf der Insel befanden sich viele Menschen, die allesamt mit den verschiedensten Fruchtsäften gefüllte Gläser vor sich hatten. Er selbst habe, da er an qualvollem Durst litt, versucht, auch etwas zu trinken, was jedoch nicht gelungen sei. Während der Gesamtdauer dieses Phantasiegeschehens habe er "wie ohne Beine" in einem Leiterwagen gesessen und mit seinen Händen dessen Räder bewegt: "Ganz ähnlich wie in einem Rollstuhl". Die Szene endete dann damit, daß O.R. mit dem Leiterwagen auf eine abschüssige Wegstrecke geriet und mit großer Geschwindigkeit auf den am Rand der Insel drohenden Abgrund zuraste. -

Das nachfolgende "wohl eigenartigste" Erlebnis sei ihm aufgrund seiner Unheimlichkeit und Unerklärlichkeit bis heute deutlichst im Gedächtnis geblieben. Er könne sich noch daran erinnern, daß er nach dem "Wiedererwachen" einer Krankenschwester mittels des eingangs erwähnten Morsealphabetes signalisiert habe, daß er unter "Halluzinationen" leide.

In dieser Szene habe er in einer "eigenartig mystisch-grauen" Beleuchtung ein Panorama mehrerer antiker Tempel vor sich gesehen: "Das Ganze wirkte wie ein römischer Marktplatz". Auf diesem Platz hätten sich in Kapuzen eingehüllte "geisterhafte Wesen" bewegt, die sämtlich "eigenartig lange Nasen" hatten. Am unheimlichsten erlebte O.R. drei große Köpfe, die wie Gestirne am Himmel über dem Dachfirst der Tempel standen. Die drei Köpfe seien langsam immer näher auf ihn zugekommen, um dabei "immer größer und bedrohlicher" zu werden. Das gespenstisch-unheimliche Geschehen habe sich schließlich "in Rauch und Nebel" aufgelöst, ohne daß die "Geisterköpfe" ihn berührten. Für O.R. fällt in der introspektiven Rückschau das berichtete Geschehen aus dem Rahmen der übrigen mitgeteilten Erlebnisse heraus: Ganz besonders eigenartig habe er die absolute Stille und das mystisch-graue Halbdunkel in Erinnerung, das von der der Alltagswirklichkeit entsprechenden Sinnesintensität der anderen Phantasie-Geschehnisse abzugrenzen sei. Alles stünde ihm "noch so lebhaft vor Augen, als ob es gestern war". -

Auf direktes Befragen gab O.R. an, daß er sich in den Phantasieerlebnissen "nie selbst" gesehen habe: Wie im alltäglichen Selbsterleben erblickte er lediglich seinen Körper sowie Arme und Beine vor sich. Er sei sich allerdings nicht sicher, ob er in der eingangs erwähnten "Lattenrost-Szene" möglicherweise auch "von oben" auf seinen liegenden Körper herabgesehen habe.

Zum Krankheitserleben nach der Extubation: O.R. ist sich retrospektiv sicher, daß die Phantasie-Erlebnisse nach der Extubation, als er sich wieder sprachlich verständigen konnte, nicht mehr auftraten. Herr R. betonte mehrfach, daß es ihm in der Rückschau nicht möglich sei, eine feste zeitliche Zuordnung zwischen der Reihenfolge der phantasierten Geschehnisse und den Realereignissen der Intensivbehandlung herzustellen. Er sei sich aber "sehr sicher", daß das "Lattenrosterlebnis" am Beginn aller folgenden Ereignisse stand. Er könne nie vergessen, welch wertvolle Bedeutung jeder Besuch eines Angehörigen während der Intensivbehandlungsphase hatte: "Das Alleinsein war schrecklich. Sobald es auf der Station ruhig wurde, fühlte ich mich trostlos und verlassen". Bereits bei kurzem Schließen der Augen sei er in die erwähnten "Phantasie-Welten" abgeglitten. Im Gegensatz zu den unauslöschlich eingeprägten inneren Erfahrungen könne er sich an keinerlei "objektive" Einzelheiten der Intensivbehandlungsphase mehr erinnern: Unvergeßlich bleibe nur das Bewußtsein der absoluten Hilflosigkeit, die quälende Erfahrung der Bewegungslosigkeit. In den Wochen der rehabilitativen Behandlung habe er dann glücklicherweise "schnell Abstand" von der akuten Erkrankung gewonnen. Die Geburt seiner Tochter wenige Wochen nach der Kliniksentlassung habe er als ein großes Glück erlebt, das ihm mehr als alles andere dazu verholfen habe, über die schwere Erkrankung "hinwegzukommen". Bereits einen Monat später habe er seine Arbeit wiederaufnehmen können.

Auch bei O.R. wurde der klinische Verlauf der Polyradikulitis - ähnlich wie bei P.I. (Fall IX) - durch schwerwiegende internistische Komplikationen belastet. Die beindruckende Fülle hypermnestisch abrufbarer oneiroider Erlebnisfolgen, die nahezu ausschließlich ein Gepräge der Ausweglosigkeit und des Schrecklichen tragen, dürfte das subjektive Erlebniskorrelat dieser objektiv tagelang lebensbedrohlichen Situation darstellen. Besondere Beachtung verdient im vorliegenden Fall die Zusammensetzung und Dosierung der applizierten psychotropen Pharmaka, die wir in dieser Massierung bei keinem anderen der von uns Untersuchten feststellen konnten (Neuroleptika, Neurolept-Analgesie, Barbiturate, Benzodiazepine). Dennoch konnte ein sedativer, eine narkotische Bewußtseinsleere erzielender Effekt nicht erreicht werden: In den Untersuchungsprotokollen wird O.R. als ein zwar mäßiggradig sedierter, aber immer um kommunikative Bezüge zu den Personen seiner realen Umgebung bemühter Patient beschrieben. Bedenkt man nun, daß die krankheitsbedingt ohnehin eingeschränkte Möglichkeit der Außenweltzuwendung durch die vigilanzmindernden Sedativa noch zusätzlich erschwert wurde, so wird verständlich, daß O.R. um so stärker der Intensität seiner "inneren", aber das Signum der "äußeren" Erlebniswirklichkeit tragenden Erfahrungen ausgeliefert war. Es sei daran erinnert, daß auch unser Patient U.F. (Fall V) durch die psychotropen Pharmaka zeitweilig sogar in einen belastenden Zustand der Hypervigilanz geriet. In jedem Fall resultiert aus dieser pharmakogen induzierten "Bewußtseinstrübung" eine weitgehende Störung der Schlaf-Wach-Regulation, in der schon MAYER-GROSS ein wesentliches Bedingungsmoment der oneiroiden Erlebnisform erblickte: So teilt er 1931 mit, daß bei einigen der von ihm beobachteten Kranken die Psychose im

Schlaf eingesetzt habe, um sich dann im veränderten Wachbewußtseinszustand der oneiroiden Entrückung aus der Realwelt fortzusetzen. Wie bereits ausführlich erläutert (I. 10.2), verbirgt sich hinter dieser scheinbaren Trübung des Bewußtseins jedoch die komplexe intentionale Gestaltungsdynamik der oneiroiden Erlebnisform, deren formalen Charakteristika wir auch in der Selbstschilderung von O.R. begegnen:

Die mitgeteilten imaginären Geschehnisse weisen sämtlich eine fragmentarische Struktur auf, die Herr R. durchaus treffend mit der alltagssprachlichen Wendung des "Verpuffens" zu erfassen versucht. Alle oneiroiden Szenen brechen unvermittelt ab ("Erlebnis des nicht erreichten Wendepunktes", MAYER-GROSS; vgl. dazu I.10) oder laufen langsam aus, ohne daß für das erlebende Subjekt eine irgendwie zielgerichtete Stringenz des Handlungsablaufes erkennbar ist. Die dramatische Intensität und inhaltliche Ausgestaltung der imaginären Ereignisse gemahnen an die im ersten Teil dieser Schrift erörterten phantastischen Erlebniszusammenhänge im Verlauf idiopathischer und somatogener Psychosen (I. 9.2.3): O.R. wird mit intensiver affektiver Beteiligung in die fiktiven Geschehnisse einbezogen, in denen sich die Realsituation des lebensbedrohlichen Krankseins in phantastischer Transformation abbildet: Unentrinnbare Gefangenschaft, hilfloses Ausgeliefertsein an Gewalttätigkeiten, innere Verlorenheit und äußere Ausweglosigkeit sowie tödliche Bedrohung bilden - als quasi archetypische überindividuelle Erfahrungsmuster - die thematischen Signaturen der einzelnen oneiroiden Fragmente. Der räumliche Rahmen, die Art der pathischen Widerfahrnisse und die häufig nächtlich-dunkle, undurchschaubare Atmosphäre der Szenen erinnern an die klassischen Selbstschilderungen oneiroider Psychosen, aber auch an die fiktionalen Schreckenswelten in den Erzählungen eines E.A. Poe. Es sei angemerkt, daß O.R. auf direktes Befragen ein besonderes Interesse für Horrorfilme oder entsprechende Literatur negierte.

Die wiederholt auftretenden Gestalten der verstorbenen Eltern und des Bruders verweisen auf biographische Determinanten des Inhaltes der oneiroiden Erlebnisse, die auch in dem eigenartigen zweimaligen Erleben persönlicher Schuld am Tod eines anderen Menschen aufscheinen. Ihre psychodynamische Bedeutung dürfte sich erst in einem längeren psychotherapeutisch intendierten Dialog erschließen. Die konkrete lebensgeschichtliche Situation des Patienten (Schwangerschaft der Ehefrau und bevorstehende Geburt des zweiten Kindes) widerspiegelt sich offenkundig, allerdings phantastisch ausgestaltet, in der nächtlichen Szene mit jenem eigenartig amorphen, irgendwie an einen Säugling erinnernden Lebewesen, dem sich O.R. liebevoll und mit Fürsorge zuwendet. Auch aus diesem Szenario "entgleitet" er wieder in die außerhalb des imaginären Raumes drohende Verlorenheit.

Einer gesonderten Berücksichtigung bedarf jenes merkwürdige, unheimlich anmutende Geschehen auf dem antiken "Tempelplatz", das O.R. nicht wegen des formalen Erlebniswertes, sondern aufgrund seiner thematischen Aussage von den anderen oneiroden Fragmenten abgrenzt. Während in diese zweifellos illusionär umgedeutete Außenweltspuren als materiale Aufbaumomente eingehen, scheint es sich hier um ein rein imaginativ fundiertes Geschehen zu handeln. Die für O.R. unvergeßliche, auch in der erinnernden Vergegenwärtigung noch unvermindert spürbare Rätselhaftigkeit dieser Erfahrung mag vor allem daraus resultieren, daß sich in ihr eine ganz aus der Jetztzeit herausfallende, menschenleere, absolut stille und nur von geisterhaften Lebewesen bevölkerte Welt konstituiert. Das absolut verlassene Subjekt befindet sich hier in einem unheimlich-bedrohlichen Zauberreich, das keinerlei Anklänge an die vertraute Lebenswelt mehr besitzt.

Diese Szene weist interessante Parallelen zu einem figural sehr ähnlich gestalteten Erlebnis auf, das mir ein 78-jähriger Schizophrener anläßlich einer Begutachtung seiner Geschäftsfähigkeit mitteilte: Er könne sich bis in alle Einzelheiten an eine 60 Jahre zurückliegende Episode aus seiner ersten Psychose erinnern. Über einer dunklen, archaisch wirkenden Landschaft habe ein seltsames Gesicht "wie ein Gestirn" geschwebt, das sich im bedrohlich erlebten Näherkommen als eine gräßliche Verzerrung seiner eigenen Physiognomie enthüllte. Die auffallende Ähnlichkeit dieser beiden, für die jeweils Betroffenen unauslöschlich eingeprägten phantastischen Erlebnisse scheint unsere These zu bestätigen, daß die intrasubjektive Auseinandersetzung mit einer schweren körperlichen Erkrankung und die Erschütterung des personalen Gefüges in der idiopathischen Psychose gleichermaßen eine archetypisch strukturierte Tiefendimension des Erlebens freizulegen vermögen.

3.9 FALL XI L.N.

Die zum Erkrankungszeitpunkt 69-jährige verwitwete L.N. wurde 2 Monate zunächst auf der internistischen Intensivstation und anschließend in der Neurologischen Universitätsklinik Heidelberg behandelt.

Bei der Patientin war nach einer Türkei-Reise ein fieberhafter Atemwegsinfekt mit Herpes labialis aufgetreten, der antibiotisch behandelt wurde. Eine Woche später bemerkte die Patientin erstmals eine leichte Gangunsicherheit, die sich innerhalb von 24 Stunden zu einer völligen Bewegungsunfähigkeit ausweitete. Nach einer konsiliarischen Untersuchung in der Neurologischen Abteilung des regional zuständigen Landeskrankenhauses wurde Frau N. zunächst auf der Intensivstation eines örtlichen Krankenhauses aufgenommen. Im diesbezüglichen Untersuchungsbefund wird L.N. als "ansprechbare und kooperative Patientin" beschrieben. Bei der neurologischen Untersuchung fand sich eine distal sowie rechtsbetonte Tetraparese, die sich im Verlauf der nächsten 24 Stunden zu einer kompletten Tetraplegie intensivierte. Bei einer Areflexie im Bereich der unteren Extremitäten waren die Armeigenreflexe zunächst noch lebhaft auslösbar. Die Patientin gab zusätzlich distal betonte Dysästhesien an Armen und Beinen an. Eine Beteiligung der Hirnnerven am Krankheitsgeschehen konnte nicht verifiziert werden.

Der Liquorbefund ergab bei unauffälliger Zellzahl (2/3) eine Erhöhung des Gesamteiweiß auf 68,3 mg/dl. Keine autochthone Immunglobulinproduktion im ZNS.

Wegen zunehmender respiratorischer Insuffizienz mußte die Patientin in den frühen Morgenstunden des folgenden Tages orotracheal intubiert und unter Analgosedierung maschinell beatmet werden. Die Verlegung in das Klinikum Heidelberg erfolgte zwecks Durchführung einer Plasmapheresebehandlung, die in den nächsten 4 Wochen insgesamt 11mal durchgeführt wurde.

Den intensivmedizinischen Untersuchungsprotokollen ist zu entnehmen, daß die Patientin auch unter sedierenden Pharmaka "jederzeit ansprechbar und kooperativ" war. In den neurologischen Konsiliarbefunden heißt es: "Schlaffe Tetraparese. Patientin ist ansprechbar, folgt einfachen Aufforderungen" bzw. "Patientin ist ansprechbar, reagiert adäquat". Psychopharmakologisch wurde die Patientin in dieser Zeit mit Flunitrazepam (Rohypnol) bis zu 6 Amp. täglich sowie mit Thiopental (bis 20 ml/die) behandelt. Die Dosierung beider Pharmaka wurde zunehmend reduziert und beim Rohypnol auf die Nachtstunden beschränkt.

Unter der Plasmapherese kam es zu einer raschen Rückbildung der tetraplegischen Symptomatik und zu einer Stabilisierung der respiratorischen Situation, sodaß nach 18 Tagen maschineller Beatmung die Extubation erfolgen konnte. Im Untersuchungsprotokoll des Extubationstages findet sich die Feststellung eines "leichten Durchgangssyndroms". Im Entlassungsbrief der Neurologischen Klinik wird eine "80%ige beidseitige schlaffe Beinparese sowie eine 50%ige schlaffe Armparese" sowie ein "sensibles Defizit im Bereich der Beine" beschrieben. Bei unserer Begegnung gab Frau N. an, daß sie keinerlei Lähmungserscheinungen zurückbehalten habe und lediglich noch durch ein leichtes Schweregefühl sowie eine veränderte Oberflächenempfindung in beiden Unterschenkeln und Füßen an ihre schwere Erkrankung erinnert werde.

Unsere *psychopathologische Exploration* fand nahezu 3 Jahre nach der Polyradikulitis in der Privatwohnung von Frau N. in L. statt. Bereits auf meine schriftliche Anfrage hatte L.N. geantwortet, daß es für sie wichtig sei, nochmals über ihre damalige Erkrankung sprechen zu können. Während der mehrstündigen Exploration gelang ein durchgängig guter Rapport zu Frau N., die in psychischer Hinsicht einen affektiv ausgeglichenen Eindruck erweckte und keinerlei Spuren einer auch nur geringgradigen Einschränkung ihrer kognitiven Funktionen zeigte: Aufmerksamkeit, Konzentration und Umstellfähigkeit und mnestische Funktionen waren ungestört.

Die psychiatrische Eigen- und Fremdanamnese zeigte keinerlei Auffälligkeiten, insbesondere negierte Frau N. ausgeprägtere depressive Episoden oder phasische Verstimmungen in der Vorgeschichte.

Frau N. erwähnte allerdings einen "eigenartigen Bewußtseinszustand", in den sie nach der Geburt ihrer Tochter (1948) infolge einer schweren Nachblutung geraten sei: Sie habe damals "eine Art Schwebezustand" erlebt, in dem sie glaubte, aus dem Fenster des Krankenhauses fliegen zu können. Sie wisse noch "wie heute", daß sie durch eine heftige körperliche Berührung der Hebamme in die Wirklichkeit zurückgeholt worden sei.

Biographische Anamnese: Ihre Jugend sei durch den frühen Tod ihrer Mutter überschattet worden: Als Älteste habe sie ab dem 16. Lebensjahr ihre jüngeren Geschwister versorgen müssen und so ihre ursprünglichen Ziele des Abiturs und nachfolgenden Medizinstudiums nicht verwirklichen können. Sie habe dann später eine Ausbildung zur Erzieherin absolviert. Aus der 1941 mit einem evangelischen Pfarrer geschlossenen Ehe sind vier Kinder hervorgegangen. Ein schwerer Schicksalsschlag sei der unerwartete Tod ihres Mannes 1977 gewesen, dessen letzte Lebensjahre durch eine Parkinson-Erkrankung und schwere Depressionen überschattet wurden. Zu ihren Kindern bestehen intensive und stabile Beziehungen.

Zum Erleben der Polyradikulitis berichtete Frau N., daß sie die ersten neurologischen Symptome (leichte Gehschwäche in den Beinen, Kribbelparästhesien in den Fingern) "erst gar nicht so recht ernst" genommen habe. Sie sei davon ausgegangen, daß am nächsten Morgen schon alles wieder in Ordnung sein werde. Unter einer tiefergehenden Angst oder auch nur Beunruhigung habe sie keinesfalls gelitten. Am nächsten Morgen sei sie dann jedoch bereits "völlig gelähmt" gewesen: "Ich konnte nur noch sprechen und den Kopf leicht anheben. Der sofort von einer Nachbarin herbeigeholte Notarzt schlug dann zunächst die Aufnahme in der Neurologischen Abteilung eines nahen PLK vor, von wo sie jedoch mangels Beatmungsmöglichkeit sofort in das Städtische Krankenhaus ihres Wohnortes zurücktransportiert wurde. Frau N. betonte, daß sie auch zu diesem Zeitpunkt weder schwere Ängste noch gar Panik empfunden habe, was sie selbst umso eigentümlicher finde, da sie sonst ein eher ängstlicher Mensch sei. Frau N. betonte dann, daß die kurze Untersuchung in K. und die Rückfahrt im Krankenwagen nach L. ihre letzten klaren Erinnerungen an die Zeit des akuten Krankseins darstellen. Sie sei dann erst nach fast 3 Wochen in Heidelberg "wieder aufgewacht", so daß sie keinerlei konkrete Erinnerungen an die Intensivbehandlungsphase mehr habe. Auf die Frage, ob dieser so ausgedehnten Erinnerungslücke eine ununterbrochene Bewußtlosigkeit zugrundeläge, gab Frau N. zu verstehen, daß sie in der besagten Zeit "allerhand lebhafteste *Phantasieerlebnisse*" hatte: Diese habe sie bis heute mit großer Deutlichkeit im Gedächtnis behalten: "Alles steht noch klar vor meinen Augen". Immer wieder während der Exploration betonte Frau N., daß die berichteten Geschehnisse im Moment des Sich-Erinnerns und Erzählens bis in kleine Einzelheiten hinein plastisch vor ihrem inneren Auge stünden. Sämtliche erlebten Szenen seien plötzlich, ganz abrupt abgebrochen, ohne daß das Geschehen irgendwie an ein Ende gekommen sei. Frau M. äußerte wiederholt, daß die in den Phantasieerlebnissen erfahrene "Außenwelt" sich hinsichtlich der Zusammensetzung der Sinnesmodalitäten und der räumlichen Gegebenheiten nicht von der Alltagswirklichkeit unterschieden habe. Auch retrospektiv seien diese Szenen hinsichtlich ihrer Erlebensmodalität nicht von Wirklichkeitserfahrungen abzugrenzen. Heute noch kämen ihr diese Phantasien "unvermittelt und ungerufen" ins Gedächtnis zurück, wobei sie auch in der Erinnerung eine ungewöhnliche Intensität aufwiesen. Es sei ihr nicht möglich, diese eigenartigen Erlebnisse dem vertrauten Traumerleben gleichzusetzen: "Es war ganz anders als im Träumen". Frau N. umschrieb dann die Erfahrungsweise der im folgenden referierten Szenen mit der Wendung *"wie gelebt"*:

Oneiroid I: Frau N. konnte sich lebhaft daran erinnern, wie zwei ihrer Söhne vor ihrem Haus in einem Auto verunglückt und in dem brennenden Fahrzeug zu Tode gekommen seien. Es sei ganz entsetzlich gewesen, die zerstörten verbrannten Körper ihrer eigenen Kinder sehen zu müssen. Bis in kleinste Einzelheiten hinein stehe ihr das schreckliche Geschehen noch heute vor Augen. Voller Verzweiflung sei sie zu einer in der Nähe liegenden Tankstelle gegangen und habe dort händeringend um Hilfe gebeten. Es sei jedoch niemand bereit gewesen, mit ihr zu kommen und ihre Söhne zu retten. Sie habe dann deren qualvollen Verbrennungstod völlig hilflos ansehen müssen. Frau N. betonte im späteren Verlauf des Gespräches, daß bei diesem Geschehen noch irgendeine andere, "besonders schreckliche Einzelheit" eine wichtige Rolle gespielt habe, an die sie sich so aber nicht mehr erinnern könne. Sie sei fest vom Tod ihrer Söhne überzeugt gewesen und habe es gar nicht fassen können, als sie ihren Sohn später nach der Extubation auf der Intensivstation in Heidelberg wiedergesehen habe. Sie habe ihn mit den Worten begrüßt "du lebst ja noch" und zunächst nicht glauben können, daß das berichtete schreckliche Geschehnis nur eine Phantasie gewesen sei. -

Frau N. berichtete, in zwei Szenen "gewissermaßen den eigenen Tod" erlebt zu haben:

Oneiroid II: Hierbei habe sie den Innenraum einer orthodoxen Kapelle vor sich gesehen. Während ihrer damals erst kurz zurückliegenden Türkei-Reise habe sie ähnliche Kirchen besichtigt. Im Inneren der Kapelle hätten 3 Särge gestanden, in deren mittlerem sie selbst gelegen habe. Sie habe allerdings nicht ihren toten Körper in dem Sarg liegen sehen, irgendwie sei ihr aber völlig klar gewesen, daß nur sie selbst es sein könne, die im mittleren Sarg läge. Von der Empore dieser Kapelle aus habe sie dann ihrer eigenen Trauerfeier beigewohnt. Unter den Gästen habe sie aber nur den Schwiegervater eines ihrer Söhne erkannt, zu dem sie eigentlich sonst keine besondere Beziehung habe. Die Szene sei ohne eigentliches Ende "abgebrochen".

Oneiroid III: Sie sei in ein katholisches Pfarrhaus gebracht worden, wo eine große Kaffeetafel gedeckt war. In dem Raum seien viele Menschen zusammengewesen. Eine junge Frau habe sie aus diesem großen Raum in ein kleineres Zimmer geführt, wo sie sich auf ein Sofa legen mußte. Die Frau habe ihr dann gesagt: "Wir lassen Sie jetzt allein. Sie müssen jetzt sterben, vorher werden sie aber noch Flüssigkeit verlieren". Man habe sie dann wirklich allein auf dem Bett liegen lassen, und sie habe, was "ganz besonders schrecklich" gewesen sei, gespürt, wie sie Urin unter sich gelassen habe. Dieses sei deshalb so unangenehm gewesen, da sie immer sehr um Reinlichkeit besorgt sei und niemand zur Last fallen wolle. Auf die Frage, woher sie denn gewußt habe, daß es sich um ein katholisches Pfarrhaus handelte, meinte Frau N., daß ihr dies während der beschriebenen Szene "irgendwie immer klar" gewesen sei. Frau N. bestätigte, daß sie in den bisher beschriebenen oneiroiden Szenen ohne Schwierigkeiten laufen und auch ungehindert sprechen konnte.

Oneiroid IV: Sie habe in einem Krankenhausbett gelegen, dabei aber die Einzelheiten der räumlichen Umgebung nicht richtig wahrnehmen können. Sie könne sich jedoch daran erinnern, daß sie immer einen eigenartigen altertümlichen Torbogen gesehen habe, durch den gelegentlich Krankenwagen fuhren, deren Sirene sie dann gehört habe. Sie habe angenommen, sich in Mannheim zu befinden und immer daran gedacht, daß sie auf keinen Fall in Mannheim begraben sein wolle, da ihr Mann doch in L. bestattet sei. Sie habe daher selbst einen Rettungshubschrauber bestellt, um sich nach L. transportieren zu lassen. Sie könne sich bis jetzt deutlich an die Hubschrauberpiloten erinnern, die sie in ihren Wohnort geflogen hätten. Als sie dann den Goetheplatz von L. unten habe liegen sehen, habe sie die Piloten angewiesen zu landen. Sie sei auf dem Goetheplatz, der ganz in der Nähe des Friedhofes liege, aus dem Hubschrauber ausgestiegen und habe dem Piloten ihren guten Alcantaramantel mit den Worten übergeben: "Den können Sie Ihrer Frau schenken". Sie habe ihn ja nach ihrem bevorstehenden Tod ohnehin nicht mehr brauchen können. Nach dem Abschied von der Hubschrauberbesatzung sei sie langsam auf die Leichenhalle des Friedhofes zugegangen, worauf das Geschehen dann wiederum unvermittelt abbrach. Frau N. betonte, daß sie im Erzählen dieses Geschehens den Hubschrauber auf dem Platz in L. wieder in allen Einzelheiten vor sich sehe: "Es ist so, als ob alles erst gestern geschah". Später, als sie schon in der Neurologischen Klinik in Heidelberg lag, habe sie einen kleinen Spaziergang in Begleitung ihres Sohnes unternehmen wollen und dabei ihren Mantel gesucht. Als sie ihn dann nicht fand, sei ihr wieder eingefallen, daß sie ihn ja dem Hubschrauberpiloten geschenkt habe. So sei es ihr auch hier zunächst nicht möglich gewesen, zwischen Phantasie und Wirklichkeit zu unterscheiden: "Als ich schon wieder ganz in der Realität war, war ich dennoch davon überzeugt, daß ich meinen Mantel verschenkt hatte".

Oneiroid V: In dieser Szene habe sie im Zustand vollständiger Lähmung - wie in der Krankheitsrealität - auf einem Bett gelegen, das sich in einem Zimmer der sog. "Villa L." befand, einem Haus in der Nähe ihres Wohnortes, das üblicherweise für Kunstausstellungen genutzt werde. In der Phantasie habe es aber "als eine Art Erholungsheim" fungiert. Sie wisse noch genau, daß sie in einem Turmzimmer gelegen habe, in das man ihr nur einmal am Tag eine Mahlzeit gebracht habe, die sie wegen ihrer Lähmung aber nicht habe zu sich nehmen können. Sie habe keinerlei Unterstützung erfahren und den Tag in völliger Einsamkeit verbringen müssen. Sie könne sich daran erinnern, in ihrer großen Hilflosigkeit und Angst heftig geschrieen zu haben. Besonders leidvoll sei es für sie gewesen, vergeblich nach ihrer Tochter zu rufen, deren Hilfe für sie in dieser Situation sehr wichtig gewesen wäre. Aus dieser Szene habe sie ein Gefühl von Hilflosigkeit und Angst zurückbehalten, das aus der belastenden Erfahrung des völligen Alleingelassenseins resultiere. Auch später habe sie noch öfter erlebt, durch verlassene und unheimliche, labyrinthisch anmutende Räume geschoben zu werden.

Oneiroid VI: In einer thematisch ähnlich gestalteten Szene habe sie ebenfalls "völlig allein in einem eigenartigen Raum" gelegen, der einem Weinkeller geähnelt habe. Nur einmal am Tage sei jemand gekommen, um sie mit eiskaltem Wasser zu waschen. Auch in dieser Szene habe sie sich im Zustand völliger Lähmung befunden. Irgendwann im Laufe des Tages sei einmal ein Förster an ihrem Bett erschienen. Im gleichen Zusammenhang konnte sich Frau N. deutlich daran erinnern, daß in einem in der Nähe gelegenen Raum ein Festmahl einer Jagdgesellschaft stattfand, von dem auch der Klang von Jagdhörnern herübertönte. Auch in dieser Szene habe sie laut schreiend, aber wiederum vergeblich um Hilfe gebeten.

Das Angsterleben in diesen imaginären Szenen sei "eigenartig entfernt, irgendwie anders als sonst" gewesen. Manchmal habe sie das Gefühl gehabt, als ob einige der Phantasiegeschehnisse "gar nicht in mich hineingingen". Dennoch sei der Wirklichkeitscharakter des Erlebten für sie immer unzweifelhaft gewesen.

Oneiroid VII: In dieser Szene habe eine ihr unbekannte Krankenschwester sie in ihrer Privatwohnung gepflegt. Es habe sich um eine eigenartige Wohnung in einem Hinterhof gehandelt, der sie irgendwie an die türkischen Städte, die sie während ihrer Urlaubsreise kennengelernt hatte, erinnert habe. Vor allem habe sie die nassen Wände dieser Wohnung lebhaft in Erinnerung. Tagsüber habe die Krankenschwester sie jedoch alleine gelassen. Später habe einer ihrer Söhne, der Arzt sei, sie zu sich nach Hause geholt, wobei dann die besagte Krankenschwester sie in der Wohnung des Sohnes weitergepflegt habe. Sie selbst habe vermutet, daß ihr Sohn ein Verhältnis mit dieser Frau hatte. Dieses habe sie sehr belastet, da ihr Sohn ja damit seiner Lebensgefährtin untreu geworden sei. Von der Richtigkeit dieser Vermutung sei sie so überzeugt gewesen, daß sie noch später in der Neurologischen Klinik ihren anderen Sohn fragte, ob denn M. seiner Freundin untreu sei. Auf dessen verneinende Antwort sei ihr erst richtig klar geworden, daß sie auch hier ein Phantasie-Erlebnis noch späterhin für erlebte Wirklichkeit hielt. Nicht zuletzt aufgrund dieser zuletztgenannten Frage hätten ihre Kinder damals vermutet, daß sie einen bleibenden "geistigen Defekt" als Folge der Nervenerkrankung zurückbehalten habe. Heute müsse sie zugeben, daß sie nach der Extubation nur mit großer Mühe "Phantasie und Wirklichkeit" voneinander trennen konnte. Zunächst sei es ihr "überhaupt nicht möglich" gewesen, zwischen erlebten Phantasien und erlebter Wirklichkeit zu unterscheiden. Rückblickend müsse sie zugeben, daß die phantasierten Erfahrungen des Todes ihrer Kinder sowie der absoluten Verlassenheit in dem Turmzimmer die größte emotionale Belastung dargestellt hätten.

Zum weiteren Erkrankungsverlauf gab Frau N. an, daß sie nach der Intensivbehandlung in der Neurologischen Klinik "unter wirklichen Depressionen" gelitten habe: Da sich die Lähmungen nur langsam und allmählich zurückbildeten und sie ihre Hilflosigkeit umso deutlicher wahrnahm, habe sie sich häufiger gefragt, warum Gott sie nicht habe sterben lassen. Sie müsse zugeben, daß sie in diesen Wochen auch erhebliche Angst gehabt habe, "seelisch krank zu werden". Sie habe dann die Klinik auf eigenen Wunsch verlassen und sei zu Hause durch einen Krankengymnasten täglich betreut worden. Dieser habe es vermocht, sie seelisch zu stützen, indem er ihr immer erneut Hoffnung auf Gesundung vermittelt habe. Die Besserung habe dann schließlich so große Fortschritte gemacht, daß sie bereits einen Monat nach der Entlassung mit ihren Kindern ihren 70sten Geburtstag habe feiern können. Rückblickend erscheine ihr eine angemessene seelische Unterstützung und Betreuung während einer Polyradikulitis mindestens so wichtig wie die intensivmedizinische Behandlung.

Die Selbstschilderung von L.N. belegt mit großer Eindringlichkeit, daß diese Patientin die konkrete Erfahrung ihres lebensbedrohlichen Krankseins in den Wochen der Intensivbehandlung zunächst überhaupt nicht realisiert hatte, sondern gänzlich in phantastischen Erlebniszusammenhängen aufgegangen war, die als Ausdruck der intrapsychischen Auseinandersetzung mit der neurologischen Erkrankung gelten können. Bis zu unserer Begegnung hatte Frau N. noch mit niemandem über diese Erfahrungen gesprochen. Die räumlichen Rahmenbedingungen der imaginären Geschehnisse lassen sich in manchen Szenen als mimetische Repräsentation der vertrauten Lebenswelt deuten, dann wieder wird die Patientin in solche Räume phantastischen Gepräges entrückt, die wir auch in anderen Fällen beobachten konnten. Auch die Oneiroide dieser Kranken weisen sämtlich die Formalstruktur fragmentarischer Ereignisfolgen auf, deren thematische Ausgestaltung (u.a. das leidvolle Miterlebenmüssen des qualvollen Verbrennungstodes der eigenen Söhne und die Erfahrung der Verlassenheit in einem abgelegenen Turmzimmer) an die bereits von GRIESINGER (1861, vgl. I.1.2) gegebene Inhaltscharakteristik phantastischer Erlebniszusammenhänge erinnert. Es scheint nach unseren klinischen Erfahrungen geradezu, als ob die Abwandlung des Bewußtseins im oneiroiden Erleben eine - überindividuell präformierte - seelische Tiefendimension entbirgt, deren imaginäre Bilderwelt sich für das Subjekt überwiegend in beängstigenden "Urszenen" (BILZ) von Bedrohung und Schrecken konkretisiert.

Bei L.N. beeindruckt das mehrmalige antizipatorische Erleben des eigenen Bereits-gestorben-Seins, das wir ebenfalls noch in unserem Fall XIII sehen werden. Auffallend ist in manchen Szenerien die eigenartige affektive Distanz der Patientin zu den dramatischen Geschehnissen, die den im aktuellen Erlebnisvollzug unbezweifelbaren Wirklichkeitscharakter dieser Erfahrungen jedoch nicht tangiert. Man könnte hier eine Wirkung des anxiolytischen Effekts der applizierten Benzodiazepine vermuten, durch welche die hohe Angstbesetzung der Oneiroide gemildert wird. So entsteht für die Betroffene ein eigenartiges "inneres Entferntsein" (L.N.) von solchen Ereignissen, die eigentlich eine höchste existentielle Relevanz besitzen müßten. Da das erlebende Subjekt üblicherweise gegenüber dem im Oneiroid Erfahrenen eine adäquate emotionale Reaktion zeigt, ist hier eine - für therapeutische Überlegungen wichtige - pharmakogene Modifikation der Affektdynamik in der oneiroiden Erlebnisform anzunehmen. Die für L.N. besonders markanten Szenen des Todes der Söhne und der Isolation im Turmzimmer scheinen jedoch von dieser affektiven Abblassung nicht in gleichem Maße betroffen zu sein.

Besondere Beachtung verdienen in der Selbstschilderung dieser Patientin die Schwierigkeiten der retrospektiven, reflexiv fundierten Irrealisierung einzelner oneiroider Geschehnisse: So kann sie zunächst beim ersten bewußt erlebten Wiedersehen mit ihrem Sohn auf der Intensivstation gar nicht fassen, daß dieser, dessen Tod sie im Oneiroid hilflos ansehen mußte, noch lebt. Ganz ähnlich konnte V.S. (Fall I) die Irrealität der erlebten Erschießung seiner Freunde zunächst kaum begreifen. Noch nach Wochen ist L.N. davon überzeugt, ihren Mantel dem Piloten des Hubschraubers geschenkt zu haben, der sie in die Nähe des Friedhofes von L. gebracht hatte. Auch wird sie durch eine in einer anderen oneiroiden Szene vermutete Beziehung ihres Sohnes zu einer Krankenschwester so verunsichert, daß sie später ihren anderen Sohn fragt, ob denn dessen Bruder seiner Partnerin "etwa untreu" geworden sei. Gerade dieses Detail belegt nun aber, daß die Betroffenen im Oneiroid nicht nur die erlebte Faktizität der imaginären Geschehnisse fraglos hinnehmen, sondern darüber hinaus ansatzweise auch reflexive Stellungnahmen zu diesen (etwa Vermutungen, Befürchtungen etc.) vollziehen können. So könnte man formulieren, daß dem erlebenden Subjekt auch in den zumeist fragmentarisch bleibenden und in sich geschlossenen Ereignisfolgen der oneiroiden "Phantasiewelten" eine residuale Möglichkeit zur *Besinnung* (STÖRRING) i.S. eines reflexiven Selbstbezuges des Erlebten verbleibt. Entsprechend der besonderen intentionalen Modifikation in der oneiroiden Erlebnisform (vgl. I.10) kann sich hier allerdings kein übergreifender Erfahrungszusammenhang ausbilden, da die Phantasmen ja großenteils unabgeschlossen bleiben und durch jeweils neue, mit dem Abgelaufenen thematisch nicht zusammenhängende Phantasie-Ereignisse abgelöst werden.

Die Möglichkeit zur Selbstvergegenwärtigung des Erlebten bleibt also auf die jeweilige imaginäre Szene beschränkt; wie diese selbst unterliegt sie dann der späteren Irrealisierung durch das jetzt wieder seine lebensgeschichtliche Erfahrungskontinuität reflektierende Subjekt, das die zuvor als wirklich erlebten Widerfahrnisse des Oneiroids nun der fiktiven Seinsweise der Phantasiemodifikation zuordnet. *Konsequenterweise müßte man also die auf Imaginäres hingeordnete fiktive Besinnung des Subjekts im Oneiroid von der die Realerfahrung begleitenden Reflexivität unterscheiden.*

Die Selbstschilderung von L.N. zeigt aber, wie schwierig sich eine solche Irrealisierung gestalten kann. Die üblicherweise im Umschlag des Erwachens vollzogene und bleibende Irrealisierung des Inhaltes der "gewöhnlichen" Träume gelingt im abrupten Herausgeraten aus der imaginären Welt des Oneiroids nicht. L.N. betonte mehrfach, daß sie nur unter großen Mühen nach der Extubation Phantasie und Wirklichkeit zu differenzieren vermochte. Immerhin ist zu bedenken, daß sie sich bis dahin die umgebende Realität keinesfalls in ihrer Faktizität als Intensivstation vergegenwärtigt hatte, sondern sich vielmehr ununterbrochen in wechselnden Oneiroiden befunden hatte, in die - wie auch bei anderen Patienten - illusionär umgedeutete Elemente der realen Außenwelt eingingen. Frau N. wird daher konsequenterweise in den Stunden und Tagen nach der Extubation den Eindruck einer ratlosen "Verwirrtheit" hervorgerufen haben; diese stellt jedoch nicht die Folge eines organisch determinierten "Durchgangssyndroms" (Untersuchungsprotokoll vom 25.6.87), sondern den Ausdruck der Ratlosigkeit eines Menschen dar, der unter großen Mühen versucht, den Erlebniswert der bis dahin bestimmenden Phantasiewirklichkeit von dem der wiedergewonnenen intersubjektiven Realität zu unterscheiden. Auch hier kann es dann nicht selten zu thematischen Diffusionen beider Wirklichkeitsbereiche kommen. Die Überzeugung des realen Geschehenseins einzelner oneiroider Erfahrungssegmente kann - wie die Erfahrung von L.N. zeigt - noch nach Wochen andauern und bei den Angehörigen den Eindruck einer bleibenden "wahnhaften" seelischen Störung hervorrufen.

Bereits JASPERS hatte auf die wichtige Unterscheidung des Realitätsurteils *während* und *nach* halluzinatorischen Erfahrungen hingewiesen und in diesem Zusammenhang das besonders von STERTZ (1910) bearbeitete Problem des Residualwahns nach Ablauf phantastischer Erlebnisse erörtert: Üblicherweise gelingt die Korrektur des Realitätscharakters solcher Erfahrungen aufgrund des Gefühls des Gegensatzes der ganz verschiedenen Bewußtseinszustände im "Delir" und im Normalzustand sowie wegen der inhaltlichen Absurdität vieler halluzinatorischer Erlebnisse. Umgekehrt kann es bei einer "Verringerung des Gegensatzes beider Bewußtseinszustände" zu einer bleibenden, wahnhaft imponierenden Überzeugung von der Wirklichkeit der phantastischen Erlebnisse kommen.

Wir hatten bereits mehrfach darauf hingewiesen, daß die formale Erfahrungsmodalität oneiroider Welten trotz ihrer phantastischen Thematik für das Subjekt im momentanen Erlebnisvollzug nicht von der Geschehensweise der Alltagswelt unterscheidbar ist. Dieses mimetische Moment im Strukturaufbau des Oneiroids mag zusammen mit der hypermnestischen Imprägnation der Phantasieereignisse für die Schwierigkeiten ihrer gültigen Irrealisierung bei manchen Patienten verantwortlich sein. Aber auch wenn diese dann schließlich gelingt, wird den oneiroiden Erlebnissen von den Betroffenen in der introspektiven Rückschau zumeist *nicht* der ontische Status des Träumens zugewiesen: "Es war ganz anders als im Traum" (L.N.). Übereinstimmend betonten die von uns Untersuchten, daß sich alles "wie in Wirklichkeit" zugetragen habe. Diese unwiderrufliche Erlebniswirklichkeit des Imaginären im Oneiroid bezeugt sich noch in seiner erinnernden Vergegenwärtigung mit einer solchen Gewißheit, daß das bleibend verunsicherte Subjekt dem Zurückliegenden weniger das Prädikat einer traumhaften, denn einer phantastischen und außerordentlichen Erfahrung zubilligt.

3.10 FALL XII A.C.

Bei den folgenden zwei Patienten machte eine schwerste Verlaufsform der Polyradikulitis eine mehrwöchige maschinelle Beatmung erforderlich, die bei A.C. 49 Tage und bei dem Patienten O.W. (Fall XIII) sogar nahezu 3 Monate andauerte. Das Ausmaß der extremen Belastungssituation bei diesen Kranken übersteigt also noch die klinischen Bedingungen der bisher Untersuchten.

Die zum Erkrankungszeitpunkt 26-jährige verheiratete Krankenschwester A.C. wurde wegen einer panplegischen Polyradikulitis 2 Monate auf der Neurologischen Intensivstation des Klinikums Göttingen behandelt. Anschließend lag die Patientin zur therapeutischen Einstellung einer vorbestehenden chronischen Niereninsuffizienz (interstitielle Pyelonephritis) noch 3 Wochen in der Medizinischen Universitätsklinik. Diagnostisch bestand längere Zeit Unklarheit über das Krankheitsbild, da sich die Polyradikulitis unter dem Bild eines primären foudroyanten Befalles der Hirnnerven und einer erst anschließenden Plegie der Extremitäten entwickelte. Bei nahezu völligem Ausfall sämtlicher Hirnnerven und kompletter Tetraplegie bestand ein über Wochen anhaltendes panplegisches Bild, das klinisch als "Locked-in-Syndrom" zu bewerten ist.

Während eines sommerlichen Spanienurlaubs hatte sich die Patientin einen fieberhaften Infekt zugezogen, in dessen Folge sie über eine wochenlange Müdigkeit und "Abgeschlagenheit" klagte. Als sich nach einigen Wochen eine Anurie einstellte und medikamentöse Maßnahmen mißlangen, mußte die Patientin erstmals dialysiert werden. Unter der Dialyse entwickelte sich am 2. Tag eine Seh-, Hör- und Sprechstörung, als deren Ursache ein konsiliarisch hinzugezogener Neurologe "nukleäre Hirnstammläsionen" vermutete. Nachdem die Patientin am gleichen Tag einen Atemstillstand erlitt und intubiert werden mußte, wurde sie zur weiteren Abklärung der im Bereich der Hirnnerven progredienten neurologischen Symptomatik in das Klinikum Göttingen verlegt.

Bei der neurologischen Aufnahmeuntersuchung waren bei der präkomatös wirkenden Patientin der Cornealreflex, der Oculocephalreflex und der Cephalospinalreflex nicht mehr auslösbar. Die Trigeminusfunktionen schienen weitgehend intakt zu sein, während im Bereich des N. facialis nur eine eingeschränkte Funktion bestand. Zu diesem Zeitpunkt wurden noch Spontanbewegungen aller Extremitäten bei abgeschwächten Muskeleigenreflexen beobachtet. Etwa eine Woche nach der Übernahme bestand eine vollständige Tetraplegie und Areflexie, auch im Bereich der Hirnnerven ließen sich keine Reflexantworten mehr erzielen.

Differentialdiagnostisch mußte zum Aufnahmezeitpunkt auch eine Virus-Encephalitis erwogen werden. In mehreren Computertomogrammen fanden sich jedoch keine pathologischen Befunde. Insbesondere ließ sich kein auf einen entzündlichen Prozeß hinweisendes diffuses oder umschriebenes Hirnödem nachweisen.

Eine 4 Tage nach der Übernahme bei der komatös erscheinenden Patientin durchgeführte EEG-Ableitung ergab das Vorliegen eines Alpha-Koma. - EEG 3 Tage später: Alpha-Beta-Misch-EEG ohne Zeichen der Allgemeinveränderung. Im Befund heißt es weiter: "Das vorliegende EEG spricht eher gegen einen komatösen Zustand und eher für einen nicht wesentlich eingeschränkten Bewußtseinsgrad!" Auch bei späteren EEG-Ableitungen ließen sich keine eindeutigen Allgemeinveränderungen verifizieren.

Der Liquorbefund des Aufnahmetages ergab eine Zellzahl von 22/3 sowie eine Erhöhung des Gesamteiweiß auf 4136 mg/l, das bei einer Kontrollpunktion auf den Extremwert von 6400 mg/l anstieg. Eine autochthone Immunglobulinproduktion im ZNS war nicht nachzuweisen.

Im Elektromyogramm ließ sich dann nach 10 Tagen ein peripher neurogener Prozeß mit segmentaler Demyelinisierung und axonaler Degeneration nachweisen.

Erst die Zusammenschau der Liquorbefunde und des EMG Ergebnisses konnte die Verdachtsdiagnose einer schwersten Polyneuroradikulitis mit Hirnnervenbefall sichern.

Der weitere Erkrankungsverlauf wurde durch eine serologisch nachweisbare Candida-Sepsis kompliziert, die antimykotisch behandelt werden mußte. Da eine erneute Lumbalpunktion nach 2 Wochen eine Erhöhung der Liquor-Zellzahl auf 110/3 erbrachte, die bei Kontrollen aber wieder auf Normalwerte absank, muß eine vorübergehende encephalitische Beteiligung diskutiert werden. Ein zeitgleich abgeleitetes EEG ergab allenfalls eine leichte Allgemeinveränderung der Grundaktivität.

Etwa 6 Wochen nach Erkrankungsbeginn bildete sich die neurologische Symptomatik langsam zurück, so daß bei Stabilisierung der respiratorischen Situation nach 7 Wochen die Extubation durchgeführt werden konnte.

Bei der Verlegung aus der Medizinischen Universitätsklinik in eine Rehabilitationseinrichtung bestand noch eine distal betonte Paraparese der Beine, während sich die motorischen Funktionen der oberen Extremitäten völlig zurückgebildet hatten. Entsprechend waren bei einer Areflexie im Bereich der Beine die Muskeleigenreflexe an den Armen gut auslösbar. Im Verlegungsbrief wird aber auf ein "eingeschränktes Hörvermögen" sowie eine Hyperpathie im Bereich der Beine hingewiesen.

In den intensivmedizinischen Untersuchungsprotokollen finden sich in dem Zeitraum, für den retrospektiv das Vorliegen eines Locked-in-Syndroms angenommen werden muß, keine Aussagen über eine Kontaktaufnahme zu der Patientin. Vom Beginn der Rückbildung der neurologischen Symptome bis zum Tag der Extubation wird die Patientin als "wach, ansprechbar" beschrieben. Weiter heißt es, daß sie "inkonstant inadäquate Reaktionen" zeige. Eine konstante Sedation wurde in dieser Zeit nicht durchgeführt, lediglich sporadisch erhielt die Patientin zur Nacht Benzodiazepine. In den ersten 3 Tagen unmittelbar nach der Intubation wird ein "ausgeprägtes Psychosyndrom" beschrieben, das sich etwa in 5 Tagen wieder zurückbildete. Die nachfolgenden, objektiv durch eine weitere Rückbildung der neurologischen Symptomatik gekennzeichneten Wochen auf der Neurologischen Intensivstation wurden subjektiv durch einen "zunehmenden Leidensdruck" geprägt, in dem die Patientin einen "deutlich depressiven Eindruck" erweckte. Die Kommunikation mit der Patientin wurde jetzt durch die sich als dauerhafte Behinderung abzeichnende Hörminderung erschwert.

Die *psychopathologische Exploration* der Patientin fand fast 4 Jahre nach der akuten Erkrankung im Privathaus von Frau C. statt. Bereits in ihrer Antwort auf meine schriftliche Anfrage hatte A.C. auf ihre fortbestehende beiderseitige 80%ige Hörbehinderung als Folge der antimykotischen Behandlung hingewiesen. Mit Hilfe von zwei Hörgeräten ist es ihr aber möglich, Gesprächen zu folgen, sofern sie sich ganz auf das Gegenüber konzentrieren kann und nicht durch Interferenzgeräusche gestört wird. Im

Verlauf der Exploration wurde deutlich, daß Frau C. in der Hörbehinderung eine erhebliche Beeinträchtigung ihres Selbstwertgefühls erblickt, die sie vornehmlich als eine Einschränkung ihrer sozialen Kompetenz erlebt. Im Verlauf der mehrstündigen Exploration, bei der ein ausgezeichneter affektiver Rapport zu Frau C. gelang, gewannen wir aber niemals den Eindruck einer tiefgreifenden kommunikativen Behinderung.

Die biographische Anamnese und der aktuelle psychische Befund ergaben das Bild einer in psychiatrischer Hinsicht unauffälligen jungen Frau, die den Schicksalsschlag einer schwersten körperlichen Erkrankung mit überdauernden Folgeschäden dank der Hilfe ihres Ehemannes bewältigt zu haben scheint. Eine motorische Behinderung bestand zum Explorationszeitpunkt nicht mehr.

Eine auffallende Phantasiebegabung oder eine Disposition zu intensivem Traumerleben wurden von Frau C. negiert.

Zum Erleben der Polyradikulitis-Erkrankung gab Frau C. an, daß während der Dialyse-Behandlung in W. "ganz plötzlich" eine Hörminderung eingesetzt habe, zu der dann innerhalb weniger Stunden eine Sehverschlechterung, Schluckbeschwerden sowie eine motorische Schwäche in den Händen traten. Sie wisse noch genau, daß sie in diesen Tagen unter einer "schrecklichen Todesangst" gelitten habe. Immer wieder habe sie zu ihrem Mann gesagt, daß sie noch nicht sterben wolle, da sie noch "viel zu jung" sei: "Ich habe damals innerlich gegen den Tod angekämpft". Ohne direkte Nachfrage berichtete Frau C. dann, daß noch während des Hubschrauberfluges nach Göttingen, an den sie sich nur noch bruchstückhaft erinnern könne, "diese merkwürdigen Träume" begonnen hätten. Im Fortgang unseres Gespräches schilderte Frau C. dann mit großer Plastizität und Klarheit eine Folge hochdramatischer, szenisch strukturierter Ereignisse, die ihr im Moment des Berichtes "wieder lebendig vor Augen" standen. Frau C. gab an, daß sie niemals vorher oder nachher "so bewußt geträumt" habe: Eigentlich seien es keine "richtigen Träume" gewesen, das Erlebte habe vielmehr "ganz der Wirklichkeit" entsprochen. Sie habe später nach der Extubation noch Tage und Wochen gebraucht, um sich von der Nicht-Wirklichkeit dieses Erlebens distanzieren zu können. Eine wesentliche Hilfe seien ihr dabei die Gespräche mit ihrem Ehemann gewesen. Frau C. betonte, daß ihre Phantasie-Erlebnisse von "schwerer Angst, ja Todesangst, vom Erleben einer schrecklichen Bedrohung, die keinen Ausweg läßt" geprägt wurden. Sie könne sich aber daran erinnern, mitunter aus diesen "Schreckenswelten" aufgewacht zu sein, um sich in der Realität der Intensivstation wiederzufinden. Dabei sei ihr allerdings das Schreckliche ihrer absoluten Lähmung nahezu unerträglich deutlich geworden. Eine Erfahrungskontinuität hat in den Wochen der Intensivbehandlung nicht bestanden: Die Phantasie-Erlebnisse, durchweg fragmentarisch strukturiert, aber auch die kurzen "Einblicke" in die umgebende Realität, zeigen einen *diskontinuierlichen* Erfahrungsstil. Aus den Schilderungen von Frau C. war zu entnehmen, daß sie sich nach dem "Abbruch" einer oneiroiden Szenerie vorübergehend in einem Zustand völliger situativer Desorientiertheit mit erheblicher Ratlosigkeit und Verängstigung befand. Auch A.C. zeigte noch in der erinnernden Wiedergabe ihrer Erlebnisse eine intensive affektive Beteiligung. Mehrfach betonte sie, daß im Vollzug des Sich-Erinnerns immer neue Einzelheiten der solange zurückliegenden Geschehnisse vor ihrem inneren Auge auftauchten. Nachstehend werden die verschiedenen szenenhaften Abläufe in der Reihenfolge des Explorationsverlaufes wiedergegeben, der, wie Frau C. betonte, nicht unbedingt der seinerzeitigen Erlebensfolge entspricht.

1. Sie habe "mit großer Lebhaftigkeit" erfahren, daß ein verwandtes Ehepaar, das seit Jahren kinderlos sei, unerwartet ein Kind bekommen habe. Sie habe dieses so intensiv miterlebt, daß sie sich auch nach dem "Wiedererwachen" noch lange nicht von dieser Vorstellung distanzieren konnte.

2. Frau C. berichtete dann über eine komplexe Geschehensfolge: Sie habe erlebt, von einem ihr fremden Arzt in irgendeine Klinik gegen ihren Willen "verschleppt" worden zu sein. Der Name des Arztes und des Krankenhauses habe an ein Sanatorium in W. erinnert, wo sie früher einmal gearbeitet habe. Irgendetwas in diesem Krankenhaus sei "nicht geheuer" gewesen, da besagter Arzt vermutlich mit Medikamenten verbotene Experimente durchgeführt habe. Sie wisse dann noch, daß ihre Eltern vergeblich versucht hätten, sie aus dieser Klinik herauszuholen. Andererseits habe sie auch gehofft, daß das umstrittene Medikament sie retten könne. Auf Frage meinte Frau C., daß sie in dieser Szene in einem "irgendwie hilflosen Zustand" gewesen sei, jedoch keinesfalls vollständig gelähmt. Sie habe auch mitbekommen, daß die Patienten in dieser Klinik auf eine verbotene Weise in Wannen durch Röntgen-Strahlen geschädigt wurden. Sie habe noch jetzt lebhaft vor Augen, daß sich das Gesicht des betreffenden Arztes mitunter angsterregend, "wie in einem Horrorfilm", verwandelt habe.

3. Hierbei handele es sich um ein "ganz phantastisches Erlebnis": Sie habe erlebt, wie unbekannte Mächte in einem kleinen U-Boot durch ihre Blutgefäße fuhren und ihr dabei Blut und damit die Lebenskraft entzogen: "Zwischen diesen Mächten fand ein Kampf um mein Blut statt". Während dieses Erlebnisses habe sie in höchster Angst geschwebt, da ja ein Kampf um ihr Leben stattgefunden habe. Frau C. meinte zu diesem Geschehen, daß sie etwas Ähnliches früher einmal in einem Science-fiction-Film gesehen habe. Das berichtete Phantasieerlebnis sei wiederum von größter Intensität gewesen.

4. Frau C. schilderte, wie sie unter einem Dach auf einem Liegestuhl lag, um den Besuch von vielen Freunden und Bekannten zu empfangen, die ihr Geschenke bringen wollten. Sie habe sich "wie mechanisch" immer bedanken müssen, was sie bis an den Rand der Erschöpfung brachte. Das Gefühl schwerster Erschöpfung, "einfach nicht mehr zu können", sei äußerst quälend gewesen. Als es dann schließlich zu regnen anfing, hätten die Regentropfen trotz des über sie gespannten Daches ihre Haut berührt und dabei einen brennenden Schmerz verursacht. Schließlich habe sie sich "wie unter einem eng geknüpften Netz" eingeschlossen gefühlt, das ganz eng mit ihrem Körper in Verbindung gewesen sei. Sie habe hilflos dagelegen und zusehen müssen, wie auf den Schnüren dieses Netzes langsam die Regentropfen auf ihre Körperoberfläche flossen, um dort "furchtbare Schmerzen" auszulösen. Sie glaube sich auch daran zu erinnern, daß in dieser Szene ihr Mann bei ihr gewesen sei.

5. Im Hause ihrer Schwiegereltern, wo sich zu diesem Zeitpunkt auch ihre Tochter und ihr Sohn aufgehalten hätten, sei ein "verheerender Brand" ausgebrochen. Ihr Schwiegervater habe sie dabei angeschrien, ob sie denn nicht die Hilferufe der Kinder höre. Diese seien dann allerdings gerettet worden, während das Haus bis auf die Grundmauern abbrannte. Im Weiteren konnte Frau C. sich daran erinnern, daß plötzlich "überall schwere Feuersbrünste im Land" gewesen seien: "Es war wie eine Verwüstung im Krieg". Schließlich habe sie sich mitsamt ihren Angehörigen in einem Flüchtlingstreck befunden, der vor den nachrückenden Feinden durch das von Feuersbrünsten zerstörte Land floh. Sie habe all dieses in einem Zustand "höchster innerer Dramatik und Angst" erlebt.

Als besonders schmerzlich habe sie in Erinnerung, daß sie durch ihre Hörbehinderung die im brennenden Haus befindlichen Kinder in höchste Gefährdung gebracht habe.

Diese oneiroide Sequenz trägt eigenartige antizipatorische Züge: Weder konnte Frau C. damals das Ausmaß ihrer späteren Hörbehinderung bewußt sein, noch kannte sie aus eigener Erfahrung das sie heute so belastende Gefühl sozialer Stigmatisierung infolge der Schwerhörigkeit.

Es ist auch anzumerken, daß Frau C. zum Zeitpunkt ihrer schweren Erkrankung kinderlos war. Die beiden Töchter wurden erst in den folgenden Jahren geboren.

Das Erlebnis des brennenden Hauses habe sie nachhaltig geprägt: So leide sie bis heute vor einer unerklärlichen Angst vor Feuer, die sie beim Anblick von Flammen "geradezu in Panik" geraten lasse.

Beim Bau ihres eigenen Hauses vor 2 J. habe sie daher überbesorgt darauf geachtet, daß die Blitzableiter auch ordnungsgemäß eingebaut wurden.

6. In einer anderen eigenständigen Geschehensfolge sei sie mit einem Flugzeug zu einem seltsamen Weinkeller gelangt, der die räumliche Konfiguration eines "riesigen Sarges" hatte. Sie könne sich deutlich an die kahlen kalten Steinwände und den Dachabschluß dieses gewaltigen Raumes erinnern, den man nur durch eine einzige kleine Tür an der Seite betreten konnte. In dem Raum sei Wein gekeltert worden. Man habe sie dort gezwungen, eine beaufsichtigende Tätigkeit durchzuführen. Es sei für sie "ganz schrecklich" gewesen, daß während ihrer Aufsicht viele der dort arbeitenden Menschen "irgendwie zu Tode kamen". Sie habe sich dafür schuldig gefühlt. Wenn sie diese Szene heute bedenke, so mache sie ihre damalige "Unfähigkeit zu leben" besonders deutlich.

7. Ein anderes Erlebnis habe jedoch "einen schönen und verheißungvollen Charakter" getragen: Sie habe sich immer gewünscht, eigene Kinder zu haben. In dieser Szene habe sie zwei Schwalbennester vor sich gesehen, die "irgendwie symbolisierten", daß sie Kinder haben werde, sofern sie die Nester regelmäßig pflege. Sie wisse auch noch, daß ihr dieses seitens ihrer Schwiegereltern mitgeteilt wurde: "Die Schwalbennester bedeuteten Leben. Ich gewann so die innere Sicherheit, künftig einmal wirklich Kinder zu haben".

Eine kontinuierliche Erinnerung setzt dann erst nach der Extubation ein: Wie andere Patienten erlebte auch Frau C. die Entwöhnung vom Respirator als schwere psychophysische Belastung: Die subjektive Erstickungsgefahr habe sie "bis in die letzten Glieder hinein" mit tiefster Angst gespürt. Die berichteten Phantasie-Erlebnisse seien jedoch nicht mehr aufgetreten. Sie könne sich aber noch daran erinnern, daß "die Wahrnehmung noch über Wochen verändert war": So habe sie die Real-Personen auf der Intensivstation oft verkannt und Schwestern und Ärzte für nahe Verwandte gehalten. Mehrfach habe sie in den neben ihrem Krankenbett aufgehängten Röntgenbildern vertraute Gegenstände aus ihrer Wohnung gesehen. Die sich an die Intensivbehandlung anschließenden Wochen und Monate in der Medizinischen Klinik und in einer Rehabilitationseinrichtung in Z. wurden durch "tiefgehende Depressionen" überschattet, in denen A.C. unter der Angst litt, "kein vollwertiger Mensch mehr zu sein". Als sie gegen Ende der Rehabilitationsphase schwanger wurde, sei ihr von mehreren Ärzten zu einem Abbruch geraten worden. Sie selbst sei über die Schwangerschaft überglücklich gewesen und habe die Geburt ihrer ersten Tochter als ein großes Glück erlebt, das es ihr überhaupt erst ermöglicht habe, ihr eigenes schweres Schicksal positiv zu bewältigen. Während der bewußt erlebten Zeit des akuten schweren Krankseins bedeuteten die täglichen Besuche des Ehemannes auf der Intensivstation die entscheidende seelische Stützung.

Das klinische Bild einer nahezu kompletten Panplegie sowie der EEG-Befund eines sog. "Alpha-Komas" berechtigen bei A.C. zur Annahme eines etwa 4 Wochen bestehenden Locked-in Syndroms (Deefferentierungssyndrom mit Pseudokoma, vgl. FRANK et al. 1988, s.u.), dessen polyradikulitische Ätiologie erst durch den elektromyographischen Nachweis eines peripher-neurogenen Prozesses gesichert werden konnte. Die schwere neurologische Erkrankung wurde zusätzlich durch eine Candida-Sepsis kompliziert, in deren Folge es möglicherweise auch zu einer kurzzeitigen encephalitischen Beteiligung kam, die aber zu keinen Verwerfungen in der Erlebensstilistik der darzustellenden psychopathologischen Symptomatik geführt hat. Es ist hervorzuheben, daß die für Außenstehende komatösbewußtlos erscheinende Patientin während der ersten 4 Wochen ihres Krankseins keinerlei psychotrope Pharmaka erhielt. Bei einem Locked-in Syndrom kann von einem - in "quantitativer" Hinsicht - nicht wesentlich eingeschränkten

"Bewußtseinsgrad" und einer erhaltenen Fähigkeit zur Perzeption der Außenwelt ausgegangen werden. Die Unerträglichkeit der schrecklichen Realität eines so weitgehenden Leib- und damit Weltverlustes bedingt bei A.C. - ähnlich wie bei den anderen Polyradikulitis-Patienten - eine Unterbrechung der Kontinuität der wahrnehmenden Umwelterfassung, an deren Stelle - als Ausdruck einer qualitativen Abwandlung des Bewußtseinsfeldes - dann eine diskontinuierliche Folge oneiroider Szenerien tritt. In diesen für die Patientin auch nach 4 Jahren unvergeßlich bleibenden und mit intensiver affektiver Beteiligung erlebten Geschehnissen, die wiederum eine fragmentarische Struktur aufweisen, konstellieren sich überwiegend dramatische Situationen von einer bizarr-bedrohlichen Phantastik: In den imaginativ fundierten Erfahrungen des Entführtwerdens, des abbrennenden Hauses, der Flucht durch ein kriegsverwüstetes Land und des Ausgesetztseins in dem riesigen "sargförmigen" Weinkeller widerspiegelt sich eindrucksvoll die Wirklichkeit der lebensbedrohlichen Erkrankung: In Phantasie und Realität dominiert gleichermaßen ein Grundgefühl der Hilf- und Ausweglosigkeit. Es ist bezeichnend, daß die letzte realitätsbezogene Erinnerung der Patientin vor dem Abbruch der Erfahrungskontinuität das Erlebnis tiefer Angst und eines "innerlichen Kämpfens gegen den Tod" betrifft: Existentielle Erfahrungsmuster, die sich dann - phantastisch transformiert - in den imaginären Ereignisfolgen der oneiroiden Szenerien fortsetzen. Die undurchschaubare Atmosphäre, die beängstigende Dramatik des Geschehens und die daraus erwachsende Grunderfahrung pathischer Entmächtigung in den Oneiroiden dieser körperlich Schwerstkranken entsprechen hinsichtlich Form und Intensität den Selbstschilderungen der endogen-psychotischen Patienten von MAYER-GROSS. Ohne die Kenntnis des klinischen Kontextes der neurologischen Erkrankung würde man die von A.C. mitgeteilten phantastischen Erlebniszusammenhänge zunächst wohl eher im Rahmen idiopathischer Psychosen vermuten.

Eigentümlich berührt der antizipatorische Charakter mancher Oneiroide von A.C., der keinesfalls durch retrospektive konfabulotische Modifikationen der zum Explorationszeitpunkt in psychiatrischer Hinsicht völlig unauffälligen Patientin erklärt werden kann: Besonders die schmerzliche Erfahrung der eigenen Hörbehinderung, die ein Überhören des Kinderschreiens aus dem brennenden Haus zur Folge hat, weist vor auf die spätere, die Patientin real so belastende kommunikative Einschränkung, die eine bleibende Folge der antimykotischen Therapie darstellt. Man könnte nun vermuten, daß seinerzeit am Krankenbett der pseudokomatösen Patientin diese mögliche Nebenwirkung der Antimykotika diskutiert wurde und diese "Außenwelt-Information" von A.C. in eine zeitparallel laufende oneiroide Szene eingeordnet wurde. Selbst dann, wenn diese spekulative Deutung zutreffen sollte, erstaunt aber bei einer Schwerstkranken die Wirkmächtigkeit der gestaltenden Phantasie, die jegliche Außeneindrücke dem Diktat einer sich in den imaginierten Szenen entfaltenden "anderen" Wirklichkeit unterwirft. So müssen hier Fragen offenbleiben, die aus einer rein erfahrungswissenschaftlich letztlich nicht auslotbaren Tiefendimension der menschlichen Einbildungskraft erwachsen.

Im zuletzt referierten Oneiroid, das thematisch von den anderen schrecknisgeprägten Szenen abweicht, kündigt sich die spätere Erfüllung des langgehegten

Kinderwunsches der Patientin, damit aber die Möglichkeit der Gesundung überhaupt an. Diese mühelos im Sinne der Wunscherfüllungshypothese deutbare oneiroide Sequenz erfährt jedoch tatsächlich eine spätere Verwirklichung: In der Begegnung mit Frau C. wurde deutlich, wie sehr sie gerade in ihren zwei Kindern "ein großes Glück" erlebt, das es ihr ermöglicht, nach der schweren Erkrankung sich eine neue Lebensperspektive zu eröffnen. So erscheint es uns nicht als ein Zufall, daß in der oneiroiden Szene mit dem brennenden Haus die damals ja noch gar nicht geborenen Kinder der Patientin gerettet werden konnten.

Auch A.C. erlebte die phantastischen Geschehnisse während des Akutstadiums ihrer Polyradikulitis im Modus einer unbezweifelbaren Wirklichkeit, die sie von der Erfahrungsweise des gewöhnlichen Träumens abgrenzt: So träume sie niemals "so bewußt und lebhaft", wie sie die mitgeteilten Erlebnisse erfahren habe. Nach ihren eigenen Worten war A.C. über Wochen nicht sicher, ob die dramatischen Ereignisse nicht doch "in Wirklichkeit" stattgefunden hatten. Die aus dieser Schwierigkeit der Irrealisierung des Imaginären erwachsende Verunsicherung und Ratlosigkeit fand dann ihren klinischen Ausdruck in jenem in den Untersuchungsprotokollen verzeichneten "ausgeprägten Psychosyndrom", das in den ersten Tagen nach der Extubation beobachtet wurde. Das von A.C. mitgeteilte "Aufwachen" aus den oneiroiden Welten war zunächst nur ein vorübergehendes Realisieren sowohl des eigenen schweren Krankseins wie der Intensivstationsumgebung, dem schon bald eine erneute Entrückung in andere Phantasiegeschehnisse folgte. Erst allmählich kam es dann zu einem Sich-Einfinden in den realweltlichen Rahmen, in dem die jetzt unausweichlich gewordene Einsicht in das Ausmaß der schweren neurologischen Behinderung zum Anlaß einer wochenlangen depressiven Verstimmung wurde. Ein Vergessen der voranliegenden phantastischen Erlebniszusammenhänge, die sich im Vollzug der erinnernden Mitteilung immer deutlicher von dem Hintergrund der persönlichen Lebensgeschichte abhoben, scheint auch A.C. nicht möglich zu sein.

3.11 Fall XIII O.W.

Bei dem zum Erkrankungszeitpunkt 41-jährigen O.W., einem Berufssoldaten im Range eines Feldwebels, entwickelte sich aus einer ersten psychopathologisch intendierten Exploration eine mehrmonatige supportiv-psychotherapeutische Beziehung, in deren Verlauf der Patient wiederholt phantastische Erlebnisse aus der Zeit seines schweren Krankseins reproduzierte. Die erinnernde Vergegenwärtigung und Versprachlichung dieser großenteils ebenfalls erschreckend-beunruhigenden Erfahrungen bildete das wesentliche Moment dieses auch vorsichtige Deutungsversuche einschließenden therapeutischen Dialogs.

Bei Herrn O.W. wurde etwa 1 Jahr vor der neurologischen Erkrankung eine chronisch-myeloische Leukämie diagnostiziert, die in der Medizinischen Universitätsklinik Göttingen zytostatisch behandelt wurde. Nach einer Remission der hämatologischen Erkrankung entwickelte sich eine eitrige Bronchitis, die eine erneute Aufnahme in der Medizinischen Klinik erforderlich machte. Während des stationären Aufenthaltes kam es innerhalb weniger Tage zu einer rasch aufsteigenden Tetraparese, so daß der Patient unter der Verdachtsdiagnose einer Landry-Paralyse auf die Neurologische Intensivstation verlegt werden mußte. Bei der neurologischen Aufnahmeuntersuchung zeigte sich eine distal- und rechtsbetonte Tetraparese bei vollständiger Areflexie. Die Prüfung der Sensibilität ergab Dysästhesien und eine aufgehobene Vibrationsempfindung im Bereich beider Unterschenkel und Füße. Innerhalb weniger Tage kam es zu einer kompletten Tetraplegie mit einer zusätzlichen Affektion der inneren und äußeren Augenmuskeln.

Die Liquoruntersuchung ergab einen syndromtypischen Befund: 8/3 Zellen. Das Gesamteiweiß war auf 1573 mg/l, bei Kontrolle auf maximal 3200 mg/l erhöht. Keine autochthone Immunglobulinproduktion im ZNS.

Ein Computertomogramm des Schädels und Gehirns ergab keinen pathologischen Befund.

Wegen eines dramatischen Absinkens der Vitalkapazität mußte der Patient bereits wenige Tage nach Übernahme intubiert und maschinell beatmet werden, was über 3 Monate ununterbrochen fortgesetzt wurde. Die intensivmedizinische Behandlung war zusätzlich durch ausgeprägte vegetative Dysregulationen erschwert, die zu wiederholten brady- und tachykarden Krisen sowie exzessiven therapierefraktären Blutdruck- und Temperaturschwankungen führte. Wegen der bestehenden leukämischen Grunderkrankung mußte der Patient ständig hochdosiert antibiotisch abgeschirmt werden. Nach einem mehrwöchigen dramatischen Verlauf, während dessen mehrfach der Tod des Patienten befürchtet werden mußte, kam es schließlich zu einer zunehmenden Stabilisierung der vegetativen Dysregulationen sowie zu einer langsamen Rückbildung der neurologischen Symptomatik. Nach weiteren 4 Wochen konnte O.W., bis zum Rollstuhl mobilisiert, auf eine neurologische Allgemeinstation verlegt werden. Bei der Entlassung aus der Neurologischen Klinik drei Monate später litt Herr W. noch unter einer beinbetonten leicht- bis mittelgradigen Tetraparese, wobei er sich aber mit Hilfe von Unterarmstützen relativ gut fortbewegen konnte. Im Verlauf der nächsten Monate ließ sich durch fortgesetzte krankengymnastische und physiotherapeutische Behandlung eine weitere Rückbildung der distal betonten neurologischen Symptomatik erzielen. Eine erste *psychopathologische Exploration* des Patienten, die durch Vermittlung der Neurologischen Universitätsklinik Göttingen ermöglicht wurde, fand 4 Monate nach der Kliniksentlassung in der Psychopathologischen Forschungsstelle statt: Herr W. erwies sich dabei als ein in psychiatrischer Hinsicht unauffälliger Mann, der weder in seinem aktuellen Verhalten noch katamnestisch Anzeichen einer krankheitswertigen neurotischen Fehlhaltung oder Persönlichkeitsstörung bot. Eine besondere Phantasiebegabung ließ sich nicht explorieren. Erwähnenswert ist, daß die 76 J. alte Mutter des Patienten nach dem plötzlichen Herzinfarkttod ihres Mannes in eine schwere anhaltende depressive Verstimmmung geriet.

Herr W. erlebte die 3 Jahre zurückliegende Trennung von seiner Ehefrau, die ihn zugunsten eines befreundeten Kollegen verließ, als eine schwerwiegende und bis heute "nicht ausgeheilte" seelische Verwundung.

Zum Erleben der Polyradikulitis: Herr W. gab an, sich gut an die Aufnahmeuntersuchung sowie die ersten 2 bis 3 Tage auf der Neurologischen Wachstation erinnern zu können: So könne er sich auch an die Intubation besinnen, er wisse sogar noch, daß man ihn darauf hingewiesen habe, daß er danach nicht mehr sprechen könne. Noch etwa "2 bis 4 Tage" habe er dann die Intensivstation bewußt wahrgenommen, bevor dann ein "eigenartiger Übergang" in die phantastischen Erlebnisse eingesetzt habe. Diesen "eigenartigen Übergang" könne er heute selbst nicht mehr nachvollziehen. O.W. betonte, daß er sich in den nachfolgenden Wochen bis zur Extubation "eigentlich gar nicht mehr auf der Intensivstation" befunden habe: Immerfort wäre er in "andere", ständig wechselnde Wirklichkeiten geraten. Die Realität der Intensivstation sei ihm zumeist nur für kurze Zeit zwischen den einzelnen, voneinander abgrenzbaren Phantasie-Erlebnissen bewußt gewesen: In diesen kurzen Phasen habe er dann alle Worte und Gesten des Pflegepersonals wahrgenommen. Das Gefühl der Kommunikationslosigkeit und Hilflosigkeit infolge der kompletten Lähmung sei "unerträglich" gewesen. O.W. meinte, daß die Phantasie-Erlebnisse aber trotz aller Schrecknisse weniger quälend gewesen seien als die Realität der neurologischen Erkrankung. In unseren Gesprächen berichtete W. - wie die anderen Untersuchten - über mehrere, thematisch jeweils in sich geschlossene oneiroide Szenen.

Bei unserer ersten Begegnung schilderte der Pat. zunächst eine paranoid gefärbte Episode, in der der Realrahmen der Intensivstation zwar noch erhalten bleibt, aber bereits durch imaginativ fundierte Erfahrungen der Bedrohung umgedeutet wird. W. berichtete hierzu, daß er während der vergangenen Jahre in seiner Kompanie häufig Konflikte mit einem ihm unsympathischen Vorgesetzten hatte, den er dann bereits während der ersten Tage unter den Pflegern der Station wiedererkannte. Anfangs sei er noch in Uniform, später auch in Krankenpflegerkleidung auf der Station herumgelaufen. Er sei sich absolut sicher gewesen, daß es sich um keine Personenverwechslung, sondern um den nämlichen Vorgesetzten gehandelt habe. Sobald dieser sich seinem Bett näherte oder pflegerische Verrichtungen begann, habe er große Angst bekommen, daß dieser ihm etwas antue. Immer wieder habe er sich gefragt, wie dieser Mann auf die Station komme. Eine Szene sei ihm besonders eindrücklich in der Erinnerung geblieben: Eine Schwester habe ihm gesagt, daß er nun sterben müsse. Die Gabe von Sauerstoff würde sein Leben allenfalls um eine Stunde verlängern. Dennoch habe er darum gebeten, "um sich von dieser Welt in Würde zu verabschieden". Hierauf habe er gesehen, wie der besagte Vorgesetzte auf seinen Schultern eine Sauerstoffflasche über die Station getragen habe, die genauso wie die Gasbehälter in den Bundeswehrwerkstätten aussah. Der Mann habe dabei zu der besagten Schwester geäußert, daß der Sauerstoff "doch nur herausgeschmissenes Geld" sei, da O.W. ja ohnehin sterben müsse. Als die Schwester ihn dann an den Sauerstoff anschloß, habe der ihm feindlich gesonnene Pfleger heimlich den zuführenden Schlauch durchschnitten. Erst in letzter Minute habe man dieses bemerkt und ihn wieder an das Beatmungsgerät angeschlossen. O.W. gab an, sich in dieser Szene in ständiger Todesangst befunden zu haben. -

In einer anderen Ereignisfolge erlebte W. ein seiner Ansicht nach über Tage hin anhaltendes Geschehen: Dabei sei er mit seiner Instandsetzungskompanie auf eine Übung gefahren. Da auch in dieser Phantasie-Szene seine Lähmung bestand, habe man ihn auf einem Lkw transportiert und schließlich in einer großen Halle, die den Fahrzeughallen auf dem Kasernengelände ähnelte, auf den Steinfußboden gelegt. Eine in einen blauen Arbeitskittel gekleidete Frau, in der er später eine Ärztin der Station wiedererkannte, habe den dort arbeitenden Soldaten Ersatzteile ausgehändigt. Später sei man in eine ihm unbekannte Landschaft gefahren, die allerdings der Umgebung von Göttingen geähnelt habe. Seine Kompanie habe auf einem größeren Gutshof ihr Quartier genommen und ihn selbst in einer verdunkelten Dachkammer untergebracht. Dennoch habe er von dort alle Geschehnisse im Hause beobachten können: So habe er u.a. gesehen, wie die Pferde von den Knechten gestriegelt wurden. In der Küche habe man ein Essen für eine große Gesellschaft vorbereitet. Irgendwie habe er dann erfahren, daß man den "Leichenschmaus" für die kürzlich verstorbene Großmutter vorbereite. Allerdings werde sich dies um einige Tage verschieben, da man noch den Tod eines sterbenden Soldaten erwarte, der gemeinsam mit ihr beigesetzt werden solle. Er habe sofort gespürt, daß hiermit er selbst gemeint gewesen sei. Er könne sich weiter erinnern, daß ein altmodischer schwarzer Leichenwagen, der von mehreren Pferden gezogen werden mußte, für die Beerdigung vorbereitet wurde. Auf dem Gutshof habe er dann noch die Exerzierübungen seiner Kameraden beobachten können, die für die anstehende Begräbnisfeierlichkeit übten. Die Gestalten und Gesichter seiner Kameraden seien "wie in Wirklichkeit" gewesen. Auch in dieser Szene, die dann unvermittelt abbrach, habe er unter einem durchgehenden Erleben quälender Todesangst gelitten und immer den Wunsch verspürt, nicht sterben zu müssen. Das ohnmächtige Ansehenmüssen der Vorbereitungen für das eigene Begräbnis sei "absolut entsetzlich" gewesen. -

Die nachfolgende phantastische Ereignisfolge umschrieb O.W. selbst als das "Entführungserlebnis":

Er sei von einem der Ärzte der Station aus seiner Privatwohnung heraus gewaltsam entführt worden. Er könne sich daran erinnern, daß er zu Hause auf seinem Sofa im Zustand der völligen Lähmung, aber spontan atmend gelegen habe. Von einigen als Soldaten erkennbaren Personen sei er auf die Ladefläche eines großen Militär-Lkw gelegt worden. Er sehe bis heute in aller Deutlichkeit die vielen Luftmatratzen und Seesäcke, die sich ebenfalls auf dem Lkw befanden, vor sich. Es habe sich dann eine über mehrere Tage erstreckende Fahrt angeschlossen: Er habe die Tag-Nachtwechsel erlebt, auch spüre er noch jetzt das Rumpeln der Ladefläche des großen Lkw auf den wohl unebenen Straßen. Die ihn begleitenden Soldaten seien sämtlich Fremde gewesen. Während der gesamten Szene habe er seinen Kampfanzug, sogar sein "Schiffchen", getragen. Irgendwie habe er immer das Gefühl gehabt, einer unheilvollen Erfahrung entgegenzugehen. Auch habe der entführende Arzt ihm mehrfach angedeutet, daß man in ein fremdes Land fahre und dort Rebellen unterstütze. Man habe ihn als erfahrenen Soldaten deswegen entführt, da man seinen kompetenten Rat benötige. W. konnte sich auch an eine Rast in einer einfachen Hütte erinnern, wo er auch Einheimische bemerkte, die in einer fremden Sprache, "vielleicht Türkisch" redeten. Es seien dunkelhäutige, südländisch wirkende Menschen gewesen. Auch die gesamte Landschaft, die er deutlich reproduzieren könne, habe einen fremdartigen und kargen Eindruck gemacht. Als man schließlich am Ziel der Reise ankam, habe man ihn in einer "ganz einfachen Lehmhütte" auf eine Matratze gebettet. In der Folge sei man dann in einen Hinterhalt der Rebellen geraten, wobei sich eine wilde Schießerei zwischen den eigenen Soldaten und diesen entwickelt habe. Die Soldaten hätten dabei Deutsch miteinander geredet. Am Ende der Schießerei sei auf einmal ein bis dahin unbekannter Herr in der Hütte erschienen, der sich als Angehöriger der deutschen Botschaft zu erkennen gab. Dieser habe dem Entführer klargemacht, daß man ihn sofort freilassen müsse, da er als Bundeswehrangehöriger nicht in einem fremden Land kämpfen dürfe. Der Mann habe wörtlich gesagt: "W. muß verschont werden!" Zu seiner großen Erleichterung habe man ihn dann in einer wieder tagelangen Fahrt nach zuhause zurücktransportiert und in seine Privatwohnung getragen. Der entführende Arzt sei in dem fremden Land zurückgeblieben. O.W. gab an, daß er den betreffenden Arzt später, lange nach Ende dieser Phantasie-Szene auf der Station erkannt habe. Er habe sich damals sehr gewundert, wie dieser denn aus dem fremden Land auf die Intensivstation geraten konnte. Zu dieser Zeit noch intubiert, habe er sich aber nicht mit diesem verständigen können. Auf Frage meinte O.W., daß er zu diesem Zeitpunkt von der Wirklichkeit des Entführungserlebnisses "absolut überzeugt gewesen sei: "Ein Zweifel war nicht möglich".

Nachdem er nach Hause zurückgekehrt sei, habe ihn ein Reporter einer Göttinger Zeitung besucht und über die abgelaufenen Ereignisse interviewt. Merkwürdigerweise sei er dabei nicht mehr gelähmt gewesen. Der Reporter habe dann ein Foto von ihm gemacht, das er selbst tags darauf in der Zeitung gesehen habe und sich jetzt noch "ganz deutlich" vorstellen könne. Wenige Tage darauf sei auch ein Schreiben des Verteidigungsministeriums eingetroffen, in dem man ihm wegen der vielen überstandenen Belastungen eine hohe Anerkennung ausgesprochen habe. Er wisse auch noch, daß man ihm freigestellt habe, sich vorzeitig pensionieren zu lassen. Die gesamte Geschehnisfolge, die sich im subjektiven Erleben des O.W. "über mehrere Wochen" abspielte, bricht dann mit dem besagten Schreiben des Ministeriums ab. -

Eine andere Szene habe sich in einem Raum eines Klosters ereignet: Während des gesamten Geschehens sei sein "Ich" auf eigenartige Weise von seinem Körper getrennt gewesen: "Ich sah meinen

Körper wie aufgebahrt auf einem Tisch liegen, an den Wänden des Raumes hingen mehrflammige Kerzenleuchter". W. berichtete, daß mehrere Männer und Frauen in Ordenstracht (Mönche und Nonnen) seinen Körper gewaschen und gesalbt hätten: "Es war eine richtige Einbalsamierung". Er selbst habe die ganze Zeit "wie ein Geist" neben seinem Körper gestanden. Auf mein Nachfragen gab W. dann an, daß er zu diesem Zeitpunkt seinen Tod als unmittelbar bevorstehend annahm. Plötzlich habe eine laute Stimme "wie durch einen Lautsprecher" verkündet: "Herr W., es geht jetzt auf den Tod zu!" Hiernach sei die Szene "plötzlich abgebrochen", worauf er sich kurzzeitig in der Intensivstation wiederfand. Auch in diesem Phantasie-Erlebnis habe er unter großer Angst gelitten. -

Im Fortgang unserer Gespräche zeigten sich immer erneute Erinnerungsspuren an Phantasie-Erlebnisse während der Intensivbehandlungszeit, so daß ein fortlaufender, imaginativ fundierter Wandel der räumlichen Umgebung zu vermuten ist. So konnte sich W. daran erinnern, einmal gemeinsam mit dem Militärpfarrer an einem Gottesdienst in einer ihm fremden Kirche teilgenommen zu haben. -

Dann habe er sich in einem Hotelzimmer in S. "wiedergefunden" und sich verwundert gefragt, wie er dort hingekommen sei. -

In einer weiteren Szene, die auf einem Campingplatz spielt, wird die klinische Realität nahezu unverändert in die phantastische Situation übernommen: W. gab an, daß er dabei von medizinisch-technischen Apparaturen umgeben wurde. Auf dem Campingplatz befand sich eine in Trainingshosen gekleidete Familie, deren Mitglieder allerdings sämtlich dem Personal der Intensivstation glichen. Er könne sich auch noch erinnern, daß plötzlich sein Sohn auf diesem Campingplatz aufgetaucht sei. Während der gesamten Zeit habe man die üblichen pflegerischen Tätigkeiten wie Absaugen und Waschen verrichtet. Er könne sich sogar noch an den Wechsel des Augenverbandes und das Einträufeln von Augentropfen auf die Bindehaut erinnern. Schließlich sei ein Unwetter mit heftigem Wind aufgekommen, so daß die Pfleger die Seile der Zelte nachspannen mußten. Auch diese "Campingplatz-Szene" sei plötzlich und unvermittelt zu Ende gegangen. -

Ein weiteres "eigenartiges Erlebnis" habe sich in der Realität der Intensivstation ereignet: Ein Pfleger habe ihn plötzlich gefragt, ob er denn eigentlich wisse, wo er die beiden letzten Wochen gewesen sei. Als W. dies verneinte, habe ihm der Frager erklärt, daß er doch über 2 Wochen in Argentinien gewesen sei: Da es in Göttingen so kalt und feucht sei, habe man ihn mit einem Flugzeug dort hingeschafft, um seine Genesung zu fördern. Es sei doch nicht möglich, daß er sich überhaupt nicht an die Reise nach Südamerika erinnern könne. O.W. gab an, daß ihn die Bemerkungen des Pflegers völlig überrascht hätten, vor allem habe er große Sorgen um seinen 15-jährigen, bei ihm lebenden Sohn geäußert: Die Ärzte und Pfleger hätten ihn aber dahingehend beruhigt, daß dieser während seines Aufenthaltes in Südamerika gut versorgt worden sei. Auf Nachfrage meinte O.W., daß diese angebliche Argentinienreise in keinem Zusammenhang mit dem vorstehend geschilderten Entführungserlebnis stehe.

(Aus den Untersuchungsprotokollen sind keine Angaben über "wahnhafte" oder unverständliche Äußerungen des Patienten aus der Zeit nach der Extubation zu entnehmen, so daß auch hier ein rein imaginativ fundiertes Geschehen vorzuliegen scheint).

In einer späteren psychotherapeutischen Sitzung schilderte O.W. ein weiteres Phantasie-Erlebnis, das eine interessante Modifikation der imaginativen Erfahrung des biographischen Panoramas vermittelt (vgl. hierzu Fall IV): In dieser Szene habe er in einem deutlich als Krankenzimmer erkennbaren Raum gelegen, der jedoch keinesfalls den realen Gegebenheiten der Intensivstation entsprach. Innerlich vom Gefühl der Todesgewißheit erfüllt, habe er nacheinander den Besuch von ungefähr 15 Menschen erlebt, die in seiner Vergangenheit, vor allem aber in der Kindheit, eine wichtige Bedeutung für ihn hatten: Hierbei habe es sich um Nachbarn, Freunde und Verwandte gehandelt. Auch seine geschiedene Frau, die er seit 3 Jahren nicht gesehen habe, sei an seinem Bett gewesen, was ihn besonders aufgeregt und erschüttert habe. Mit jedem der Besucher habe er sich über das in der Vergangenheit gemeinsam Erlebte ausgesprochen, wobei man merkwürdigerweise seinen bevorstehenden Tod nicht thematisiert habe. Bereits während dieses Erlebnisses habe er sich gewundert, daß sein verstorbener Vater nicht zu den Besuchern zählte. Beim reflektierenden Besinnen auf diese oneiroide Erfahrung äußerte O.W. spontan, daß wohl "irgendwann" während seines akuten Krankseins auch sein Vater erschienen sei, um mit ihm zu sprechen. An die Begleitumstände dieses Geschehens könne er sich aber auch bei größter Anstrengung nicht erinnern. -

In einem unserer letzten Therapiegespräche berichtete Herr W. über ein ihn inhaltlich erschreckendes Erlebnis, das, zunächst nur eine Erinnerungsspur, immer deutlicher in sein Bewußtsein getreten sei. W. leitete seinen Bericht mit der Bemerkung ein, daß ihm sein eigener Körper während der Polyradikulitis "wie etwas Fremdes und Lebloses" vorgekommen sei. In den Wochen der Intensivbehandlung habe ihn eines Tages eine ihm bis dahin unbekannte Krankenschwester in einen abseits gelegenen Raum außerhalb der Station gefahren. An das Gesicht dieser Krankenschwester könne er sich in allen Einzelheiten erinnern. Auf einem Tisch inmitten dieses Raumes stand eine etwa kindsgroße menschliche Figur, die durch ein weißes Tuch verhüllt war, so daß er nur die Konturen wahrnehmen konnte. Er wisse auch noch, daß in diesem Raum eine Uhr laut und vernehmlich getickt habe. In der Folgezeit habe er dann unter schrecklicher Angst erlebt, wie ihm ein Körperglied nach dem anderen, zunächst die Arme, dann die Beine "abgefallen" seien. Man habe schließlich die beaufsichtigende Schwester ablösen müssen, da sie diesen furchtbaren Anblick nicht habe ertragen können. Jeweils zu bestimmten Zeitpunkten, an denen die Uhr besonders laut tickte, habe sich ein Körperglied gelöst. All dieses habe er unter großen Schmerzen ertragen müssen. Dazu sei auch ein "widerlicher Fäulnisgeruch" von seinem Körper ausgegangen, den er noch bei der Mitteilung dieses Erlebnisses zu verspüren glaubt. Er wisse auch, daß man ihm kurz vor dem Verlust eines Körpergliedes jeweils eine schmerzlindernde Spritze gab, die allerdings kaum Erleichterung brachte. Herr W. berichtete dann, daß parallel zu seiner eigenen Verstümmelung auch das Standbild unter der weißen Decke seine Extremitäten verlor, die unter unangenehmen Geräuschen auf den Boden des Raumes fielen und zerbrachen. Dieses merkwürdige Geschehen kam ihm wie eine "Kontrolle" des eigenen Leidens vor. Nach dem Totalverlust von Armen und Beinen habe er "wie ein Torso" nur noch aus dem amputierten Rumpf und dem Kopf bestanden. Dieses entsetzliche Erlebnis habe er "ganz leibhaftig, nicht wie ein Traum" in einem Zustand schrecklicher Angst durchlitten.

Herr W. betonte wiederholt, daß alle geschilderten Erfahrungen für ihn einen unbezweifelbaren Realitätscharakter trugen, der keinen Zweifel an der Wirklichkeit des Geschehens zuließ. Er habe noch wochenlang "große Mühen" damit gehabt, um sich von der Unwirklichkeit dieser Erfahrungen zu überzeugen. O.W. grenzte dann die Erlebens-Modalität der Phantasie-Szenen von der des Traumes prägnant ab: Üblicherweise herrsche in seinen Träumen "eine gewisse Konfusion und Benommenheit", während er in den Erlebnissen während seines Krankseins "geradezu überwach" gewesen sei. Auch habe er sich noch niemals mit solcher Deutlichkeit an Träume erinnern können. So könne er noch heute das Erlebte klar von Traumerfahrungen abgrenzen. Seinerzeit habe er jedoch alles "für pure Wirklichkeit" gehalten. Er habe alles "scharf und glockenklar wie in der Wahrnehmung" vor sich gesehen. In einem unserer späteren Gespräche, in dem wir den fiktiven Seinsmodus der oneiroiden Erlebnisse thematisierten, meinte O.W., daß sich in diesen "eine dritte, andersartige Wirklichkeit zwischen Traum und Realität" anzeige.

Aus den Erlebensmitteilungen von W. ergab sich eine gelegentliche Überdeutlichkeit der Dinge und Personen in den oneiroiden Szenerien:"Ich habe nie etwas verschwommen gesehen, es war mindestens so klar wie in der sonstigen Wirklichkeit". Insbesondere die Farben zeigten eine in der Alltagswelt nur selten zu beobachtende Intensität. So habe er während der tagelangen Entführungsfahrt intensive Rot- und Grüntönungen bemerkt. Zumeist habe während der Tagerlebnisse eine durchdringende Helligkeit geherrscht, während Trübungen oder Nebel niemals aufgetreten seien. Auch in seinen Phantasieerlebnissen habe er den Wechsel von Tag und Nacht, ja sogar seine eigene "Müdigkeit in der Phantasie" erlebt. Selbst hierbei sei es aber nicht einmal ansatzweise zum Auftreten von Zerfallsgestalten gekommen. Auf Frage negierte O.W. auch jegliche Verzerrungen der optischen Wahrnehmungsperspektive.

Auf meine Frage, ob er sich während der Phantasieerlebnisse "wie von außen" beobachtet habe oder im Geschehen "aufging", meinte W., daß letzteres zuträfe: Die Dramatik der Erlebnisse habe ihm doch gar keine Möglichkeit zur Distanz gelassen. So könne er sich daran erinnern, sich den jeweiligen Geschehnissen adäquat verhalten zu haben: Während der Schießerei im Verlauf des Entführungserlebnisses habe er sich vor den Gewehrsalven der Feinde "geduckt" und auch seinen Mitstreitern Ratschläge erteilt. Einzig in der "Klosterszene", in der sich sein "Ich" bereits vom Körper gelöst habe, habe er "gewissermaßen neben sich" gestanden. O.W. gab an, daß er in seinen Phantasie-Erfahrungen die jeweiligen Personen nicht nur leibhaft vor sich gesehen habe, sondern auch ihre Worte deutlich vernommen habe: "Es wurden wie im Alltag richtige Gespräche geführt".

Die Frage, ob sich in den Phantasien frühere lebensgeschichtliche Ereignisse wiederholten, beantwortete W. dahingehend, daß sich in jeder Szene "etwas absolut Neues, nie zuvor Dagewesenes" begeben habe.

Während sich O.W. sogar an periphere Einzelheiten der oneiroiden Szenerien deutlich erinnern konnte, war es ihm nicht mehr möglich, über das Hineingeraten in die Phantasiewelten genaue Auskunft zu geben. So meinte er, daß sich die Umorientierung in die Phantasiewelt "eher schrittweise" vollzogen habe: "Irgendwann verschwand die Intensivstation aber völlig". Immer wieder habe er sich im Gefühl ängstlicher Verwunderung fragen müssen, "ob ich denn jetzt in dieser oder jener anderen Wirklichkeit bin".

O.W. erhielt während der ersten Wochen seines schweren Krankseins, in denen er den Eindruck eines Bewußtlosen erweckte, keine psychotropen Pharmaka. Mit Beginn der Rückbildung der neurologischen Symptomatik, die auch einen kommunikativen Zugang zu dem Patienten ermöglichte, wurden gelegentlich Benzodiazepine appliziert.

Der "objektiven" Dramatik der mehrfach lebensbedrohlichen Dysregulationen des autonomen Nervensystems entspricht in der Selbstschilderung von O.W. die Dramatik der "inneren", gleichwohl im imaginierten Modus des Außenwirklichen erlebten Phantasie-Geschehnisse. Auch bei W. gestalten sich diese als eine diskontinuierliche Abfolge von großenteils fragmentarisch strukturierten Szenen. Nach seinen eigenen Worten befand sich O.W. während der vierteljährlichen Intensivbehandlung "die meiste Zeit gar nicht auf der Wachstation". Da in der erinnernden Rückschau das subjektive Erleben in dieser Zeitspanne fast ausschließlich durch fortwährende, thematisch wechselnde "Entrückungserlebenisse" geprägt wird, ist zu vermuten, daß jegliche Gedächtnisspuren des realweltlichen Rahmens einer amnestischen Auslöschung anheimgefallen sind. Auch die sich im räumlichen Kontext der Intensivstation abspielenden Ereignisse tragen wahnhaft-paranoide Züge, die in der möglicherweise illusionär fundierten Erfahrung des feindlich gesonnenen Vorgesetzten halluzinatorische Deutlichkeit erreichen. Aus der quälenden Situation absoluter Kommunikations- und Hilflosigkeit resultieren neben den komplexen Imaginationen des oneiroiden Weltwechsels demnach auch psychotisch zu wertende Umdeutungen der Realsituation. Todesbedrohung, ja Todesgewißheit sind die thematischen Signaturen dieser fiktiven Geschehnisse, deren Höhepunkt jenes Horrorszenario darstellt, in dem O.W. unter tiefer Angst sukzessive seine Extremitäten verliert, um sich dann als Torso erleben zu müssen: Dieses Erlebnis einer bizarren Dilazeration repräsentiert eine - in dieser Drastik bei keinem anderen Patienten beobachtete - imaginative Vergegenwärtigung des letztlich unentrinnbaren somatischen Krankheitsprozesses.

Unzweifelhaft gehören manche der geschilderten Szenen in den Umkreis der bereits (Fall IV) erörterten "near-death-experiences", in denen wir einen bevorzugten Manifestationsraum der oneiroiden Erlebnisform erblicken.

Das von O.W. selbst so deklarierte "Entführungs-Erlebnis" hebt sich mit seiner dramatischen Stringenz eines bis zu einem "Ende" durchgestalteten Handlungsablaufes von den anderen durchweg unvollendet abbrechenden Geschehnissen ab. Die diesbezügliche Selbstschilderung von W. gemahnt an die wachtraumartigen phantastischen Erlebnisse eines Tuberkulosekranken, die HÖPFFNER 1911 publiziert hatte (vgl. I.9.2.1). Als deren Konstituierungsgrundlage konnten wir, anders als bei den klassischen Oneiroiden i.S. von MAYER-GROSS, eine nahezu unbeeinträchtigte Intentionalität feststellen. Hier wie dort geht das völlig aus der intersubjektiven Realität entrückte Subjekt in einem fiktiven Geschehen auf, in dem es eine unverhoffte Befreiung und Errettung aus einer Situation höchster Bedrohung erlebt.

In den Gesprächen mit O.W. wurde besonders deutlich, daß die erlebnismäßigen Gegebenheitsweisen der Geschehnisse in oneiroiden Phantasiewelten *eine mimetische Repräsentation des lebensweltlichen Erfahrungsstiles* darstellen; an die Stelle der im Alltagserleben stillschweigend und fraglos vorausgesetzten Fortführung dieses Erfahrungsstiles tritt im Oneiroid dann jedoch die Ungeborgenheit und Unsicherheit archaisch anmutender "Urszenen", in denen keine Kontinuitätsgarantie gegeben ist.

In der introspektiven Rückschau unseres Patienten stehen neben den hypermnestisch reproduzierten oneiroiden Episoden auch blassere, allenfalls fragmentarische Erinnerungen an andere imaginäre Erlebnisse, in denen wir aufgrund ihrer abweichenden mnestischen Abrufbarkeit möglicherweise Traumspuren erkennen müssen. Eine retrospektive Abgrenzung von Oneiroid und Traum erschien O.W. aber vor allem aufgrund ihrer differenten Erfahrungsmodalität möglich, deren Beschreibung wir ausführlich in seiner Selbstschilderung wiedergegeben haben.

Wenn man bedenkt, daß O.W. während der dreimonatigen Beatmungsphase in einer diskontinuierlich strukturierten imaginären Wirklichkeit lebte, so zeigt sich eindrücklich eine *Nicht-Korrelierbarkeit der Geschehensdynamik von Phantasie- und Realwelt:* Obwohl der Schwerkranke seiner Umgebung bewußtlos erscheint, befindet er sich "gleichzeitig" in einem Zustand intensiven "bewußten" Erlebens, in dem eine intrasubjektiv konstituierte und eigengesetzlich bestimmte fiktive Welt zum Schauplatz eines "psychotischen Schicksals" (JASPERS) wird.

200

4   Therapeutische Konsequenzen

Unsere psychopathologischen Beobachtungen gewähren einen unmittelbaren Einblick in die in der Literatur oft vernachlässigte Dimension des subjektiven Erlebens der Patienten in der modernen Intensivmedizin. Hieraus lassen sich einige allgemeine therapeutische Folgerungen ableiten: Grundsätzlich gilt es, die Würde des einzelnen in einer ihn so weitgehend entmächtigenden Extremsituation zu achten.

Das größte Leiden des tetra- und panplegischen Polyradikulitis-Kranken ist zweifellos die bewußtseinsklar erlebte Verunmöglichung aller leiblich gebundenen und sprachlichen Kommunikationsmodi. Schon beim ersten Auftreten einer den GBS-Verdacht erweckenden neurologischen Symptomatik, das ja bereits von einem erheblichen Angsterleben begleitet wird, sollte der Patient auf die Reversibilität der Lähmungen hingewiesen werden. Alle mit dem Kranken Umgehenden müssen um dessen oft ungeheure Angst wissen und in ihren Interaktionsstil Elemente einer supportiven Angstminderung integrieren. Neben den für die Stabilisierung der vitalen Funktionen notwendigen somatotherapeutischen Maßnahmen ist daher eine *psychagogische Betreuung des Polyradikulitis-Kranken* durch die behandelnden Ärzte unerläßlich, wobei es sinnvoll ist, daß sich jeweils einer der im Schichtdienst wechselnden Therapeuten als primäre Bezugsperson versteht. Falls es der Erkrankungsverlauf erlaubt, sollte der Patient bereits bei der Übernahme auf die Intensivstation auf die eventuelle Notwendigkeit der Intubation und Respiratorbehandlung und die damit verbundene Ausschaltung des Sprechapparates hingewiesen werden. Nach der Intubation stellen dann Alphabettafeln und Bilder, auf die der Kranke mit seinen residualen motorischen Möglichkeiten reagieren kann, die wesentlichen kommunikativen Brücken dar. FRANK et al. haben in einer beeindruckenden Studie über zwei Patienten mit einem Locked-in Syndrom (1988) auf die Möglichkeiten eines erweiterten Kommunikationssystems hingewiesen, das auf einer durch Augenbewegungen vermittelten Buchstabensynthese basiert:

> Die Autoren berichten, daß dieser für Ungeübte zeitaufwendige Verständigungsmodus bei kontinuierlicher Anwendung eine erstaunliche Flüssigkeit des Gedankenaustausches ermöglichen könne. Beiden Patientinnen wurde es dank dieser Kunstsprache einer oculär gesteuerten Buchstabensynthese möglich, sich wieder persönlich zu artikulieren und zu einem aktiven und vollwertigen Dialogpartner zu werden. Das ohne diese kommunikative Brücke nahezu unerträgliche Ausmaß seelischer Vereinsamung konnte somit wesentlich gemindert werden. Wesentlich erscheint uns auch, daß es durch ein solches artifizielles Verständigungssystem möglich wird, die oft angsterfüllten Erlebnisdimensionen der Kranken zu begreifen und durch entsprechende psycho- und pharmakotherapeutische Maßnahmen zu modifizieren (s.u.).

Alle von uns untersuchten tetra- und panplegischen Polyradikulitis-Kranken berichteten, daß sie in den allerdings oft nur spärlichen Momenten, in denen sie ihre konkrete Umgebung realisierten, jedes am Krankenbett gesprochene Wort in aller Deutlichhkeit verstehen konnten. Es ist davon auszugehen, daß die gelegentlich das einzige "Fenster" zur Welt darstellende akustische Wahrnehmungsfähigkeit bei diesen so weitgehend hilflosen Kranken einer ungewöhnlichen Intensivierung und

Sensibilisierung unterliegt, die dann eine "sensorische" Voraussetzung der vereinzelt beobachtbaren paranoiden Anmutungserlebnisse bildet. Die Grunderfahrung pathischen Ausgeliefertseins kennzeichnet, wie aufgezeigt, gleichermaßen die reale wie die imaginativ fundierte Situation der Kranken. Unbedachte Äußerungen von Ärzten und Pflegeteam können daher für die Patienten eine ungeahnte kränkende oder gar unheilvolle Bedeutung erlangen, durch welche die ohnehin krankheitsbedingte Extremsituation zusätzlich verschärft wird. Ganz besonders ist zu bedenken, daß sich die nur scheinbar bewußtlosen Kranken möglicherweise in einer oneiroiden Phantasiewelt befinden, in die das konkrete Interaktionsverhalten des therapeutischen Personals nach Durchlaufen einer intra-subjektiven phantastischen Transformation durchaus einbezogen werden kann.

Die Selbstschilderung des von uns untersuchten U.F. (Fall V), der nur zeitweilige und affektneutrale Entrückungen erlebte, belegt eindrücklich die positive therapeutische Bedeutung, die dem Miteranziehen der Familienangehörigen oder von emotional nahestehenden Bezugspersonen zur Pflege und Betreuung des Polyradikulitis-Kranken zukommt. Gelingt diesen doch mitunter eine aus der Tiefe der personalen Beziehung erwachsende wortlose Verständigung, die den Betroffenen in ihrem Leid dennoch eine Ahnung von innerer Geborgenheit zu schenken vermag.

Aus einigen angloamerikanischen Arbeiten zur subjektiven Situation des GBS-Patienten, die sich fast ausnahmslos in Krankenpflege-Fachzeitschriften finden, wird deutlich, wie hilfreich die oft leicht zu bewerkstelligende Einbeziehung von dem Kranken wertvollen Elementen seiner persönlichen Lebenswelt in das intensivmedizinische Setting sein kann (vgl. DRAIN et al. 1987; BLANCO, CUOMO 1983; BURK 1989; PARKER 1984; COLLINS 1983): Zu denken wäre etwa an das Hören von Musik oder literarischen Texten über Kopfhörer, das Vorlesen der Tageszeitung u.ä., aber auch das Aufhängen von vertrauten Bildern an den Wänden der Intensivbehandlungseinheit. Die oft mehrwöchige bis mehrmonatige Intensivbehandlung der Polyradikulitis-Kranken erfordert auf seiten des Behandlungsteams die Bereitschaft und Offenheit, in der oft rein technologisch dominierten Atmosphäre einer Intensivstation zumindest Spuren lebensweltlicher Bezüge der Kranken zuzulassen.

Die große Bedeutung dieser lebensweltlichen Spuren für die subjektive Befindlichkeit der Kranken erhellt die Bemerkung unserer Patientin A.C. (Fall XII), die noch nach der Extubation und dem Abklingen der oneiroiden Erlebnisse die Röntgenbilder und Infusionsständer zu Gegenständen aus ihrer häuslichen Umgebung umdeutete. Es sollte ohne große Schwierigkeiten möglich sein, solchen katathymen Imaginationen, die das Subjekt zusätzlich verunsichern, durch entsprechende Modifikationen der Realumgebung vorzubeugen.

Einer besonderen Erörterung bedürfen die Möglichkeiten einer *psychopharmakotherapeutischen Modifikation* des qualitativ gewandelten Erlebens der tetra- und panplegischen Polyradikulitis-Kranken. Die Selbstschilderungen belegen, daß eine unspezifische Sedierung durch Barbiturate oder Neurolept-Analgetika wenig hilfreich ist und die Patienten ihrer letzten Kommunikationsressourcen beraubt. Abgesehen von den paradoxen Reaktionen einer belastenden Hypervigilanz wird der Kranke durch die pharmakogene sensorische Deprivation seiner rudimentären Außenweltbezüge möglicherweise in erhöhtem Maße den Schrecknissen seiner inneren Erlebniswelt ausgesetzt. Die Applikation anxiolytisch wirksamer Benzodiazepine - auch in höheren Dosen - ist dagegen während der Beatmungsphase unbedingt geboten, um die immer vorhandene Realangst zu mitigieren, dann aber auch um die vermutete hohe Angstbesetzung der affektiven Dynamik innerhalb der oneiroiden Erlebnisreihen zu reduzieren. Ein eindrückliches Beispiel einer solchen Angstdämpfung bietet die Selbstschilderung unserer Patientin L.N. (Fall XI).

Die Oneiroide der schwerstkranken Polyradikulitis-Patienten lassen sich aus der Sicht der strukturdynamischen Psychopathologie JANZARIKs als Folge und Ausdruck einer situativ bedingten dynamischen Entgleisung deuten, die das Signum einer an tiefliegende Sinnhorizonte des Erlebens stoßenden intrapsychischen Auseinandersetzung mit einer existentiellen Grenzsituation trägt. Die daraus resultierenden "autopoietisch" entstandenen komplexen Imaginationen stellen daher niemals nur das seelische Korrelat einer sinnblinden Zerebralirritation dar, sie sind vielmehr - nicht anders als die formal entsprechenden phantastischen Erlebniszusammenhänge in idiopathischen Psychosen (vgl. I.9.2.3) - als ein sinnhaftes und damit verstehbares Ausdrucksphänomen aufzufassen. Dementsprechend fanden wir auch bei keinem der von uns untersuchten Patienten hirnorganisch determinierte Zerfallsgestalten des Erlebens. Es ist daher vor der regelmäßigen Applikation hochpotenter Neuroleptika zu warnen, die ja an den biologisch-dynamischen Voraussetzungen der poietischen Gestaltungsfaktoren des oneiroiden Erlebens angreifen und die Kranken möglicherweise einem welt- und bodenlosen Nichts des Erlebens ausliefern. JANZARIK (1980) hat darauf hingewiesen, daß die neuroleptische Pharmakotherapie, ungeachtet ihres unbezweifelbaren und unverzichtbaren therapeutischen Fortschrittes, dem spontanen kreativen Ausdruck seelischen Krankseins weitgehend den Boden entzogen hat. Es kann also nicht darum gehen, die Entstehung eines ja immer nur episodisch auftretenden Oneiroids, das zweifellos zu den kreativen Ausdrucksmöglichkeiten der Tiefendimension des Seelischen gehört, zu verhindern und so den Kranken einen Bewältigungsmodus ihres leidvollen Zustandes zu nehmen. Es gilt vielmehr, die affektive Dynamik dieser oneiroiden Bildwelt i.S. einer Leidminderung zu modifizieren, wozu sich neben Benzodiazepinen auch mittelpotente, eine thymoleptische Komponente enthaltende Neuroleptika (etwa Thioridazin) eignen. Gerade im Fall des vorübergehend in eine imaginäre Erlebniswelt entrückten Polyradikulitis-Kranken ist zu bedenken, daß jede Psychopharmakotherapie primär an einem individuellen somatischen Substrat angreift und damit, in psychopathologischer Sicht, die individuelle dynamische Konstellation verändert (JANZARIK 1962b).

Abschließend möchten wir, ausgehend von unseren eigenen Erfahrungen mit dem Patienten O.W. (Fall XIII) nochmals betonen, daß wir den genesenden Polyradikulitis-Kranken unsere stützende psychotherapeutische Hilfe dabei anbieten müssen, das Erlebte, das nachhaltige Erschütterungen setzen kann, in die biographische Sinnkontinuität ihres Personseins zu integrieren (vgl. dazu auch TEITELBAUM u. KETTEL 1988).

Eine optimale, die subjektive Situation berücksichtigende Behandlung des Polyradikulitis-Kranken erfordert daher die Anwendung des Gesamtspektrums ärztlicher Einstellungs- und Handlungsmöglichkeiten, wobei es notwendig wird, neben der Beziehung von Mensch zu Krankheit auch die Beziehung von Mensch zu Mensch ganz bewußt zu berücksichtigen. Für die Handlungsmöglichkeiten in bezug auf die Krankheit kann man sich dabei an die Regeln der ärztlichen Kunst halten. Im konkreten Fall des Polyradikulitis-Kranken sind hier das Instrumentarium der modernen Intensivmedizin und pharmakotherapeutische sowie psychotherapeutische Indikationen zu beachten. Angesichts der aktuellen Bedrohung des leidenden Subjekts durch das Todeserleben erfordert aber die Mensch-zu-Mensch-Beziehung, in der es keine festgelegten Regeln ärztlicher Kunst für das Handeln gibt, eine Zuwendung zu den Kranken, bei der der Arzt sonderbar hilflos einem hilflosen Menschen in seiner Not gegenübersteht. Dabei scheint aber in besonderem Maße das verstandesmäßig nicht lösbare Rätsel der Individualität des Kranken auf. In einer solchen Grenzsituation vermag letztlich nur schlichter Herzenstakt zu helfen, um wenigstens nicht ganz das Falsche im Umgang mit dem schwerkranken Gegenüber zu tun (vgl. MÜLLER-SUUR 1978). Zur späteren Integration des oneiroiden Erlebens in die biographische Sinnkontinuität kann indessen wieder auf psychotherapeutische Konzepte zurückgegriffen werden, die dem diesbezüglichen ärztlichen Handeln einen theoretischen wie praktischen Rahmen vorgeben.

5 Diskussion

5.1 Zum Zusammenhang von motorischer Entmächtigung, leiblicher Desintegration und imaginativem Erleben

Im ersten Teil der Diskussion unserer Ergebnisse sollen zunächst analoge klinische Beobachtungen anderer Autoren referiert und erörtert werden, in denen gleichfalls der konditionale Zusammenhang von plegie-bedingtem Leibverlust und einer Intensivierung der imaginativen Potenzen des Subjekts deutlich wird.

    Auf der Arbeitstagung für neurologische Intensivmedizin 1986 in Hamburg berichteten wir erstmals über die bis dahin nicht beschriebenen Oneiroide bei tetra- und panplegischen Polyradikulitis-Kranken. Bereits damals teilten mir anschließend mehrere neurologische Kollegen ihre vereinzelten klinischen Beobachtungen über psychopathologische Auffälligkeiten während der Intensivbehandlungsphase des GBS mit, die in phänomenaler Hinsicht ebenfalls dem Typus der oneiroiden Erlebnisform entsprachen. Ein späterer, dem gleichen Thema gewidmeter Vortrag auf der 93. Wanderversammlung der Nordwestdeutschen Neurologen und Psychiater (Goslar 1989) fand eine ähnliche Resonanz.

    Im Anschluß an unsere, eine psychopathologische Interpretation des klinischen Phänomens intendierende Publikation (1986) veröffentlichte KÜCHENHOFF (1987) eine weitere Kasuistik einer oneiroiden Psychose bei einem tetraplegischen Polyradikulitis-Kranken, deren formale Charakteristika unseren eigenen Beobachtungen vollständig glichen:

Der von KÜCHENHOFF betreute Patient entwickelte auf dem Höhepunkt der langwierig sich steigernden Erkrankung ein Oneiroid: "Der Patient erlebte immer neu szenisch ausgestaltete Bilder aus dem 2. Weltkrieg, er imaginierte tschechische Kampfflugzeuge im Angriff, er vermeinte sogar, die Piloten individuell im Cockpit identifizieren zu können; er gab in der Vorstellung, in einem deutschen Kampfflieger zu sitzen, Befehle, wie das Flugzeug zu steuern sei, unternahm selbst Ausweichmanöver etc."

Für KÜCHENHOFF erfüllt auch das Oneiroid die wunscherfüllende Grundfunktion des Traumes: Während der Kranke in der Realität einem unheimlichen Leiden wehrlos ausgeliefert ist, geht im Oneiroid die Bedrohung von einem äußeren Feind aus, dem Widerstand geleistet werden kann.

Von großem Interesse für unseren klinischen Kontext ist eine beein-druckende, auf zwei Fallstudien basierende Arbeit von FRANK, HARRER und LADURNER (1988) über Erlebnisdimensionen und Möglichkeiten eines erweiterten Kommunikations-Systems beim Locked-in Syndrom. Die Autoren, die sich ausdrücklich auf unser eigenes konditionalgenetisches Verstehensmodell des Onei-roids bei Polyradikulitis-Patienten beziehen, stießen auch bei ihren Fällen auf in-termittierende Erfahrungen einer "als Vermengung zwischen Traum und Wirklich-keit" erlebten imaginären Welt. Diese trat dann parallel zum Aufbau eines Dialog ermöglichenden erweiterten Kommunikationssystems (durch Augenbewegungen vermittelte Buchstabensynthese, vgl. II.4) wieder in den Hintergrund des Be-wußtseinsfeldes.

Die erste Patientin erlebte ein "mehrere Tage dauerndes Durchgangs-Syndrom mit umschrie-benen Trugwahrnehmungen familiärer Erlebnisthematik", dessen Pathogenese die Autoren auf ein In-einanderwirken von zerebralen Noxen und psychischen Deprivationseinflüssen zurückführen. Bei dieser Patientin traten neben Szenen von einer angstgetönten Erlebnisrichtung auch eindeutige "wunschbestimmte partielle Trugwahrnehmungen" auf. -

Die zweite Patientin berichtete rückblickend darüber, daß sie "geraume Zeit neben einer toten Frau" gelegen habe, deren Gesichtszüge sich ihr unauslöschlich eingeprägt hätten. Dann wiederum habe sie sich als "ein ins Bodenlose stürzender Vogel" erlebt, während sie sich ein andermal als Unterseeboot unter ständigem Beschuß durch feindliches Gebiet kämpfte. Auch diese Patientin scheint ihr oneiroides Erleben von gewöhnlichen Traumerfahrungen abgrenzen zu können: Entgegen den eben genannten Erfahrungen könne das ebenfalls erinnerte Wahrnehmen einer verkrüppelten Kranken "auch nur ein Traumerleben" darstellen.

Während die erste Patientin nach einer kaum vorstellbaren Leidenszeit von 4 Jahren verstarb, umschrieb die nach etwa 6 Monaten mit einer neurologischen Residualsymptomatik entlassene zweite Patientin die ihr verbliebenen lacunären Erinnerungen an die zurückliegende Grenzsituation des Locked-in Syndroms mit den Worten: "Es war die Hölle". Die phantastischen Erlebniszu-sammenhänge während dieser Zeit blieben ihr jedoch unvergeßlich. Dank des erweiterten Kommuni-kationssystems gelang es, den Kranken ein enges Fenster aus dem Gefängnis ihrer so totalen Isolation zu eröffnen und dabei Einblicke in eine letztlich nicht annähernd in Worte faßbare Erlebnisdimension zu gewinnen.

FRANK et al. weisen darauf hin, daß das Locked-in Syndrom die Persön-lichkeit der Betroffenen in ihrem Kernbereich nicht zu zerstören vermochte. Es ist andererseits aber wohl zu bedenken, daß die beim Locked-in Syndrom ebenso wie bei der tetra- oder panplegischen Polyradikulitis gegebene schwerste Störung des

Leib- und Raumerlebens eine erhebliche Veränderung der Spannungslage innerhalb des seelischen Gesamtfeldes bedingt, aus der dann die als dynamische Entgleisung i.S. von JANZARIK zu betrachtende oneiroide Psychose resultieren kann. -

Zu erwähnen ist auch eine Fallstudie von WEIß (1990) über eine 20-jährige Frau mit einem GBS nach Erstmanifestation einer Anorexia nervosa: Der Autor berichtet, daß die ebenfalls tetraplegische und über 2 Wochen beatmungspflichtige Patientin während dieser Phase neben "Derealisationsphänomenen" mehr als sonst in ihrem Leben von Träumen heimgesucht wurde. WEIß betont, daß der Patientin selbst im Wachzustand die Unterscheidung zwischen Phantasie und Wirklichkeit nicht immer gelingen wollte.

In einem "Alptraum", dessen surreale Phantastik an manche unserer eigenen Kasuistiken erinnert, kam es zu einer schreckerregenden imaginativen Vergegenwärtigung des tetraplegischen Leibverlustes: Die Patientin erlebte, wie sich der Kopf von ihrem Körper ablöste und im Raume umherschwebte, während sie verzweifelt hinterherlief und bemüht war, ihn wieder einzufangen. Bei der auch unsere eigene Studie erörternden Diskussion dieses Falles deutet WEIß an, daß er bei intensivbehandelten Polyradikulitis-Kranken ebenfalls "ein Anfluten von Träumen" beobachten konnte, die mit elementaren Angsterfahrungen verknüpft waren und "teilweise sogar in reversible psychotische Symptome" übergingen.

In einer weiteren durch unsere Erstpublikation angeregten Studie über psychische Veränderungen bei zehn intensivbehandelten GBS-Patienten (1991) berichtet WEIß über das regelmäßige Auftreten von Angstzuständen, deren Intensität und Dauer in der Regel mit dem Schweregrad der neurologischen Ausfallserscheinungen korreliert. Bei fünf tetraparetischen und beatmungspflichtigen Kranken traten vorübergehend "derealisationsartige Erlebnisse und produktiv-psychotische Symptome" auf, zugleich wurden alle diese Patienten von Träumen heimgesucht, die einen sehr bedrohlichen, überwältigenden oder "unheimlich-wirklichen" Charakter trugen. Bei der Interpretation dieser eine grundlegende Veränderung der Wirklichkeitserfahrung anzeigenden Beobachtungen greift der Autor unser eigenes 1986 vorgestelltes Verstehensmodell auf.

Die Arbeiten von WEIß verzichten auf eine subtile psychopathologische Deskription der Erlebensmodalität der phantastischen Erfahrungen seiner Patienten: Die u.E. zu globale Kennzeichnung dieser Erlebniszusammenhänge, denen zumindest phasenweise sogar das Prädikat "psychotisch" zugeschrieben wird, als "Alpträume" nivelliert die phänomenale Eigenwertigkeit der oneiroiden Erlebnisform: Stellt diese doch eine in Extremsituationen aufscheinende neue *Erfahrungsmodalität* dar, die in einer nur relational-analogisch erfaßbaren, aber gleichwohl eigenständigen Position *zwischen* Traum und Wachbewußtsein dem Subjekt eine mit unbezweifelbarer Evidenz erlebte Wirklichkeit des Imaginären eröffnet (vgl. dazu besonders I.2).

So muß offenbleiben, ob die Patientin von WEIß die geschilderte phantastische Szene im Modus des gewöhnlichen Träumens oder in einer oneiroiden Bewußtseinsverfassung erlebte. Die von uns untersuchten Patienten (besonders die Fälle II, IX, XIII) konnten dagegen introspektiv die erlebnismäßigen Gegebenheitsweisen von Traum und Oneiroid deutlich differenzieren. Zu erinnern ist in diesem Zusammenhang auch an die theoretisch bedeutsame Beobachtung der Konstanz eines imaginativ fundierten Themas im Durchlaufen dieser beiden unterschiedlichen Ausformungen der Phantasiemodifikation.

Da Traum und Oneiroid in *inhaltlicher* Hinsicht gleichermaßen zum Mani-
festations- und Wirkraum des Phantastischen werden können, erweist sich das
Oneiroid vor allem als ein Problem der *formalen* Gestaltungs- und Gegebenheitsweisen des Seelischen. -

Auch in der englischsprachigen Literatur finden sich vereinzelt Arbeiten zu
psychopathologischen Aspekten der Polyradikulitis:

Hervorzuheben ist besonders die bereits genannte Arbeit von EISENDRATH et al. (1983), in der
über "visual hallucinations, usually frightening and terrifying, sometimes accompanied by disorientation"
berichtet wird. Eine nähere psychopathologische Deskription und Kennzeichnung dieser halluzinatorischen Phänomene bleibt aus; der nachstehend zitierte Satz läßt jedoch ihre besondere Erfahrungsweise
und affektive Intensität ahnen, die wir mit dem Begriff des Oneiroids zu erfassen versucht haben: "If
visual hallucinations and disorientation go unnoticed and untreated, the stay in the ICU can become a
living nightmare" (S. 471).

1972 veröffentlichte SHARMAN, selbst Psychiater, eine lesenswerte Schilderung seines eigenen
Erlebens einer tetraplegischen Polyradikulitis. Allerdings blieben ihm die künstliche Beatmung und damit
möglicherweise die Entwicklung eines Oneiroids erspart. Auch SHARMAN berichtet über eine kaum be-
herrschbare vitale Angst, in der er das Nahen seines Todes fühlte. Ähnlich wie unsere Patientin R.I. (Fall
IV) deutete er die drohende künstliche Beatmung als tödliche Bedrohung ("this premature death"). Sein so
weitgehend gestörtes Leiberleben während der tetraplegischen Phase beschreibt er wie folgt:"It was
difficult to maintain in my mind a conception of a physically unified 'me'" (S. 319). -

M. und L. SHEARN publizierten 1986 Auszüge eines Gespräches zwischen einem genesenen
GBS-Patienten und seiner Ehefrau über die zurückliegende Zeit der Intensivbehandlung: Auch dieser
zwar tetraplegische, aber nicht beatmungsbedürftige Kranke erschien seiner Umgebung zeitweilig
"terribly confused and disoriented". Der Betroffene schilderte sein Erleben in diesen Zuständen wie folgt:
"I realized that my brain wasn't functioning... Where was I? At one time, I thought I was in Golden Gate
Park - at another, I imgagined myself in a theater". Auch bei diesem Patienten finden sich also - ähnlich
wie bei dem ebenfalls nicht beatmeten L.D. (Fall VI) - Ansätze oneiroiden Erlebens, in denen das Subjekt
infolge einer imaginativ vermittelten Abwandlung des räumlichen Rahmens aus seiner so belastenden
Realsituation entrückt wird. -

1987 berichteten UPRICHARD, MARTIN und EVANS in einer Fachzeitschrift für Intensiv-
Krankenpflege über die subjektiven Erfahrungen dreier junger Patienten, die an einer beatmungspflichtigen Polyradikulitis litten. Übereinstimmend schilderten auch diese Kranken bei der retrospektiven
Befragung eine unbezwingbare Angst und Depressivität während des akuten Krankseins. Ihre Aussagen
belegen ebenfalls die Fragwürdigkeit einer unspezifischen medikamentösen Sedation.

Ein 21-jähriger Mann, der zunächst unter paranoiden Anmutungen und Deperso-
nalisationserfahrungen litt, konnte sich später in aller Deutlichkeit an "bad dreams" erinnern, "which
seemed reality at the time" (S. 131). An die Realbedingungen der Intensivbehandlung bestand dagegen
nur eine rudimentäre Erinnnerung.

Eine 16-jähr. Patientin "träumte", bereits gestorben zu sein: "She cannot describe this dream, just
the impression that she was dead" (S. 129). Es ist anzunehmen, daß auch diese Erfahrungen tetra-
plegischer Polyradikulitis-Kranker Oneiroide darstellen, deren inhaltliche Ausgestaltung und dramatische
Intensität von einer reinen Mimesis der Alltagswelt bis hin zu bizarren Phantasmagorien reichen können. -

In einer ähnlichen Situation wie die von uns untersuchten Polyradikulitis-Kranken befanden sich jene *Poliomyelitis-Patienten*, die wegen eines Übergreifens des entzündlichen Prozesses auf die bulbären Zentren wochenlang in einer sog. "Eisernen Lunge" beatmet werden mußten. Im Gegensatz zu den modernen Beatmungsgeräten war hier eine totale räumliche Abgeschlossenheit gegeben, während die Möglichkeit des verbalen Dialogs erhalten blieb. Medizinisch-psychologische Erkenntnisse über die Auswirkungen einer solchen Extrembelastung auf die seelische Befindlichkeit der Betroffenen wurden insbesondere in den 50er Jahren - zur Zeit der großen Poliomyelitis-Epidemien - gewonnen (PRUGH und TAGIURI 1954, HOLLAND und COLES 1957).

MENDELSON, SOLOMON und LINDEMANN publizierten 1958 eine Studie über 8 Poliomyelitis-Patienten, bei denen es bereits während der ersten Tage der Respirator-Behandlung zum Auftreten von "Halluzinationen" gekommen war: In den Kasuistiken erweisen sich diese dann als *"vivid dreams"*, deren Geschehensdynamik im Erlebensmodus einer unbezweifelbaren und einzigen Wirklichkeit erfahren wurde. Bei der retrospektiven Befragung waren die Patienten nicht in der Lage, ihre Erfahrungen eindeutig dem Schlaf- oder Wachzustand zuzuordnen ("they seemed to occur in a *quasi-twilight state"*). Die nachfolgende exemplarische Äußerung einer Patientin demonstriert, daß auch hier dem durch die Extremsituation bedingten Verlust der intersubjektiven Realität die intrasubjektive "Genesis" einer imaginären "anderen" Welt folgte:

"She had the feeling that everything in her environment was 'unreal'... and she began having 'dreams' with had a more vivid quality than her real environment" (s. 422).

In 6 Fällen konstituieren sich die imaginären Szenerien als mimetische Repräsentationen der lebensweltlichen Bezüge, in denen die Betroffenen - zumeist ohne die reale motorische Behinderung - ihre bisherige private und berufliche Lebensform fortzusetzen scheinen. Die Intensität dieser imaginativen Erfahrungen ist so ausgeprägt, daß ein Patient, ähnlich wie manche der von uns Untersuchten, noch Wochen nach der Entwöhnung vom Respirator nicht eine gültige Irrealisierung des Erlebten vollziehen kann und Ansätze eines Residualwahns (STERTZ) zeigt. Während die thematische Ausgestaltung der phantastischen Erlebnisse bei den erwähnten 6 Patienten mühelos im Sinne der Wunscherfüllungshypothese als Ausdruck einer - unbewußt determinierten - leugnenden Abwehr der unerträglichen Krankheitsrealität gedeutet werden kann, erleiden zwei andere Kranke zutiefst ängstigende Schrecknisse:

Eine 43-jährige Frau mußte in einem horrorfilmartigen Szenario der Tötung ihrer Mutter und Schwester durch einen riesenhaften Gorilla zusehen, dem sie selbst nur durch eine angsterfüllte Flucht in den Respirator entkommen konnte. Der imaginäre Schrecken sucht hier gewissermaßen einen kontinuierlichen Anschluß an die Realität der Klinik, in der sich die Kranke "in absolute horror" wiederfindet und den Krankenschwestern in völliger Gewißheit den Tod ihrer Mutter mitteilt.

Eine andere 39-jährige Frau imaginierte ihren Tod sowie ihr eigenes Begräbnis; diesem ging die Erfahrung einer mißglückten Gehirnoperation voraus, die sie in einer seltsamen Doppelung ihres Ich-Erlebens gleichzeitig als pathisches Widerfahrnis erfuhr und von außen beobachtete: "She had subjective feelings of her brains being cut and yet she was also the objective observer" (S. 425). Auch diese Patientin berichtete über eine unvergeßliche Intensität und wahrnehmungshafte Deutlichkeit dieser Erfahrungen.

Die Autoren grenzen die inhaltlich von Angst und Schrecken geprägten psychotischen Erlebnisse der beiden letztgenannten Kranken von den subjektiv eher entlastenden Ereignisfolgen der anderen mit der u.E. fragwürdigen These ab, es könne sich um "two forms of psychotic entities" handeln. Allen mitgeteilten Selbstschilderungen gemeinsam ist jedoch, ungeachtet des Inhaltes, die beschriebene Modalität der subjektiven Erfahrung, durch welche sich diese szenisch-strukturierten Halluzinationen als Oneiroide ausweisen. Der pychopathologische Begriff der "oneiroiden Erlebnisform" fand allerdings ebensowenig wie der bedeutungsverwandte französische Terminus des "délire onirique" (vgl. I.8.4) eine Resonanz in der englischsprachigen Psychiatrie: Dementsprechend werden dann auch die komplexen Imaginationen der phantastischen Erlebniszusammenhänge unter einen extensional überfrachteten Halluzinationsbegriff subsumiert, der die phänomenale Eigenart dieser besonderen Erfahrungen nicht adäquat zu erfassen vermag. Auch in der hier referierten Arbeit findet sich - ähnlich wie in der deutschsprachigen Psychopathologie vor JASPERS (I.8) - nur eine letztlich unfruchtbare Erörterung der unterschiedlichen halluzinatorischen Aufbaumomente dieser "vivid dreams"; das phänomenale Faszinosum ihrer Welthaftigkeit und intermodalen Einheitlichkeit findet dagegen keine Beachtung.

Die Autoren entwickeln aber eine bemerkenswerte psychodynamische Interpretation ihrer Beobachtungen, die sie als Ausdruck eines intrapsychischen Bewältigungsversuches einer durch motorische Entmächtigung und sensorische Deprivation gekennzeichneten Extremsituation deuten: In den imaginären Szenerien sehen sie einen protektiv-antizipatorischen Versuch des gequälten Ich, zukünftigen Realbelastungen durch das Bewältigen phantasierter Bedrohungen zuvorzukommen und so eine Minderung der Realangst zu erreichen. -

Das Vorkommen oneiroider Erlebnisse bei den syndromal zwar ähnlichen, aber ätiologisch differenten Krankheitsbildern der Polyradikulitis und der Poliomyelitis läßt vermuten, daß es sich hier um kein morbusspezifisches und auf hypothetische hirnorganische Determinanten rückführbares Phänomen handelt. Allen referierten Fällen gemeinsam ist die Bedingungskonstellation des *Erlebens einer absoluten motorischen Entmächtigung,* aus der für das leidende Subjekt die Erfahrung des Verlustes des Eigen-Leibes und konsekutiv - zumindest vorübergehend - auch der intersubjektiven Realität resultiert. So vermag die klinische Empirie den von HUSSERL herausgestellten konstitutiven Zusammenhang von leiblich fundierter Eigenheitssphäre und Welt- bzw. Fremderfahrung zu bestätigen: Der Deformation der basalen Erfahrung des Eigenleibes korrespondiert die bis zum zeitweiligen Realitätsverlust mögliche Einschränkung des intersubjektiven Weltbezuges. An dessen Stelle kann aber, wie unsere eigenen Untersuchungen zeigen, die als ein Reparationsversuch verstehbare *intrasubjektive Konstituierung einer imaginären Wirklichkeit* treten.

Zum Bedingungsgefüge der bisher erörterten klinischen Fälle gehörten neben der schwerwiegenden Leiberlebensstörung allerdings auch die durch das Setting der modernen Intensivmedizin mitbedingten Faktoren einer erheblichen sensorischen und sozialen Deprivation. Die primäre Voraussetzung der in den aufgezeigten Situationen beobachtbaren Steigerung der imaginativen Potenzen des Subjekts erblicken wir jedoch in der Störung des Leib-Erlebens. Zur Stützung dieser These ist es daher wichtig, in der älteren neurologisch-psychiatrischen Literatur solche klinischen Beispiele zu finden, bei denen die motorische Entmächtigung die beherrschende Signatur des subjektiven Krankseins darstellt.

Es sei an dieser Stelle nochmals betont, daß sich unsere dem pathischen Aspekt des Krankseins verpflichtete psychopathologische Untersuchung als eine komplementäre Ergänzung der "ontisch" bezogenen ätiologischen Forschung versteht.

Eine besondere Bedeutung kommt in unserem Zusammenhang daher einer psychopathologischen Untersuchung von ZILLIG (1948) zu, in der über Störungen der Wahrnehmung des Außenraumes und des Körperschemas bei einem infolge einer biparietalen Hirnverletzung vorübergehend tetraplegischen Soldaten berichtet wird. Dieser Patient litt über Wochen an einer vollständigen Lähmung aller Extremitäten und konnte zusätzlich auch den Kopf nicht mehr bewegen. Sehen, Hören und auch das Sprechvermögen waren dagegen nicht beeinträchtigt. Dank einer subtilen Deskription gelingt es ZILLIG, die spezifischen plegiebedingten Störungen des Raumerlebens von den begleitenden Allgemeinerscheinungen eines reversiblen hirnorganischen Psychosyndroms abzugrenzen.

Auch ZILLIGs Patient B.U. berichtete über ein unmittelbar nach Gewahrwerden des totalen Gelähmtseins einsetzendes Entfremdungserleben, dem nach einer kurzen Phase seelischer Erregtheit eine etwa 10-tägige - nach den Krankenblattunterlagen nicht objektivierbare - Unterbrechung der Erfahrungskontinuität folgt. ZILLIG spricht hier von einer weitgehenden Einengung und Absperrung des Bewußtseins für Außeneindrücke, die er als eine direkte Folge des Erlebens der Nichtwahrnehmung des Eigenleibes und einer tiefgreifenden Veränderung der Raumerfahrung interpretiert.

Nach dem "Erwachen" konnte B.U. für diese Zeit nur unzusammenhängende Einzelerinnerungen angeben, die sich alle um einen sehr merkwürdigen *"Traum"* gruppierten. Die differenzierte Selbstschilderung der Erlebensmodalität dieses "Traumes" weist ihn als ein Oneiroid aus, dessen imaginäre Gegebenheiten an die Stelle der verlorenen intersubjektiven Realität traten:

"Es sei ihm so, wie wenn der Traum die ganzen 10 Tage über angedauert hätte. *Während der Zeit, in der der Traum gespielt habe, habe er nicht den Eindruck gehabt, wie wenn er etwas Traumartiges erlebe; das wisse er sicher. Er habe den ganzen Traum tagelang für Ernst und reine Wirklichkeit gehalten.* Der Zustand im Traum sei völlig anders gewesen als sein ganzes bisheriges Leben, eher so eine Art Leben nach dem Tode".

Der phantastisch-bizarre Inhalt dieses Oneiroids widerspiegelt - ähnlich wie bei einigen unserer eigenen Patienten (vgl. etwa die Fälle IX und XIII) - auf eine schreckerregende Weise die objektive Realität des tetraplegischen Zustands:

"Ich träumte von Menschen, die ohne Kopf herumliefen. Ich selbst befand mich zu dieser Zeit in einem großen Waschkorb. Ich selber war eigentlich nur noch ein Kopf. Ich hatte keinen Leib mehr und keine Glieder. In dem Waschkorb, in dem ich lag, lagen noch viele andere Köpfe. Ich dachte mir sofort, daß es die Köpfe der Menschen sein mußten, die draußen ohne Kopf herumliefen....Öfter kam jemand herein und verteilte die angekommene Post an die einzelnen Köpfe. Die Köpfe, denen Post von den Angehörigen überbracht war, waren erlöst. Dieses Nur-Kopf-Sein war ein sehr unglücklicher und qualvoller Zustand. Wenn für den einzelnen die richtige Post gekommen war, dann wurde der Kopf wieder auf den dazugehörigen Körper aufgesetzt...Die kopflosen Leiber waren ja alle in der Nähe, liefen draußen herum und waren jedenfalls jederzeit greifbar. Für mich war das Schreckliche an diesem Traum immer wieder dieses, daß ich mir klarmachen mußte, daß ich ja überhaupt nicht erlöst werden konnte. Meine Eltern wußten ja von der Verwundung noch gar nichts; ich hatte ihnen ja noch nicht schreiben kön- nen...Mit meinem Kopf allein konnte ich alles denken, genauso wie früher. Nur mein Leib und meine Glieder waren eben weg...Was damit los war, das wußte ich selber nicht. Während ich die Leiber der anderen sah, sah ich meinen eigenen Leib nicht herumlaufen...Die einzelnen Köpfe hörten am Hals auf, vor allem in der Gegend der Halsschlagader waren sie sehr blutig..."

ZILLIG sieht in diesem "Traum" den Ausdruck einer Bewußtseinsveränderung, in der sich psychoseartige, in sich zusammenhängende und einigermaßen geschlossene und geordnete Erlebnisse konstituieren, die auch noch nach Abklingen der Bewußtseinsveränderung hinsichtlich ihres thematischen Gehaltes deutlich erinnert werden können.

Die leidvolle Störung des Leiberlebens bildet - phantastisch transformiert - den inhaltlichen Kern dieses Oneiroids, in dem sich aber mit der durch einen Brief der Eltern garantierten Erlösungsverheißung auch die Möglichkeit einer Restitution der deformierten Leiblichkeit ankündigt. Dennoch hinterläßt dieses Oneiroid den Eindruck eines beängstigenden Horrorszenarios.

In den auf die Bewußtseinsveränderung folgenden Wochen und Monaten kommt es dann zu einer langsamen Rückbildung der Tetraplegie, die ZILLIG als ein Auswachsen des bisher allein leib- haftigen Kopfes in die zunächst noch erlebnismäßig unerfüllte Leibform hinein beschreibt. Nach einem Stadium erneuten Depersonalisationserlebens werden Rumpf und Glieder immer mehr als Konstituentien des Eigenleibes erfahren. Parallel zur Restitution der Eigenleiberfahrung ändert sich auch das Erleben der räumlichen Umwelt: Den ängstigenden Erfahrungen von anfänglichem Raumverlust ("das Nichts") und einer belastenden Unsicherheit der Raumorientierung folgt schließlich nach einer Phase der Derealisation die befreiend erlebte Wiedergewinnung des personalen Eigenraumes.

(Zum Problem der leiblichen Fundierung des Raumerlebens vgl. auch PLÜGGE 1963/64 und 1970).

Das Oneiroid dieses Tetraplegikers stellt also eine intermittierende imagi- nativ fundierte Zeitstrecke innerhalb eines autoreparativen Gesamtprozesses dar: Dem Verlust von Leib und intersubjektiver Realität folgt zunächst das psychotische Erleben einer phantastischen Welt, die als eine imaginative Vergegenwärtigung des leidvollen Krankseins zu betrachten ist. Die grausige imaginäre Szenerie trägt aber auch antizipatorische Züge, in denen sich die Wiederkehr des intersubjektiven Weltbezuges anzudeuten scheint. In diesem existentiellen Drama von Weltverlust und Weltgewinn markiert die oneiroide Erlebniswirklichkeit ein sinnhaftes Moment, durch welches das Subjekt vor dem Absturz in das Nichts der Welt- und Bewußtlosigkeit bewahrt wird. -

Ein weiteres, angesichts des bisher aufgezeigten klinischen Kontextes zunächst vielleicht überraschendes Beispiel des Zusammentreffens von motorischer Entmächtigung und einer imaginativ bestimmten *qualitativen* Abwandlung des Bewußtseinsfeldes stellt das sog. *Halluzinatorisch-kataplektische Angstsyndrom* dar (ROSENTHAL 1934), das vorwiegend bei Narkoleptikern (in 20 bis 40 % aller Fälle), selten auch bei in neurologisch-psychiatrischer Hinsicht sonst unauffälligen Erwachsenen auftreten kann (HESS, SCHARFETTER, MUMENTHALER 1984). ROSENTHAL hat dieses Syndrom auch bei Schizophrenen beobachten können und dabei auf die infolge des Versagens des motorischen Gesamtapparates einschließlich der Sprech- und Ausdrucksmotorik gegebene Analogie dieser Zustände zu manchen stuporös-katatonen Bildern hingewiesen (1939).

Das Syndrom, das mit eher mißverständlichen Begriffen auch als "Wachanfall" oder "Schlaflähmung" bezeichnet wird, ist durch ein imperatives plötzliches nächtliches Erwachen gekennzeichnet, nach dem der Betroffene bei "völliger oder annähernd völliger Bewußtseinsklarheit" eine *absolute Bewegungs- und Sprechunfähigkeit* spürt. Das von manchen Patienten geschilderte Gefühl einer magisch anmutenden Bannung dürfte einen Plausibilisierungsversuch des so weitgehend entmächtigten Subjekts darstellen. Diese Erfahrung wird immer von einem schweren, sich bisweilen bis zur Gewißheit des unmittelbar bevorstehenden Todes steigernden Angstgefühl und von *"lebhaftesten Sinnestäuschungen"* begleitet (ROSENTHAL 1934, S. 3). Infolge des totalen Ausfalls der Ausdrucksmotorik können die Kranken ihre Angst in keiner Weise in adäquaten Verhaltensmustern nach außen projizieren, so daß sie für ihre Umgebung vollkommen ruhig und unauffällig erscheinen, während sie gleichzeitig ihrem inneren "Erlebnissturm" hilflos ausgeliefert sind. Diese "Anfälle", die eine objektive Zeitdauer von nur wenigen Minuten haben, werden von den Betroffenen infolge einer zu vermutenden Veränderung des inneren Zeitbewußtseins i.S. einer Dehnung der Zeitgestalt des Erlebens oft "wie eine Ewigkeit" empfunden.

Die sich auf alle Sinnesmodalitäten erstreckenden Halluzinationen, in deren Inhalten sich nahezu ausnahmslos ein Panorama des Schrecklichen entfaltet, lassen sich hinsichtlich ihres Erlebniswertes sicher von den bei der Narkolepsie gleichfalls häufig beobachtbaren flüchtigen hypnagogen Sinnestäuschungen und "Alpträumen" unterscheiden: ROSENTHAL betont, daß alle seiner Patienten trotz energischer Gegensuggestion den Traumcharakter ihrer Erlebnisse negierten. Die imaginären Erfahrungen während des kataplektischen Zustandes werden im Modus unbezweifelbarer Wirklichkeit erlebt und können auch nach dem Abklingen oft nur mit Mühe einer gültigen Irrealisierung unterzogen werden. Vereinzelt findet sich daher auch die vorübergehende Entwicklung eines Residualwahns. Ein weiteres wesentliches Charakteristikum dieser Imaginationen ist ihre mnestische Unauslöschlichkeit:

"Die Trugwahrnehmungen unserer Kranken sind meist von solcher Intensität und Nachhaltigkeit, daß sie noch nach Jahren bis in alle Einzelheiten reproduziert werden können" (l.c. S. 5).

Das Gestaltungsspektrum der Erscheinungsweisen des Imaginären im kataplektischen Zustand ist sehr vielfältig: Es umfaßt leibhaftige Bewußtheiten, haptische Sensationen, bizarre Leiberlebensstörungen, aber auch das Erblicken geisterhafter Gestalten und das Hören von Stimmen und Geräuschen. Die figurale Intensität der Trugwahrnehmungen kann von unscharf-amorphen Erscheinungen bis hin zu deutlichster Gestaltprägnanz reichen. Während sich diese halluzinatorisch konfigurierten Imaginationen vor dem Hintergrund der weiterhin perzipierten Realwelt konstituieren, kommt es in den bei manchen Patienten beobachtbaren komplexszenischen Halluzinationen zu einer vorübergehenden völligen Entrückung des Subjekts in eine Phantasiewirklichkeit, in der es mit intensiver affektiver Beteiligung, einem Gefühl des "Ausgeliefert-Seins" gänzlich aufgeht. Diese imaginäre Welt wird zum Schauplatz dramatischer und schreckerregender Ereignisse, in die der Erlebende leidend und handelnd einbezogen ist. Manche Patienten schildern rückblickend, daß sie in diesen Zuständen laut um Hilfe geschrieen hätten oder vor ihren Peinigern geflohen seien. HESS et al. sehen in den komplexen Halluzinationen während der kataplektischen Bewegungsunfähigkeit die "grauenvollste Qual des Narkoleptikers".

In thematischer Hinsicht handelt es sich zumeist um sehr blutrünstige Szenen von Bedrohung und Verfolgung sowie Dilazerationen des eigenen und fremder Körper, nicht selten wird auch das Erlebnis des eigenen Todes berichtet.

Die biologische Katastrophe des plötzlichen Verlustes der Eigenbewegungsfähigkeit scheint hier eine Regression auf eine Subjektstufe zu begünstigen, deren imaginäre Erlebnisthematik durch die Aktualisierung solcher archaischer "Urszenen" geprägt wird, in denen sich die gewaltsame Vernichtung des Individuums als ein unentrinnbares Fatum erweist. Unentrinnbarkeit infolge der absoluten motorischen Entmächtigung kennzeichnet aber auch die pathische Struktur der Realsituation, die im halluzinatorischen Erleben der Schockphantasien (PFISTER) eine imaginative Spiegelung erfährt.

Der überindividuelle Bedeutungsgehalt dieser szenischen Halluzinationen dürfte sich dem Interpretationshorizont einer Paläoanthropologie (BILZ) erschließen, die über den von der Psychoanalyse entwickelten lebensgeschichtlich-ontogenetischen Ansatz hinaus versucht, die phylogenetisch determinierten und archaisch bedingten Verstrickungen menschlichen Verhaltens und Erlebens zu erhellen.

In der Literatur über die psychopathologischen Aspekte des narkoleptischen Syndroms wird nicht immer mit der gebotenen Sorgfalt zwischen den hypnagogen Sinnestäuschungen, den sog. "Alpträumen" und den erörterten "echten" Halluzinationen unterschieden (so etwa bei SCHULZ 1988); die deskriptive Differenziertheit der frühen Arbeiten von ROSENTHAL wird von späteren Autoren zumeist nicht mehr erreicht. Die klinische Erfahrung kennt aber auch Übergänge zwischen den unterschiedlichen Ausformungen imaginären Erlebens bei Narkoleptikern: So kann sich die Schreckstimmung mancher "Alpträume" in den Wachzustand fortsetzen und sich sogar bis zur Reaktualisierung des nächtlichen Erlebens in aufgezwungenen Wachträumen intensivieren (HESS et al., S. 396). -

In der gegenwärtigen neurologischen Forschung wird die Narkolepsie, deren spezifische Ätiologie nicht bekannt ist, den sog. "dissociated sleep disorders" zugeordnet. Ein fraktioniertes Schlafprofil mit einer Störung der REM-Rhythmik gilt als das gemeinsame neurophysiologische Korrelat der aus psychopathologischer Sicht sehr differenten halluzinatorischen Phänomene (vgl. ROTH 1980). Auch bei der Narkolepsie widersetzt sich die phänomenale Komplexität der psychopathologischen Sachverhalte einer simplifizierenden Korrelation von neurophysiologischer Funktionsebene und Erlebnisdimension.

Für den am subjektiven Erleben interessierten Psychopathologen zeigt sich demnach bei der zweifellos organisch determinierten Narkolepsie eine bemerkenswerte Intensivierung der imaginativen Potenzen, die sich in zumeist komplex strukturierten Erlebniszusammenhängen manifestiert. Deren Realitätscharakter kann intra- und interindividuell zwischen den Modalitäten von Traum, "echter" Halluzination und Pseudohalluzination (i.S. von JASPERS) fluktuieren. Innerhalb dieses Spektrums der Imagination verdienen die Beobachtungen von ROSENTHAL unser besonderes Interesse: Die Thematik und dramatische Intensität, die Form des aktuellen Erlebensvollzugs und auch die Möglichkeit zur hypermnestischen Vergegenwärtigung dieser Erfahrungen ähneln in auffallender Weise den Selbstschilderungen unserer Polyradikulitis-Patienten, mit denen sie ein weiteres wesentliches situatives Moment gemeinsam haben: *Die absolute motorische Entmächtigung.* Wenn diese auch bei der Kataplexie objektiv nur wenige Minuten und nicht Tage oder gar Wochen wie beim GBS dauert, so wird sie doch auch hier von einer qualitativen Abwandlung des Erlebens ins Psychotische begleitet, deren komplex-szenische Ausformungen die Gestalt des Oneiroids tragen können (vgl. auch FURTADO u. VALENTE 1944). Die Diskrepanz zwischen der kurzen objektiven Dauer der kataplektischen Bewegungsunfähigkeit und der subjektiven Zeiterfahrung in den sich "parallel" abspielenden imaginären Ereignisfolgen erhellt einmal mehr die - auch für das Traumbewußtsein zutreffende - *konstitutive Eigengesetzlichkeit jeder Phantasiewelt* (vgl. I.9.2.1).

Auf der Ebene neurophysiologischer Hypothesenbildung wird die "Schlaflähmung" mit der das abrupte nächtliche Erwachen überdauernden Inhibition des Muskeltonus im unmittelbar vorangehenden REM-Schlaf erklärt, der dann auch als Korrelat des intensiven halluzinatorischen Erlebens betrachtet wird. Die ja auch faktisch gegebene Bindung der narkoleptischen Oneiroide an eine pathologisch veränderte Übergangsphase zwischen Schlaf- und Wachzustand bietet vielleicht interessante Ansätze zur Erforschung der neurobiologischen Grundlagen der oneiroiden Erlebnisform überhaupt. Auch hier ist allerdings vor vorschnellen Generalisierungen zu warnen, da der notwendigerweise reduktive Charakter neurobiologischer Modelle der Komplexität und Vielfalt des Seelischen niemals gerecht werden kann. Eine noch so differenzierte neurobiologische Forschung wird daher eine phänomenologisch orientierte Psychopathologie nicht ersetzen können. Der Erfahrungsraum der Psychiatrie bedarf beider wissenschaftlicher Zugangswege, die zueinander in einem Verhältnis der Komplementarität stehen.

ROSENTHAL deutete das halluzinatorisch-kataplektische Angstsyndrom als Ausdruck einer "Schisis", d.h. des *Zerfalls der psychisch-motorischen Funktionseinheit*, "die eine stammesgeschichtlich uralte, tief verwurzelte, im Dienste der Selbst- und Arterhaltung stehende Grundfunktion von vitaler Bedeutung ist" (S. 23).

Einem humanbiologischen Verstehensansatz, der das halluzinatorisch-kataplektische Angstsyndrom in eine analoge Reihe mit den bisher erörterten neurologischen Krankheitsbildern zu rücken versucht, wird deutlich, daß auch hier dem Einbruch eines schreckerregenden Imaginären in das Bewußtseinsfeld eine - geradezu katastrophal hereinbrechende - Zerstörung des wirklichkeitserschließenden Gestaltkreises von Wahrnehmen und Bewegen vorangeht. Unter gänzlich anderen ätiologischen Bedingungen und auf eine minimale Zeitspanne reduziert, scheint im kataplektischen Zustand ein dem Erlebenswandel der tetraplegischen Kranken vergleichbares Geschehen abzulaufen: So berichteten auch manche der Patienten ROSENTHALs über eine momentane Aufhebung des Eigenleib-Gefühls, der dann der halluzinatorische Erlebnissturm folgte. Die durch die Bewegungsunfähigkeit bedingte hochgradige Einschränkung der Realitätserfahrung scheint geradezu regelhaft eine intrasubjektive Verschiebung des Erlebniswertes von Innen- und Außenwelt zu begünstigen, in deren Folge imaginäre Gestalten und Geschehnisse den Erlebniswert des Außen-Wirklichen annehmen können. Die übereinstimmenden Bedingungskonstellationen der in diesem Abschnitt erörterten klinischen Syndrome verweisen auf *die fundamentale Konnexion von Realitätsgegebenheit und Integrität des bewegungsfähigen Eigenleibes:* "Die Motorik ist die primäre Sphäre, in welcher erst der Sinn aller Signifikationen im Gebiete des Darstellungsraumes geschaffen wird" (GRÜNBAUM 1930, S. 390).

Unsere Beobachtungen eines oneiroiden "Weltgewinns" beim tetraplegischen Polyradikulitis-Kranken belegen, daß der Zusammenbruch der Motorik eine bis zum Verlust gehende Deformierung des intersubjektiv konstituierten Darstellungsraumes nach sich zieht, an dessen Stelle dann ein mimetisch konfiguierter Raum des Imaginären treten kann.

Ähnliche Gedanken finden sich auch bei MERLEAU-PONTY, auf dessen in der "Phänomenologie der Wahrnehmung" entwickelte Theorie der Halluzinationen wir bereits verwiesen haben (vgl. auch F. u. M.C. SILVA 1975): Ausgehend von der konstitutiven Parallelität von Leib-Räumlichkeit und Ding-Räumlichkeit sieht MERLEAU-PONTY die Grundbedingungen halluzinatorischen Erlebens in einer *Schrumpfung des bewegungsvermittelten Lebensraumes:*

"Was den gesunden Menschen vor Delirien und Halluzinationen bewahrt, ist nicht sein kritischer Geist, sondern die Struktur seines Raumes (MERLEAU-PONTY 1966, S. 338).

Da den halluzinatorischen Phänomenen im weitesten Sinne, unter die auch das Oneiroid zu rubrifizieren ist, somit wahrscheinlich eine Störung der intentionalen Konstituierung von Ding und Raum zugrundeliegt, ist wohl anzunehmen, daß diese wiederum ihre Voraussetzung in einer Störung des Eigenleib-Erlebens besitzen muß: In der Sicht von MERLEAU-PONTY gilt die bei HUSSERL rein noetisch aufgefaßte Intentionalität als eine primär leibgebundene Leistung des Subjekts. So meint MERLEAU-PONTY in bezug auf die halluzinatorischen Phänomene:

"Wenn aber dergestalt die Welt sich zersetzt und zerstückelt, so, weil der eigene Leib nicht mehr erkennender Leib ist" (l.c. S. 329).

Aber auch die das halluzinatorische Erleben der Quasi-Präsenz imaginärer Dinge und Geschehnisse ermöglichende Einbildungskraft ist nicht ohne Bezug auf den Eigenleib denkbar:

"Es gibt Halluzinationen, weil wir durch unseren phänomenalen Leib einen beständigen Bezug zu einer Umwelt unterhalten, in die er sich entwirft, und weil der Leib, von seiner wirklichen Umwelt losgelöst, fähig bleibt, aufgrund seines Eigengefüges eine Scheingegenwart in dieser Umwelt hervorzurufen" (l.c. 392/393).

Unter gänzlich anderen konzeptuellen und ideengeschichtlichen Voraussetzungen hat innerhalb der modernen anglo-amerikanischen Forschung R. FISCHER (1969, 1974) Ansätze einer Theorie der Halluzinationen entwickelt, deren Grundaussagen der phänomenologischen Interpretation MERLEAU-PONTYs sehr nahekommen. FISCHER sieht in den Halluzinationen die Folge einer *Störung des Verhältnisses von Wahrnehmung und Motorik:*

"Hallucinations, indeed, are intensely active sensations with blocked intention and ability to executed peripheral voluntary motor activity....Hallucinations are interpretations while the ability and intention to verify those interpretations is simultaneously blocked, reduced or impaired....In hallucinations, the unverifiability of interpretations is complete: The blocked motor performance impedes private verification in physical space-time and hence the experience is also inaccessible to public verification" (FISCHER 1969, S. 167).

Zur empirischen Bestätigung seiner These verweist FISCHER auf die Ergebnisse der experimentellen Deprivationsforschung, die halluzinatorischen Erfahrungen bei Poliomyelitis-Kranken und im Zustand der Schwerelosigkeit sowie in natürlichen Extremsituationen, in denen eine hochgradige Einschränkung des Bewegungsfeldes stattfindet. Der in all diesen Zuständen beobachtbare Einbruch des Imaginären in die Realwelt, der sich bis hin zu deren "Ablösung" durch eine Phantasiewelt steigern kann, ist für FISCHER nicht primär die Folge einer sensorischen, sondern einer *motorischen Deprivation*. Konsequenterweise müßte man daher immer von *senso-motorischer Deprivation* sprechen.

Einer solchen senso-motorischen Deprivation extremer Ausprägung ist, wie aufgezeigt, der tetraplegische Polyradikulitis-Kranke ausgesetzt, dessen Erlebenswandel die Theorie FISCHERs ebenfalls zu bestätigen scheint. Die bei allen von uns Untersuchten nachweisbare Veränderung der Wahrnehmung des Eigenleibes und des Realraumes bedingt eine Steigerung der bei jedem Menschen anzunehmenden halluzinatorischen Erlebnisbereitschaft, die sich bei diesen so total von allen kommunikativen Bezügen gelösten Kranken bis hin zur Genesis einer Phantasiewelt maximieren kann. Unsere psychopathologischen Beobachtungen an Polyradikulitis-Kranken vermögen also die im Rahmen unserer problemgeschichtlichen Darstellung erörterte These zu stützen, nach der das Oneiroid als das Resultat eines *kontinuierlichen Komplexionsprozesses* des halluzinatorischen Erlebens aufzufassen ist (vgl. LIEPMANN 1895, dazu I.6).

Die Möglichkeit oneiroiden Erlebens bei ätiologisch differenten Krankheitsbildern und in solchen natürlichen Extremerfahrungen, deren situative Struktur übereinstimmend durch ein Höchstmaß an sensomotorischer Deprivation gekennzeichnet wird, verweist über rein äußere Ähnlichkeiten hinaus auch auf einen tieferliegenden *anthropologischen Zusammenhang, in dem Wahrnehmen, Bewegen und Phantasieerleben als einander zugeordnete Grundvorausetzungen der Wirklichkeitserfahrung erkennbar werden.*

5.2 Zur Typik des Oneiroids

In der nachfolgenden zusammenfassenden Darstellung des oneiroiden Erlebens der Polyradikulitis-Kranken soll versucht werden, über diesen speziellen kasuistischen Zusammenhang hinaus auch die *phänomenalen Grundzüge und Aufbauprinzipien des Oneiroids* überhaupt aufzuzeigen:

Alle untersuchten Patienten schilderten übereinstimmend ein gänzliches *Entrücktsein* derart, daß die klinische Realität der Intensivstation schon bald nach der Intubation für sie völlig verschwand. Bezeichnend ist der Satz von O.W. (Fall XIII): "Ich war die meiste Zeit gar nicht auf der Wachstation". Man könnte zu diesem seelischen Zustand mit JASPERS erläuternd sagen: "Die Seele ist in einer anderen Welt und hat keinerlei Beziehung zur wirklichen Situation" (1965, S. 124), ja sogar weitergehend: Die Seele ist jetzt nur noch in ihrer eigenen Welt und hat den Körper verloren, ohne jedoch im imaginären Erlebensraum leiblos zu sein.

Vielleicht läßt sich dieser Zustand (metaphysisch) auch als ein noch-verbliebenes Weltbezogensein der Seele verstehen, allerdings als ein *privatives* gegenüber dem üblichen *affirmativen* Weltbezogensein.

Die Selbstschilderungen der Patientinnen R.I. (Fall IV) und L.D. (Fall VI) belegen, daß bereits das Erleben der tetraplegischen Entmächtigung an sich, auch ohne die den Verbalkontakt unterbindende Intubation, eine dem Subjekt aus seiner Alltagserfahrung nicht bekannte Intensivierung der imaginativen Potenzen zu bewirken vermag: Bei L.D. kam es zu einer - gemessen an der Zeitdauer der Realwelt - kurzzeitigen "primären" Entrückung in einen phantastischen Raum, während für R.I. in ihren phänomenal sehr different gestalteten psychotischen Erlebnissen der fiktive Seinsmodus der phantastischen Erfahrungen erkennbar blieb; gleichwohl erfuhr auch diese Patientin im inneren Gewahrwerden des lebensgeschichtlichen Bildpanoramas eine "sekundäre" Entrückung aus der Realwelt (zur Unterscheidung von primären und sekundären Entrückungserlebnissen vgl. I.9.3).

Der in den nach der Erkrankung durchgeführten Explorationen regelmäßig deutlich werdenden Fähigkeit zur hypermnestischen Vergegenwärtigung der phantastischen Erlebniszusammenhänge kontrastiert auffällig die nahezu völlige amnestische Auslöschung der Begebenheiten in der konkreten Intensivstationsrealität, von denen allenfalls marginale und fragmentarische Spuren erinnert werden. Hieraus spricht eine bleibende *Verschiebung der intrasubjektiven Relevanzen*, die dem Zeitraum des schweren Krankseins im Gedächtnis zugeordnet werden: War es doch den Kranken seinerzeit aufgrund der schwerwiegenden Störung des Leib- und Raumerlebens nicht oder nur in höchst eingeschränktem Maße möglich, an den kommunikativen Vollzügen der intersubjektiv konstituierten Realität teilzunehmen.

In dem innerseelischen Vorgang der Entrückung tritt an die Stelle der bisherigen Außenwelt als Ergebnis eines intrasubjektiven Konstituierungsprozesses ("Konstruktion einer völlig neuen Außenwelt", BONHOEFFER) eine neue, durchgehend szenisch strukturierte Erlebensform, die einen eindeutig *mundanen, also welthaften Charakter* besitzt.

Als ein wesentliches Ergebnis unserer Untersuchungen ist der *konstitutive Primat der Verräumlichung dieser imaginierten Welt* festzuhalten, der dann erst in einem zweiten Schritt das temporale Aufbauprinzip des handelnden Einbezogenseins des erlebenden Subjekts folgt. Einmal mehr wird deutlich, daß die unterschiedlichen Weisen der Verwirklichung des Imaginären immer eine Abwandlung der erlebten Räumlichkeit voraussetzen. Das aber bedeutet, daß Räumlichkeit die Grundbestimmung der realen wie auch jeder Phantasiewelt darstellt (vgl. SCHUHMANN 1971).

In dem oneiroiden phantastischen Welterleben ist den Betroffenen keine Distanz zu den fiktiven Geschehnissen mehr möglich, wie etwa gegenüber Tagträumen oder den flüchtigen Sinnestrugerfahrungen zu Beginn der Intensivbehandlung: Das Subjekt geht völlig in einer imaginären Welt auf, in deren Vorkommnisse es, wie in einem Bann, als Zuschauer *und* aktiver Beteiligter *unlösbar* verstrickt und verwoben ist. Es handelt sich also nicht um das passiv hingegebene Schauen filmhaft ablaufender Szenen, sondern um das Mitwirken in einem existentiellen Abenteuer, von dem sich auszuschließen unmöglich ist. Im Oneiroid offenbart sich somit eine eigenartige *Kontrastdynamik* zwischen dem *pathischen Hingegebensein* an das imaginierte Ambiente und dem *handelnden Involviertsein* in die imaginären Ereignisfolgen.

Es ist zu betonen, daß es sich bei den imaginären Gegebenheiten in der oneiroiden Erlebnisform nicht um passagere und flüchtige halluzinatorische Strukturen handelt. Vielmehr deutet sich in ihnen ein welthaft gestaltetes Erlebniskontinuum an, das ähnlich wie ein psychotischer mundus fabulosus (MÜLLER-SUUR) innere Sinnhaftigkeit und eigengesetzliche Folgezusammenhänge zu haben scheint.

Die Ereignisse der imaginären Welt des Oneiroids werden mit intensiver affektiver Beteiligung erlebt, die reflexive Distanz zum Geschehen ist erschwert. Als primäre emotionale Reaktion des Subjekts, das sich unvermittelt - mitunter nach einer Phase der psychoreaktiven Entleerung des Bewußtseinsfeldes - in einer ihm völlig unbekannten, aber im Modus unbezweifelbarer Wirklichkeit erfahrenen "anderen Welt" wiederfindet, konnten wir ausnahmslos eine tiefe Ratlosigkeit und Beunruhigung feststellen. Vorherrschend beobachteten wir, sofern keine pharmakotherapeutische Modifikation der Affektdynamik stattgefunden hatte, eine den dramatischen Inhalten adäquate Grundstimmung der Angst und des Entsetzens angesichts vielfältig imaginierter Erfahrungen von existentieller Bedrohung. Mehrere Patienten berichteten über das antizipatorische Erleben des eigenen kurz bevorstehenden Todes (Fälle I, IV, VIII, XI, X, XI, XIII). Nicht zuletzt aus solchen Erlebnissen, denen die Erfahrung des vermeintlichen Todes von Freunden und Angehörigen an die Seite zu stellen ist (etwa in den Fällen I, X, XI), resultiert eine tiefgreifende personale Erschütterung, die noch lange nach Rückbildung der neurologischen Symptomatik anhalten kann und es dem Betroffenen erschwert, das Erlebte in die biographische Sinnkontinuität zu integrieren. Die durch die tatsächliche vitale Bedrohung infolge der neurologischen Erkrankung begründete Realangst kann so zum affektiven Grundtenor der oneiroiden Erlebniswelt werden, ja sie fungiert gewissermaßen als das thematische Bindeglied zwischen der bedrohlichen Wirklichkeit des somatischen Krankheitsprozesses und den Schrecknissen der inneren Erlebniswelt der Kranken. Die hier aufscheinende *katathyme Gestaltungsdynamik*, die sich auch in den idiopathischen Ausformungen (so etwa in den

Selbstschilderungen bei MAYER-GROSS) nachweisen läßt, bildet das affektive Aufbauprinzip des Oneiroids. Die Realangst (im Falle der Polyradikulitis-Kranken) bzw. die Affektdynamik der präpsychotischen Situation (bei Patienten mit idiopathischen Psychosen) wird in die imaginierte Welt des Oneiroids mit hineingenommen, sie erfährt hierbei aber eine *inhaltlich-thematische Metamorphose.*

Die Dominanz der Motive von Ausweglosigkeit, Schrecken und Tod in den phantastischen Erlebniszusammenhängen der Polyradikulitis-Patienten zeigt Unterschiede zu den Inhalten der von PLOEGER (1968) beschriebenen "Realangst-Halluzinose". Diese wird als eine persönlichkeitseigentümliche Möglichkeit der Angstabwehr mittels eines halluzinatorischen Rückzugs aus einer inkompatiblen Realität gedeutet. Dieser Ausweg, der unerträglichen Todesgewißheit der Realsituation subjektiv zu entkommen und sie damit zu negieren oder wenigstens zu mindern, scheint unseren tetra- und panplegischen Kranken nur bedingt möglich zu sein.

Am ehesten lassen sich die völlig angstfreien oneiroiden Erlebnisse unseres Patienten J.T. (Fall III) als Ausdruck einer solchen Realangstshalluzinose interpretieren. PLOEGER nennt als dispositionelle Persönlichkeitsvoraussetzungen zur Entwicklung dieser psychogenen Reaktion eine introspektive Differenziertheit, anschauliche Phantasiebegabung, eine überdurchschnittliche Intelligenz sowie eine introvertierte Struktur bei einer generell emotional betonten Erlebnisweise: Eigenschaften, die wir sämtlich auch bei J.T. finden. Es sei aber daran erinnert, daß auch dieser Patient imaginären Erfahrungen der Bedrohung und des Schreckens ausgesetzt war, die er jedoch aufgrund ihres eindeutigen Traumcharakters ("Alpträume") von der Erlebniswirklichkeit des Imaginären im Oneiroid abgrenzen konnte. Die innerseelische Auseinandersetzung mit einer "inkompatiblen Realität" (PLOEGER) kann sich somit innerhalb verschiedener Modalitäten des vielfältig gegliederten imaginativen Erlebnisspektrums vollziehen.

Der psychodynamisch konzipierte Begriff der "Realangst-Halluzinose" und der psychopathologische Terminus der "oneiroiden Erlebnisform" können einander aber durchaus ergänzen: Erfassen sie doch beide jeweils verschiedene Aspekte eines bestimmten Typus situativ ausgelöster phantastischer Erlebniszusammenhänge, deren katathym determinierte "Wunschwelt" vorübergehend oder auch konstant im Modus der Erlebniswirklichkeit erfahren wird. Dennoch kommt dem einen Formalaspekt des Seelischen kennzeichnenden psychopathologischen Begriff eine übergeordnete Bedeutung zu: So lassen sich, wie auch unsere Beobachtungen zeigen, nur wenige Oneiroide gemäß dem Auslegungsschema der Realangst-Halluzinose interpretieren.

Durchweg ließen sich, im Gegensatz zu den Inhalten der Realangst-Halluzinose, dramatisch-phantastische, mitunter surreal gefärbte Geschehensabläufe explorieren, die auf oft betroffen machende Weise die intrapsychische Auseinandersetzung der Schwerkranken mit ihrer durch die Krankheit bestimmten Lebenssituation widerspiegeln: Herrscht doch in der realen Erfahrung der neurologischen Erkrankung wie in der oneiroiden Phantasiewelt gleichermaßen eine absolute Diktatur des Pathisch-Entmächtigenden. Bei drei Patienten (Fälle IX, XII, XIII) kam es zu beklemmenden, verschiedenartig gestalteten und als leidvolle Wirklichkeit erfahrenen Erlebnissen leiblicher Desintegration (vgl. auch die imaginären Erlebnisse der Patienten von ZILLIG 1948 und WEIß 1990). Ähnlich strukturierte imaginäre Erfahrungen der Dilazeration (JOST, PEMSL 1957/58, vgl. auch die Erläuterungen zum Fall IX) lassen sich gelegentlich auch in den phantastischen Erlebniszusammenhängen von Patienten mit idiopathischen Psychosen nachweisen (vgl. etwa SERKO 1919, SCHWAB 1919). Diese in einer Störung des Körperschemas fundierten Phänomene resultieren bei unseren Kranken sicherlich aus der bei der Polyradikulitis gegebenen schwersten Beeinträchtigung der leiblichen Integrität, damit repräsentieren sie aber eine *imaginative Vergegenwärtigung des letztlich unentrinnbaren somatischen Krankheitsprozesses*. Auch in den Oneiroiden der tetra- und panplegischen Patienten stoßen wir somit auf jene bereits am Beispiel der Selbstschilderung des schizophrenen Kranken Dr. MENDEL (JASPERS 1913, vgl. I.9.5) erörterte *Unentrinnbarkeit der existentiellen Signaturen der Realsituation*, die ihre Wirkmächtigkeit auch in den ursprünglich als intrapsychischer Bewältigungsversuch intendierten phantastischen Erlebniszusammenhängen entfalten. Die dadurch bedingte thematisch-dramaturgische Begrenzung der Geschehensabläufe in der imaginären Welt, die eine fundamentale *konstitutive Rückbezogenheit des imaginierenden Subjekts auf die Realwelt* enthüllt, scheint ein allgemeines Aufbauprinzip des Oneiroids darzustellen.

Als Ausdruck eines innerseelischen Bewältigungsversuchs können jene in *projektiven Mechanismen* begründeten Phantasie-Erlebnisse der Polyradikulitis-Kranken gedeutet werden, in denen die in der Realität so unheimlich anmutende "Endogenität" der motorischen Entmächtigung und der aus ihr resultierenden Leiberlebensstörung thematisch in eine durch andere zugefügte körperliche Gewaltanwendung transformiert wird: Ein solches zwar nicht minder leidvolles Geschehen ist für das Subjekt aber doch irgendwie faßbar und läßt ihm zudem die Möglichkeit eines begrenzten Ausweichens vor der imaginären Bedrohung (so etwa in der von KÜCHENHOFF 1987 mitgeteilten Kasuistik).

Die in der klassischen psychoanalytischen Theorie dem Traum zugesprochene Wunscherfüllungsfunktion läßt sich auf die imaginativ fundierte Eigenwelt des Oneiroids nur begrenzt übertragen, keinesfalls aber ist sie in der Lage, den Inhaltsreichtum des Außerordentlichen in diesen phantastischen Erlebniszusammenhängen ausreichend zu erhellen.

Die Erlebnisinhalte unserer Patienten zeigen vielfach biographische und auf die aktuelle Lebenssituation hinweisende Spuren; oft wurzeln sie in den vertrauten lebensweltlichen Bezügen des Subjekts, um diese dann aber im Eröffnen von bisher nie erlebten, neuen Erfahrungshorizonten zu überschreiten (vgl. hierzu I.9.4). Weit mehr noch als der gewöhnliche Traum gehört das nicht an den physiologischen Wach-Schlaf-Rhythmus gebundene Oneiroid zu den "großen Transzendenzen" (SCHÜTZ) der "natürlichen Einstellung" der Alltagserfahrung, deren sonst fraglos vorausgesetzte Selbstverständlichkeit somit eine nicht unerhebliche Beunruhigung, ja Erschütterung erfahren kann.

Der das gesamte Spektrum der Ikonographie des Phantastischen umfassende Bilderreichtum der sich in der oneiroiden Erlebnisform entfaltenden imaginären Wirklichkeiten verweist auf archetypisch fundierte Schichten der Erfahrung, die sich wohl erst einer auch kulturwissenschaftlich und tiefenpsychologisch orientierten Interpretation erschließen dürften.

Im Erlebnismaterial dieser inneren, von den Kranken im aktuellen Erlebnisvollzug aber als äußere Realität erfahrenen Welt, auf deren mimetische Aspekte wir bereits mehrfach hingewiesen haben, ist die Intermodalität, die Einheit der Sinne (PLESSNER) gewahrt. Perspektivische Gestaltverzerrungen und Metamorphopsien (z.B. Mikropsie/Makropsie u.ä.), sowie Abwandlungen der euklidischen Raumauffassung, wie sie beim Syndrom der sog. optischen Halluzinose (REIMER 1970), im Delir, aber auch gelegentlich im gewöhnlichen Traum beobachtet werden können, traten nicht auf.

Es sei aber darauf hingewiesen, daß auch die "normale" Raumwahrnehmung nicht rein euklidisch ist (v.ALLESCH 1931).

Allerdings zeigte sich vereinzelt (so etwa bei O.W., Fall XIII) eine eigenartige, aus der Alltagserfahrung nicht bekannte phänomenale Eindrücklichkeit und Intensitätssteigerung der räumlichen Strukturen. Deskriptiv-phänomenologisch läßt sich so ein von der Außenwahrnehmung nahezu völlig emanzipierter, ästhesiologisch intakter und geordneter oneiroider Eigenbereich aufzeigen.

Auch die oneiroiden Geschehensabläufe der Polyradikulitis-Kranken weisen jene merkwürdige *fragmentarische Unabgeschlossenheit* auf, die wir bereits - unter Bezug auf MAYER-GROSS (I.10.1) - als Ausdruck einer Störung der die Imaginationen konstutierenden *Intentionalität* gedeutet haben: Die dramatischen Ereignisfolgen brechen mitunter vor ihrem Handlungshöhepunkt, etwa im Augenblick größter Bedrohung, ab; es erfolgt ein abruptes "Abschalten", nach dem sich der Patient ratlos verängstigt in der Realität wiederfindet, um bald erneut anderen, thematisch gänzlich verschiedenen Erlebnisfolgen ausgeliefert zu sein. Es zeigt sich also ein häufiger Szenenwechsel mit inhaltlich klar voneinander abgegrenzten Ereigniszusammenhängen. Diese aus einem komplexen Zusammenspiel von aufbauenden und dekonstruktiven Intentionalfaktoren im aktuellen Erlebnisfeld resultierende Geschehensdynamik des Oneiroids hat zur Folge, daß dem Subjekt eine Sinnsetzung und -erfüllung der Phantasie-Erlebnisse nahezu unmöglich wird. Entsprechend weisen diese oft eine Atmosphäre des Undurchschaubaren und Rätselhaften auf. Auch die Selbstschilderungen der Polyradikulitis-Kranken verdeutlichen somit jene Entsprechung von Form und Inhalt, die das Oneiroid als eine quasi ästhetisch anmutende Erlebniskomposition auszeichnet.

(Zum Problem der Intentionalität in der oneiroiden Erlebnisform vgl. die ausführlichen Darlegungen im Kapitel I.10.1).

Die in der oneiroiden Erlebnisform konstituierte imaginäre Wirklichkeit ist demnach eigentlich als eine diskontinuierlich gegliederte Abfolge voneinander unabhängiger, jeweils in sich geschlossener Geschehniszusammenhänge zu betrachten, die lediglich durch die "weltübergreifende" Erfahrungskontinuität und die personale Identität des erlebenden Subjekts miteinander verbunden sind. Im aktuellen Querschnitt der Erfahrung, d.h. in der Erlebnisgegenwart, trägt das jeweilige Geschehen für den Betroffenen dann jedoch den Charakter der einzigen und ausschließlichen Wirklichkeit.

Das Erleben der fiktiven Wirklichkeit eines Oneiroids entfaltet sich also zeitgleich mit dem Nicht-Erleben-Können der tatsächlichen, nicht-fiktiven Welt des Subjekts. In den voneinander separierten oneiroiden Ereignisfolgen werden jeweils andere "Zeiten" erlebt, die zwar die Gestalt einer vorübergehenden Kontinuität annehmen, aber als ganze nicht mit dem unendlichen Kontinuum der Zeitdauer der nicht-fiktiven Welt zusammenhängen und nicht zuletzt deshalb auch retrospektiv inkommensurabel bleiben. Auch von hier aus wird ersichtlich, daß dem oneiroiden

"Weltgewinn" nur eine privative Welthaftigkeit entspricht. Das im Oneiroid fiktiv Erlebte bleibt daher bei der retrospektiven Reflexion auf dessen Wirklichkeitscharakter letztlich unbegreiflich.

Alle katamnestisch untersuchten Polyradikulitis-Patienten gaben übereinstimmend an - ungeachtet des unterschiedlich langen Zeitraumes seit der Intensivbehandlung -, daß die leibhaft sinnlich erlebten Geschehnisse und die im Modus anschaulichen Gegenseins auftretenden Dingcharaktere des Oneiroids für sie *eindeutigen Wirklichkeitscharakter* besaßen, der niemals auch nur einen Anflug des Zweifels oder eine Ahnung des Irrealen erlaubte. Fast gleichlautend wird auch die Erfahrungsmodalität oneiroider Episoden im Verlauf idiopathischer und somatogener Psychosen geschildert (vgl. I.9.2.3). Dieses kardinale Signum der *Erlebniswirklichkeit des Imaginären* ist ein gemeinsames Strukturmerkmal von oneiroider und halluzinatorischer Erfahrung: Hier wie dort manifestiert sich eine unbezweifelbare Evidenz der Erfahrungsgegenständlichkeit. Während die leibhaft-wirklich erfahrene Halluzination einen verfremdenden Einbruch des Imaginären in den konstitutiv erhaltenen Kontext der weiterhin perzipierbaren Realwelt bedeutet, vollzieht sich in der oneiroiden Erlebnisform eine vollständige Umwandlung des welthaften Rahmens: Das Subjekt lebt jetzt in einer in mundaner Hinsicht einheitlich konfigurierten, in struktturaler Hinsicht jedoch diskontinuierlich gestalteten (s.o.) Dimension seiner Innenwelt, die nun - nach dem Verlust der intersubjektiv konstituierten Realität - den *Erlebniswert* und *Sinnakzent des Außen-Wirklichen* übernommen hat.

In dieser, die Komplexität der Gesamterfahrung erfassenden Perspektive nähert sich das Oneiroid, das grundsätzlich eine ontische Zwischenposition einzunehmen scheint, wiederum dem Traum.

Gleichwohl verneinten alle Untersuchten eindeutig eine Wesensgleichheit des Oneiroids mit dem vertrauten Traumerleben. Bezeichnend hierfür sind etwa die folgenden Äußerungen: "So realistisch kann man gar nicht träumen!" oder "Das war die reine Wirklichkeit, so wie auch jetzt" oder auch "Es war wie im Leben". In diesem Zusammenhang sei wiederum an den an einer idiopathischen oneiroiden Psychose leidenden Patienten von SERKO erinnert, dessen imaginäre Erfahrungen gleichfalls *"alle Charaktere von etwas wirklich Erlebtem"* aufwiesen (SERKO 1919, S. 44; vgl. I.9.2.3).

Die im Traumerleben ja durchaus mögliche reflexive Distanz, wenn man weiß, *daß* man träumt, ist angesichts der unbezweifelbaren Erlebniswirklichkeit des Oneiroids nicht möglich: Diese ein marginales Fiktum-Bewußtsein beinhaltende Reflexivität der Traumerfahrung hat SCHÜTZ gültig beschrieben: "Ich kann von mir als wirkend und handelnd träumen und dieser Traum kann vom Wissen begleitet sein, daß ich 'in Wirklichkeit' gar nicht wirke oder handele" (1971, S. 279; vgl. auch v. MOERS-MESSMER 1938).

Die hier aufscheinende phänomenale Grundgegebenheit des Traumerlebens hat NIETZSCHE in einem Satz aus seiner "Geburt der Tragödie aus dem Geiste der Musik" treffend ausgedrückt, dessen Prägnanz die häufig unbefriedigend bleibenden Versuche einer psychologischen Erforschung dieses Problems bei weitem übertrifft:

"Bei dem höchsten Leben dieser Traumwirklichkeit haben wir noch die durchschimmernde Empfindung ihres Scheins" (1954, S. 22).

Die erlebnismäßigen Gegebenheitsweisen der komplexen Imaginationen in der oneiroiden Erlebnisform, die unter die veränderten Wachbewußtseinszustände (DITTRICH) zu subsumieren ist, stellen für das Subjekt dagegen *"die Wirklichkeit selbst"* (KANDINSKY) dar.

Alle Versuche einer adäquaten phänomenologischen Bestimmung des Traumbewußtseins, die ja immer den Zustand des Wieder-Erwachtseins voraussetzt, sind mit der grundsätzlichen und unumgänglichen Schwierigkeit konfrontiert, daß sie für ihr Vorgehen auf die Erfahrungs- und Denkmuster des sich in der intersubjektiven Realität konstituierenden Wachbewußtseins angewiesen sind (BOSS 1953, v.USLAR 1964, WYSS 1988). Nur in ihnen kann die erinnerte Traumwirklichkeit ihre Darstellung finden. Letztlich zeigt sich in dieser phänomenal begründeten und nicht übersteigbaren Grenze des Forschens eine gewisse Aporie der Erkenntnis. Eine ähnliche Problematik besteht aber auch für die Erforschung des Oneiroids, das wir als eine intrasubjektive autonome Region des wirklich gewordenen Imaginären bestimmt haben, bei dessen sprachlicher Aneignung eine analogisierende oder auch metaphorische Rede unvermeidbar scheint. Die "naiven", d.h. durch keine theoretischen Präjudizierungen belasteten Selbstaussagen der Betroffenen bilden daher die unverzichtbare Basis der psychopathologischen Untersuchung von imaginativ fundierten Erfahrungsweisen.

Ein weiterer wesentlicher Unterschied des Oneiroids zum Traum betrifft *die Weise der Einbeziehung der imaginären Erfahrungen in den fortlaufenden Kontext der individuellen Lebensgeschichte:* Die im Modus eines marginalen Fiktum-Bewußtseins erlebte Traumwelt erfährt im Umschlag des Erwachens eine abrupte Nihilierung: "Jedes Erwachen aus einem Traum ist ein Welt-Untergang" (v.USLAR, S. 171). Dieser Vorgang impliziert aber eine endgültige Irrealisierung des Imaginären, also eine durch einen Urteilsakt bedingte Veränderung der Einstellung zum imaginären Seinsmodus der Traumwelt. In der introspektiven Rückschau, die sich im psychotherapeutischen Dialog zur interpretativen Erhellung der Bedeutung des Geträumten erweitern kann, bleibt dieses von nun an doch immer "nur" ein Traum. Diese Irrealitätsprädikation gilt aufgrund der unsere Kultur beherrschenden ontischen Präponderanz des Wachbewußtseins trotz der sich allnächtlich wiederholenden Versunkenheit des träumenden Subjekts in seine Phantasiewelt. Lediglich in der phänomenologisch im Sinne HUSSERLs intendierten Reflexion, bei der die naive Einstellung der Alltagserfahrung "eingeklammert" wird, läßt sich die fiktive Wirklichkeit der Traumwelt phänomenal als solche verstehen. Dazu gab HERING zu bedenken, daß die Stärke der Phänomenologie gerade darin liege, daß sie ein "reines Bewußtsein, für das es den Unterschied zwischen homo dormiens und homo vigilans noch gar nicht gibt, zum Thema ihrer Untersuchungen macht" (zit. nach BINSWANGER 1928, S. 15).

Das Herausgeraten aus den Phantasiewelten des Oneiroids, von den Betroffenen manchmal zwar ebenfalls als "Erwachen" bezeichnet, vollzieht sich wesentlich schwieriger als die mit dem Aufwachen immediat einsetzende Nichtigung der "gewöhnlichen" Traumwelt. Der in der Erinnerung überdauernde so eindringliche und unbezweifelbare Wirklichkeitswert der oneiroiden Erlebnisse kann sich noch Stunden, Tage oder auch Wochen gegen die Realwelt behaupten; bei dem verständlicherweise ratlos-verunsicherten Subjekt kann es dadurch gelegentlich zu einer "doppelten" oder auch "flukturierenden" Orientierung kommen, in der beide "Welten" jeweils im Wechsel den gültigen Wirklichkeitsakzent übernehmen können. Aber selbst dann, wenn der Erlebende schließlich nach seiner endgültigen Reintegration in die intersubjektiv konstituierte Realität in der Lage ist, introspektiv die Irrealität der oneiroiden Erfahrungen zu begreifen, bleibt eine überdauernde Verunsicherung: Gerade in der erinnernden Vergegenwärtigung des Oneiroids, deren regelhafte hypermnestische Struktur wir bereits mehrfach betont haben, wird das Subjekt wieder von der vergangenen Erlebniswirklichkeit der Phantasiewelt überwältigt, deren ontische Depotenzierung zum "Traum" letztendlich nicht gelingen kann. Die Äußerung von L.N. (Fall XI): "Es war wie gelebt - anders als im Traum!" illustriert paradigmatisch diese intrasubjektive Konstanz des Wirklichkeitswertes oneiroider Erlebnisse.

Wir hatten die eigenartige Kombination von lebensweltlicher Erfahrungsstilistik und Phantastik des Erlebnisinhaltes als ein typisches Aufbauprinzip des Oneiroids beschrieben. Man mag hierin auch eine der Voraussetzungen seiner mnestischen Unauslöschlichkeit erblicken. Dem ist allerdings entgegenzuhalten, daß selbst sehr belastende Alpträume ebenso wie thematisch entsprechende delirante Erlebnisse einem durch Verdrängungsprozesse begünstigten Vergessen anheimfallen können, während andererseits sogar ereignisarme und hinsichtlich des Inhaltes existentiell irrelevante Oneiroide noch nach Jahren bis in kleinste Einzelheiten reproduziert werden können (so in den Fällen III, V, VI). *Die hypermnestische "imaginative Mobilmachung" (WELLEK) oneiroider Erlebnisse resultiert demnach weniger aus ihren Inhalten als aus ihren Formalcharakteren.*

So ist zu folgern, daß sich die phänomenale Gesamtgestalt des Oneiroids nicht allein im präsentischen Erlebnisvollzug, etwa im Rahmen der akuten Psychose oder bei den Polyradikulitis-Kranken während der Intensivbehandlung, konstituiert. Seine gültige, an der hypermnestischen Imprägnation ablesbare Gestalt erhält das Oneiroid erst im weiteren zeitlichen Fortgang als ein aus dem lebensgeschichtlichen Zusammenhang unverbunden herausragendes Erlebnis, dem eine beunruhigende Inkommensurabilität eignet. Dank dieser temporalen Dynamik gewinnt die oneiroide Erfahrung dann schließlich den Rang einer biographischen "Insel des Abenteuers" (SIMMEL, vgl. I.9.1), die gleichwohl eine Verankerung in der personalen Struktur erfährt. Voraussetzung dieser strukturellen Integration oneiroider Erlebnisse ist aber die den Ausgangserfahrungen eigene dynamische Prägung (vgl. JANZARIK 1962a).

Dabei ist zu bedenken, daß die retrospektiven Selbstschilderungen des im oneiroiden Ausnahmezustand Erlebten stets *sekundäre Textualisierungen ursprünglicher vorprädikativer Erfahrungen* darstellen, die in unterschiedlichem Maße von kommensurabilisierenden Tendenzen des Subjekts überformt sein können (vgl. I.5).

Der präsentische Erlebnisvollzug des Oneiroids, zu dem der Andere ja wegen der Entrückung des imaginierenden Subjekts niemals einen direkten Zugang finden kann, wird durch ein *"verändertes Bewußtsein"* (JASPERS) fundiert. Den gleichen Sachverhalt bezeichnet der Begriff des *"hyponoischen Zustands"* (KRETSCHMER). Gemessen an den Funktionsbedingungen der Außenweltzuwendung einerseits und den Gestaltcharakteren der Erfahrung andererseits läßt sich das veränderte Bewußtsein durch eine affektiv dominierte *Einengung des Erlebenshorizontes* (BERZE 1897, J.E.MEYER 1952) bei relativ geordneten Erlebniszusammenhängen charakterisieren. Somit ist es sicher von Zuständen einer organisch determinierten, zum Gestalt- und Strukturzerfall führenden Bewußtseinstrübung abzugrenzen.

In einem solchermaßen wohl entordneten, jedoch nicht desorganisierten Bewußtseinsfeld kann dank eines komplexen Zusammenspiels aufbauender und destruierender Gestaltungsfaktoren die innere Welt des Individuums zur Vorherrschaft gelangen und sich als Oneiroid konstituieren (vgl. zum Problem des "Bewußtseins" in der oneiroiden Erlebnisform I.10.2).

Es darf aber nicht übersehen werden, daß im Übergang bzw. im "Umschlag" der den Wirklichkeitsakzent verlierenden Realwelt in den mundus fabulosus des Oneiroids die Einengung des Bewußtseins von seiner erneuten *Ausweitung* in die Regionen des wirklich gewordenen Imaginären abgelöst wird.

Oneiroid und Traum - hierin sind sie gleichzusetzen - zeichnen sich demnach weniger durch ein eingeengtes als ein qualitativ andersartiges Bewußtsein aus, dem eine Veränderung, *eine Wandlung des Wirklichkeits-Typus* entspricht (E.STRAUS).

In diesem herrscht ein absoluter Primat der Phantasiewelt, zu deren Aufbaumomenten auch die möglicherweise noch stückhaft perzipierten, jedoch nicht mehr im eigentlichen Sinne wahrgenommenen Dinge und Personen der realen Umgebung gehören können. Allerdings werden sie dabei, unter Verlust des Wirklichkeitsakzents, einer vom thematischen Gehalt der jeweiligen imaginären Szenerie bestimmten *Transfiguration* unterworfen: "Konkrete Ereignisse gehen in die Erfahrung des Umdämmerten nur ein, indem ihr Realitätswert eingeklammert wird" (EY 1967, S. 67).

Somit ereignet sich geradezu eine Umkehrung der den Wirklichkeitsakzent des Erlebens bestimmenden Bezugsebene: Während isolierte halluzinatorische Phänomene (etwa die "Stimmen" der Schizophrenen oder die erblickten Tiere der Alkoholdeliranten) wie Figuren auf dem Erfahrungshintergrund der konstitutiv erhaltenen gemeinsamen Außenwelt erscheinen und diese möglicherweise verfremden, so werden umgekehrt im Oneiroid Realitätsspuren (z.B. die alltäglichen pflegerischen Verrichtungen), allerdings in ihrem Bedeutungsgehalt abgewandelt, in die Dramaturgie des imaginären, aber als wirklich erlebten Geschehens einbezogen. Es geschieht also quasi eine *umgekehrte Verfremdung*.

Die Entrückung des Subjekts in der oneiroiden Erlebnisform bedarf - anders als das schlafgebundene Traumerleben - keiner hermetischen Abgeschlossenheit gegenüber der realen Außenwelt; diese erfährt vielmehr infolge der durch die qualitative Bewußtseinsabwandlung begründeten Verschiebung der intrasubjektiven Relevanzen eine radikale Entwertung ihres Daseinsmodus: "Dieses Bewußtsein kann sich zwar nicht mehr in einer Realität konstituieren; es verlor aber gleichwohl nicht völlig die Möglichkeit der Konstitution einer Welt" (EY, S. 68). Die dafür vorauszusetzenden "Weisen der Welterzeugung" (Goodman) lassen sich als eine - durch den Funktionswandel der perzeptiven Erfahrung begünstigte - *Irrealisierung des Realen* und eine imaginativ fundierte *Realisierung des Irrealen* charakterisieren. Dialektisch einander zugeordnet bilden diese beiden Modalisierungsprozesse die fundamentalen Aufbauprinzipien jedes Oneiroids.

Unter deskriptiven Gesichtspunkten bezieht die oneiroide Erlebnisform ihre materialen Grundlagen aus psychopathologisch sehr differenten Elementen: Fragmentarischen Außenweltperzeptionen, illusionären Verkennungen, leibhaftigen Bewußtheiten sowie Halluzinationen überwiegend optischer Modalität. Wenn sich sämtliche Sinnesdaten dann zu einer als geschlossen und einheitlich erlebten Situation zusammenfügen, so wird dadurch deutlich, daß das entscheidende Bedingungsmoment des Oneiroids nicht in den Struktureigentümlichkeiten der erwähnten Perzeptionselemente und halluzinatorischen Phänomene oder in ihrer Summe liegt: *Vielmehr verweist das Oneiroid auf einen tieferliegenden transphänomenalen Gestaltungsdrang, eine seelisch-geistige auf Verwirklichung von Imaginärem hingeordnete Poiesis, die auf die unbedingte Konstituierung einer von außen, vom Anderen her gesehen, zwar imaginären, aber gleichwohl szenenhaft geschlossenen und vom Subjekt als real erlebten Wirklichkeit zielt.*

In ähnlicher Weise hatte KRONFELD (1929) von einer produktiven *"originären Gegenstandsfunktion"* gesprochen, die bei der Entstehung phantastischer Erlebniszusammenhänge durch das sensorische Material "hindurchgreift" und "deren eigentliche Gründe jenseits der bloß sensorischen Sphäre liegen" (S. 126).

Der von uns postulierte transphänomenale Gestaltungsdrang kann dem neuerdings (1991) von JANZARIK hervorgehobenen Prinzip der *Autopraxis* seelischer Bestände zugeordnet worden. Die auf einem "gewaltigen Fundus an bildhaften und schematischen Entwürfen" basierende Autopraxis der in struktureller Bindung bereitliegenden Materialien ist nach JANZARIK auch als die seelische Voraussetzung aller kreativen Leistungen anzusehen.-

Nach HUSSERL wäre die intrasubjektive "Schöpfung" oneiroider Phantasiewelten als ein transzendental subjektiver Vorgang im Sinne einer passiven Synthesis aufzufassen: "Das urströmende Geschehen der transzendentalen Subjektivität ist als *kreativer Prozeß* zu verstehen" (LANDGREBE 1982, S.84).

Die im Modus der Erlebniswirklichkeit konstituierte Phantasiewelt des Oneiroids ist in ihrem Charakter nur als mundan konfigurierter *Anschauungsraum* nicht zureichend erfaßt. Das wesensmäßig Fundierende dieser komplexen welthaften konfigurierten Imaginationen ist darüber hinaus in ihrem durch die Abfolge zumeist dramatischer Ereignisse und Szenen geprägten *Geschehenscharakter* zu sehen. Wir hatten gezeigt, daß dessen Geschlossenheit und dramatische Stringenz bei den verschiedenen klinischen Manifestationen durchaus erhebliche Abstufungen zeigen können, die wiederum auf unterschiedliche Grade einer Einschränkung der Intentionalität verweisen (vgl. I.10.1): Erst durch das temporale Strukturmoment des Ereignishaften gewinnt das Oneiroid seine für das Subjekt so unbezweifelbare Erfahrungsgewißheit.

Die oneiroide Erlebnisform wurde in der tradierten psychopathologischen Literatur sicherlich zu Recht unter die Störungen und Abwandlungen des Bewußtseins subsumiert. Die Phänomene des Erfahrungsraumes der Psychopathologie haben seit jeher Wesentliches zur Aufdeckung zentraler anthropologischer Zusammenhänge beigetragen. Die aus dem Problem der oneiroiden Erlebnisform resultierende Grundfrage scheint uns darin zu liegen, ob sich der menschliche Bewußtseinsstrom in seinem Sein nicht nur als ein unendliches *Fließen zeigt, sondern sich notwendig auch als Fließen von etwas artikuliert, das Geschichte ist und Erzählung notwendig macht.*

Von hier aus ergibt sich die interessante Aufgabe, den "Geschichten"-Charakter des Oneiroids hinsichtlich seiner strukturalen Komponenten zu untersuchen. Einen theoretischen Ansatzpunkt hierzu könnten RICOEURs Überlegungen über "Narrative Funktion und menschliche Zeiterfahrung" (1987) bieten: So wird bereits bei phänomenal-deskriptiver Betrachtung deutlich, daß den oneiroiden "Geschichten" eine die Sukzession der Ereignisse überformende und sinnstiftende Konfiguration zu fehlen scheint.

Da wir als die anderen ja niemals einen unmittelbaren Zugang zur Erlebnisgegenwart eines im oneiroiden Zustand Entrückten finden können, muß die ursprüngliche oneiroide Erfahrung einer fiktiven Wirklichkeit beim späteren Zur-Sprache-Bringen in eine *narrative Realität* transformiert werden. Diese narrative Realität, die introspektiv eindeutig vom nicht-fiktiven Wirklichsein der wiedergewonnenen Lebenswelt abgehoben ist, bedeutet für die Betroffenen einen Versuch der Vermittlung zwischen den fiktiven Wirklichkeitserfahrungen in der oneiroiden Erlebnisform, in denen ja deren Fiktivität gerade nicht reflektiert werden konnte, und den gültigen Erfahrungsmustern der intersubjektiven Realität. Die narrative Realität erlaubt dem Subjekt also, die abgeklungenen Erfahrungen eines wirklich gewordenen Imaginären als rätselhafte Erlebnisepochen seines Lebens zu begreifen.

In diesem Zusammenhang stellt sich auch die über unser Thema hinausweisende Frage nach dem Problem des Wie der Transformationsmöglichkeit von jeglichem psychotischem Erleben in narrative Realität: Die biographischen Sinngestalten der von uns Untersuchten ebenso wie die meisten der Patienten von MAYER-GROSS beweisen, daß es möglich ist, die psychotischen Imaginationen als inkommensurable Episoden in den nicht-psychotischen Lebenszusammenhang zu integrieren. Im Umgang mit schizophrenen Menschen kann aber auch erfahren werden, wie deren Lebenszusammenhang durch relative Kommensurabilisierung des Inkommensurablen möglicherweise epochal verändert worden ist (vgl. MÜLLER-SUUR 1980).

Bei der abschließenden Zusammenschau der - in höchst unterschiedlichen klinischen Kontexten beobachtbaren - phantastischen Erlebniszusammenhänge wird erkennbar, daß die oneiroide Erlebnisform einen entscheidenden *seelischen Reaktions- und Bewältigungsmodus im Problemfeld menschlicher Grenzerfahrungen* repräsentiert. Dieses umfaßt aber ebensosehr die vitale Bedrohung durch den Tod wie die psychotische Entmächtigung als radikale Infragestellungen unserer Existenz.

Hierzu schreibt HOFER (1990), daß das Erlebnis der Erschütterung des Daseins zur Verselbständigung von seelischen Funktionen führen kann, die dann ohne das Korrektiv durch die anderen ungewohnte Lebensvorgänge und Realitätsaspekte für das Individuum hervorbringen. Für HOFER stellt auch die

"Halluzination" eine derart verselbständigte Funktion dar: Diese sei nur von außen als "Sinnentrug" zu betrachten, während sie in ihrer Situationsbedeutung für einen Menschen jedoch das imaginative Aufrechterhalten der wahrnehmenden Kommunikation bedeuten kann: "Der Mensch gibt sein psychisches Leben, auch an die Grenze seiner Existenz gebracht, nicht auf" (S.85).

Ähnliche Gedankengänge finden sich bei A.SCHÜTZ, der sich wie wenige Philosophen der Gegenwart mit dem Problem der "mannigfaltigen Wirklichkeiten" auseinandergesetzt hat, zu denen für ihn gerade auch die unterschiedlichen Phantasiewelten gehören (vgl. BLANKENBURG 1983). SCHÜTZ hat darauf hingewiesen, daß wir nur durch einen "Schock" bereit sind, in einem "Sprung" die alltägliche Lebenswelt zugunsten eines anderen geschlossenen Sinn- und Wirklichkeitsbereiches zu verlassen. Der den Welt-Übergang markierende "Schock" geht aber mit einer tiefgreifenden Veränderung der "Spannung des Bewußtseins" einher. Die "Schock"-Erlebnisse, zu denen etwa das Einschlaferlebnis mit dem nachfolgenden "Sprung" in die Traumwelt oder auch der Übergang in die fiktive Welt eines Theaterstücks gehören, konfrontieren uns eindringlich mit der im Alltagsleben überdeckten *Realitätsträchtigkeit des Irrealen*. Nirgends zeigt sich diese aber deutlicher als in den phantastischen Erlebniszusammenhängen des Oneiroids, einem psychopathologischen Sachverhalt, dem daher trotz seiner Seltenheit eine hohe anthropologische Relevanz zukommt. Immer aber bleibt zu bedenken, daß die oneiroide Erlebnisform für die Kranken einen "Weg am Abgrund" (MAYER-GROSS) bedeutet, auf dem sie ständig in Gefahr sind, in das Nichts (des Erlebens) zu versinken, das die von mir Untersuchten mehr als alle anderen Schrecknisse ihrer Phantasiewelten fürchteten: Das die personale Identität des Erlebenden trotz des "Sprungs" in eine Phantasiewelt bewahrende Oneiroid ist somit auch ein Garant der Kontinuität des individuellen Bewußtseinsstroms.

6   Resümee

Es bleibt nun noch die abschließende Aufgabe einer klinisch-psychopathologischen Interpretation unserer Beobachtungen: Die von uns untersuchten tetra- und panplegischen Polyradikulitis-Kranken, 7 Frauen und 6 Männer mit einer breiten Altersverteilung (18 bis 81 J.), zeigten sämtlich eine in psychiatrischer Hinsicht gänzlich unauffällige Vorgeschichte. Nur in einem Fall (III J.T.) ließ sich eine überdurchschnittliche Phantasiebegabung eruieren, die aber nicht die Valenz einer eidetischen Anschauungsfähigkeit besaß. Die den beeindruckenden Selbstschilderungen zu entnehmenden phantastischen Erlebniszusammenhänge, in welche die Patienten während der Intubations- und Beatmungszeit entrückt waren, entsprechen in ihren phänomenalen Grundzügen den bisher bekannten oneiroiden Episoden im Verlauf idiopathischer und somatogener Psychosen. Wir halten das oneiroide Erleben der Polyradikulitis-Kranken nicht für ein hirnorganisches Symptom des hinsichtlich seiner Somatogenese ja auch noch ungeklärten GUILLAIN-BARRÉ-Syndroms. Wohl aber schafft die das Subjekt so total entmächtigende neurologische Symptomatik - über die sensorisch-depravierenden Bedingungen der Intensivstation hinaus - die entscheidenden situativ-konstitutiven Voraussetzungen zum Erleben der beschriebenen inneren Welt. Das Oneiroid erweist sich demnach als der "Höhepunkt" des aufgezeigten Erlebenswandels der Polyradikulitis-Kranken, auf dem sich die unterschiedlichen Erfahrungsmodalitäten zu einer neuartigen imaginären Wirklichkeit von geschlossener Ganzheit zusammenschließen. Die durch das polyradikulitische Syndrom bedingte schwerste Störung des Leib- und Raumerlebens kann zum Verlust der intersubjektiven Mit- und Umwelt führen. Der so Betroffene aber fällt nun nicht in ein weltloses Vakuum, in die Leere der Bewußtlosigkeit, sondern findet sich wieder in der phantastischen Welt des Oneiroids.

Aus nosographischer Perspektive handelt es sich also bei dem Oneiroid der schwerstkranken Polyradikulitis-Patienten um den ungewöhnlichen Sachverhalt einer körperlich begründbaren Psychose, die gleichwohl nicht als hirnorganisch anzusehen ist und die ihre klinische Grundlage in einer Störung des peripheren Nervensystems besitzt. Das *Sosein* (Kurt SCHNEIDER), d.h. die inhaltliche Ausprägung dieser Psychosen im Verlauf einer Polyradikulitis läßt sich, wie auch viele idiopathische (insbesondere schizophrene) Syndromgestaltungen, im Verstehenskontext von Biographik und Tiefenpsychologie erhellen. Darüber hinaus ist aber auch, wie aufgezeigt, das *Dasein*, also die Faktizität dieses psychotischen Erlebens konditionalgenetisch verstehbar. Das Oneiroid der Polyradikulitis-Kranken erscheint in dieser klinisch-psychopathologischen Perspektive nicht als ein sinnblindes Naturgeschehen, nicht als ein rein zerebraler Vorgang, sondern als ein *psychodynamisch verstehbarer Versuch der leidenden Person, eine real unerträgliche Situation zu bewältigen*. Im existentiellen Drama des Polyradikulitis-Patienten, das sich als krankheitsbedingter Weltverlust und oneiroider "Weltgewinn" beschreiben läßt, vollzieht sich also ein personales Akt-Geschehen. Hierbei kann sich ein aus seelischen Tiefen aufsteigender Bilderreichtum entfalten, den wir im Erfahrungsraum der klinischen Psychopathologie sonst nur bei idiopathischen Psychosen antreffen.

Eine den Aspekt des Pathisch-Überwältigenden im Oneiroid betonende Interpretation unserer Beobachtungen gibt JANZARIK (1988, S.71) im Zusammenhang der Erörterung des Problems der "imaginativen Aktualisierung des strukturellen Hintergrundes": Für JANZARIK repräsentiert das oneiroide Erleben der Polyradikulitis-Kranken die wechselseitig mögliche Vertretung von einem in gelebte Situationen eingefügten Handeln und einem imaginativen Tun. Er deutet den von mir vorausgesetzten und auf die Konstituierung einer szenenhaften geschlossenen und real erlebten Wirklichkeit zielenden Gestaltungsdrang als Resultat des Aktualisierungsdrucks "der von ihren Grundlagen her situativ geordneten strukturellen Bestände, die durch den Zusammenbruch der Desaktualisierungsfähigkeit in einer von völliger Handlungsunfähigkeit bestimmten Extremsituation freigegeben worden sind".

Das Wesen des bei der Polyradikulitis möglichen Oneiroids, das exemplarisch die in Grenzsituationen aufscheinende Brüchigkeit unserer gemeinsamen Welterfahrung bezeugt, scheint uns auch in einem Satz von Paul SCHILDER ausgesagt zu sein: *"Die Seele bewahrt ihre Synthesis, ihre Sinnhaftigkeit, auch wenn Naturhaft-Sinnloses einbricht"*.

EPILOG: Die Wirklichkeit des Imaginären

Am Ende des phantastischen Romans "Der Golem" von Gustav Meyrink umreißt der fiktive Ich-Erzähler in einem inneren Monolog mit knappen Worten meisterhaft das mit dem Begriff des Oneiroid bezeichnete Problem menschlicher Erfahrungsmöglichkeit:

"Habe ich das alles nur geträumt? Nein! So träumt man nicht".

In diesen abschließenden Betrachtungen soll nun noch versucht werden, die durch die vorliegende psychopathologische Untersuchung aufgeworfenen phänomenologischen und anthropologischen Fragen zusammenzufassen. So könnte es möglich werden, die Perspektive weiterführender Bearbeitungen unseres Themas aufzuzeigen, deren Durchführung dann aber die Zuständigkeit des Psychopathologen überschreitet.

Die klinische Erfahrung ebenso wie der problemgeschichtliche Diskurs ließen erkennen, daß es imaginative Potenzen des Menschen gibt, die in verschiedenen Differenzierungsformen und bei jeder dieser verschiedenen Formdifferenzen wiederum in verschiedenen Intensitätsgraden in Erscheinung treten können. Diese imaginativen Potenzen können sowohl *spontan erwachen* - aus uns letztlich unbekannten Gründen - oder aber durch - den verschiedenen Formdifferenzen entsprechende - situative Anlässe *erweckt werden*.

Aus den so aktualisierten imaginativen Potenzen geht ein Erleben fiktiver Geschehnisse hervor, von denen das erlebende Subjekt mehr oder weniger intensiv emotional angerührt wird.

Durch zusätzliche imaginative Partizipation des erlebenden Subjekts an Teilen oder am Ganzen der sich ereignishaft vergegenwärtigenden fiktionalen Erlebnisgehalte kann dann die originäre Imagination - quasi rückwirkend - noch weiter verstärkt werden. Dieses dynamische Geschehen kann sich offensichtlich sogar so weitgehend steigern, daß sich das Ich des Erlebenden ganz in die fiktionale Welt verlieren kann. In einem solchen "Versetztseinserlebnis" (Th.CONRAD 1968) von einem realen Hier zu einem phänomenalen Dort, das für den Erlebenden aber nun die Signaturen eines neuen, gleichfalls wirklichen Hier trägt, kann bei einem hohen Intensitätsgrad der gesteigerten imaginativen Potenzen ein reflexives Fiktum-Bewußtsein hinsichtlich der imaginären Erfahrungen verunmöglicht werden: So geht das sich als "Ich" erlebende Subjekt in der sog. oneiroiden Erlebnisform *vollständig* in der fiktionalen Wirklichkeit imaginärer Ereigniszusammenhänge auf. In der späteren introspektiven Rückschau kann dieser oneiroide Zustand vom Subjekt als die - bleibend beunruhigende - außerordentliche Erfahrung einer "neuen" Seinsform seiner selbst in einer "anderen" Welt als derjenigen beurteilt werden, in der es sonst lebt und in der es bei der erinnernden Vergegenwärtigung jener fiktiven Wirklichkeit auch wieder existiert.

Oneiroide Ausnahmezustände bedeuten - von "außen" betrachtet - mithin eine merkwürdig "gedoppelte" Situation, in der ein real zwar vorhandenes Subjekt dennoch nicht mehr an der intersubjektiven Realität partizipiert, sondern mit seinem

"Ich" gänzlich in eine intrasubjektiv konstituierte imaginäre Welt entrückt ist. Dem Psychopathologen stellt sich von daher die Frage nach den innerseelischen Geschehensgrundlagen eines solchen Entrückungserlebens, hinter der sich das Problem der konstituierenden Bedingungen der Wirklichkeit des Imaginären verbirgt.

So fragt auch MERLEAU-PONTY, warum die von der Wahrnehmung phänomenal verschiedene Halluzination sich doch an deren Stelle setzen könne und schließlich einen höheren Gewißheitsgrad erreiche als die Außenwirklichkeit. Wahrnehmung und die halluzinatorischen Phänomene, darunter in besonderem Maße auch das Oneiroid, können nach MERLEAU-PONTY als Modalitäten *ein und derselben Urfunktion* gedeutet werden, kraft derer das Subjekt sich eine wie auch immer strukturierte Umwelt konstituiert. Der Wirklichkeitscharakter der realen Außenwelt ebenso wie der fiktionaler Umwelten im oneiroiden Zustand ergibt sich daraus, daß beide gleichermaßen dem erlebenden Subjekt "in einer analogen Leistung zur Begegnung" kommen (1966, S. 394). Gerade der Erfahrungsraum der Psychopathologie konfrontiert uns nachhaltig mit der Verletzlichkeit jeglicher "normaler" Weltvorstellung, die sich in bestimmten psychotischen Zuständen und existentiellen Grenzsituationen bis hin zum Verlust der intersubjektiven Realität intensivieren kann. Die daraufhin surrogativ aufscheinende "neue" imaginäre Welt erscheint so als "Schöpfung" jener vorprädikativen wirklichkeitskonstituierenden Urfunktion, deren begriffliche und semantische Nähe zu HUSSERLs "Urdoxa" und "Urglaube" augenfällig ist: Ein weltloses Erleben erscheint nahezu ausgeschlossen: Daher der mundane Charakter des Oneiroids, das sich so als phantastische Abwandlung der Lebenswelt ausweist.

Im aktuellen Erlebnisvollzug erfährt das Subjekt die Gegenständlichkeit "echter" Halluzinationen ebenso wie die imaginären Geschehnisse des Oneiroids im Modus einer unbezweifelbaren Gewißheit, die auf eine Hyperakzentuierung des Faktisch-Gegebenen verweist. Die im wachen Teilnehmen an den kommunikativen Vollzügen der intersubjektiven Realität immer gegebene Möglichkeit der reflexiven Unterscheidung zwischen Wirklichkeit und Schein, die man auch als eine Zwei- oder Mehrebenigkeit (Th. CONRAD) der Erfahrung bezeichnen kann, ist im Zustand oneiroider Entrückung aufgehoben. Gilt hier doch eine absolute Einebenigkeit der dem Subjekt widerfahrenden Geschehnisse, die ihm kein hintergründiges Infragestellen des Wirklichkeitsgehalts des Erlebten erlaubt. Aus der Sicht der intersubjektiven Realität, deren Erfahrungsweise durch die Fähigkeit eines mentalen Fluktuierens zwischen den Polen von unmittelbarer Gewißheit und irrealisierendem Zweifel gekennzeichnet ist, repräsentiert das oneiroide Erleben somit eine Reduktion der Erfahrungsfähigkeit. Infolge einer die Erfahrung von Welt überhaupt wahrenden "Regression" bewegt sich das Subjekt in der oneiroiden Erlebnisform auf einer Ebene vorprädikativer Seinsgewißheit, die noch nicht zwischen Erscheinendem und Erscheinung differenziert:

"Die Welt ist noch der vage Ort aller Erfahrungen überhaupt. Unterschiedslos nimmt sie wahre Gegenstände wie auch ...Phantasmen in sich auf - da sie ein allumfassendes Individuum und nicht eine Gesamtheit durch Kausalbezüge verknüpfter Gegenstände ist. Halluzinieren oder überhaupt Einbilden ist eine Ausnutzung dieses Spielraums der vorprädikativen Welt und unserer schwindelerregenden

Nachbarschaft mit dem Ganzen des Seins in einer synkretistischen Erfahrung" (MERLEAU-PONTY, S. 395).

Eine solche die Entwicklungsdimension des Seelischen berücksichtigende Interpretation bedarf allerdings einer ergänzenden Analyse der intentionalen Verhältnisse in imaginativ fundierten Erlebnissen: Der eigenartig "gedoppelten" Faktizität eines zwar körperlich real anwesenden, gleichwohl aber seelisch entrückten Subjekts entspricht auf der intentionalen Ebene, daß in der phänomenalen ("realen") Zeit imaginierende Akte stattfinden, dank derer sich eine imaginäre Welt mit einer nur ihr eigenen Quasi-Zeit konstituiert. E. FINK (1930) hat darauf hingewiesen, daß diese Quasi-Zeit einer autonomen Phantasiewelt in keinem Orientierungsverhältnis zu jener Gegenwart steht, in der sich das phantasierende Erleben selbst vollzieht. Somit muß also das "Erträumen", die weltkonstituierende "Aufbautätigkeit des Subjekts" (Th. CONRAD) als ein unbewußt bleibender, d.h. nicht erlebbarer, aber dennoch realer Prozeß von den Erlebnisgehalten der Phantasiewelt unterschieden werden. In einer solchen deskriptiv-phänomenologischen Einstellung müssen daher konsequent das imaginierende Subjekt (Vollzugs-Ich i.S. von FINK) und das Phantasiewelt-Ich voneinander abgehoben werden. Beide aber sind auf eine begrifflich schwer bestimmbare Weise in der Einheit der individuellen Person verankert. Als noetische Wesensstruktur des Phantasieerlebens zeigt sich somit "ein eigentümliches Ineinander einer doppelten konstituierenden Erlebnisgegenwart: Einmal das gegenwärtige Vergegenwärtigen, dann das imaginierte 'Wahrnehmen'" (FINK, S. 257).

Unsere subjektive Erfahrung umfaßt neben der wahrnehmenden *Gegenwärtigung* des unmittelbar anschaulich Gegebenen auch die Fähigkeit zur *Vergegenwärtigung* des nicht leibhaft Gegenwärtigen, also des "nur" imaginativ Anschaulichen in Phantasie, Erinnerung und Erwartung. Die Möglichkeit der reflexiven Unterscheidung dieser beiden grundlegenden Erfahrungsmodalitäten ist dem Subjekt aber nur im Zustand der *Wachheit* gegeben. Wachheit sei in diesem Zusammenhang nicht i.S. des neurophysiologischen Vigilanz-Begriffes verstanden, sondern rein deskriptiv-phänomenal als ein Offensein des Ich "für seine originäre Gegenwartswelt, in die es in Wahrnehmungen hineinfährt" (l.c. S. 287) umrissen. Nur einem solchermaßen "wachen Ich" ist es möglich, den fiktiven Seinsmodus der Vergegenwärtigungswelt, ihren spezifischen Charakter des Als-ob zu erkennen. Der Wachheit ist der Modus der *Versunkenheit* gegenüberzustellen, in dem das erlebende Subjekt keinerlei bewußten Bezug zu seiner originären Gegenwart mehr besitzt und gänzlich in seiner phantasierten Vergegenwärtigungswelt "lebt". Je intensiver nun das Subjekt in einem Vergegenwärtigungs-Vollzug versunken ist, umso weniger weist die Anschaulichkeit der Phantasiewelt den Charakter des Als-ob, des Nur-Imaginierten auf: "Je größer die Versunkenheit, umso mehr entsteht der *Anschein des Gegenwärtigens*" (l.c. S. 288). Im Modus der Versunkenheit des imaginierenden Subjekts verlieren seine Imaginate also ihre ihnen in der Alltagserfahrung wie in der philosophischen Tradition gleichermaßen zugesprochene "ontologische Schwäche" (STAROBINSKI, vgl. hierzu die Einführung). E. FINK hat betont, daß daher in einer versunken vollzogenen Vergegenwärtigung die Fiktivität des Fiktums selbst nicht thematisch abgehoben werden kann.

Der Traum und das Oneiroid, deren phänomenal sehr wohl bestimmbare Differenzen wir in der "Typik des Oneiroids" (vgl. II.5.2) aufzuzeigen versucht haben, stellen beide jeweils Zustände eines extremen Versunkenseins des phantasierenden Subjekts dar, die im einen Fall an die Gegenwärtigkeit des Schlafens, im anderen an eine qualitative Umorganisation des Bewußtseinsfeldes gebunden ist. Auch hier gilt es wiederum die in der Gegenwärtigkeit des Schlafens oder des psychotischen Zustands konstituierte Einheit der phantastischen Erlebniszusammenhänge zu unterscheiden von der sich in ihnen entfaltenden Phantasiewelt. Während das aktuell phantasierende Subjekt den Außenstehenden als ein schlafendes oder mental völlig abwesendes imponiert, ist das Phantasiewelt-Ich dagegen immer ein "waches" Ich, dessen Erfahrungen sich in einer als "wirklich" erlebten Welt ereignen. In dieser imaginären Welt müßte dann noch die Phantasie-Gegenständlichkeit von den auf diese bezogenen nicht-gegenständlichen inneren Regungen des Phantasiewelt-Ich unterschieden werden. Während die Phantasie-Gegenständlichkeit, die den phantastischen Sachgehalt des Entrückungserlebnisses bildet, in der introspektiven Rückschau zumeist problemlos als "unwirklich" depotenziert werden kann, gelingt dieses jedoch im Falle des oneiroiden Erlebens nicht in bezug auf die nicht-gegenständlichen inneren Regungen: Ihr in der personalen Kontinuität des erlebenden Subjekts in Real- und Phantasiewelt begründeter Wirklichkeitscharakter kann auch späterhin nicht endgültig neutralisiert werden. Die Rede von der auch im weiteren Fortgang der individuellen Lebensgeschichte ihre Gültigkeit behaltenden Erlebniswirklichkeit eines vergangenen Imaginären erhält nicht zuletzt von hier aus ihren Sinn.

Die klinisch-psychopathologische Erfahrung weiß um die Wirkmächtigkeit des Imaginären auch in solchen Zuständen eines schöpferischen Phantasierens, in denen das Subjekt seinen Imaginationen zunächst noch im Wissen um seine inszenatorische Freiheit gegenübersteht. Die vollzogene Erlebniswirklichkeit des Imaginären setzt daher eine noetische Entmächtigung des phantasierenden Subjekts voraus, das nunmehr seine eigenen "Schöpfungen" als originär gegebene Anschaulichkeiten erlebt. Für das im oneiroiden Zustand in eine phantastische "andere" Welt entrückte Subjekt ist dieses an den Modus der Versunkenheit gebundene Entrücktsein als solches nicht erlebbar: Es lebt primär, also nicht im Bewußtsein seines Versetztseins, in einer als wirklich hingenommenen Phantasiewelt. In solcher Hinsicht bezeichnet der Begriff der oneiroiden Erlebnisform daher ein als Nicht-Entrückungserlebnis getarntes Entrückungserlebnis. In dieser paradoxalen Umschreibung scheint wieder jene bereits zu Beginn dieser Untersuchung hervorgehobene Rätselhaftigkeit der Wirklichkeit des Imaginären auf, die wir interpretativ zu erhellen versucht haben, hinter der sich aber möglicherweise auch ein anthropologisches Geheimnis (Kurt SCHNEIDER) verbirgt.

ZUSAMMENFASSUNG

Die vorliegende Untersuchung versucht eine psychopathologische Erhellung des Problems der oneiroiden Erlebnisform: Der 1924 von MAYER-GROSS in die deutschsprachige Psychiatrie eingeführte Begriff, dem aus unterschiedlichen Gründen jedoch eine adäquate Rezeption versagt blieb, bezeichnet solche - zumeist psychotischen - seelischen Ausnahmezustände, in denen phantastische Erlebniszusammenhänge im Modus einer subjektiv unbezweifelbaren Wirklichkeit erfahren werden. Infolge dieser Evidenz der Erfahrung kann das Oneiroid als eine komplexe Ausformung innerhalb des Spektrums der halluzinatorischen Erlebnisweisen betrachtet werden, während es wegen der Welthaftigkeit seines strukturalen Aufbaus in einer Ähnlichkeitsrelation zum Traum steht.

So wird es erforderlich, die - auch in der Literatur oft nicht genügend beachtete und nivellierte - phänomenale Eigenwertigkeit der Zustände oneiroiden Erlebens herauszuarbeiten. Dieses geschieht in unserer Studie unter problemgeschichtlichen, phänomenologischen und klinisch-psychopathologischen Gesichtspunkten: Die aus der problemgeschichtlichen Analyse erwachsenen Strukturen und Bedeutungszusammenhänge ermöglichen dabei gewissermaßen eine Amplifikation der in phänomenologischer Betrachtung und klinischer Beobachtung direkt gewonnenen Erkenntnisaspekte. Als Leitbegriffe der Gesamtuntersuchung fungieren die Einbildungskraft resp. die Imagination und der ihr noematisch zugeordnete Bereich des Imaginären, dessen hinsichtlich Komplexität und Intensität des Erlebens herausragende Verwirklichung das Oneiroid repräsentiert.

Die ersten klinisch gültigen Beschreibungen unseres Problemfeldes finden sich bei solchen Autoren der Mitte des 19. Jahrhunderts (LEUBUSCHER 1849, GRIESINGER 1861), die eine die Erlebnisdimension ausdrücklich einbeziehende erfahrungswissenschaftliche Fundierung der Psychiatrie anstrebten. Bereits die vorangehende Epoche der romantischen Psychiatrie hatte jedoch den Gedanken einer in bestimmten psychotischen Zustandsbildern erlebbaren *"anderen Wirklichkeit"* formuliert und an ihren spekulativen philosophischen Prämissen orientierte Beschreibungs- und Deutungsmuster dieser Erfahrungen des Außerordentlichen entwickelt; diese behielten aber auch nach dem durch die Gestalt GRIESINGERs symbolisierten fundamentalen Paradigmenwandel der Psychiatrie ihre der Wesenstypik des Imaginären adäquate Relevanz. So erwies sich in den grundlegenden, ausnahmslos somatologisch orientierten Texten des 19. Jahrhunderts zum Halluzinationsproblem der Rekurs auf den philosophischen Begriff der Einbildungskraft als unverzichtbar, sobald der subjektive Erlebniswert halluzinatorischer Erfahrungen thematisiert wurde. In diesem Kontext erfahren in der vorliegenden Studie die sog. "komplexen" oder "szenischen" Halluzinationen eine besondere Berücksichtigung, da sich hinter ihnen nicht selten oneiroide Zustandsbilder verbergen können.

In problemgeschichtlicher Hinsicht lassen sich zwei unterschiedliche Möglichkeiten einer theoretischen Konzeptualisierung des Oneiroids herausarbeiten:

Unter der Annahme eines dynamisch fortschreitenden Kontinuitäts- und Komplexionsprinzips der Imagination kann das Oneiroid als die höchste Stufe der Ausgestaltungsmöglichkeiten des halluzinatorischen Erlebens interpretiert werden. Damit ist es aber durch kontinuierliche Übergänge konstitutiv mit den einfachen Ausformungen der Sinnestäuschungen verbunden. Demgegenüber können die szenenhaft konfigurierten Entrückungserlebnisse des Oneiroids auch als "traumhafte Zustände krankhafter Natur" (HAGEN) aufgefaßt werden. Als entscheidende Bedingung des Oneiroids erscheint in dieser Perspektive eine qualitative Abwandlung des Bewußtseins, das - je nach theoretischer Vorentscheidung - mit dem Traumbewußtsein mehr oder weniger analogisiert werden kann. Die beiden skizzierten konzeptuellen Positionen schließen einander nicht aus, sie umgreifen vielmehr als polar akzentuierte, dabei aber einander komplementär zugeordnete Thematisierungsmöglickeiten unser Problemfeld in seinem ganzen Umfang. Im weiteren Fortgang der Untersuchung werden im Anschluß an JASPERS und MAYER-GROSS die phänomenologischen und hermeneutischen Bezüge der phantastischen Erlebniszusammenhänge eingehend erörtert.

In einem klinischen Teil wird anhand von dreizehn ausführlichen Kasuistiken über oneiroides Erleben bei tetra- und panplegischen Polyradikulitis-Kranken berichtet. Die Oneiroide dieser Schwerstkranken werden als konditionalgenetisch verstehbare Folge einer weitestgehenden sensomotorischen Deprivation gedeutet. Diese ist - über die Intensivbehandlungsbedingungen hinaus - vor allem in der durch die motorische Entmächtigung bedingten Zerstörung des Gestaltkreises von Wahrnehmen und Bewegen fundiert, aus der eine schwerwiegende Störung des Leib- und Raumerlebens dieser Patienten resultiert. Dem dadurch implizierten Verlust der intersubjektiven Realität kann der kompensatorische "Gewinn" einer intrasubjektiv konstituierten oneiroiden Phantasiewelt kontrastieren, deren oftmals dramatische und schreckerregende Erlebnisgehalte aber eine imaginative Vergegenwärtigung des somatischen Krankheitsprozesses darstellen. In der Diskussion der Ergebnisse werden dann analoge klinische Beobachtungen referiert und erörtert, in denen gleichfalls eine konditionale Verknüpfung von plegie-bedingter Leiberlebensstörung und einer Intensivierung der imaginativen Potenzen des Subjekts deutlich wird.

Unsere psychopathologischen Überlegungen über das regelhaft erscheinende Zusammentreffen von motorischer Entmächtigung und halluzinatorischem bzw. oneiroidem Erleben dürfen keinesfalls als auf Kausalbezüge zielende ätiologische Schlußfolgerungen mißverstanden werden. Es geht uns vielmehr um ein auf die pathischen Aspekte der menschlichen Existenz abhebendes Verstehen der innerseelischen Dynamik in einer für das Subjekt nahezu unerträglichen Belastungssituation. Die Möglichkeit oneiroiden Erlebens bei ätiologisch differenten Krankheitsbildern, deren situative Struktur übereinstimmend durch ein Höchstmaß an sensomotorischer Deprivation gekennzeichnet wird, verweist über rein äußere Ähnlichkeiten hinaus auch auf einen tieferliegenden anthropologischen Zusammenhang, in dem Wahrnehmen, Bewegen und Phantasieerleben als einander zugeordnete Grundvoraussetzungen der Konstituierung von Wirklichkeit erkennbar werden.

Der Weltverlust des Polyradikulitis-Kranken läßt sich als Ausdruck und Folge des Zusammenbruchs der in der inneren Einheit von Wahrnehmen und Bewegen fundierten naturalen Konstitution des Menschen verstehen. Eine den oneiroiden Weltgewinn adäquat erfassende Deutung muß darüber hinaus aber das ausgedehnte und vielgestaltige Spektrum der Imagination als einer grundlegenden, auf geistige Notwendigkeiten verweisenden Kategorie des menschlichen Daseins berücksichtigen. Das Fiktive und das Imaginäre könnten so als Kennzeichen anthropologischer Disponiertheiten erkennbar werden, aus denen die Fiktionsbedürftigkeit des Menschen erschlossen werden kann (ISER 1991).

In einer zusammenfassenden Darstellung der "Typik des Oneiroids" als einer herausragenden Verwirklichung des Imaginären werden abschließend die phänomenalen Grundzüge und Aufbauprinzipien der oneiroiden Erlebnisform aufgezeigt, wobei insbesondere die fundierende Abwandlung des Bewußtseins und das Problem der Intentionalität erörtert werden.

In *klinisch-psychopathologischer Hinsicht* erscheint das Oneiroid als ein ätiologie-unabhängig zu beschreibendes Syndrom, das als Ausdruck und Folge einer dynamischen Entgleisung gedeutet werden kann. Sein ausgedehntes, alle ätiologisch-nosographischen Grenzziehungen überschreitendes klinisches Manifestationsspektrum belegt, daß es sich bei der oneiroiden Erlebnisform um mehr als nur ein wegen seiner Seltenheit eher unwichtiges psychopathologisches Detail handelt. In *deskriptiv-phänomenologischer Hinsicht* kennzeichnet das Oneiroid eine wohl zwar seltene, aber anthropologisch höchst bedeutsame Erlebensmodalität, die in einer eigenwertigen Stellung zwischen Traum und Wachbewußtsein paradigmatisch die Konstituierung einer Phantasiewelt als erlebte Wirklichkeit demonstriert. In *psychodynamischer Perspektive* erweist sich die oneiroide Erlebnisform als ein entscheidender seelischer Reaktions- und Bewältigungsmodus im Problemfeld menschlicher Extremerfahrungen, das ebensosehr die Bedrohung durch den Tod wie die psychotische Entmächtigung als radikale Infragestellungen unserer Existenz umfaßt.

Es war die Absicht unserer Untersuchung, das Oneiroid als Erkenntnisgegenstand einer reinen Psychopathologie i.S. von JANZARIK auszuweisen. Bei diesem Vorgehen wissen wir uns dem Anspruch von TELLENBACHs Konzeption der Psychiatrie als geistiger Medizin verpflichtet. Nur so ist es u.E. möglich, das Oneiroid nicht lediglich als eine defiziente Scheinrealität, sondern auch als eine sinngestaltige, einem transphänomenalen Gestaltungsdrang zu verdankende Emanation des Imaginären zu begreifen.

LITERATURVERZEICHNIS

Ahlenstiel H, Kaufmann R (1962) Vision und Traum. Betrachtungen über Darstellungsformen in Trugbildern. Enke, Stuttgart

Allers R (1926) Zur Frage nach einer Psychopathologie der Weltanschauungen. Z ges Neurol Psychiat 100: 323-331

Allesch CJ v (1931) Zur nichteuklidischen Struktur des phänomenalen Raumes. G. Fischer, Jena

Anderson M, Al-Din AN, Bickerstaff ER, Harvey I (1984) The CNS in Guillain-Barré syndrome. Arch Neurol 41: 705

Auersperg A v (1954) Die Coincidentialkorrespondenz als Ausgangspunkt der psycho-physiologischen Interpretation des bewußt Erlebten und des Bewußtseins. Nervenarzt 25: 1-11

Auersperg A v (1961) Über Parästhesien. Dtsch Z Nervenheilk 182:397-418

Baeyer W v (1942) Geistige Störungen bei Fleckfieber. Zugleich ein Beitrag zur Lehre von den Konfabulationen. Z ges Neurol Psychiat 175:225-255

Baeyer W v, Aschenbrenner R (1944) Epidemisches Fleckfieber. Enke, Stuttgart

Baumann Th (1976) Die psychischen Vorgänge bei den Ekstasen und die sog. "intellektuelle" Vision. Archiv für Religionspsychologie 12: 118-145

Behling Th, Furtwängler J Ph (1988) Die Landry-Guillain-Barré-Polyradiculitis. Nervenarzt 59:1-7

Benz E (1969) Die Vision. Erfahrungsformen und Bilderwelt. Klett, Stuttgart

Beringer K, Mayer-Gross W (1925) Der Fall Hahnenfuß. Ein Beitrag zur Psychopathologie des akuten schizophrenen Schubs. Z ges Neurol Psychiat 96:209-250

Beringer K (1927) Der Mescalinrausch. Springer, Berlin

Bernet R, Kern I, Marbach E (1989) Edmund Husserl. Darstellung seines Denkens. Meiner, Hamburg

Berze J (1897) Ueber das Bewußtsein der Hallucinierenden. Jahrbücher für Psychiatrie und Neurologie 16:285-331

Beyer E (1895) Zur Pathologie der acuten hallucinatorischen Verworrenheit. Arch Psychiat Nervenkr 27:233-267

Bilz R (1967) Die unbewältigte Vergangenheit des Menschengeschlechts. Beiträge zu einer Paläoanthropologie. Suhrkamp, Frankfurt

Bilz R (1981) Psychotische Umwelt. Versuch einer biologisch orientierten Psychopathologie. Enke, Stuttgart

Binswanger L (1928) Wandlungen in der Auffassung und Deutung des Traumes von den Griechen bis zur Gegenwart. Springer, Berlin

Binswanger L (1947) Traum und Existenz. In: Ausgewählte Vorträge und Aufsätze. Bd.I. Francke, Bern, S.74-97

Binswanger L (1955) Das Raumproblem in der Psychopathologie (Erstveröffentlichung 1932). In: Ausgewählte Vorträge und Aufsätze, Bd.II. Francke, Bern, S.174-225

Blanco K, Cuomo N (1983) From the Other Side of the Bedrail: A Personal Experience with Guillain-Barré-Syndrome. Journal of neurosurgical nursing. Chicago. 15:355-359

Blankenburg W (1983) Phänomenologie der Lebenswelt-Bezogenheit des Menschen und Psychopathologie. In: Sozialität und Intersubjektivität (Hrsg. R. Grathoff u. B. Waldenfels). Fink, München, S. 182-207

Blankenburg W (1987) Phänomenologisch-anthropologische Aspekte von Wahn und Halluzinationen. In: Olbrich HM (Hrsg.) Halluzination und Wahn. Springer, Berlin Heidelberg New York Tokyo, S. 77-101

Bleuler E (1911) Dementia praecox oder Gruppe der Schizophrenien. Deuticke, Leipzig Wien

Bleuler E (1923) Halluzinationen und Schaltschwäche. Schweiz Arch Neurol Psychiat 13:88-98

Bleuler M, Willi J, Bühler HR (1966) Akute psychische Begleiterscheinungen körperlicher Krankheiten. Thieme, Stuttgart

Boeters U (1971) Die oneiroiden Emotionspsychosen. Karger, München Basel

Boeters U (1980) Zykloide Psychosen. In: Peters UH (Hrsg.) Psychiatrie, Bd.I, Kindlers "Psychologie des 20. Jahrhunderts". Kindler, Zürich, S. 503-512

Bönisch E, Götze P, Meyer J-E (1986) Zur Psychologie und Psychopathologie bei schweren und unheilbaren Organerkrankungen. In: Psychiatrie der Gegenwart, hrsg. von Kisker KP, Lauter H, Meyer JE, Müller C, Strömgren E. 3.Aufl. Bd.II. Springer, Berlin Heidelberg New York Tokyo, S.177-227.

Bohrer KH (1978) Die Ästhetik des Schreckens. Hanser, München Wien

Bonhoeffer K (1907) Klinische Beiträge zur Lehre von den Degenerationspsychosen. Marhold, Halle

Bonhoeffer K (1910) Die symptomatischen Psychosen im Gefolge von akuten Infektionen und inneren Erkrankungen. Deuticke, Leipzig Wien

Bonhoeffer K (1911) Wieweit kommen psychogene Krankheitszustände und Krankheitsprozesse vor, die nicht der Hysterie zuzurechnen sind? Allg Z Psychiat 68:371-386

Bonhoeffer K (1919) Zur Frage der Schreckpsychosen. Mschr Psychiat Neurol 46:143-156

Boss M (1953) Der Traum und seine Auslegung. Huber, Bern Stuttgart

Broekman JM, Müller-Suur H (1964) Psychiatrie und Phänomenologie. Philosophische Rundschau 11:161-183

Broekman JM (1965) Phänomenologisches Denken in Philosophie und Psychiatrie. Confinia Psychiatrica 8:165-187

Burchard JM (1965) Über die Struktur der optischen Wahrnehmung und ihrer krankhaften Störungen. Fortschr Neurol Psychiat 33:277-298

Burk K (1989) Communication and Altered Perceptions. New Jersey Medicine 86:50-51

Caillois R (1965) Au coeur du phantastique. Paris

Camassa G (1989) Art. Phantasia. In: Historisches Wörterbuch der Philosophie, hrsg. von J. Ritter u. K. Gründer, Bd. 7. Schwabe, Basel Stuttgart, S.516-522

Casey EC (1976) Imagining. A phenomenological Study. Indiana University Press, Bloomington London

Cassirer E (1956) Philosophie der symbolischen Formen. 3 Bde. Wissenschaftliche Buchgesellschaft, Darmstadt

Collins A (1983) Guillain-Barré-syndrome. Nursing Mirror. 156:44-47

Conrad K (1972) Die symptomatischen Psychosen. In: Psychiatrie der Gegenwart, hrsg. von KP Kisker et al. 2. Aufl. Bd.II/Teil 2. Springer, Berlin Heidelberg New York, S.1-69

Conrad Th (1968) Zur Wesenslehre des psychischen Lebens und Erlebens. Phaenomenologica 27. Nijhoff, Den Haag

Conrad-Martius H (1916) Zur Ontologie und Erscheinungslehre der realen Außenwelt. Jahrbuch für Philosophie und Phänomenologische Forschung 3: 345-542

Cramer K (1972) Art. Erleben, Erlebnis. In: Historisches Wörterbuch der Philosophie, hrsg. von J.Ritter, Bd. 2. Schwabe, Basel, S. 702-711

Cramer K (1974) Erlebnis. Thesen zu Hegels Theorie des Selbstbewußtseins mit Rücksicht auf die Aporien eines Grundbegriffs nachhegelscher Philosophie. In: Stuttgarter Hegel-Tage 1970, hrsg. von HG Gadamer. Bouvier, Bonn, S.537-603

Demonova DP (1973) Zur Frage der psychopathologischen Struktur oneiroider Zustände bei Schizophrenie und exogen-organischen Erkrankungen (russischsprachig). Zhurnal nevropatologii i psikhiatrii imeni S.S. Korsakova. Moskau 73:412-418

Devereux G (1973) Angst und Methode in den Verhaltenswissenschaften. Hanser, München

Dilthey W (1982) Beiträge zur Lösung der Frage vom Ursprung unseres Glaubens an die Realität der Außenwelt und seinem Recht (Erstveröffentlichung 1890). In: Gesammelte Schriften, Bd.V, 7.Aufl. Teubner, Stuttgart, S.90-138

Dilthey W (1978) Dichterische Einbildungskraft und Wahnsinn (Erstveröffentlichung 1886). In: Gesammelte Schriften Bd.VI, 6.Aufl. Teubner, Stuttgart, S.90-102

Dilthey W (1978) Die Einbildungskraft des Dichters. Bausteine für eine Poetik (Erstveröffentlichung 1887). In: Gesammelte Schriften Bd.VI, 6. Aufl. Teubner, Stuttgart, S.103-241

Dittrich A (1985) Ätiologie-unabhängige Strukturen veränderter Wachbewußtseinszustände. Enke, Stuttgart

Domarus E v (1926) Halluzinatorisch-paranoide Bilder bei Metencephalitis. Arch Psychiat Nervenkr 78:58-63

Drain S (1987) A Man Alone and Afraid. Caring for a Patient with Guillain-Barré-Syndrome. Nursing. Jenkintown. 17:44-48

Ehrenwald J (1974) Out-of-the-Body Experiences and the Denial of Death. Journal of nervous and mental disease. 159:227-233

Eisendraht, SJ, Matthay MA, Dunkel JA, Zimmerman JK, Layzer RB (1983). Guillain-Barré-syndrome: Psychosocial aspects of management. Psychosomatics 24:465-475

Ellenberger HF (1977) Visions et expériences mystiques en prison. L'évolution psychiatrique 42:743-753

Emminghaus H (1878) Allgemeine Psychopathologie. Vogel, Leipzig

Engelken F (1849) Selbstbericht einer genesenen Geisteskranken, nebst Krankheitsgeschichte und Bemerkungen. Allg Z Psychiat 6:586-653

Esquirol JED (1827) Allgemeine und spezielle Pathologie der Seelenstörungen - Übersetzt von Hille KC und erläutert durch Heinroth JCA. Hartmann, Leipzig

Ewald G (1928) Psychosen bei akuten Infektionen, bei Allgemeinleiden und bei Erkrankungen innerer Organe. In: Handbuch der Geisteskrankheiten (Hrsg. O Bumke) Bd.7, Spezieller Teil III: Die exogenen Reaktionsformen und die organischen Psychosen. Springer, Berlin, S.14-150

Ewald G (1929) Über das optische Halluzinieren im Delir und in verwandten Zuständen. Mschr Psychiat Neurol 71:48-81

Ewald G (1935) Zur Frage des optischen Halluzinierens. Arch Psychiat Nervenkr 103:136-147

Ey H (1967) Das Bewußtsein. Aus dem Französischen übersetzt und eingeführt durch eine Vorrede von KP Kisker. de Gruyter, Berlin

Feldmann H (1966) Die magisch-mythischen Wahngedanken Schizophrener. Confinia Psychiatrica 9:20-34, 78-92

240

Feldmann H (1974) Zur Bedeutung des Einzelfalles in der psychologischen Medizin. In: JM Broekman u. G Hofer (Hrsg.) Die Wirklichkeit des Unverständlichen. Nijhoff, Den Haag. S. 25-37

Feldmann H (1988) Mimesis und Wirklichkeit. Fink, München

Feldmann H (1991) Zur Bedeutung der Darstellungsproblematik (Mimesis) im schizophrenen Wahn. Nervenarzt 62:27-31

Feldmann H, Broekman JM (Hrsg.) (1990): Darstellung und Sinn. Zur Bedeutung der Mimesis in Kunstphilosophie und Psychiatrie. Königshausen u. Neumann, Würzburg

Feuchtersleben E v (1845) Lehrbuch der ärztlichen Seelenkunde. Gerold, Wien

Findeisen H (1957) Schamanentum. Kohlhammer, Stuttgart

Fink E (1930) Vergegenwärtigung und Bild. Beiträge zur Phänomenologie der Unwirklichkeit. Jahrbuch für Philosophie und Phänomenologische Forschung 11:239-309

Finke J, Schulte W (1964) Über das Erleben des Schlaganfalls und seiner Folgen. Fortschr Neurol Psychiat 32:78-100

Fischer R (1969) The Perception-Hallucination Continuum. Diseases of the Nervous System 30: 161-171

Fischer R (1970) Über das Rhythmisch-Ornamentale im Halluzinatorisch-Schöpferischen. Confinia Psychiatrica 13:1-25

Fischer R (1974) A Pharmacological and Conceptual Reevaluation of Hallucinations. Confinia Psychiatrica 17:143-151

Forel A (1901) Selbst-Biographie eines Falles von Mania acuta. Arch Psychiat Nervenkr 34:960-997

Frank I (1932) Die Weisen des Gegebenseins im Traum. Psychologische Forschung 16:114-159

Frank C, Harrer G, Ladurner G (1988) Locked-in Syndrom - Erlebnisdimensionen und Möglichkeiten eines erweiterten Kommunikationssystems. Nervenarzt 59:337-343

Frankl-Hochwart L v (1887) Ueber Psychosen nach Augenoperationen. Jahrbücher für Psychiatrie 7:152-182

Frankl VE, Pötzl O (1952) Über die seelischen Zustände während des Absturzes. Eine psychophysiologische Studie. Mschr Psychiat 123:362-380

Freud S (1968) Die Traumdeutung. Über den Traum. Gesammelte Werke Bd. 2 u. 3. 4.Aufl. S.Fischer, Frankfurt

Freud S (1966) Der Wahn und die Träume in W. Jensens "Gradiva". In: Gesammelte Werke Bd. 7. 4.Aufl. S. Fischer, Frankfurt, S.31-125

Freund W (1990) Literarische Phantastik. Kohlhammer, Stuttgart Berlin Köln

Fritsch J (1879) Die Verwirrtheit. Jahrbücher für Psychiatrie 1:27-44

Fürstner C (1875) Ueber Schwangerschafts- und Puerperalpsychosen. Arch Psychiat Nervenkr 5:505 ff

Furtado D, Valente FEP (1944) A Case of Narcolepsy with oneiric Manifestations. Journal of mental science 90:538-549

Gadamer HG (1975) Wahrheit und Methode. Grundzüge einer philosophischen Hermeneutik. 4.Aufl. Mohr, Tübingen

Ganser SJM (1898) Ueber einen eigenartigen hysterischen Dämmerzustand. Arch Psychiat Nervenkr 30:633-640

Ganser SJM (1904) Zur Lehre vom hysterischen Dämmerzustande. Arch Psychiat Nervenkr 38:34-46

Gaus E, Köhle K (1986) Psychosomatische Aspekte intensivmedizinischer Behandlungsverfahren. In: Uexküll Th v: Lehrbuch der psychosomatischen Medizin. 3.Aufl. Urban und Schwarzenberg, München Wien Baltimore, S.1157-1176

Götze P (1980) Psychopathologie der Herzoperierten. Enke, Stuttgart

Goldstein K (1925) Über den Einfluß motorischer Störungen auf die Psyche. Dtsch Z Nervenheilk 83:119-133

Goldstein K (1971) Ausgewählte Schriften. Phaenomenologica 43. Nijhoff, Den Haag

Goodman N (1990) Weisen der Welterzeugung. Suhrkamp, Frankfurt

Greyson B (1983) The psychodynamics of near-death experiences. Journal of Nervous and Mental Disease. 171:376-381

Greyson B (1985) A typology of near-death experiences. Amer J of Psychiat 142:967-969

Griesinger W (1861) Die Pathologie und Therapie der psychischen Krankheiten. 2. Aufl. Krabbe, Stuttgart

Grünbaum AA (1930) Aphasie und Motorik. Z ges Neurol Psychiat 130:385-412

Gruhle HW (1915) Selbstschilderung und Einfühlung. Zugleich ein Versuch der Analyse des Falles Banting. Z ges Neurol Psychiat 28: 148-231

Guislain J (1838) Abhandlung über die Phrenopathien. Übersetzt durch Wunderlich, Vorwort und Zusätze von Zeller EA. Rieger, Stuttgart Leipzig

Guillain G (1916) Sur un syndrome de radiculo-nevrité avec hyperalbuminose du liquide céphalo-rachidien sans réaction cellulaire. Bull Soc Med Hop Paris 40:1462-1470

Gurwitsch A (1975) Das Bewußtseinsfeld. de Gruyter, Berlin

Gyárfás K (1939) Beiträge zur Frage des Oneiroids. Allg Z Psychiat 111:233-245

Hagen FW (1837) Die Sinnestäuschungen in bezug auf Psychologie, Heilkunde und Rechtspflege. Leipzig

Hagen FW (1868) Zur Theorie der Halluzinationen. Allg Z Psychiat 25:1-113

Haindorf A (1811) Versuch einer Pathologie und Therapie der Geistes- und Gemüthskrankheiten. Braun, Heidelberg

Hamburger K (1977) Die Logik der Dichtung. 3.Aufl. Klett, Stuttgart

Haring C, Leickert KH (1968) Wörterbuch der Psychiatrie und ihrer Grenzgebiete. FK Schattauer Verlag, Stuttgart New York

Hartmann N (1931) Zum Problem der Realitätsgegebenheit. Pan-Verlagsgesellschaft, Berlin

Hartmann N (1958) Zur Methode der Philosophiegeschichte (Erstveröffentlichung 1909). In: Kleinere Schriften, Bd. III. de Gruyter, Berlin, S.1-22

Hartmann H, Schilder P (1924) Zur Klinik und Psychologie der Amentia (mit besonderer Berücksichtigung der Grippepsychosen). Z ges Neurol Psychiat 92:530-596

Hartung HP, Heininger K, Toyka KV (1990) Neue Aspekte zur Pathogenese und Therapie des Guillain-Barré-Syndroms und der chronischen Polyneuritis. Nervenarzt 61:197-207

Hecker E (1877) Zur klinischen Diagnostik und Prognostik der psychischen Krankheiten. Allg Z Psychiat 33:602-620

Heim A (1891) Notizen über den Tod durch Absturz. Jahrbuch Schweizer Alpenclub 27:327-337

Heimann H (1986) Bewußtseinsstörungen. In: C. Müller (Hrsg.) Lexikon der Psychiatrie. 2.Aufl. Springer, Berlin Heidelberg New York Tokyo, S.103-109

Heinroth JCA (1818) Lehrbuch der Störungen des Seelenlebens oder der Seelenstörungen und ihrer Behandlung. Vogel, Leipzig

Henrich D, Iser W (Hrsg.) (1983) Funktionen des Fiktiven. Poetik und Hermeneutik, Bd. X. Fink, München

Hermle L, Oepen G, Spitzer M (1988) Zur Bedeutung der Modellpsychosen. Fortschr Neurol Psychiat 56:48-58

Hess Ch W, Scharfetter Ch, Mumenthaler M (1984) Klinik der Narkolepsie-Kataplexie-Syndrome. Nervenarzt 55:391-401

Hoepffner Ch (1911) Ein Fall phantastischer Erlebnisse im Verlauf einer chronischen Lungentuberkulose. Z ges Neurol Psychiat 4:678-688

Hofer G (1990) Die konstitutive Lebens-Praxis und die psychiatrische Situation. In: Feldmann H u. JM Broekman (Hrsg.), S.77-87

Holland JCB, Coles MR (1957/58) Neuropsychiatric aspects of acute poliomyelitis. Amer J Psychiatry 114:54-63

Holländer H (1980) Das Bild in der Theorie des Phantastischen. Konturen einer Ikonographie des Phantastischen. Beides in: Thomsen CW, Fischer JM (Hrsg.): Phantastik in Literatur und Kunst. Wissenschaftliche Buchgesellschaft, Darmstadt, S.52-78 u. S. 387-403

Holz H (1973) Analogie. In: Handbuch philosophischer Grundbegriffe, hrsg. v. H Krings, HM Baumgartner, C Wild. Bd.I. Kösel, München, S.51-65

Homann K (1970) Zum Begriff Einbildungskraft nach Kant. Archiv für Begriffsgeschichte 14: 266-302

Homann K, Trede JH (1972) Einbildung, Einbildungskraft. In: Historisches Wörterbuch der Philosophie, hrsg. v. J Ritter, Bd. 2. Schwabe, Basel, S.346-358

Hoppe H (1893) Symptomatologie und Prognose der im Wochenbett entstehenden Geistesstörungen (zugleich ein Beitrag zur Lehre von der acuten hallucinatorischen Verwirrtheit). Arch Psychiat Nervenkr 25:137-210

Husserl E (1973) Ding und Raum. Vorlesungen 1907. Husserliana Bd.XVI. Nijhoff, Den Haag

Husserl E (1975/1984) Logische Untersuchungen. Husserliana Bd. XVIII und XIX, Nijhoff, Den Haag

Husserl E (1980) Phantasie, Bildbewußtsein, Erinnerung. Zur Phänomenologie der anschaulichen Vergegenwärtigungen. Texte aus dem Nachlaß (1898-1925). Husserliana Bd. XXIII. Nijhoff, Den Haag

Husserl E (1985) Erfahrung und Urteil. 6.Aufl. Meiner, Hamburg

Ideler KW (1835/1838) Grundriß der Seelenheilkunde. 1. u. 2.Teil. Enslin, Berlin

Ideler KW (1848/1850) Versuch einer Theorie des religiösen Wahnsinns. 1. u. 2.Teil. Schwetschke, Halle

Ideler KW (1853) Über die Entstehung des Wahnsinns aus Träumen. Ueber die Hallucinationen. Beides in: Charité-Annalen 3:284-310

Iser W (1983) Akte des Fingierens. Oder: Was ist das Fiktive im fiktionalen Text? In: Henrich D u. Iser W (Hrsg.) S.121-151

Iser W (1991) Das Fiktive und das Imaginäre. Perspektiven literarischer Anthropologie. Suhrkamp, Frankfurt a.M.

Jackson CW (1969) Clinical sensory deprivation. In: Zubek JP (ed.) Sensory Deprivation:15 years of research. Appleton, Meredith, New York, S.332-373

Jacob H (1949) Über die Stufung des optischen Wahrnehmungswandels bei organischen Bewegungsstörungen. Dtsch Z Nervenheilk 164:71-75

Jacob H (1955) Wahrnehmungsstörung und Krankheitserleben. Psychopathologie des Parkinsonismus und verstehende Psychologie Bewegungs- und Wahrnehmungsgestörter. Springer, Berlin Göttingen Heidelberg

Jaensch E (1941) Zur Eidetik und Integrationstypologie. JA Barth, Leipzig

Jaffe R (1967) Psychopathological Investigation of a Case of Periodic Hypersomnia and Bulimia (Kleine-Levin Syndrome). The Israel Annals of Psychiatry and Related Disciplines. 5:43-52

Jahrreiss W (1928) Störungen des Bewußtseins. In: Bumke O (Hrsg.) Handbuch der Geisteskrankheiten, Bd.I, Allgemeiner Teil 1. Springer, Berlin, S.601-661

Jantz H, Beringer K (1944) Das Syndrom des Schwebeerlebnisses unmittelbar nach Kopfverletzungen. Nervenarzt 17:197-206

Janzarik W (1959) Dynamische Grundkonstellationen in endogenen Psychosen. Springer, Berlin Göttingen Heidelberg

Janzarik W (1962a) Die Erinnerungen alter Schizophrener und der mnestische Aspekt seelischer Struktur. In: Kranz H (Hrsg.) Psychopathologie heute. Festschrift für Kurt Schneider. Thieme, Stuttgart, S.94-107

Janzarik W (1962b) Der Aufbau schizophrener Psychosen aus der Sicht der pharmakotherapeutischen Erfahrungen. In: Kranz H, Heinrich K (Hrsg.): Neurolepsie und Schizophrenie. Thieme, Stuttgart, S. 46-57

Janzarik W (1980) Der bildnerische Ausdruck seelischen Krankseins als projektiver Stimulus. In: Die Prinzhornsammlung. Athenäum, Königstein, S.5-9

Janzarik W (1988) Strukturdynamische Grundlagen der Psychiatrie. Enke, Stuttgart

Janzarik W (1991) Autopraxis, Desaktualisierung und Aktivierung als Leitfunktionen im Aufbau schizophrener Syndrome. Fundamenta Psychiatrica 5: 1-6

Jaspers K (1963) Gesammelte Schriften zur Psychopathologie. Springer, Berlin Göttingen Heidelberg

Jaspers K (1965) Allgemeine Psychopathologie. 8.Aufl. (Erstaufl. 1913) Springer, Berlin Heidelberg New York

Jaspers K (1977) Strindberg und van Gogh. Versuch einer vergleichenden pathographischen Analyse (Erstaufl.1922) Piper, München

Jean Paul (1987) Vorschule der Ästhetik. Werke Bd. V (Ersterscheinen 1804). 5.Aufl. Hanser, München Wien

Jost F, Pemsl H (1957/1958) Halluzinationen der Körperzerstückelung ("Dilazerative Halluzinationen"). Z Psychosomat Med 4:91-97

Jung CG (1948) Über psychische Energetik und das Wesen der Träume. Rascher, Zürich

Jung R (1980) Neurophysiologie und Psychiatrie. In: Psychiatrie der Gegenwart. 2.Aufl., hrsg. v. Kisker KP, Meyer JE, Müller C, Strömgren E, Bd.I, Teil 2. Springer, Berlin Heidelberg New York, S.753-1103

Kahlbaum KL (1863) Die Gruppirung der psychischen Krankheiten und die Eintheilung der Seelenstörungen. Kafemann, Danzig

Kahlbaum KL (1866) Die Sinnesdelirien. Allg Z Psychiat 23:1-86

Kandinsky V (1881) Zur Lehre von den Hallucinationen. Arch Psychiat Nervenkr 11:453-464

Kandinsky V (1885) Kritische und klinische Betrachtungen im Gebiete der Sinnestäuschungen. Friedländer, Berlin

Kant I (1922) Anthropologie in pragmatischer Hinsicht. 6.Aufl. Meiner, Leipzig

Katz D (1925) Der Aufbau der Tastwelt. Z Psychol, Ergänzungsbd. 11. Leipzig

Kehrer F (1935) Wach- und Wahrträumen bei Gesunden und Kranken. Thieme, Leipzig

Kempe P, Schoenberger J, Gross J (1974) Sensorische Deprivation als Methode in der Psychiatrie. Nervenarzt 45:561-568

Kempe P, Reimer Ch (1976) Halluzinatorische Phänomene bei Reizentzug. Nervenarzt 47:701-707

Kempe P, Gross J (1980) Deprivationsforschung und Psychiatrie. In: Psychiatrie der Gegenwart, 2.Aufl., Bd.I, Teil 2. Springer, Berlin Heidelberg New York, S.707-752

Kieser DG (1853) Melancholia dämonomaniaca occulta, in einem Selbstbekenntniss des Kranken geschildert. Allg Z Psychiat 10:423-457

Kirn L (1881) Kurze Mittheilungen über Gefängnis-Psychosen. Allg Z Psychiat 37:713-723

Kisker KP (1960a) Der Erlebniswandel des Schizophrenen. Ein psychopathologischer Beitrag zur Psychonomie schizophrener Grundsituationen. Springer, Berlin Göttingen Heidelberg

Kisker KP (1960b) Zum Stellenwert konfabulatorischer Syndrome innerhalb akuter posttraumatischer Psychosen. Nervenarzt 31:481-489

Kleist K (1918) Schreckpsychosen. Allg Z Psychiat 74: 432-510

Klimes K (1942) Über Wachträume. Arch Psychiat Nervenkr 114:132-159

Klinke (1890) Aus der Irrenanstalt Leubus. Ein Fall von Sinnestäuschungen und Zwangsvorstellungen. Jahrbücher für Psychiatrie 9:319-344

Klussmann PG (1964) Die Zweideutigkeit des Wirklichen in Ludwig Tiecks Märchennovellen. Zeitschrift für deutsche Philologie 83:426-452

Koch JLA (1877) Vom Bewußtsein in Zuständen sog. Bewußtlosigkeit. Enke, Stuttgart

Koenig-Fachsenfeld OF v (1935) Wandlungen des Traumproblems von der Romantik bis zur Gegenwart. Enke, Stuttgart

Konrád E (1885) Zur Lehre von der acuten hallucinatorischen Verworrenheit. Arch Psychiat Nervenkr 16:522-540

Kornfeld DS (1980) Psychiatric Problems of an Intensive Care Unit. Medical clinics of North America 55:1353-1363

Kraepelin E (1881) Ueber Trugwahrnehmungen. Vierteljahrsschrift für wissenschaftliche Philosophie 5:349-369

Kraepelin E (1886) Ueber Verwirrtheit. Allg Z Psychiat 42:352-354

Kraepelin E (1909/1913) Psychiatrie. 8.Aufl. JA Barth, Leipzig

Krafft-Ebing R v (1888) Lehrbuch der Psychiatrie. Enke, Stuttgart

Krafft-Ebing R v (1898) Arbeiten aus dem Gesammtgebiet der Psychiatrie und Neuropathologie. Darin besonders: Ueber Dämmer- und Traumzustände. S.20-98 u. Ueber idiopathisches periodisch wiederkehrendes Irresein in Form von Delirium. S.119-137. JA Barth, Leipzig

Kraft W (1972) Franz Kafka. Durchdringung und Geheimnis. Suhrkamp, Frankfurt

Krauss A (1858/1859) Der Sinn im Wahnsinn. Eine psychiatrische Untersuchung. Allg Z Psychiat 15:617-671, 16:10-35, 222-281

Kreibig JK (1902) Über den Begriff "Sinnestäuschung". Zeitschrift für Philosophie und philosophische Kritik 120:197-203

Kretschmer E (1975) Medizinische Psychologie. 14.Aufl. Thieme, Stuttgart

Kronfeld A (1920) Das Wesen der psychiatrischen Erkenntnis. Springer, Berlin

Kronfeld A (1928) Wahrnehmungsevidenz und Wahrnehmungstrug. Mschr Psychiat 68:361-400

Kronfeld A (1929) Beitrag zur Lehre von den Trugwahrnehmungen. Psychologie und Medizin 3:122-132

Kubin A (1977) Aus meinem Leben. Hrsg. U Riemerschmidt. dtv 1260, München

Küchenhoff J (1987) Bemerkungen zur Arbeit von M.Schmidt-Degenhard. Oneiroides Erleben bei intensivbehandelten panplegischen Polyradikulitis-Patienten. Nervenarzt 58:524

Kuhlo W, Lehmann D (1964) Das Einschlaferleben und seine neurophysiologischen Korrelate. Arch Psychiat Nervenkr 205:687-716

Kunz H (1946) Die anthropologische Bedeutung der Phantasie. 2 Bde. Verlag für Recht und Gesellschaft, Basel

Kurz G (1982) Metapher, Allegorie, Symbol. Vandenhoeck u. Ruprecht, Göttingen

Labhardt F (1963) Die schizophrenieähnlichen Emotionspsychosen. Ein Beitrag zur Abgrenzung schizophrenieartiger Zustandsbilder. Springer, Berlin Göttingen Heidelberg

Landgrebe L (1982) Faktizität und Individuation. Studien zu den Grundfragen der Phänomenologie. Meiner, Hamburg

Landry O (1859) Note sur la paralysie ascendente aigue. Gaz Bebd Med Chir 6:472-474

Leibbrand W, Wettley A (1961) Der Wahnsinn. Alber, Freiburg München

Leonhard K (1931) Partielle Schlafzustände mit Halluzinationen bei postencephalitischem Parkinsonismus. Z ges Neurol Psychiat 131:234-247

Leonhard K (1932) Besonderheiten an den halluzinatorisch-paranoiden Bildern nach epidemischer Encephalitis. Z ges Neurol Psychiat 138:780-807

Leonhard K (1972) Über die Entstehung oneiroider Zustände bei endogenen Psychosen und bei einem Hypophysentumor. Arch Psychiat Nervenkr 215:269-292

Leonhard K (1980) Aufteilung der endogenen Psychosen. 5. bearbeitete Aufl. Akademie-Verlag, Berlin

Lersch Ph (1923) Der Traum in der deutschen Romantik. Hueber, München

Leubuscher R (1849) Grundzüge zur Pathologie der psychischen Krankheiten, erläutert an Krankengeschichten. Archiv für Pathologische Anatomie und Physiologie und für klinische Medizin. 2:38-142

Leubuscher R (1852) Über die Entstehung der Sinnestäuschung. Ein Beitrag zur Anthropologie. Dümmler's Verlagsbuchhandlung, Berlin

Leuner H (1962) Die experimentelle Psychose. Springer, Berlin Göttingen Heidelberg

Lewin K (1936) Principals of topological psychology. McGraw-Hill, New York London

Liepmann H (1895) Ueber die Delirien der Alkoholisten und über künstlich bei ihnen hervorgerufene Visionen. Arch Psychiat Nervenkr 27:172-232

Matheis H (1966) Die Hypermnesie in der Literatur bei Jorge Luis Borges und Thomas de Quincey. Nervenarzt 37:365-368

Mayer C (1892) 16 Fälle von Halbtraumzustand. Jahrbücher für Psychiatrie 10:236-252

Mayer-Gross W (1921) Beiträge zur Psychopathologie schizophrener Endzustände. 1. Mitteilung: Über Spiel, Scherz, Ironie und Humor in der Schizophrenie. Z ges Neurol Psychiat 69:332-353

Mayer-Gross W (1924) Selbstschilderungen der Verwirrtheit. Die oneiroide Erlebnisform. Springer, Berlin

Mayer-Gross W, Stein J (1928) Pathologie der Wahrnehmung. In: Bumke O (Hrsg.) Handbuch der Geisteskrankheiten Bd.I, Springer, Berlin , S.351-507

Mayer-Gross W (1931) Über Halluzinationen. Nervenarzt 4:1-12

Mayer-Gross W (1932) Die Klinik. In: Bumke O (Hrsg.) Handbuch der Geisteskrankheiten, 9. Bd., spezieller Teil V: Die Schizophrenie. Berlin, Springer, S. 293-578

Mayser P (1886) Zum sog. hallucinatorischen Wahnsinn. Allg Z Psychiat 42:114-137

Medow W (1923) Bewußtseinstrübungen bei Dementia praecox. Arch Psychiat Nervenkr 67:373-423

Meduna LJ (1950) Oneirophrenia. The confusional state. Illinois Press, Urbana

Mende W, Ploeger A (1966) Das Verhalten und Erleben von Bergleuten in der Extrembelastung des Eingeschlossenseins. Nervenarzt 37:209-219

Mendelson J, Solomon P, Lindemann E (1958) Hallucinations of poliomyelitis patients during treatment in a respirator. J nerv ment Dis 126:421-428

Merleau-Ponty M (1966) Phänomenologie der Wahrnehmung. Übersetzt und eingeführt durch eine Vorrede von R Boehm. de Gruyter, Berlin

Meyendorf R (1976) Psychische und neurologische Störungen bei Herzoperationen. Prä- und postoperative Untersuchungen. Fortschr. Med. 94:315-321

246

Meyer JE, Wittkowsky L (1951) Akute psychische Störungen als Hirnoperationsfolgen. Arch Psychiat Nervenkr 187:1-38

Meyer JE (1952) Der Bewußtseinszustand bei optischen Sinnestäuschungen. Arch Psychiat Nervenkr 189:477-502

Meyer JE (1959) Die Entfremdungserlebnisse. Thieme, Stuttgart

Meyer L (1865) Ueber den Charakter der Halluzinationen in Geisteskrankheiten. Centralblatt für die medicinischen Wissenschaften 3:673-675

Meynert Th (1879) Die acuten (hallucinatorischen) Formen des Wahnsinns und ihr Verlauf. Jahrbücher für Psychiatrie 1:181-196

Meynert Th (1890) Klinische Vorlesungen über Psychiatrie auf wissenschaftlichen Grundlagen. Braumüller, Wien

Meyrink G (1915) Der Golem. Ein Roman. Kurt Wolff, Leipzig

Mikorey M (1963) Das Zeitparadoxon der Lebensbilderschau in Katastrophensituationen. In: Zeit in nervenärztlicher Sicht. Hrsg. v. G Schaltenbrand. Enke, Stuttgart, S.32

Moers-Messmer H v (1938) Träume mit der gleichzeitigen Erkenntnis des Traumzustandes. Arch ges Psychol 102:291-318

Moreau de la Tours JH (1845) Du Hachisch et de l'alimentation mentale, Paris

Müller J (1826) Ueber die phantastischen Gesichtserscheinungen. Hölscher, Koblenz

Müller-Suur H (1947) Schizophrene Kunst. Grenzgebiete der Medizin 1:150-157

Müller-Suur H (1953) Über die Wirksamkeit allgemeiner Sinnhorizonte im schizophrenen Symbolerleben. Studium Generale 6:356-361

Müller-Suur H (1954) Die Wirksamkeit allgemeiner Sinnhorizonte im schizophrenen Wahnerleben. Fortschr Neurol Psychiat 22:38-44

Müller-Suur H (1962) Das Schizophrene als Ereignis. In: Kranz H (Hrsg.) Psychopathologie heute. Festschrift für Kurt Schneider. Thieme, Stuttgart S.81-93

Müller-Suur H (1967) Sinnhorizonte in Zeichnungen von Schizophrenen. Confinia Psychiatrica 10:46-52

Müller-Suur H (1973) Künstlerische Produktionen in chronischen Psychosen. In: Chronische endogene Psychosen. Hrsg. v. H Kranz u. K Heinrich. Thieme, Stuttgart, S.70-78

Müller-Suur H (1978) Bedeutung (Wahrheitswert), Sinn (Erkenntniswert) und Problembezüge des Satzes: "Dieser Mensch wird in Kürze sterben". Med Klin 73:807-812

Müller-Suur H (1980) Das Sinn-Problem in der Psychose. Verlag für Psychologie Dr. C J Hogrefe, Göttingen Toronto Zürich

Müller-Suur H (1980) Zu Kubins autobiographischen Mitteilungen über psychische Ausnahmezustände. In: Alfred Kubin. Kunstgeschichtliches Seminar der Universität Göttingen, S.18-23

Mundt Ch (1989) Psychopathologie heute. In: Psychiatrie der Gegenwart, 3.Aufl. Bd.9 Brennpunkte der Psychiatrie. Springer, Berlin Heidelberg etc., S.147-184

Nietzsche F (1954-56) Werke in drei Bänden. Hrsg. v. K Schlechta. Hanser, München

Orschansky J (1889) Ueber Bewußtseinsstörungen und deren Beziehungen zur Verrücktheit und Dementia. Arch Psychiat Nervenkr 20:309-353

Parker H (1984) Communication Breakdown. Nursing mirror 158:37-39

Pauleikhoff B (1964) Seelische Störungen in der Schwangerschaft und nach der Geburt. Enke, Stuttgart

Pauleikhoff B, Müller-Fahlbusch H, Meißner U (1967) Die Amentia. Symptomatologie, Verlauf, Prognose. Fortschr Neurol Psychiat 35:125-139

Pauleikhoff B (1984) Amentia. In: Handwörterbuch der Psychiatrie. Hrsg. v. Battegay R et al. Enke, Stuttgart, S.23-25

Peters UH (1989) Biographie und Psychose. Eine Neuinterpretation des Falles Martha Schmieder. In: Blankenburg W (Hrsg.) Biographie und Krankheit. Thieme, Stuttgart New York, S.107-134

Peters UH (1990) Wörterbuch der Psychiatrie und medizinischen Psychologie. 4.Aufl. Urban und Schwarzenberg, München Wien Baltimore

Pethö B (1969) Zur methodologischen Neubesinnung in der Psychiatrie. 1. Mitteilung. Fortschr Neurol Psychiat 37:405-447

Pfister O (1930) Schockdenken und Schockphantasien bei höchster Todesgefahr. Internat Z Psychoanalyse 16:430-455

Pieringer W, Reisner H (1970) Psychopathologische Syndrome nach Herzoperationen. Wien Z Nervenheilkunde 28:246-254

Plessner H (1980) Die Einheit der Sinne. Grundlinien einer Ästhesiologie des Geistes (Erstaufl. 1923). Gesammelte Schriften Bd. III. Suhrkamp, Frankfurt

Ploeger A (1968) Persönlichkeitseigentümliche Angstabwehr durch psychogene Halluzinose: Die "Realangst-Halluzinose". Z Psychother med Psychol 18:134-139

Plügge H (1963/64) Über den menschlichen Raum. Psyche 17:561-603

Plügge H (1970) Vom Spielraum des Leibes. Otto Müller, Salzburg

Prugh MD, Tagiuri CK (1954) Emotional Aspects of the Respirator Care of Patients with Poliomyelitis. Amer J of Psychiatry 114:104-128

Purkinje JE (1834) Einbildungskraft. In: Encyklopädisches Wörterbuch der medicinischen Wissenschaften. Bd. 10. Veit, Berlin, S. 256-269

Quincey Th de (1982) Bekenntnisse eines englischen Opiumessers. Medusa, Wien Berlin

Raecke J (1900) Über Erschöpfungspsychosen. Allg Z Psychiat 57:39-48

Raecke J (1902) Zur Lehre von den Erschöpfungspsychosen. Mschr Psychiat Neurol 11:12-30

Régis E (1895) Traumartige Halluzinationen bei Degenerierten (Ref.) Neurolog Centralblatt 14:185

Régis E (1901) Le délire onirique des intoxications et des infections. Acad. de Médicine, Paris

Rehm O (1926) Das Delir im Rahmen des manisch-melancholischen Irreseins und des psychiatrischen Systems. Z ges Neurol Psychiat 101: 535-548

Reimer F (1970) Das Syndrom der optischen Halluzinose. Thieme, Stuttgart

Ricoeur P (1987) Narrative Funktion und menschliche Zeiterfahrung. In: Romantik, Literatur und Philosophie. Hrsg. v. V Bohn. Suhrkamp, Frankfurt, S.45-79

Riemann D (1990) Trauminterpretation und experimentelle Traumforschung: Eine Gegenüberstellung. Z Psychosomat Med 36:21-38

Rimbaud A (1963) Sämtliche Dichtungen. Rowohlt, Reinbek

Roberts G, Owen J (1988). The near-death Experience. British Journal of Psychiatry 153:607-617

Rodin EA (1980) The Reality of Death Experiences. A Personal Perspective. J nerv ment Dis 168:259-263

Ropper AH (1983) The CNS in Guillain-Barré syndrome. Arch Neurol 40:397-398

Rosenthal C (1934) Halluzinatorisch-kataplektisches Angstsyndrom und Katatonie. Arch Psychiat Nervenkr 102:1-24

Rosenthal C (1939) Über das Auftreten von halluzinatorisch-kataplektischem Angstsyndrom, Wachanfällen und ähnlichen Störungen bei Schizophrenen. Mschr Psychiat 102:11-38

Roth B (1980) Narcolepsy and Hypersomnia. Karger, Basel New York

Sante de Sanctis (1901) Die Träume. Medizinisch-psychologische Untersuchungen. Marhold, Halle

Sartre J-P (1980) Das Imaginäre. Phänomenologische Psychologie der Einbildungskraft. (Französische Erstausgabe 1940) Rowohlt, Reinbek

Schapp W (1981) Beiträge zur Phänomenologie der Wahrnehmung (Erstaufl. 1910) Klostermann, Frankfurt

Scharfetter C (1982) Differentialdiagnose der Halluzinationen aus dem Gesichtspunkt des Psychopathologen. In: Karbowski K (Hrsg.) Halluzinationen bei Epilepsien und ihre Differentialdiagnose. Huber, Bern Stuttgart Wien, S.101-114

Scharfetter C (1985) Allgemeine Psychopathologie. 2.Aufl. Thieme, Stuttgart New York

Schelling FW (1927-1957) Gesamtausgabe, hrsg. v. M Schröter. Beck, München

Schilder P (1920) Über Halluzinationen. Z ges Neurol Psychiat 53:169-198

Schilder P (1924) Medizinische Psychologie. Springer, Berlin

Schilder P (1936) Psychoanalyse des Raumes. Imago 22:61-80

Schmid H (1911) Ergebnisse persönlich erhobener Katamnesen bei geheilten Dementia-praecox-Kranken. Z ges Neurol Psychiat 6:124-195

Schmidt B (1964) Kasuistischer Beitrag zum Problem der oneiroiden Psychose. Med. Diss., München

Schmidt-Degenhard M (1983) Melancholie und Depression. Kohlhammer, Stuttgart Berlin Köln Mainz

Schmidt-Degenhard M (1986) Oneiroides Erleben bei intensivbehandelten panplegischen Polyradikulitis-Patienten. Nervenarzt 57:712-718

Schmidt-Degenhard M (1989) Die Oneiroide der Schwerkranken. Unveröffentlichter Vortrag auf der 93. Tagung der Nord- und Nordwestdeutschen Neurologen und Psychiater, Goslar, 18.6.1989

Schmidt-Degenhard M (1989) Rezension von Spitzer M: Halluzinationen. Nervenarzt 60:122-123

Schmidt-Degenhard M (1990) Einheitspsychose- Begriff und Idee. Vortrag auf dem Symposion "Für und Wider die Einheitspsychose". Heidelberg (im Druck)

Schmidt-Degenhard M (1991) Zum Problem der oneiroiden Erlebnisform. Fundamenta psychiatrica 5:165-171

Schmitz H (1978) Die Wahrnehmung. System der Philosophie, Bd. III, 5. Teil. Bouvier, Bonn

Schneider C (1926) Zur Methodik der psychopathologischen Analyse organischer Syndrome. Arch Psychiat Nervenkr 76:270-298

Schneider C (1931) Über Sinnentrug. Z ges Neurol Psychiat 131:719-813, 137:458-521

Schneider K (1926) Die phänomenologische Richtung in der Psychiatrie. Philosophischer Anzeiger 1: 382-404

Schneider K (1973) Klinische Psychopathologie. 10. Aufl. Thieme, Stuttgart

Schroeder HG (1971) Psycho-reactive problems of intensive therapy. Anaesthesia 26:28-35

Schuchardt V, Finke E, Klein M Th, Heitmann R (1983) Die akute lebensbedrohliche Polyneuritis. Nervenarzt 54:74-79

Schütz A (1971/72) Gesammelte Aufsätze. 3 Bde. Nijhoff, Den Haag

Schuhmann K (1971) Die Fundamentalbetrachtung der Phänomenologie. Zum Weltproblem in der Philosophie Edmund Husserls. Phaenomenologica 42. Nijhoff, Den Haag

Schulte W (1947) Die Psyche von Rückenmarksquerschnittsverletzten. Nervenarzt 18: 28-34

Schulz H (1988) Schlafforschung. In: Psychiatrie der Gegenwart. 3.Aufl., Bd. 6, Organische Psychosen. Springer, Berlin Heidelberg etc., S.401-442

Schwab F (1919) Selbstschilderung eines Falles von schizophrener Psychose. Z ges Neurol Psychiat 44: 1-20

Serbski W (1892) Ueber die acuten Formen von Amentia und Paranoia. Allg Z Psychiat 48:328-343

Serko A (1913) Im Mescalinrausch. Jahrbücher für Psychiatrie 34:355-366

Serko A (1919) Über einen eigenartigen Fall von Geistesstörung. Z ges Neurol Psychiat 44:21-78

Sharman L (1972) As I see it. Psychological Aspects of Acute Neurologic Disease Resulting in Permanent Disability. Bulletin of the Menninger Clinic 36:313-321

Shearn MA, Shearn L (1986) A Personal Experience with Guillain-Barré Syndrome. Southern Medical Journal 79:800-803

Siebenthal W v (1953) Die Wissenschaft vom Traum. Springer, Berlin Göttingen Heidelberg

Silva F, Silva MC (1975) Die Theorie der Halluzinationen bei M. Merleau-Ponty. Z Klin Psychol Psychopath Psychother 23:100-137

Simmel G (1919) Philosophische Kultur. 2. vermehrte Aufl. Kröner, Leipzig

Skramlik E v (1937) Psychophysiologie der Tastsinne. Arch ges Psychol. Ergänzungsband IV, Leipzig

Speidel H , Dahme B, Flemming B, Götze P, Huse-Kleinstoll G, Meffert H-J, Rodewald G (1979) Psychische Störungen nach offenen Herzoperationen. Nervenarzt 50:85-91

Spitzer M (1988) Halluzinationen. Ein Beitrag zur allgemeinen und klinischen Psychopathologie. Springer, Berlin Heidelberg New York

Starobinski J (1990) Grundlinien für eine Geschichte des Begriffs der Einbildungskraft. In: Psychoanalyse und Literatur. Suhrkamp, Frankfurt, S.3-23

Stertz G (1910) Über Residualwahn bei Alkoholdeliranten. Allg Z Psychiat 67: 540-547

Störring GE (1953) Besinnung und Bewußtsein. Thieme, Stuttgart

Störring GE, Suchenwirth R, Völkel H (1962) Emotionalität und cycloide Psychosen. Zur Psychopathologie der sog. Randpsychosen. Psychiat Neurol med Psychol 14:85-97

Storch A (1922) Das archaisch-primitive Erleben und Denken der Schizophrenen. Springer, Berlin

Storch A (1923) Bewußtseinsebenen und Wirklichkeitsbereiche in der Schizophrenie. Ein phänomenologischer Versuch. Z ges Neurol Psychiat 82:321-341

Stransky E (1904-1906) Zur Lehre von der Amentia. Journal für Psychologie und Neurologie 4:158-191, 5:18-36, 6:37-191

Stransky E (1953) Von der Dementia praecox zur Schizophrenie. Schweiz Arch Neurol Psychiat 72:319-330

Straus E (1956) Vom Sinn der Sinne. 2. Aufl. Springer, Berlin Göttingen Heidelberg

Straus E (1960) Die Ästhesiologie und ihre Bedeutung für das Verständnis der Halluzinationen. In: Psychologie der menschlichen Welt. Springer, Berlin Göttingen Heidelberg, S.236-269

Teitelbaum M L, Kettl P (1988) Brief Psychotherapy with a Patient Suffering from Guillain-Barré-Syndrome. Psychosomatics 29:231-233

Tellenbach H (1985) Die psychophysischen Konzeptionen des Prinzen A. Auersperg. Z Klin Psychol Psychopath Psychother 33:270-278

Tellenbach H (1987) Psychiatrie als geistige Medizin. Verlag für angewandte Wissenschaften, München

Thomsen CW, Fischer JM (Hrsg.) (1980) Phantastik in Literatur und Kunst. Wissenschaftliche Buchgesellschaft, Darmstadt

Tieck L (1985) Phantasus. Hrsg. v. M Frank. Deutscher Klassiker-Verlag, Frankfurt

Tieck L (1975) Ausgewählte kritische Schriften. Niemeyer, Tübingen

Unger R (1966) "Traumland" und Dichtung bei Isolde Kurz. In: Gesammelte Studien, 3. Bd. Wissenschaftliche Buchgesellschaft, Darmstadt, S.325-353

Uprichard E, Martin A, Evans S (1987) Guillain-Barré syndrome-patients' and nurses' perspectives. Intensive Care Nursing 2:123-134

Uslar D v (1964) Der Traum als Welt. Zur Ontologie und Phänomenologie des Traums. Neske, Pfullingen

Vetter A (1950) Die Erlebnisbedeutung der Phantasie. Mit einem Anhang: Phantasie und Traum. Klett, Stuttgart

Voigt v. (1883) Ueber das Erschöpfungsdelirium. Allg Z Psychiat 39:801-803

Volkart R (1983) Einzelhaft: Eine Literaturübersicht. Schweiz Z Psycholog 42:1-24

Weber WC, Jung R (1940) Über die epileptische Aura. Z ges Neurol Psychiat 170:211-265

Weiß H (1990) Guillain-Barré-Syndrom nach Erstmanifestation einer Anorexia nervosa. Nervenarzt 61:623-625

Weiß H. (1991) Psychische Veränderungen bei intensivhandelten Patienten mit akutem Guillain-Barré-Syndrom - tiefenpsychologische Aspekte des Kommunikationsverlustes und seiner Bewältigung. Fortschr. Neurol. Psychiat. 59:134-140

Weizsäcker V. v. (1950) Der Gestaltkreis. 4.Aufl. Thieme, Stuttgart

Wellek A (1954) Gedächtnis und Erinnerung. Jahrbuch für Psychologie und Psychotherapie 2:129-138

Wernicke C (1906) Grundriß der Psychiatrie. 2.Aufl. Thieme, Leipzig

Westphal C (1876) Ueber einige Fälle von acuter tödtlicher Spinallähmung. Arch Psychiat Nervenkr 6:765-822

Westphal C (1878) Ueber die Verrücktheit. Allg Z Psychiat 34:252-257 (Referat)

Wetzel A (1922) Das Weltuntergangserlebnis in der Schizophrenie. Z ges Neurol Psychiat 78:403-428

Wiehl R (1990) Ontologie und pathische Existenz. Zur philosophisch-medizinischen Anthropologie Viktor v. Weizsäckers. Z Klin Psychol Psychopath Psychother 38:263-288

Wildermuth H (1932) Schizophrenie von innen. Z ges Neurol Psychiat 139:53-74

Willi J (1966) Delir, Dämmerzustand und Verwirrtheit bei körperlich Kranken. In: M. Bleuler (Hrsg.) Akute psychische Begleiterscheinungen körperlicher Krankheiten. Thieme, Stuttgart, S.27-158

Winkler W (1948) Das Oneiroid (Zur Psychose Alfred Kubins) Arch Psychiat Nervenkr 181:136-167

Witter H (1967) Die Traumforschung und ihre Bedeutung für die Psychopathologie. Ein Beitrag zur theoretischen Psychopathologie. Fortschr Neurol Psychiat 35:293-334

Wulff E (1958) Der Hypochonder und sein Leib. Nervenarzt 29:60-71

Wurmbrand R (1969) Sermons in solitary confinement. Hodder and Stoughton, London

Wyss D (1988) Traumbewußtsein? Grundzüge einer Ontologie des Traumbewußtseins. Vandenhoeck und Ruprecht, Göttingen

Zillig G (1948) Psychopathologische Untersuchungen bei Hirnverletzten. I. Störungen der Wahrnehmung des Außenraumes und des Körperschemas bei biparietaler Verletzung. Dtsch Z Nervenheilk 158:224-298

Zubek JP (Hrsg.) (1969) Sensory deprivation. 15 years of research. Appleton, Meredith, New York

Zucker K (1928) Experimentelles über Sinnestäuschungen. Arch Psychiat Nervenkr 83:706-754

Zucker K (1930) Versuche mit Meskalin an Halluzinanten. Z ges. Neurol Psychiat 127:108-161

Zutt J (1929) Die innere Haltung. Mschr Psychiat 73:52-100, 243-262, 330-383

Zutt J (1930) Über das Wachträumen. Eine psychologische Studie. Mschr Psychiat 76:188-206

SACHVERZEICHNIS

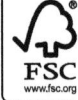